MANUAL DEL JUEGO
PARA NIÑOS CON AUTISMO

Ejercicios, materiales y estrategias

Del cucutrás a juego simbólico

Textos y ejercicios de Anabel Cornago
Pictogramas de Maite Navarro
Ilustraciones de Fátima Collado

PSYLICOM
Ediciones

C/ San Juan de la Cruz, 9.
46009 Valencia. ESPAÑA.
www.psyli.com
Maquetación: **Estudio Ítaca**
www.estudioitaca.es
info@estudioitaca.es
IMPRIME: By Print Percom S.L.
ISBN: 978-84-941000-9-3
DEPÓSITO LEGAL: V-1050-2013
IMPRESO EN ESPAÑA - *PRINTED IN SPAIN*

A nuestros hijos con autismo,

porque se esfuerzan cada día,

y a todas las personas que creen plenamente en ellos.

Va un guiño de cariño muy especial al equipo Pikniklub,

a la Tribu y a Eugenia Romero.

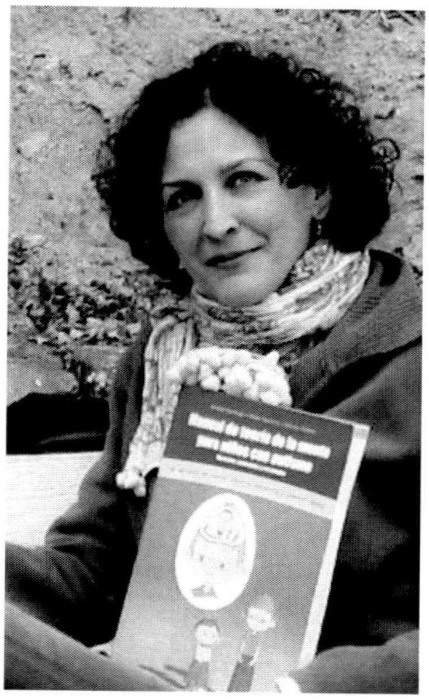

Biografía

Anabel Cornago

Licenciada en Ciencias de la Información por la Universidad de Navarra, he trabajado sobre todo en Gabinetes de Comunicación en Madrid. Hasta que un viaje a Vietnam dio un giro inesperado a mi vida. Ahora resido en Hamburgo (Alemania) con mi marido y mi hijo Erik. Desde al diagnóstico de Autismo Kanner infantil, me he implicado de forma absoluta en la estimulación de Erik. Son ya más de seis años de experiencia en autismo, con la alegría de ver cómo mi pequeño progresa. A sus casi nueve años, Erik es un niño feliz al que le encanta jugar y aprender. Muchos ya conocéis nuestra historia, que está plasmada en el Blog El sonido de la hierba al crecer.

Soy autora del Manual de Teoría de la mente para niños con autismo, un magnífico trabajo en equipo con los pictogramas de Maite Navarro y las ilustraciones de Fátima Collado.

He participado con ponencias y Talleres en el Congreso Internacional sobre Autismo celebrado en Bremen en octubre de 2007; en la Jornada "Autismo en la red: convivimos y compartimos" organizada por ASPAU en Valencia en octubre de 2011 y en el Congreso "La inclusión no es un sueño" organizado por Conecta en Salobreña en octubre de 2012. He viajado a México, de la mano de Cotti Dirección, para ofrecer Talleres en las ciudades de Querétaro y Monterrey, en noviembre de 2012. Y en abril de 2013, Barcelona ha sido el escenario de mis Talleres prácticos.

He colaborado también en los vídeos del programa europeo Simple Steps, así como con artículos y entrevistas relacionados con el autismo en diferentes medios: Die Welt, El País, Suplemento XL Semanal, la agencia de noticias alemana DPA con una difusión en más de 20 diarios, Daily News, la revista Laura, Lainformacion.com, Autismo Diario, La Voz de Barcelona, La Voz Digital de Cádiz, Las Provincias o El Confidencia, entre otros.Soy miembro del Institut für Autismusforschung Hans E. Kehrer e.V. (Bremen) y formo parte del consejo de administración de Autismus Hamburg.

A ratos, escribo. Me encantan los cuentos. He publicado relatos en antologías con otros autores (Gotas de Mercurio, Abrapalabra, el Desván de las luciérnagas, Mujer, su mundo y vivencias, Mar de por medio) y en revistas literarias (Escribir y publicar, Margen Cero, Cuentos para la espera, En sentido figurado y Palabras Diversas). He quedado en segunda posición en el XII Premio Mario Vargas Llosa NH de Relato y dos veces finalista en el Certamen de Poesía y Relato GrupoBúho.com.

Un día el autismo irrumpió en mi vida. Pero tuve claro que este síndrome ladrón no iba a llevarse ni la alegría ni la felicidad de mi familia. Y mucho menos le iba a robar el futuro a Erik, un niño deseadísimo que nació con los ojos muy abiertos, ya explorando el mundo desde su inocencia infantil. "Hay un UNO en el cielo", me diría Erik casi cuatro años después al observar el vuelo migratorio de unos gansos. Ese UNO de equipo ganador golea al autismo a diario.

Índice

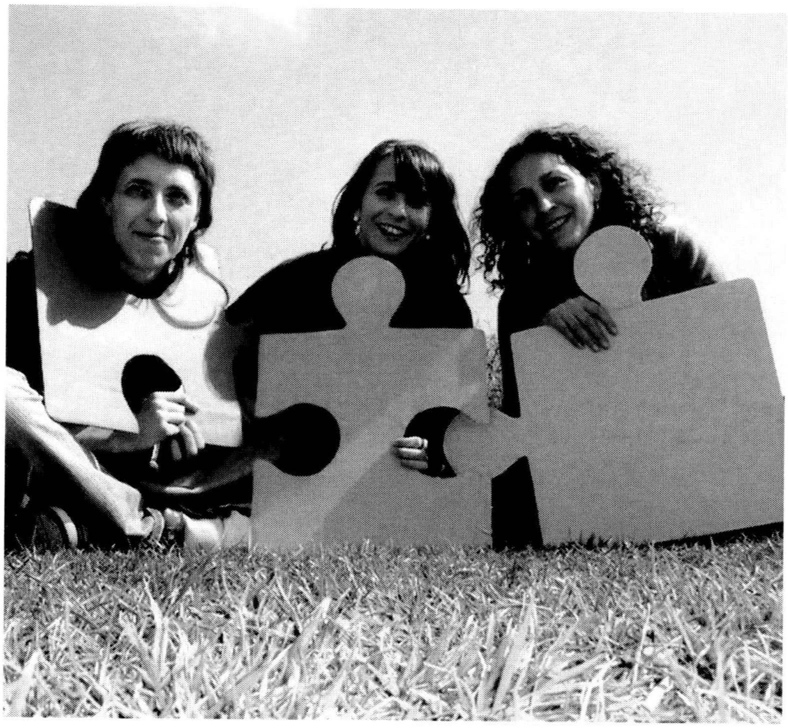

Nota al lector

Soy la madre de Erik, y además una madre orgullosísima de él. Mi pequeño es la persona que más fuerza me ha dado para preparar este libro, donde recojo nuestra experiencia de trabajo en Juego. Erik es un niño feliz que pronto cumplirá nueve años. Día a día, con su constancia, su energía, su coraje y sus ganas de aprender me ha demostrado que además es un luchador incansable. Mucho ha logrado ya, pero aún nos queda un largo camino en el que no estamos solos. Por ello quiero expresar mi enorme agradecimiento a todas las personas que nos apoyan y acompañan en nuestra marcha hacia adelante.

Suelo comentar siempre que con el autismo no se acaba el mundo, sino que comienza un nuevo camino para el que hay que estar muy bien preparado. Por eso este Manual recoge los ejercicios, estrategias y materiales relacionados con el juego que he estado trabajando con Erik de forma sistemática desde hace ya seis años. Es fruto, por lo tanto, de mi experiencia personal, de nuestro trabajo diario y constante, y no pretende ser un sustituto de las recomendaciones de los profesionales. Soy sólo una madre volcada en mi hijo: he intentado implicarme al máximo en su desarrollo y ser parte activa en las sesiones de terapia.

Cada niño es un mundo, así que en ocasiones habrá que adaptar algunas de las propuestas de trabajo. Un consejo general: compararlo siempre con él mismo y no con otros niños, para disfrutar todavía más si cabe con todos y cada uno de sus logros.

Con el Manual del Juego para niños con autismo, volvemos el mismo equipo del Manual de Teoría de la mente para niños con autismo: Maite Navarro, (http://hastalalunaidayvuelta.blogspot.com/) y Fátima Collado (http://fatimamikel.wordpress.com/). Sin ellas, sin su ilusión, sus pictogramas, sus ilustraciones y su magnífico trabajo este libro nunca habría visto la luz. Me siento muy satisfecha porque tres madres, amigas y blogueras, hayamos unido de nuevo nuestras fuerzas.

Al Manual lo acompaña un CD donde podrás encontrar ordenados por capítulos los pictogramas, las ilustraciones, las fichas y las plantillas, listo todo ello para imprimir y comenzar a trabajar.

Adelante siempre.

Capítulo 1

La interacción básica

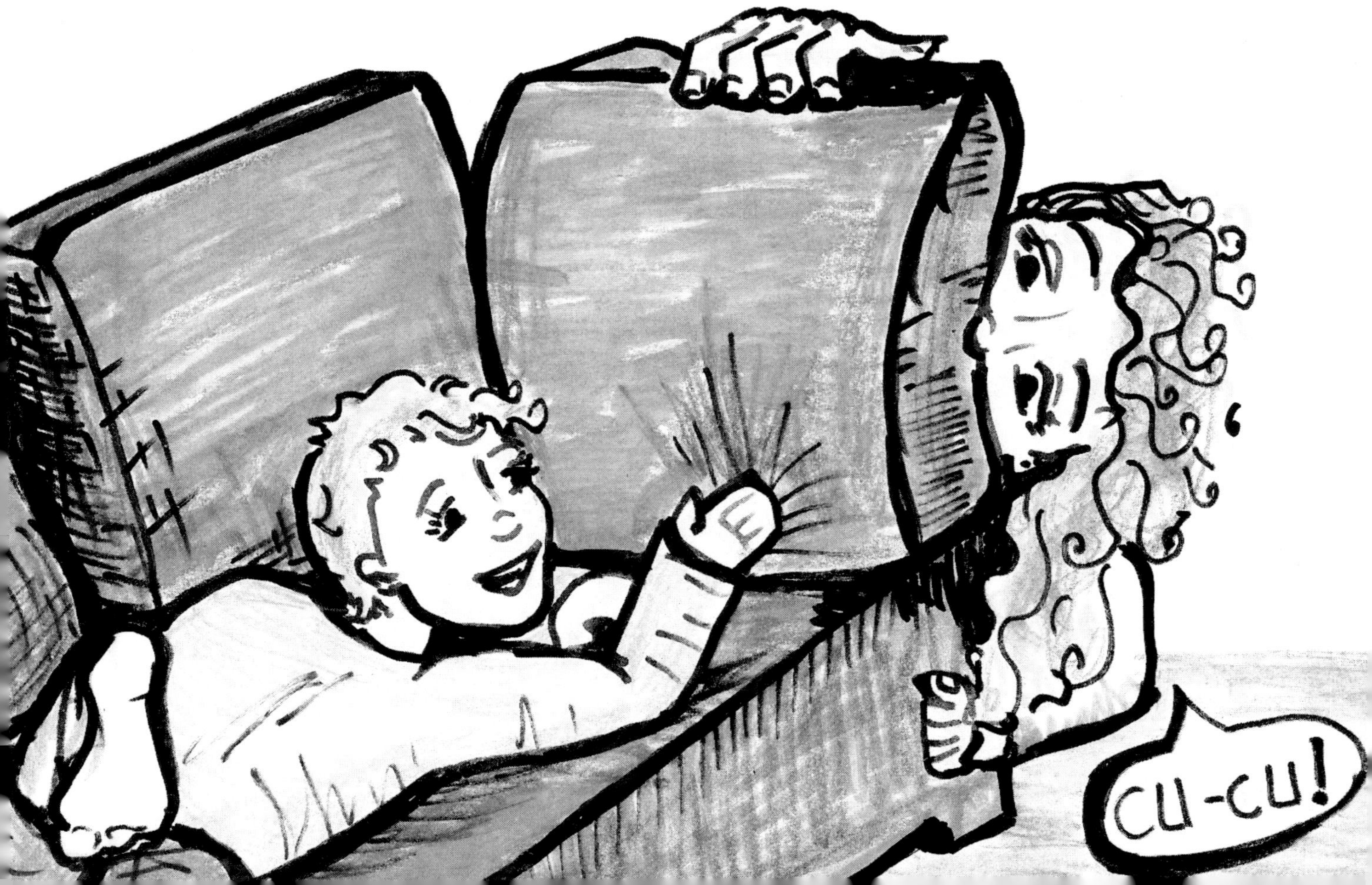

Introducción

La interacción social limitada -si no se estimula- es una de las características del autismo. Recuerdo las dificultades que teníamos con Erik de pequeñito para captar su atención e interactuar. Pero con dedicación empezamos a disfrutar nuestros momentos juntos. Para nosotros fue muy importante conocer a Erik, es decir, lo que le gustaba o lo que le disgustaba, sus puntos fuertes, sus habilidades, sus intereses y sus déficits.

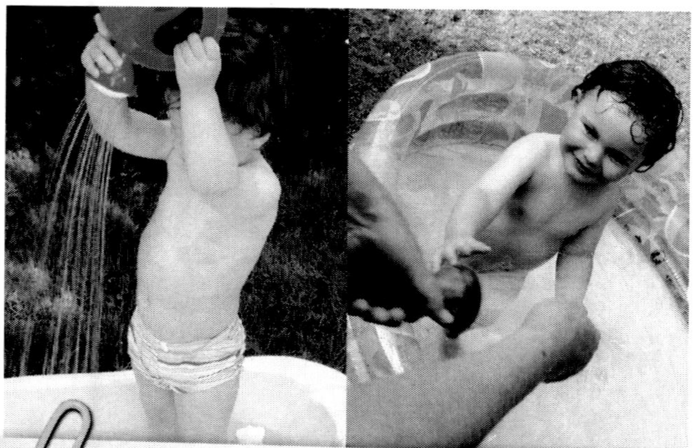

A Erik le encantaba jugar con el agua y "regarse", así que utilizamos la manguera para "regarle" nosotros.

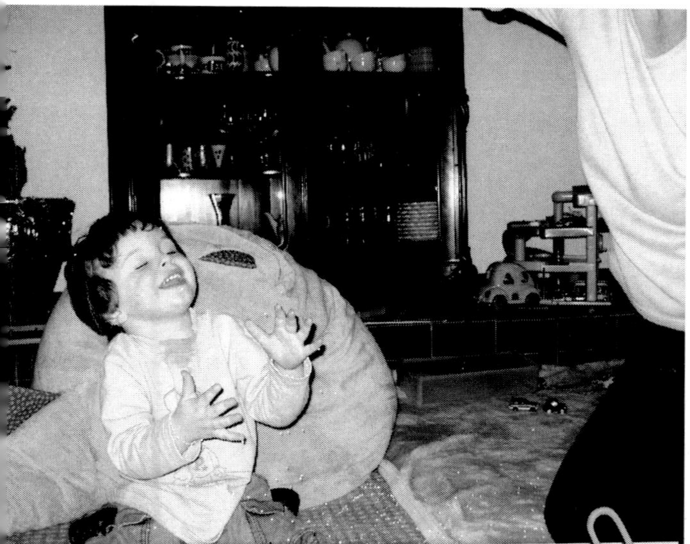

Se salió el relleno del dragón, así que aprovechamos para jugar a "lluvia".

El juego interactivo puede ser una manera útil y divertida de ayudar al niño a practicar algunas de las habilidades fundamentales para el desarrollo de la comunicación, de forma que se acostumbre a compartir intereses, a mirar, a escuchar y a tomar turnos. Con esta actividad recíproca iremos sentando también las bases del desarrollo de la empatía, pues el niño será capaz de aprender mucho más de las personas que le rodean.

El adulto es el primer juguete del niño, por eso es tan importante establecer la interacción con él por medio de juegos sencillos, con pequeñas rutinas, mucha mímica y gestos.

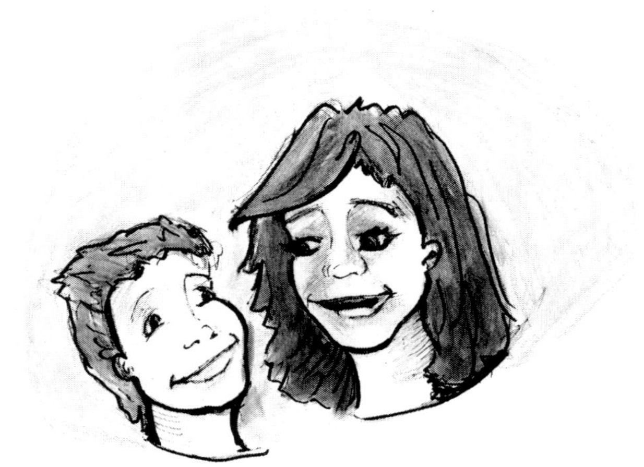

En el desarrollo de la conducta social de una persona, la interacción es parte fundamental ya que supone una secuencia de relaciones estímulo-respuesta. Si logramos la interacción con los niños con autismo les será mucho más fácil adaptarse al mundo que les rodea y comprender, más adelante, las relaciones persona-persona, las relaciones persona-grupo y las relaciones grupo-grupo.

De nosotros depende darles una serie de herramientas para lograrlo. A lo largo de este capítulo vamos a ver las actividades que realizamos nosotros para lograr la interacción con Erik. Son juegos que pusimos en práctica antes de comenzar la terapia de modificación de conducta, pero que mejoraron considerablemente cuando ya estabámos trabajando de forma estructurada con él. Los juegos que se proponen son para realizar tanto en el día a día, como en las pausas si se está trabajando de forma estructurada con el niño.

Cada pequeño es un mundo, quizás no todos estos juegos estimulen igual a vuestros hijos. Ya he comentado que es muy importante que lo conozcas muy bien.

Aunque los protagonistas son los niños, sois vosotros –padres o educadores- quienes le dirigís. En general son juegos sensoromotores que le facilitan también el conocimiento o exploración de su cuerpo, además de divertirse con risas. Algunas de las actividades sugeridas se practican con niños mucho más pequeños; pero no te sientas ridículo y disfruta cada momento. Muchas de las situaciones de interacción básica las utilizaríamos también para ir estimulando en Erik las primeras palabras, como veremos más adelante.

TENDREMOS EN CUENTA:

– Presentar todo juego de forma muy atractiva, divertida y motivadora.
– Disfrutar mucho jugando con el niño, de forma que se convierta en una experiencia positiva.
– Establecer una rutina del juego, es decir, al principio realizarlo siempre de una misma forma. Así ganamos su confianza, se sentirá seguro porque sabrá qué va a pasar. Ya habrá tiempo de variar y mejorar la flexibilidad.
– Anticipar lo que va a ocurrir: por ejemplo, "vamos a jugar a pillar"
– Animar a los miembros de la familia a hacer las cosas siempre de la misma manera al principio. La coherencia es importante, ya que ayudará al niño a comprender lo que ocurre y lo que se espera de él.
– Aprovechar sus intereses para incluirlos en los juegos.
– Utilizar apoyo visual para la mejor comprensión
– No imponer una actividad si no genera interés en el niño. Si algo así sucede, es mejor retirarla y continuar con otras que sí le motiven.
– Delimitar con una manta o alfombra el espacio cuando interactuéis en el suelo. Ponte siempre a su nivel para hablar y buscar el contacto visual.
– Eliminar los ruidos de fondo y las distracciones.
– Hablar con él (lenguaje muy sencillo y claro, siempre de frente) cuando interactúes. No alzar la voz y mantener siempre la calma, con movimientos lentos y suaves, sonrisas y tocándole a menudo.
– Evitar gastarle bromas o darle mensajes confusos.
– No compararlo con otros niños, sino con él mismo. Y festejar, reconocerle y alabarle siempre cada logro.

1.1 Imitamos al niño

Los padres normalmente imitan a sus pequeños como una forma de juego temprano y de interacción. Y ésta es una buena base para fomentar la interacción con los niños con autismo: imitar en un principio sus juegos e irlos dotando de sentido con pequeñas pautas estructuradas. Al haber establecido las bases de interacción, después nos será más sencillo lograr que el niño nos imite a nosotros y, a partir de ahí, ir avanzando en producción de lenguaje y juego funcional.

Puedes imitar sus sonidos, copiar las acciones que realice al explorar un objeto, unirte a él cuando anda, salta, corretea… Pero, a la vez, introduces tú algún sonido, palabra o actividad nuevos y adecuados a la situación.

Voy a citar un ejemplo: cuando Erik era pequeñito, una de sus actividades era abrir y cerrar las puertas, una y otra vez. Era una acción monótona y nada funcional, pero decirle *"No"* tan sólo provocaba rabietas. La idea fue ponerme al otro lado de la puerta. Erik abría, y yo decía desde el otro lado *"abierto"*; Erik cerraba, y yo decía: *"cerrado"*. A partir de ahí, logré establecer un pequeño sistema de turnos: él abría, yo cerraba, o al revés. Más adelante, introdujimos el *"Toc-Toc"*: abrir la puerta tan sólo después del *"Toc-Toc"*. Un paso más fue utilizar una marioneta: golpeaba la puerta con "Toc-Toc", Erik abría, y aparecía la marioneta. Poco a poco fuimos logrando pequeños juegos interactivos con la marioneta.

Conforme fuimos mejorando la conducta de juego de Erik, desapareció su *"interés"* por abrir-cerrar puertas. Teníamos otras muchas alternativas más divertidas.

1.2 Aprovechar sus intereses

Desde bien pequeño Erik mostró una gran afición por tubos y tuberías. Muchas han sido las actividades y juegos que hemos puesto en práctica para sacarle partido a ese interés: modelar tubitos con plastilina, introducir nuevos alimentos que tienen forma de tubo (sushi), trabajar conceptos espaciales con unas tuberías de plástico que compramos, motivarle a dibujar, a relacionar... Recuerdo el consejo que me dio Eduardo Carbonell: "*Las obsesiones de un niño pueden quedar en una idea fija estéril, o ser el núcleo del desarrollo del conocimiento. A los adultos toca diluir la obsesión en un universo de relaciones complejas".*

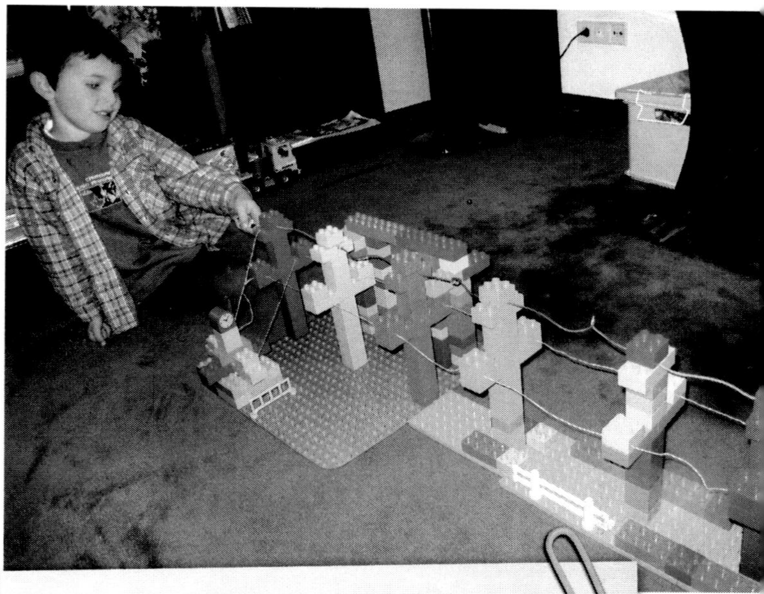

Construcción con los Lego de postes de la luz

Después serían los extintores, los postes de la luz, los generadores, los bosques, los gatos, el espacio... A lo largo del libro veremos algunos ejemplos.

1.3 El cucu-trás

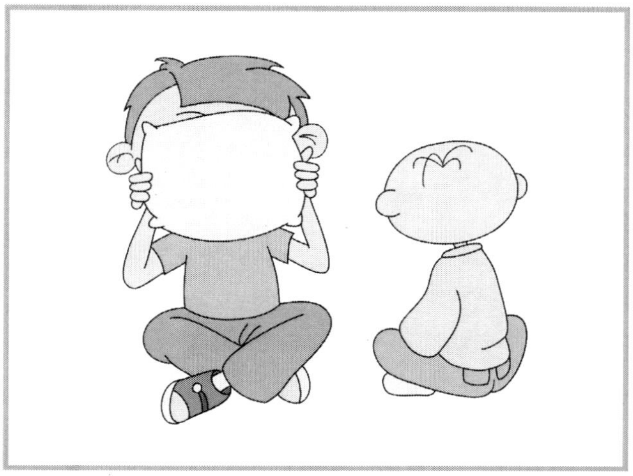

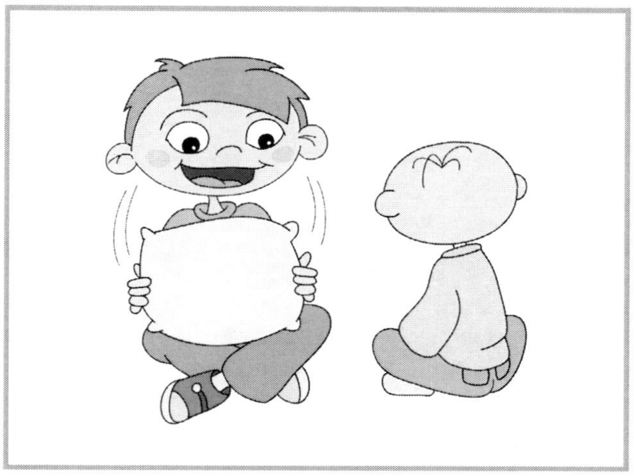

El clásico juego del *"cu-cu... ¡trás!"* constituye aquí un importante recurso, practicable desde los primeros momentos. Éste es uno de los primeros juegos que entretienen al niño, mejora además la capacidad de coordinación óculo-manual y favorece la atención compartida. Hay varias formas de jugar al cucutrás:

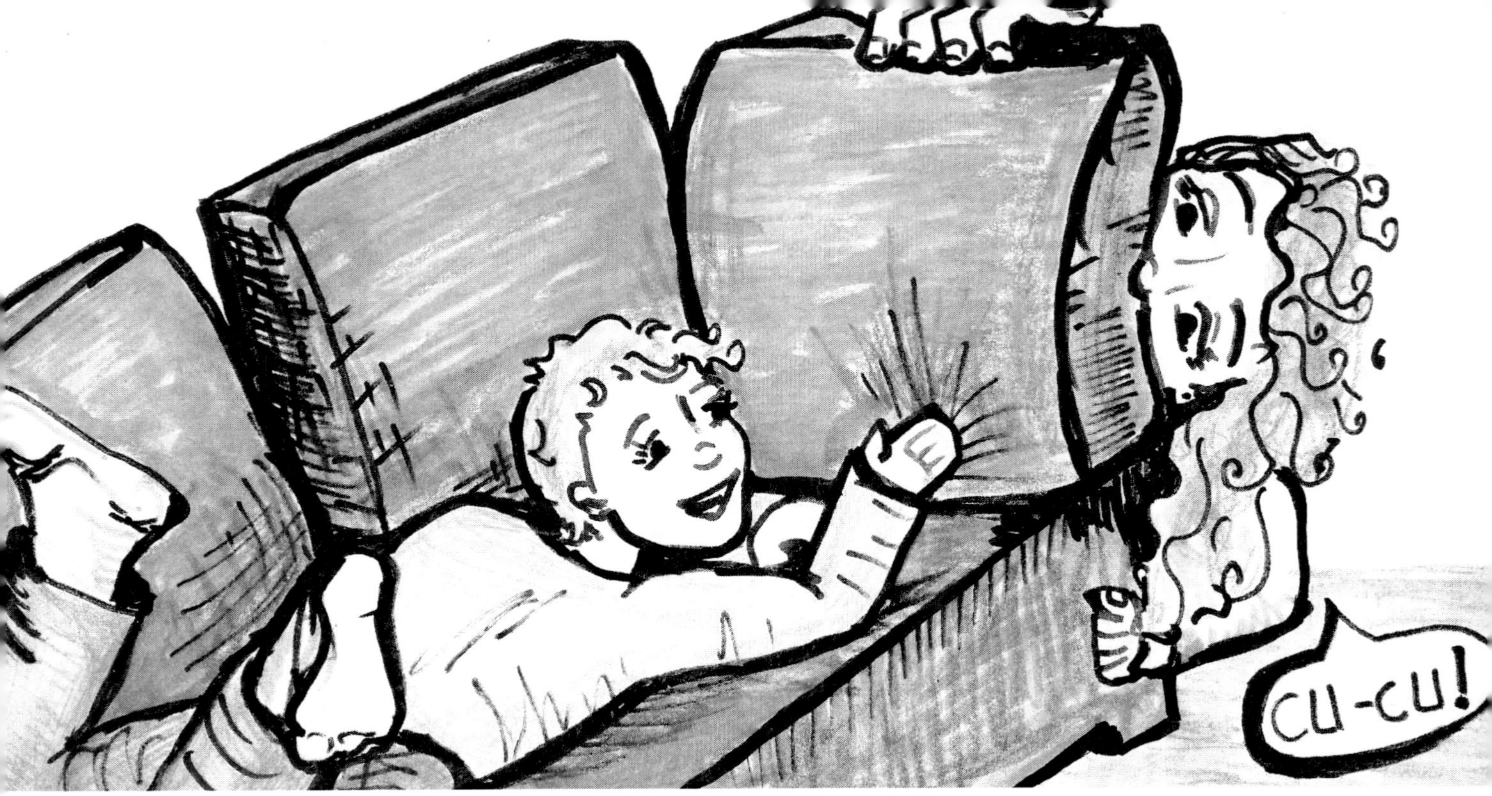

Sentamos o tumbamos al niño de forma que nos mire; tenemos preparado un cojín o un trapo. Te tapas la cara mientras dices *"cucu"*, y al destaparla dices *"tras"* para sorprender al niño.

Lo coges en brazos. Otra persona se pone detrás y, asomando la cabeza sobre uno de los hombros, dice: *"¿Cu-cú?"*. El niño vuelve rápidamente la cabeza hacia el lado que oye la voz, mientras tanto se cambia de posición para que el niño no la descubra, y por el hombro contrario se le contesta: *"¡Tras-tras!"*.

También se le puede tapar la carita a niño con sus propias manos y ayudarle a descubrirla. De esta forma comienza a ser consciente de partes de su cuerpo.

Más adelante puede hacerse escondiéndose el adulto detrás de una puerta, o de un sofá, y apareciendo. Es pues la antesala del juego del escondite que explicaremos de forma detallada en otro capítulo.

TENDREMOS EN CUENTA:

– A fin de ir preparando el camino para la mirada social y mejora del contacto visual, puedes ir aumentando tu distancia con el niño al realizar el cucutrás.

1.4 Las cosquillas

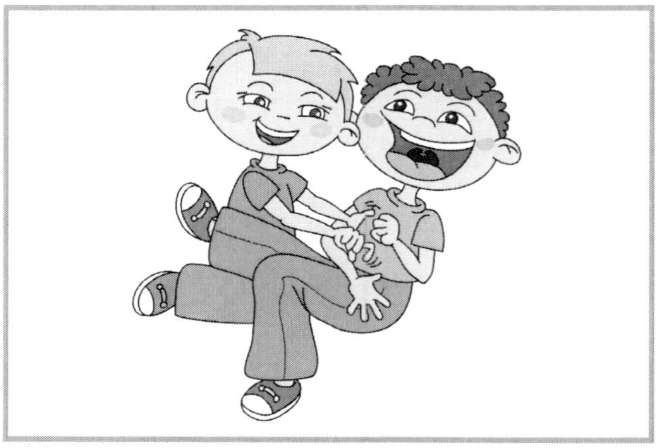

Los niños con autismo pueden sacar más provecho de este juego si se **establece una rutina**, es decir, repetirlo al principio siempre de la misma forma.

Dices muy despacio *"uno, dos, tres"* mientras te aproximas al niño y comienzas a hacerle cosquillas cuando digas el número tres. Con ello lograrás tras muchas repeticiones que el niño se familiarice pues anticipará lo que vas a hacer. Verás también que compartirá la rutina contigo, contando a la vez y tomando tus manos para que le hagas cosquillas. *Fuente: Kerry Hogan, TEACCH Psychology Fellow – APNA (Cádiz)*

También ayuda **ponerles nombres divertidos** a los juegos de cosquillas que realices con el niño.

Nosotros nos inventamos el juego de la ***"Mariquita Paquita"***. Me iba acercando a Erik mientras le susurraba cantando *"Mariquita, Paquita, empuja la cabecita"* y con mi cabeza le hacía cosquillas en la tripa. Hoy en día, a sus ocho añitos, sigue siendo un momento clásico de interacción entre nosotros. Y a él le encanta hacérmelo a mí.

Y dos juegos más:

- **Bichoquepica**: Acercaba mi dedo índice a Erik. Y mientras decía *"viene el bicho que pica"*, le iba dando *"picotacitos"* en distintos puntos del cuerpo.
- **Babyfresser** (comebebés): Colocaba mi mano como si fuera una boca. La acercaba a Erik mientras decía *"viene el Babyfresser"* y le iba dando *"mordisquitos"* con mi mano.

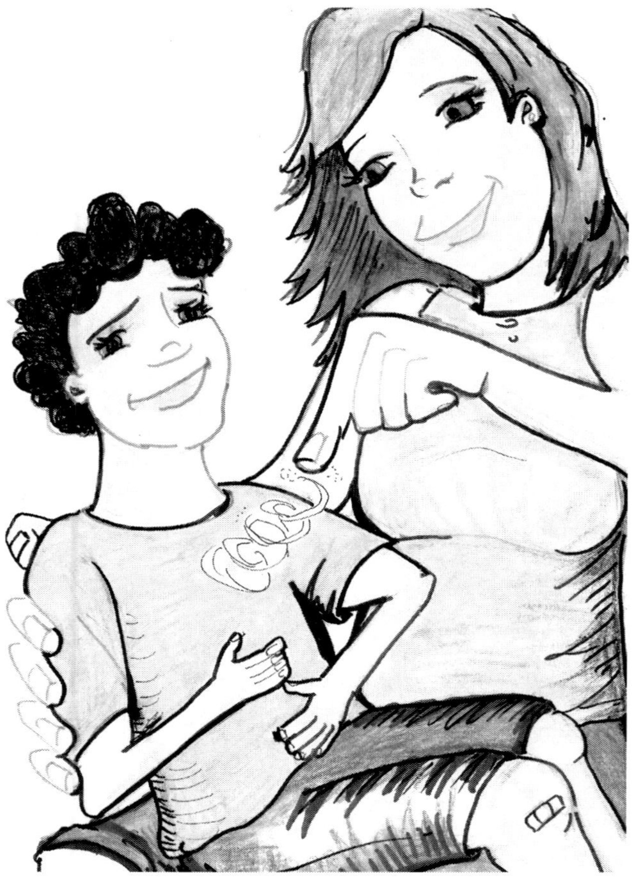

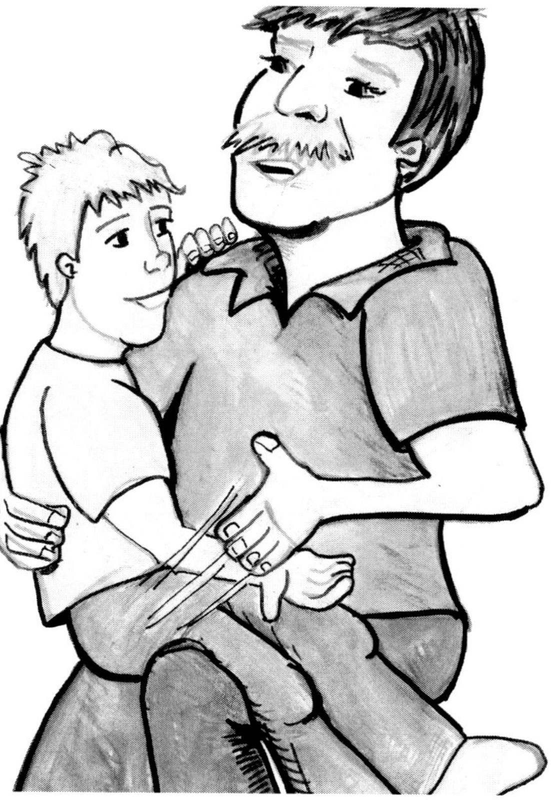

Otros juegos con cosquillas:

- **La libra de carne**: Tomándole una mano al niño, se le van señalando cortes con uno de sus dedos, al mismo tiempo que se le dice la retahíla, hasta llegar a la axila para hacerle cosquillas. "*Cuando vayas a la carnicería, que te den una libra de carne; pero que no te la den aquí, ni de aquí, ni de aquí, sino de aquí, de aquí, de aquí*".
- **Pajarito sin cola**: Señalando hacia arriba, se le dice al niño: *"¡Mira un pajarito sin cola!"*. Cuando mira, se le hacen cosquillas debajo de la barbilla y se le dice: *"Mamola, mamola!"*. En el caso de que el niño no mire, se le toma la carita entre las manos y se le dirige.
- **La hormiguita:** Se van señalando diversas partes del cuerpo hasta llegar a la axila. *"Por aquí va la hormiguita, buscando su casita. ¿La halló? ¿No la halló?, ¿La halló? ¿No la halló?, ¡Por aquí la encontró!*".
- **La araña:** "*Sube, sube una araña por el brazo de una ñaña. Baja, baja de una vez y le pica en los pies"*. Se simula araña con manos, al final hace cosquillas en los pies.

1.5 Aúpa

Coger al niño y subirlo a lo alto es un juego de interacción básica que suele provocar siempre muchas risas y alegrías. Al igual que hemos comentado con las cosquillas, conviene establecer una rutina:

Uno, dos… mientras te acercas a coger al niño. ¡Tres! lo subes bien alto y lo balanceas arriba.

Conforme el niño esté familiarizado con este juego, puedes irte separando más de él. Abres tus brazos mientras cuentas uno, dos… y cuando él corra hacia ti lo levantas a la de tres.

Una variante fue el *"uno, dos y tres… Erik al revés".* Lo tomábamos en brazos y lo colocábamos bocabajo.

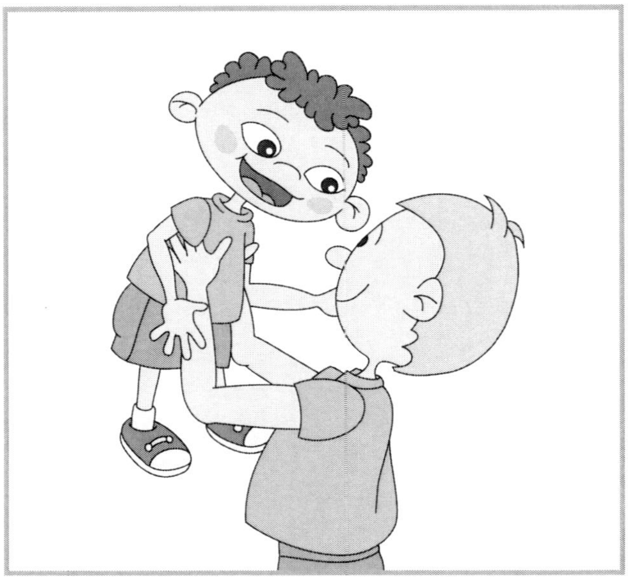

1.6 Las pompas de jabón

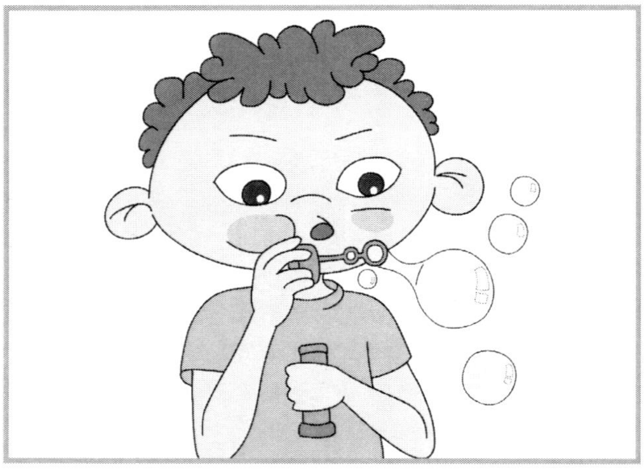

También utilizamos las pompas de jabón mientras lo bañábamos, o después para practicar ejercicios de soplos.

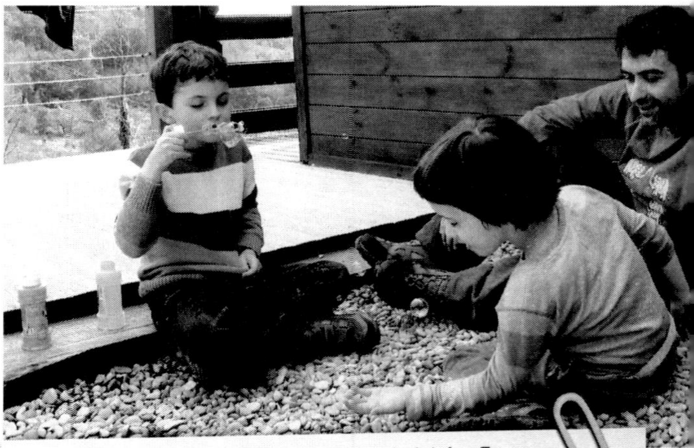

Mikel y Erik interactúan con pompas de jabón. Es una buena forma de interacción básica con otros niños.

Uno de nuestros principales aliados para captar la atención de Erik fueron las pompas de jabón. Más adelante, cuando empezamos a trabajar cómo establecer una conducta de juego de forma estructurada, iniciábamos la sesión con pompas de jabón para atraerlo.

TENDREMOS EN CUENTA:

– **Para mejorar contacto visual:** os podéis sentar los dos en el suelo frente a frente. Haces pompas de jabón a su altura y delante de tu cara. Lograrás también fijar su atención si capturas una pompa y la dejas suspendida en el palito, mientras la vas moviendo muy lentamente por delante de tu cara a la altura de los ojos.

1.7 Hamacas, columpio y otros para mecerlo

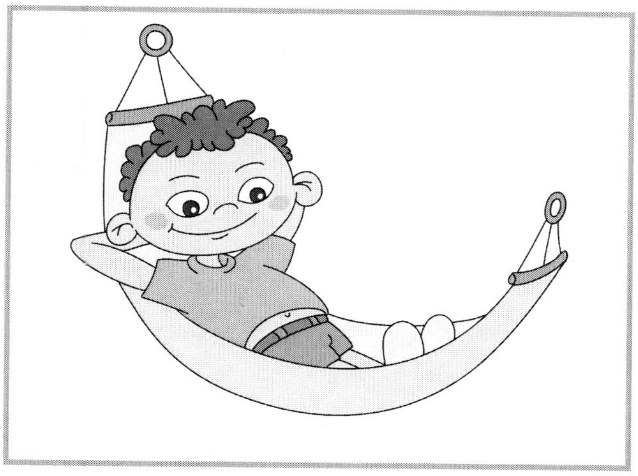

Los bebés han estado balanceándose durante nueve meses en el vientre de la madre. Por eso los balanceos producen un efecto placentero y calmante, además de favorecer la psicomotricidad, la coordinación y el equilibrio.

Nosotros colgamos una hamaca en el cuarto de estar. La utilizamos en muchísimas ocasiones con balanceos pausados, al ritmo de canciones infantiles, jugando al cucutrás... Y siempre que Erik estaba excitado, lográbamos calmarlo en la hamaca.

Si no puedes colgar una hamaca, una mecedora es una gran ayuda también.

En el caso de que la hamaca lo permita, puedes tumbarte tú u otro niño junto con él, y de está forma se irá mejorando también el contacto corporal.

Erik logró columpiarse él solito cuando tenía unos cinco años y medio. Hasta entonces, bien le empujábamos nosotros, bien lo sentábamos en nuestro regazo para columpiarnos juntos. Los parques infantiles eran complicados para él cuando era pequeñito, por los

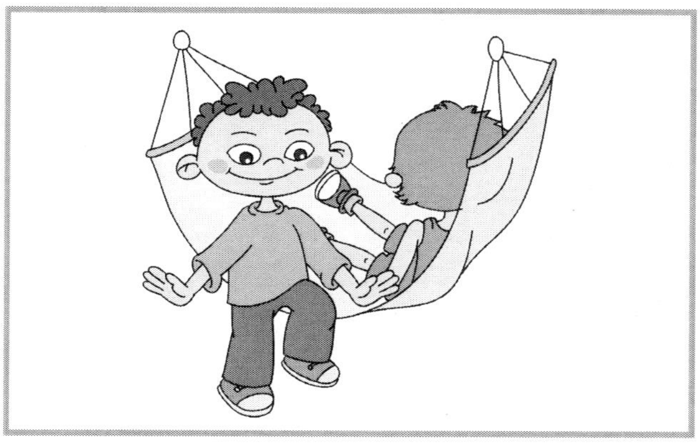

ruidos y jaleo de los otros niños, además de ser un espacio abierto que le daba inseguridad. En nuestro caso, instalamos un columpio en el jardín. Hamburgo es además una ciudad con muchos bosques, y en alguno de ellos hay columpios. Lo que hacíamos es después de caminar por un sendero delimitado por árboles –eso le daba a Erik tranquilidad- dirigirnos a uno de esos pequeños parques del bosque en momentos en los que sabíamos no iba a haber casi nadie.

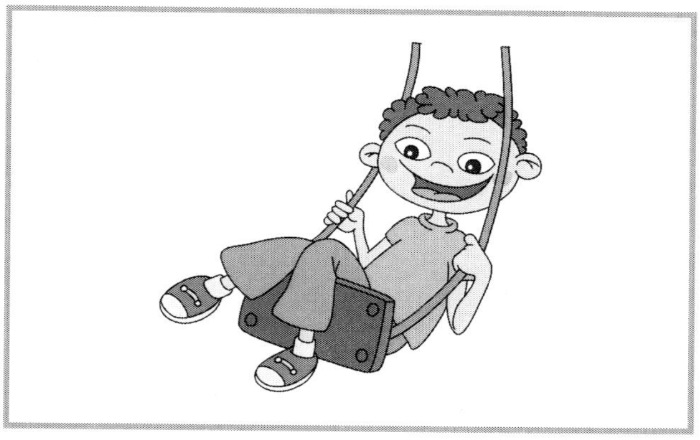

Cuando estaba embarazada, compramos una de esas pelotas grandes de gimnasia que se llaman balón Bobath. En Alemania se utilizan mucho para la preparación del parto. Después sería también una gran aliada para ir logrando la interacción con Erik.

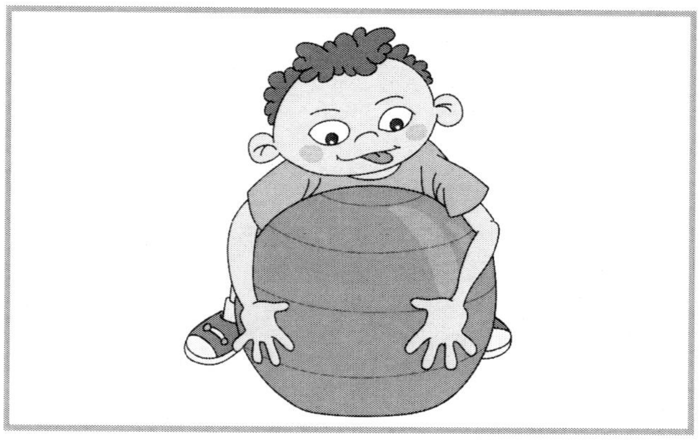

Sientas al niño encima de la pelota y lo vas ayudando a balancearse. Puedes probar con diferentes movimientos rítmicos mientras le cantas bajito alguna canción. Busca en esos momentos el contacto con sus ojos.

Muy divertido es también pedirle al niño que coja y levanta le pelota, o que la haga rodar.

Todo ello, además de lograr momentos de placer, favorece la psicomotricidad y tiene efecto calmante.

1.8 Corre, corre que te pillo

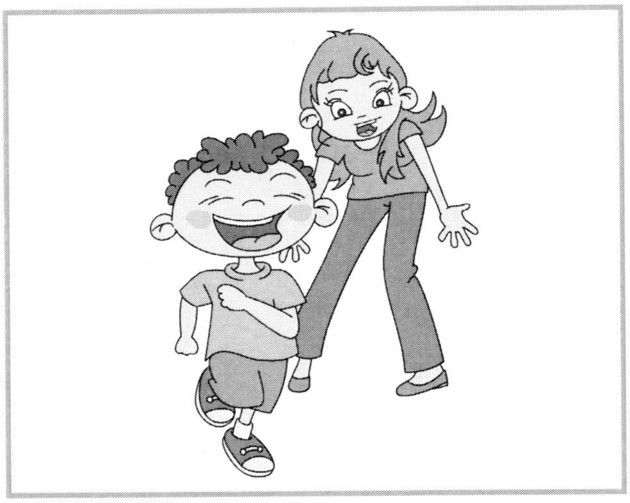

Jugar a pillar al niño mientras se dice "corre, corre que te pillo" es otra forma elemental de interacción. Para propiciar la anticipación y la rutina, puedes empezar con *"preparados, listos… (esperas un momentito) YA".*

Nostros introducimos una variante que a Erik aún hoy en día le sigue encantando: **El cocodrilo Klap Klap:** Persigues al niño diciendo que eres un cocodrilo. Mueves los brazos abriendo y cerrando mientras dices Klap Klap. Si lo pillas, lo terminas abrazando. Con el tiempo, Erik jugaba a ponernos un cojín entre los brazos, para que el *"cocodrilo"* devorara al cojín.

TENDREMOS EN CUENTA:

– Truco: marcar comienzo y fin del circuito por donde deba correr, así como espacios donde el niño pueda parar y ahí no sea permitido pillarle.

1.9 Juegos con los dedos

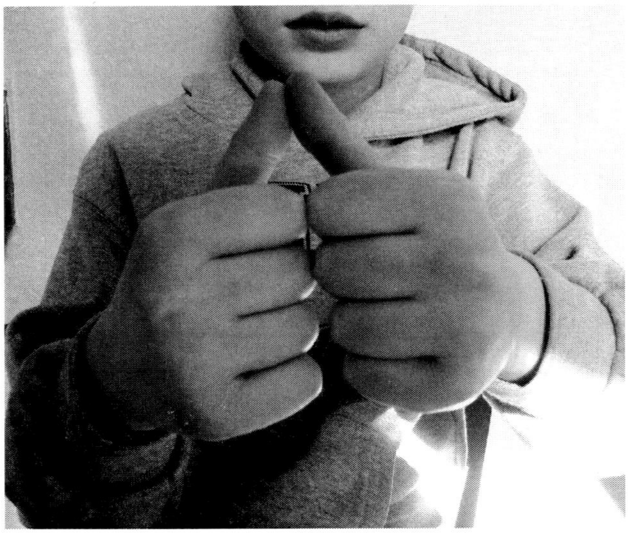

Los juegos de dedos, de manos y de palmas, además de favorecer la interacción, logran que el niño sea consciente de sus manos y vaya descubriendo cómo usarlas. Muchos niños con autismo tienen *"manos blandas"* y en algunos hay un cierto rechazo a utilizarlas. Por eso, de esta forma motivamos que sean activos y no las escondan.

- **Modo del juego:** Coges la manita del niño y empiezas a cantar la cancioncilla del juego. A cada dedo de la mano corresponderá un verso, excepto el último (pulgar o meñique) con el que se hace una explicación más o menos larga para captar su atención.

- **Éste puso un huevo:** Se van agarrando los deditos del niño, uno a uno, a la vez que se entonan las retahílas. Al terminar se simula comerle el dedo gordo, para que lo retire alegremente. *"Éste puso un huevo, éste le echó sal, éste lo puso a asar, éste lo probó y éste pájaro gordo se lo comió".* (Alconada).

- **Toc Toc:** *Toc, toc* (Golpean los pulgares) - *¿Quién es?* (Golpean los índices) - *Visitas* (Golpean los medios) - *Pasen, pasen (*Golpean los anulares) - ¡*Muak!, ¡muak!* (Golpean los meñiques, como besos de saludo)

1.10 Juegos con las manos

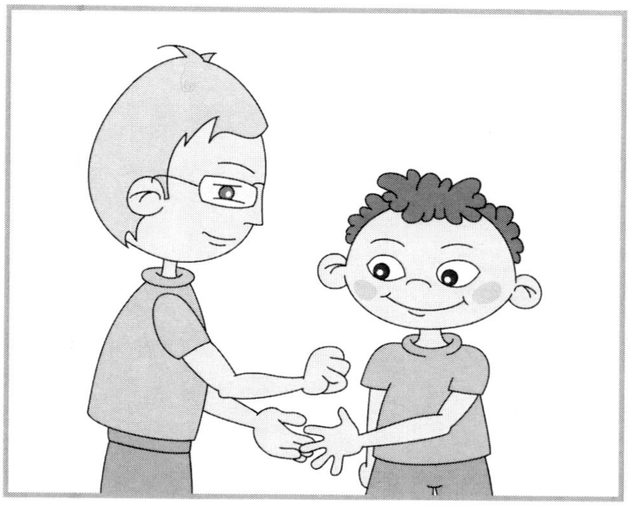

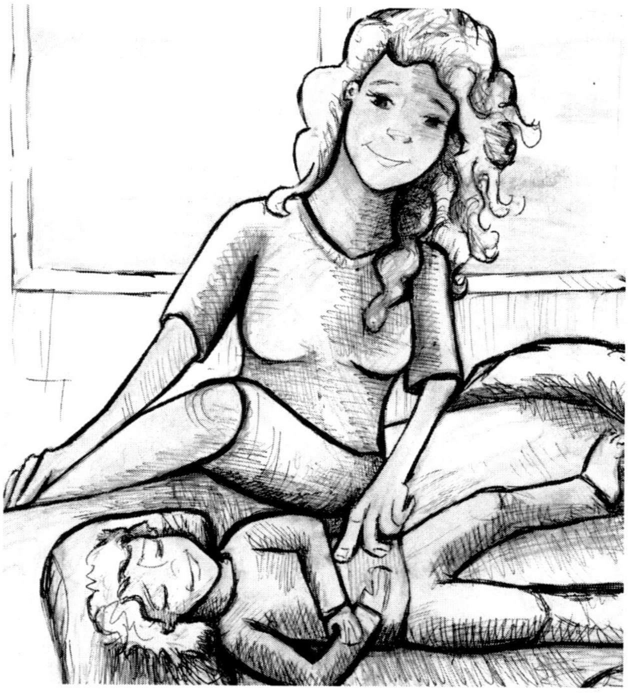

- **A la buena ventura:** Se pasa con suavidad la mano por una de las del niño diciendo al mismo tiempo: "*A la buena ventura, que dios te la da. Se te pica la pulga, ¡ráscatela!, ¡ráscatela!"*. Y se termina con cosquillas en la palma de la mano.

- **Gatito miau:** Se pasa con suavidad la mano por una de las del niño diciendo al mismo tiempo: "*Gatito miau, que has merendao, sopitas de leche y a mí no me has dao*". Y se termina con cosquillas en la palma de la mano.

- **Las hormigas***: "Las hormigas cuando andan hacen clish, clish, clish, clish, clash. Los ratones cuando juegan hacen juish, juish, juish, juish, juash. Las campanas cuando suenan hacen din, don, din, don, dan*". Las manos adoptan formas y realizan acciones.

- **Los Cangrejos:** "*Un cangrejo va hacia atrás y lo sigue su mamá. Otro va hacia adelante y lo atrapan con un guante"*. Las manos adoptan formas y realizan acciones.

- **Cinco Lobitos:** Se hacen movimientos de giro de mano, a la vez que se mueven los dedos. *"Cinco lobitos tiene la loba, cinco lobitos detrás de la escoba. Cinco lobitos para ella sola. Uno reía, otro cantaba, y el más pequeñito se iba a la cama"*.

- **Pinto, pinto:** "*Pinto, pinto, gorgorito, vendió las vacas a veinticinco, y los buéys a veintiséis. ¿En qué lugar? En Portugal. ¿En qué calleja? En la Moraleja. Esconde la mano que viene la vieja"*. La mano donde coincide se esconde, y así se procede hasta que quedan todas ocultadas.

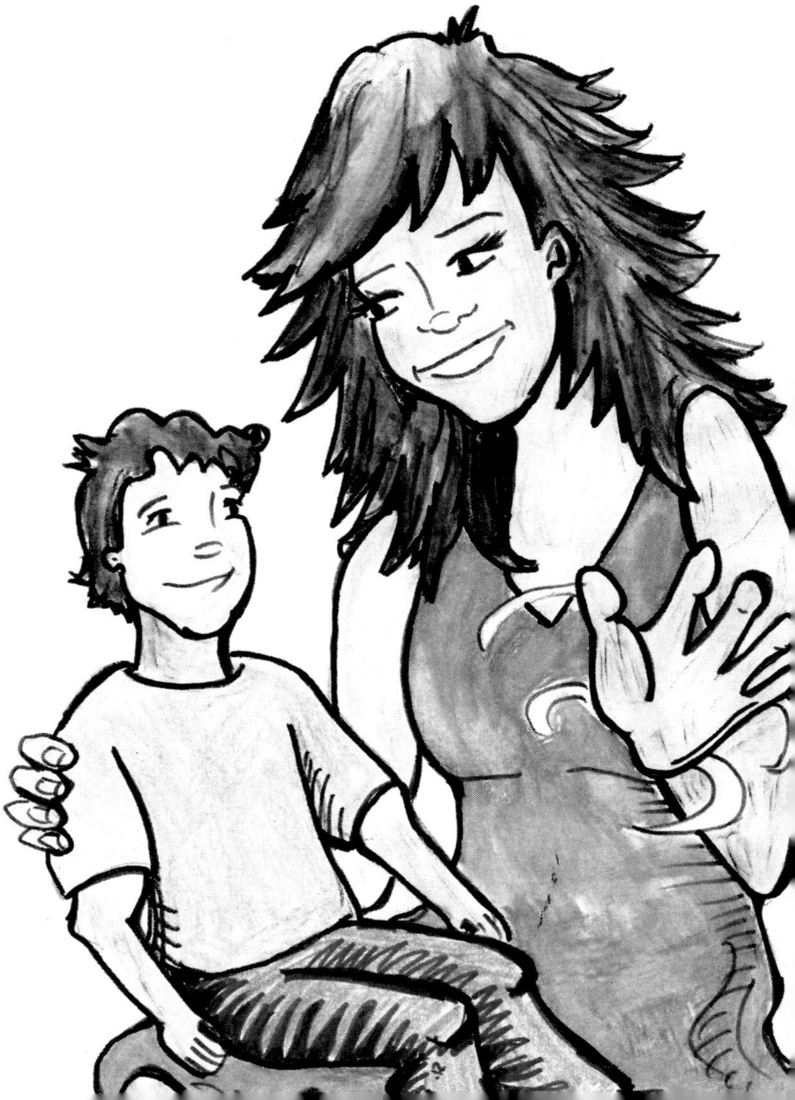

1.11 Juegos con las palmas

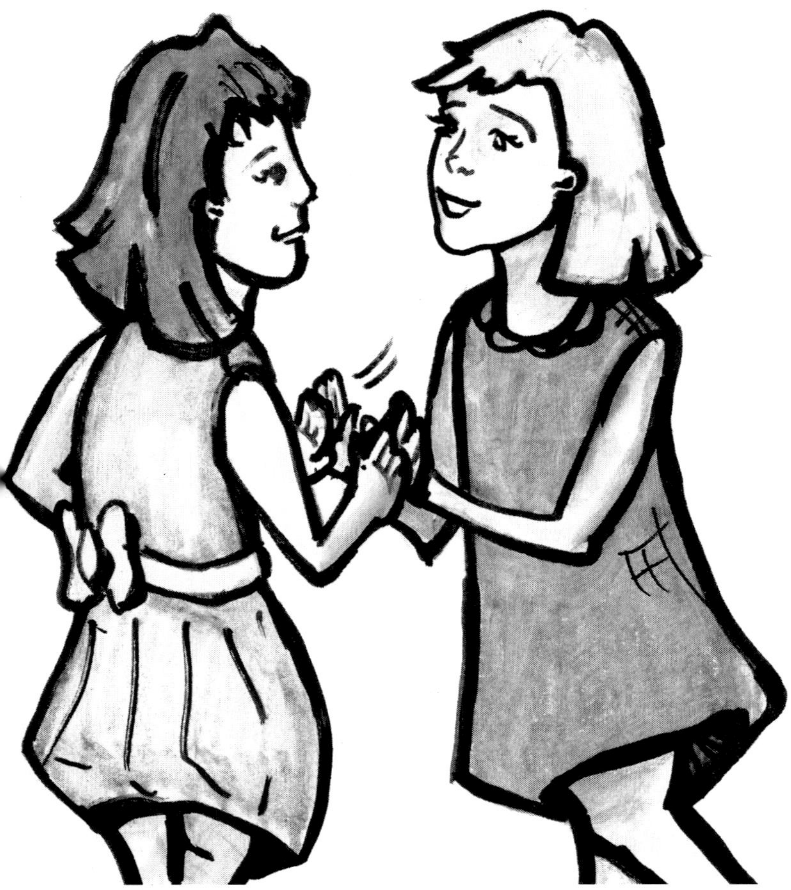

Las tortitas: Coge las manos del niño y las unes y separas para hacer palmaditas. Al mismo tiempo, recitas: "*Tortitas, bañas, peritas y castañas. Tortitas y pan, pa el niño, pa cenar. Tortas, tortitas, que viene papá y trae un perrito, que dice guá guá*". (Santiago de la Puebla).

Palmas, palmitas: "*Palmas, palmitas, higos y castañitas, almendras y turrón para mi niño son".*

Puño, puñete: La persona que dirige el juego, invita a los niños de manera alternante, formando una torre o columna. Cuando lo han hecho, se saca el puño de debajo y la *"torre"* cae.

Palmear la mano del adulto o de otro niño: Más adelante se puede introducir el que el niño golpe con su palma la palma del adulto o la de otro niño. Se pueden establecer secuencias que el niño repetirá, y acompañarlo con canciones también, y jugar a acelerar o ralentizar los ritmos.

1.12 Los mimos

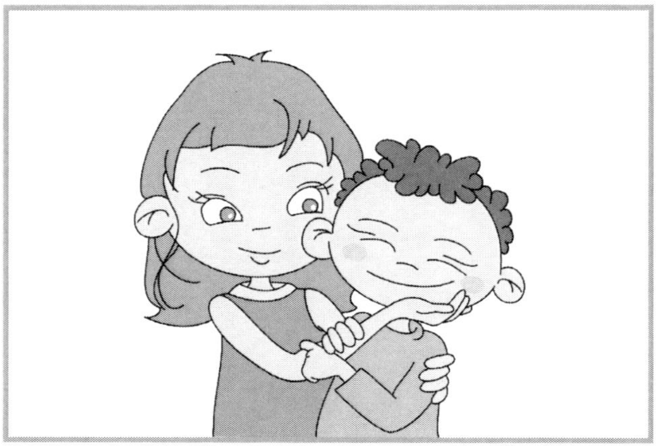

Los mimos son un tipo de juego en el que se acaricia una parte del cuerpo mientras se canta una canción.

Misiño gato: Mientras tienes al niño en tu regazo, le tomas las manos y se las vas pasando por la cara de arriba abajo mientras recitas este verso: "*Misito, gatito, ¿qué has comidito?, Sopas de la olla. ¿Por qué no me guardaste?, ¡sopas, sopas, sopas!"*

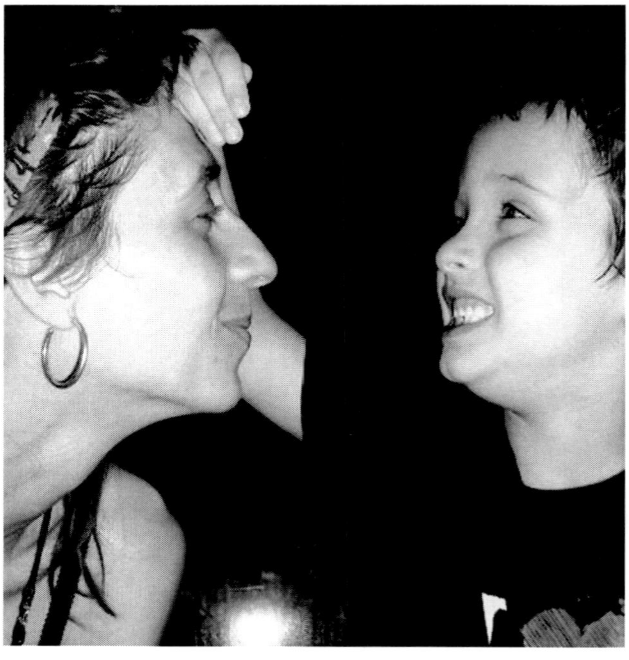

Puedes soplarle también muy suavemente el pelo o la carita mientras le tomas las manos. Más adelante propiciaremos que sea el niño quien nos haga los mimos.

1.13 Juegos de faldas

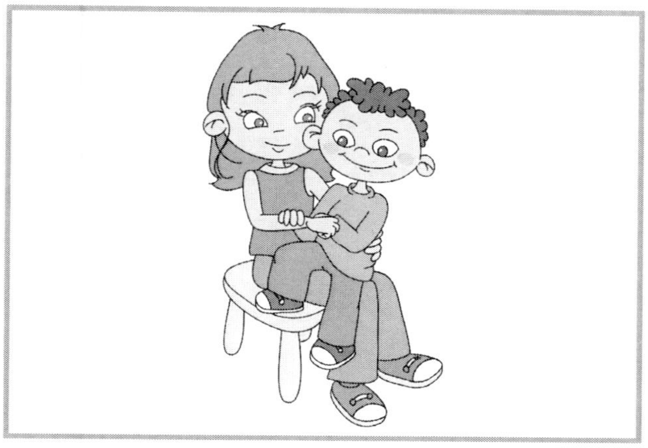

Los juegos de falda son los que se realizan con el niño sentado en el regazo balanceándolo o realizando alguna acción; suelen ir acompañados de una canción o de textos recitados. Son fundamentales porque se establecen unos lazos de cercanía y de creatividad en los que niño promueve las acciones del adulto. Además, ayudan a mejorar el lenguaje.

¡Arre caballito!: Siéntate en una silla con las piernas cruzadas y sienta a tu niño en el pie que queda colgando, sujetándole con las dos manos. Sube y baja la pierna despacito, dejando que sus pies rocen ligeramente el suelo en cada movimiento. *"Arre caballito, vamos a Belén, que mañana es fiesta y al otro también. Arre caballito, vamos a la feria, no me tires coces, que me caigo a tierra. Arre caballito, vamos a Belén, arre, arre, arre, que llegamos tarde. Arre caballito, vamos a Belén, a ver a la Virgen, y al Niño también".*

Al paso: Se va subiendo y bajando la pierna conforme avanza la canción, prolongándola cuando se quiera, incluyendo a veces movimientos de balanceo. *"Al paso, al paso, al paso, al trote, al trote, al trote, al galope, al galope, al galope".* (Castellanos de la Villiquera).

Las campanadas de Montalbán: Sientas al niño sobre las rodillas cogiéndolo por las manos y se le hacen movimientos de balanceo. Si es muy pequeño, coloca sus manos por detrás de la espalda y de la cabeza. Al finalizar se simula que el niño se va a caer. *"Las campanas de Montalbán, unas tocan bien y otras mal. Las que no tienen badajo, van abajo, abajo, abajo".*

1.14 Juguetes que estimulen la vista

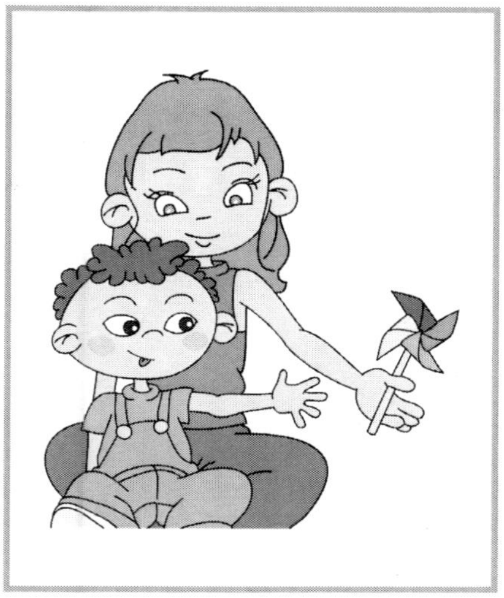

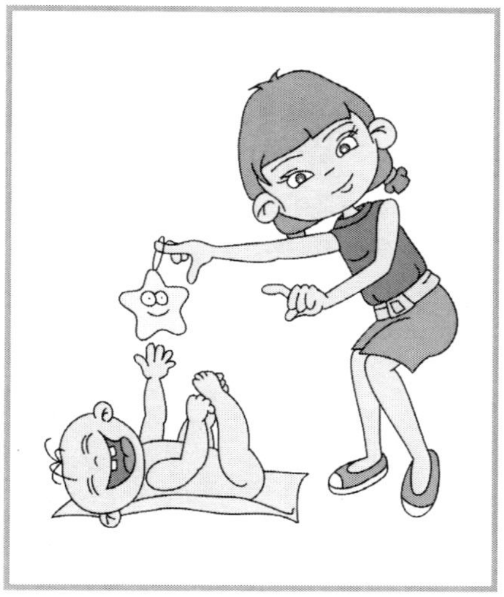

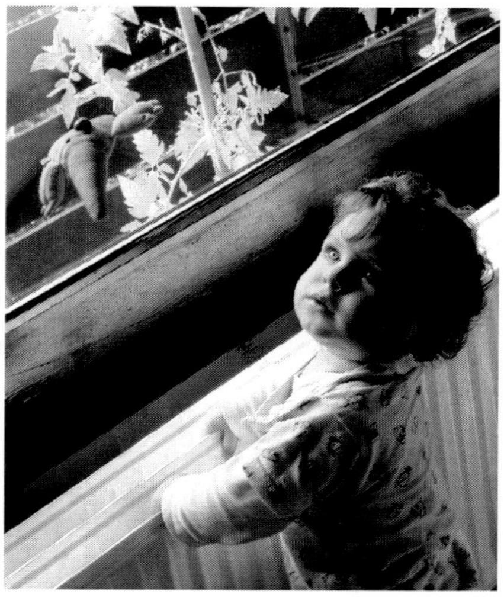

El propósito es utilizar juguetes u objetos que estimulen al niño a estirar brazos y piernas para tocarlos. Mueves delante de su carita objetos de colores vistosos (en el caso de Erik, nada de colores muy oscuros, como negro o azul marino); al lograr su atención, los vas separando poco a poco para provocar que extienda las manitas para alcanzarlo.También puedes colocar una pelota junto a su pie, para que la *"lance"*, y poco a poco separarla un poco más para que tome más impulso.

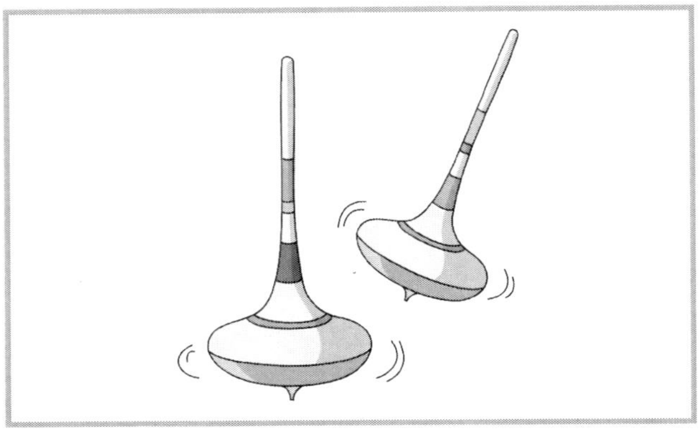

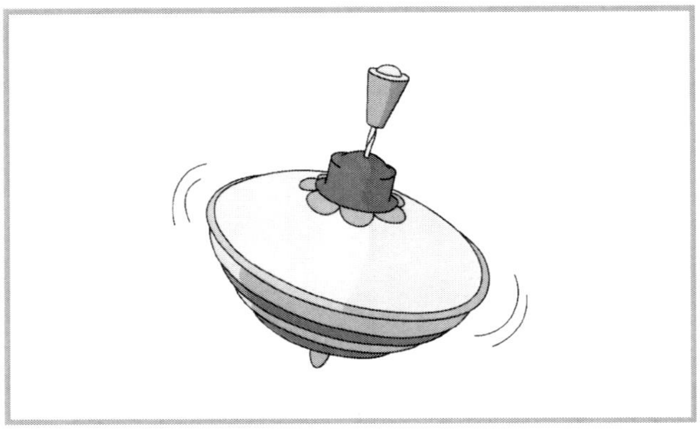

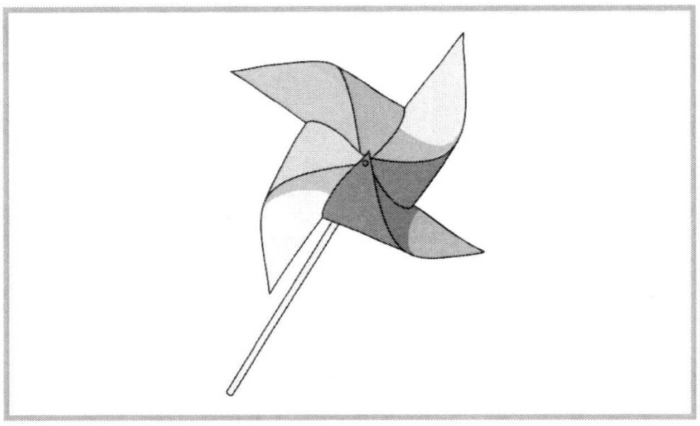

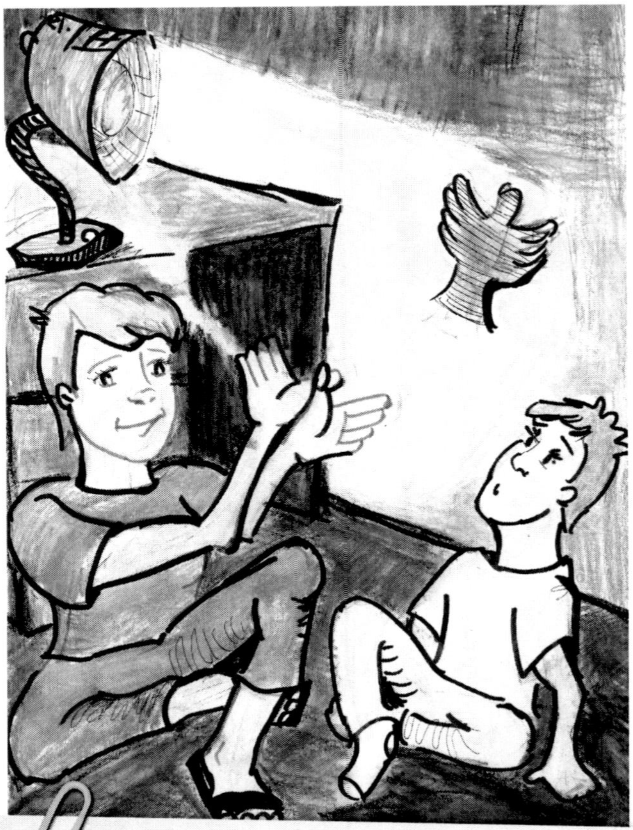

También puedes proyectar chorros de luz desde una linterna y que el niño intente tocarlos.

Inflar un globo y soltarlo para que vuele en la habtación es un juego que puede estimular también a nuestros pequeños.

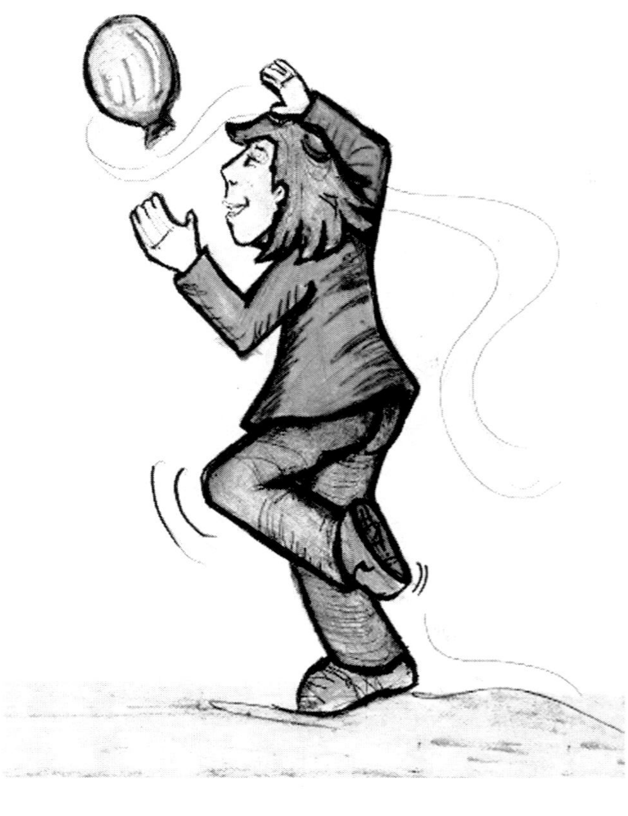

Trompos y molinillos: Los trompos y molinillos, así como otros objetos que giran, atraen muchísimo la atención de nuestros hijos. Por eso nosotros sólo los usamos para atraerlo al trabajo en mesa, pues si no le hiperestimulaban demasiado.

Sombras en la pared: Cuando Erik estaba tumbado en el suelo de muy pequeño, elevaba las manitas y movía los dedos en el aire. Estaba intentando tocar las motas de polvo que *"danzaban"* en un rayo de luz. Así que aprovechamos ese interés para reconducirlo hacia una actividad muy funcional: hacer sombras con nuestras manos en una pared, mientras íbamos nombrando las figuras que aparecían.

Los tachín-tachín:

Nosotros llamamos los "TachínTachín" a los gigantes de las fiestas de mi pueblo en Navarra. A Erik se los regalaron de chiquitito. Pues bien, se los "bailaba" delante, y fue una de las primeras maneras de lograr su atención. Poco después eran amigos "inseparables" y grandes aliados a la hora de comer, por ejemplo.

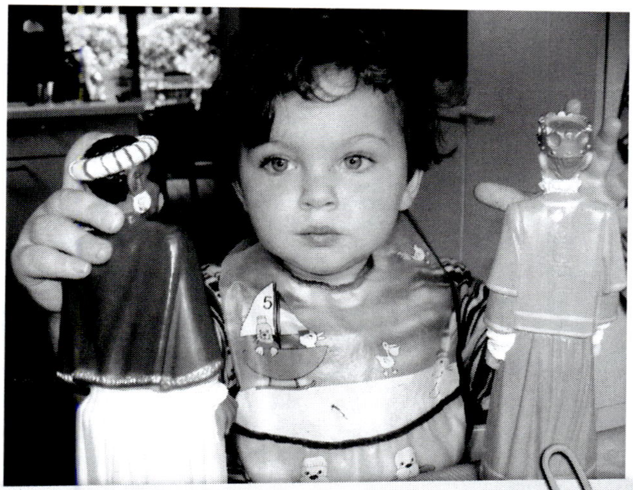

A Erik le encantaba también bailar a sus Tachín Tachín.

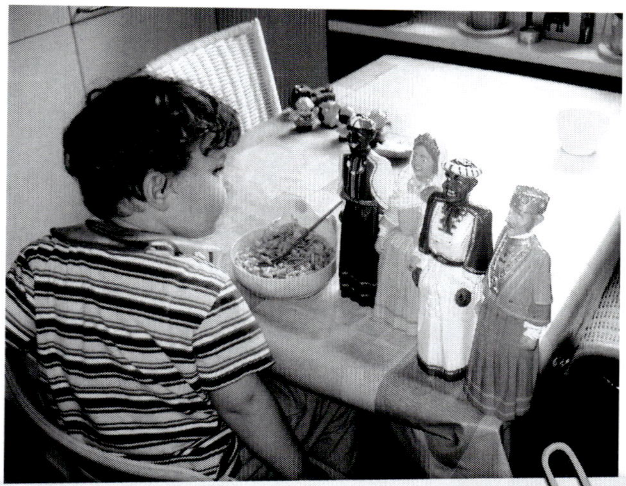

Amigos "inseparables" y grandes aliados a la hora de comer.

1.15 Juegos que estimulan el oído

Hay objetos que además de ayudarnos a captar la atención del niño nos ayudarán a estimular su sentido del oído. Erik tenía hipersensibilidad auditiva, lo que provocaba que muchos sonidos le causaran miedo y se echara a llorar; sobre todo los sonidos inesperados. Por ello trabajamos mucho este tema. En otro capítulo veramos de forma detallada los juegos que realizamos nosotros para trabajar la estimulación auditiva de Erik. Pero aquí presento los primeros aliados sonoros que tuvimos para captar su atención y mejorar la interacción.

Para irlo acostumbrando a escuchar sonidos imprevistos, ideamos un juego: Le presentas al niño un juguete musical, y le das cuerda, le dejas que lo toque, que lo maneje. Más adelante, lo escondes debajo de una almohada junto con el niño. Le das cuerda, y dejas que el niño lo escuche con el sonido mitigado por la almohada. Después, podrás jugar a esconder el juguete, activar la cuerda y que el niño lo busque tras la pregunta *"¿Dónde está?"*.

Otra idea es que cojas un instrumento musical o un juguete ruidoso. Colócalo cerca de la cara haciendo que se ponga en marcha. A continuación, haz que pare de sonar o de moverse mientras le preguntas al niño: *"¿Lo hago otra vez?"*. Repite el sonido o el movimiento, para, y vuelve a repetir la pregunta, esperando una respuesta o una señal de su parte.

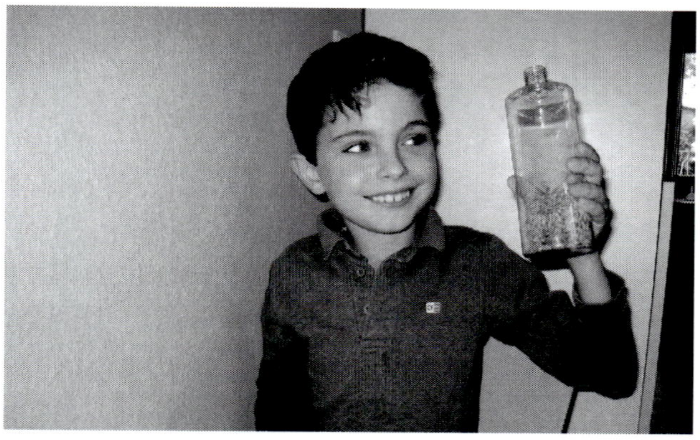

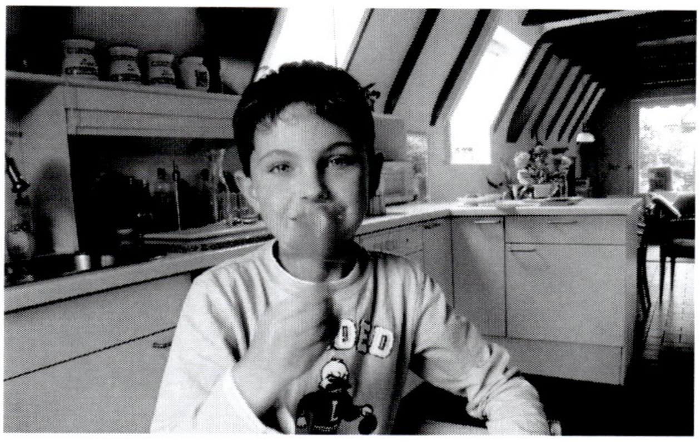

Botellas de plástico rellenas de cosas naturales: Con garbanzos, con lentejas, con piedritas…. Experimenta los diferentes sonidos con el niño.

La campanita, tilintilín: Con un recipiente de yogur vacío, colocado del revés y con una cucharilla dentro.

Instrumentos musicales: xilófono, maracas, sonajeros, tambores caseros (una olla del revés con dos cucharas de palo).

El matasuegras: Al igual que las pompas de jabón, el matasuegras nos permitió mejorar el contacto visual con Erik. Te sientas en el suelo frente a frente. Soplas el matasuegras y haz que se extienda a la altura de los ojos del niño. Erik extendía sus manitas para tocarlo. Luego le permitíamos jugar con él; el todavía no sabía soplar, pero le gustaba colocarlo en el suelo o en la mesay enrollarlo-desenrrollarlo con sus manitas.

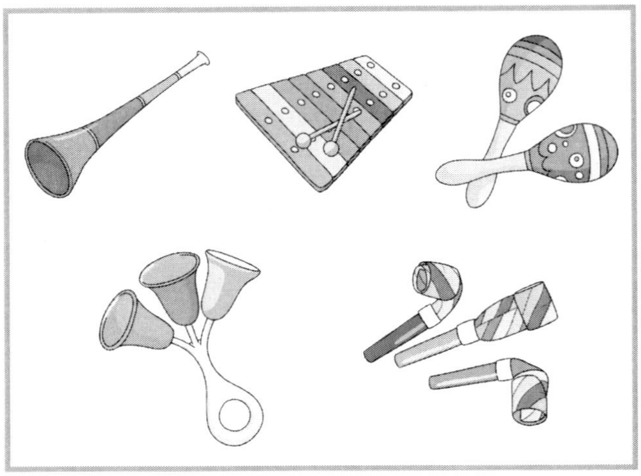

TENDREMOS EN CUENTA:

– Presenta primero el objeto al niño, para que no haya sorpresas. Muéstrale primero tú cómo se usa para que suene. Luego, permite que lo coja y que lo manipule él. Si no sabe solito, enséñale a hacerlo dirigiendo sus manitas. Utiliza elementos sonoros que no tengan ruidos muy estridentes.

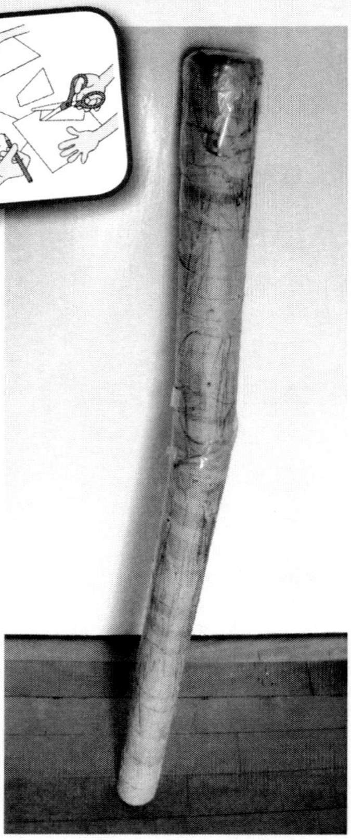

El palo de lluvia: un sonido relajante para Erik.

Es un instrumento musical de origen indígena que reproduce el sonido del agua y de la lluvia. Es muy fácil de construir, y puedes hacerlo junto con tu niño.

Materiales:
- 1 tubo de papel de cocina o más si lo queremos más largo
- cartulina, papel de colores o pegatinas
- cinta de enmascarar
- palillos finos de madera o clavos
- pegamento
- arroz o lentejas u otras semillas
- tijera

Instrucciones:

1. Pegar, uno a uno, los tubos de papel con la cinta adhesiva, de forma que queden bien unidos y firmes.

2. Cerrarle un extremo con un círculo de cartulina. Lo fijas con pegamento y luego con celofán enrollado.

3. Introducir los clavos por el tubo a más o menos unos 20 centímetros de distancia, formando en el interior un cruce entre ellos. Luego los pegas por fuera con cinta para fijarlos bien.

4. Rellenar el palo con el arroz.

5. Cerrar con la otra tapa de cartulina.

6. Decorarlo para que quede más bonito: bien pegando trozos de papeles de colores o con pegatinas, lo que sea más sencillo y divertido para el niño.

1.16 Bailar

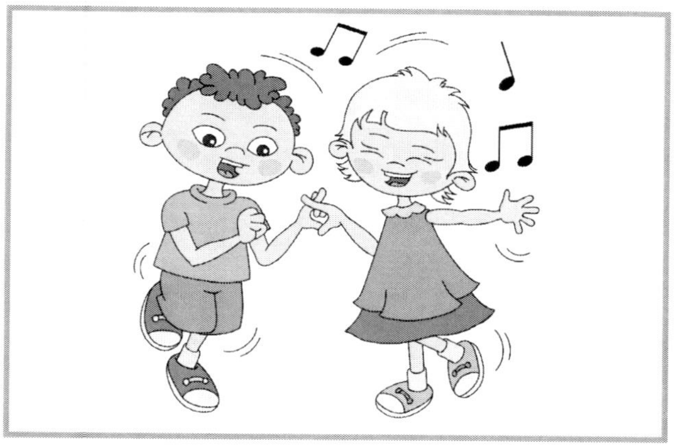

en poder ver la televisión, pues le era muy difícil soportar la mezcla de imágenes en movimiento, voces y música.

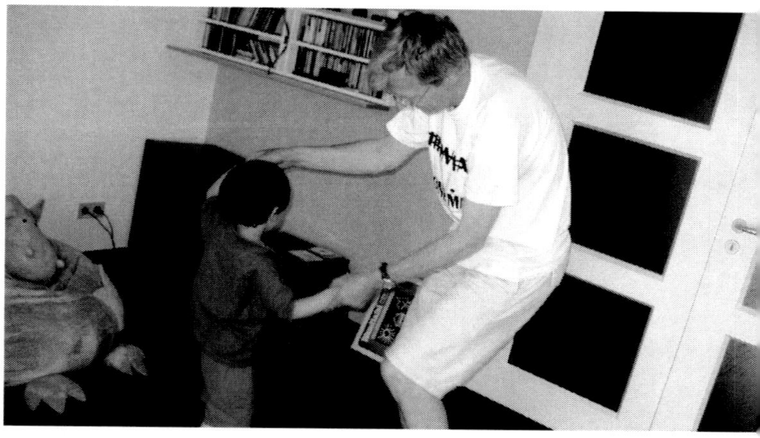

A Erik le gustaba mucho bailar cogido de nuestras manitas. En un principio utilizábamos de fondo música clásica bajita, pero luego ya canciones infantiles u otras que le gustaran. Dependiendo de cada niño, podrás subir y bajar el volumen, así como experimentar con diferentes tipos de música.

A algunos niños les funcionan muy bien los Cantajuegos. En nuestro caso, no. Erik tardó unos cuantos años en poder ver la televisión, pues le era muy difícil soportar la mezcla de imágenes en movimiento, voces y música.

Stopdance: Más adelante jugamos con él al *"stopdance"*, es decir, bailar mientras suena la música y quedarse quieto en la posición que se estuviera al bajar el sonido. **Imitar:** También, conforme dominaba la imitación *(ver capítulo 3)*, jugamos a que imitara los movimientos que hacía otra persona bailando.

1.17 Practicar el "toma" y "dame"

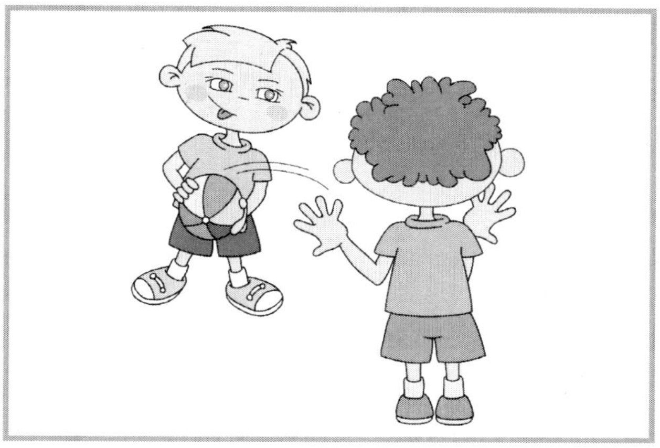

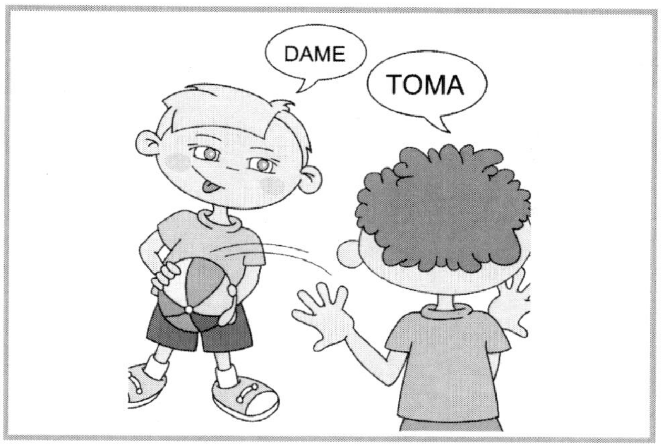

Practicar el *"toma"* y *"dame"* es la antesala para que el niño domine más adelante el juego de turnos. Se le da un objeto, siempre diciendo *"toma"*, y cuando nos lo coge, se le tiende la mano y se le dice *"dame"*.

Es importante que le enseñes a entregar objetos. Sujeta su brazo y acompaña su mano hasta ti. Coge el objeto, reacciona con alegría y haz como si él te lo hubiera dado; después, devuélveselo. A continuación, entrégale algo que tú encuentres interesante, luego pídeselo y acompaña su mano mientras te lo devuelve.

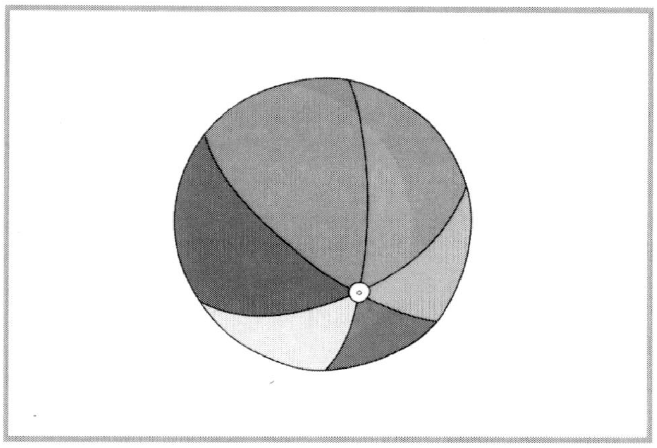

Toma y dame con una pelota: Sentados en el suelo uno enfrente del otro. Se hace rodar la pelota. Cuando la ruedes hacia al niño, dices: "*toma la pelota*", cuando él la rueda hacia ti: "*dame la pelota*".

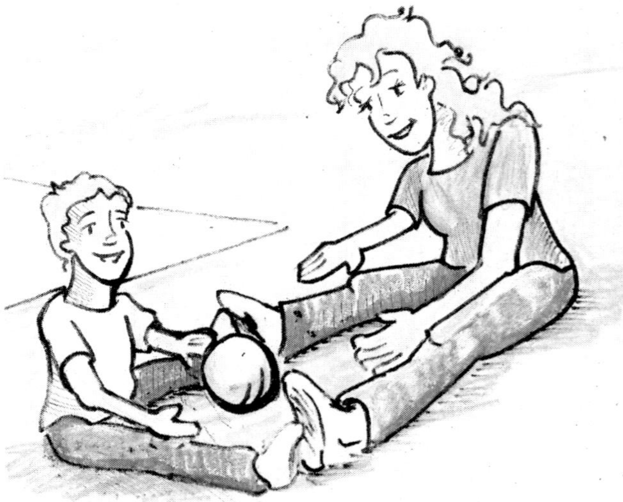

El jugar a pasarse la pelota con las manos no resulta fácil con un niño que tiene dificultades de relación y comunicación. Es importante realizar este juego ya que pone en juego el intercambio de miradas, de estar atento al toma y dale, de coordinación óculo-manual o de destreza con las manos.

TENDREMOS EN CUENTA:

– Ten preparados juegos u objetos que le resulten interesantes al niño. Nosotros compramos en una ferretería tubos de plástico de diferentes tamaños, que combinamos con interruptores de la luz y trozos de cables inofensivos.

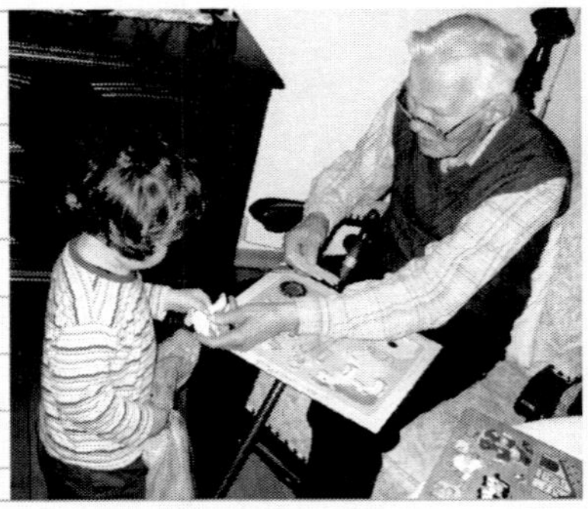

1.18 Marionetas

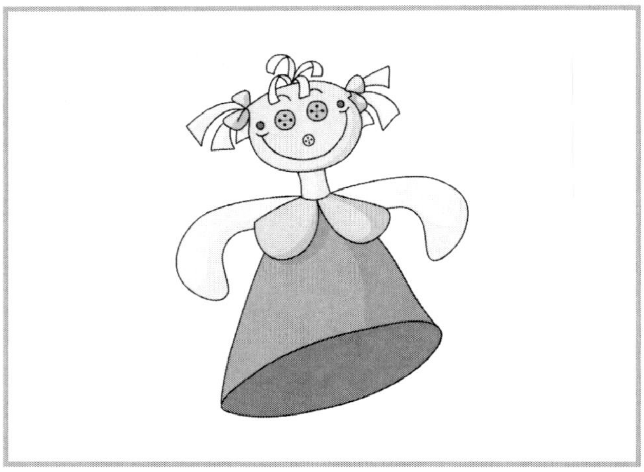

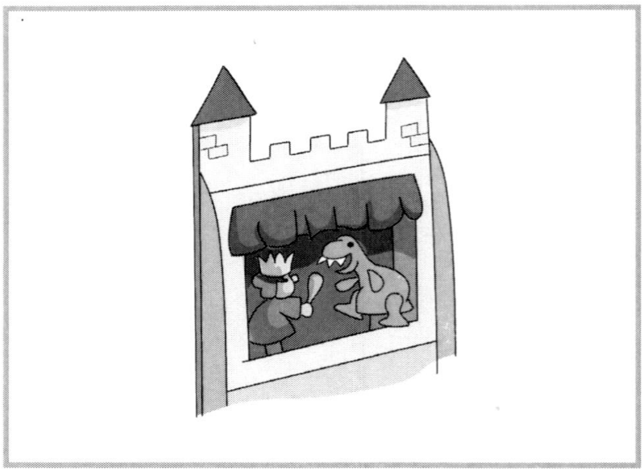

Nuestro primer juego de este tipo fue ponernos un guante muy grande y moverlo delante de la carita de Erik diciendo "*Hola, Erik*". Después, ponérselo a él para que lo manipulara.

Después usamos calcetines como marionetas. Para hacerlos más *"divertidos"* les pegamos unos ojos hechos con cartulina y les cosíamos hebras de lana como pelo. Con estos calcetines parlantes inventamos pequeñas historias, muy sencillas, que terminaban con cosquillas.

Ya con Erik más mayorcito nos hicimos títeres de dedos, simulando nuestra familia: papá, mamá y Erik, para representar pequeñas situaciones de la vida cotidiana: darnos un abrazo, un beso, ir al parque a jugar,

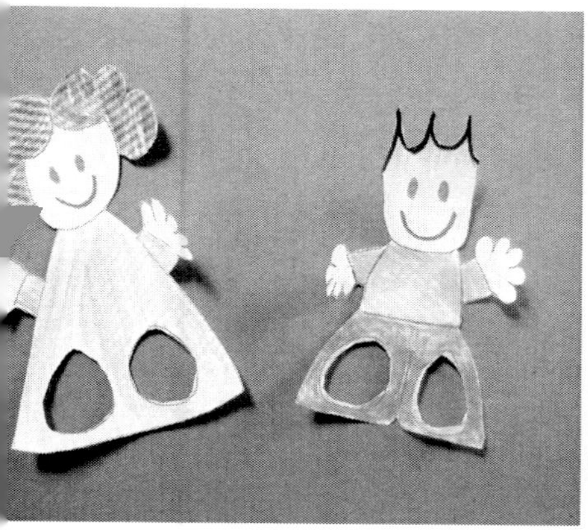

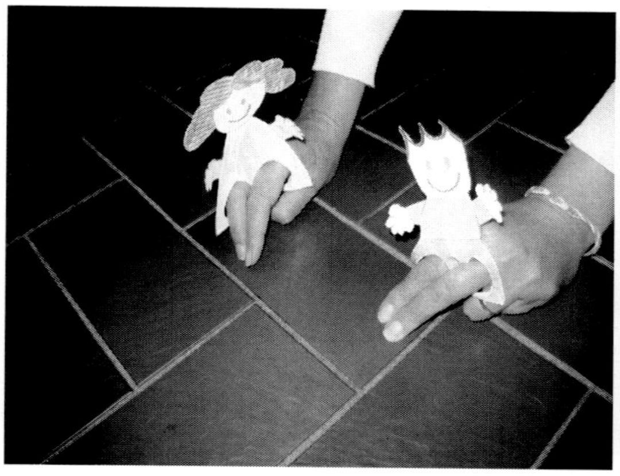

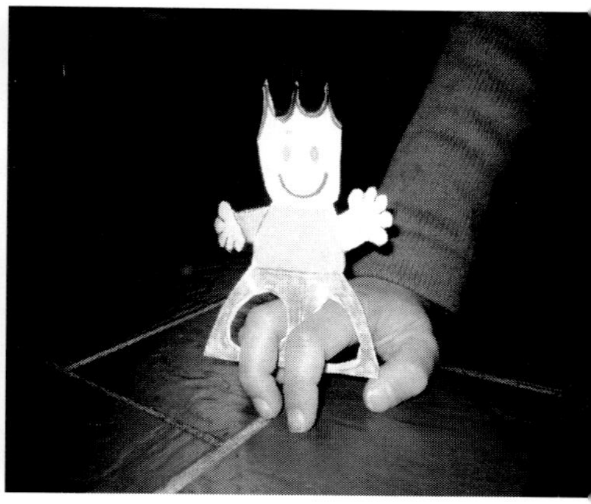

ir a jugar con la pelota, etc. En los casos de que ya haya lenguaje puedes simular pequeños diálogos: - saludarnos: Hola, Erik – Hola, mamá: - darle un regalo y que diga gracias, etc.

Te puedes servir también de sus peluches favoritos (a los que es bueno ponerles un nombre para identificarlos siempre; en la foto, Lollo y Momo).

En una etapa posterior se pueden *"narrar"* pequeñas historias con guiñoles. Prepárate un guión previo muy sencillo que el niño sea capaz de entender y de seguir.

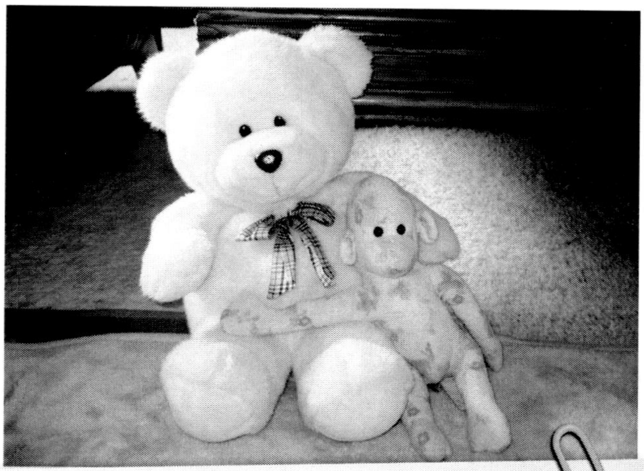

Sus peluches favoritos, Lollo y Momo.

1.19 Ante el espejo

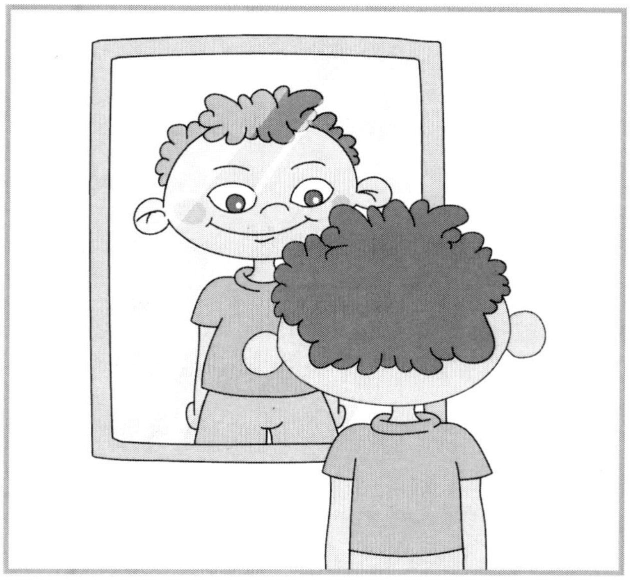

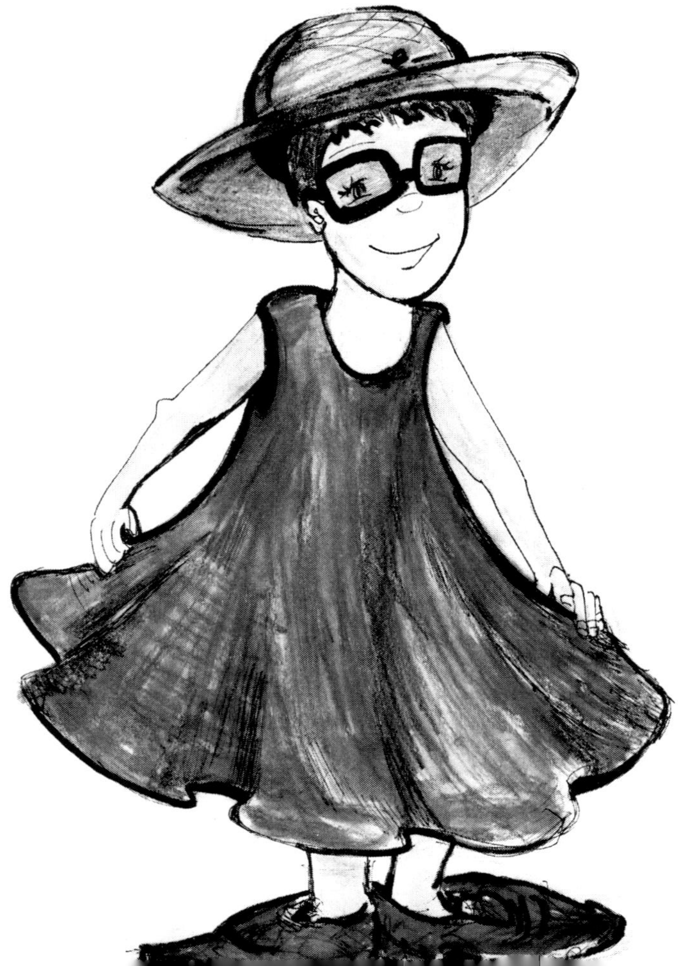

Que el niño se vea frente a un espejo es una buena forma de ayudarle a descubrirse como persona. Hay muchas posibilidades de diversión: hacer carotas delante del espejo, señalarnos delante de un espejo: "*Este eres tú, Erik*". "*Ésta soy yo, mamá*".

- Señalarnos partes del cuerpo. "*La nariz, las orejas, la barriga*", etc.

- Puedes hacer la interacción frente al espejo más atractiva, si os ponéis sombreros, zapatones o ropas muy grandes. Para ello puedes tener una cesta con ropas grandotas del papá preparada de antemano. Como refuerzo de lenguaje, puedes nombrar cada objeto que cogéis de la cesta: *"Cojo un sombrero", "Te pones los zapatos del papá"*, etc.

Otra idea es tener las ropas y complementos en cajas clasificadas. Caja 1: ropas, identificada con picto de ropas. Caja 2: cosas para la cabeza: sombreros, gorros, pañuelos, identificada con picto. Caja 3: complementos: collares, bolsos, cinturones, etc.

Y al espejo a miraros.

Si el niño no sabe vestirse solito, le ayudas tú a hacerlo.

Ya que hemos mencionado el tema de las ropas, comento un juego que hacíamos nosotros y que a Erik le divertía mucho. Consistía, por ejemplo, en intentar ponerle el pantalón por la cabeza o una camiseta por las piernas.

TENDREMOS EN CUENTA:

– **Para estimular el seguimiento con la mirada puedes hacer este juego:** Le das al niño un espejo pequeño irrompible. Cuando lo tenga en sus manos, guíale la carita hasta que la tenga reflejada en el espejo. Luego mueve suavemente el espejo de un lado a otro para que lo siga con su mirada.

1.20 Esconder y sorprender

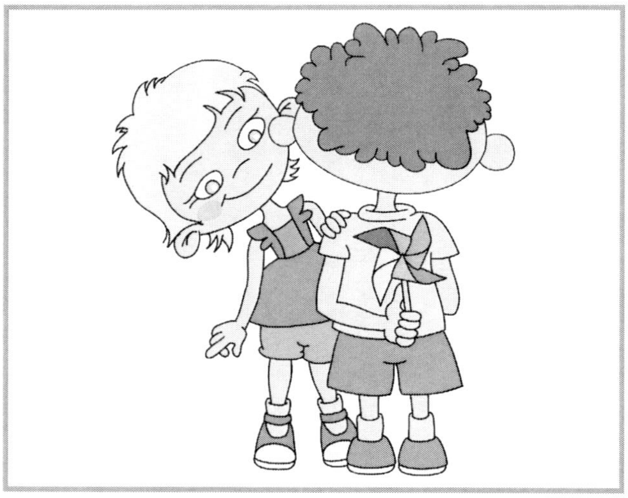

Los juegos de esconder objetos no son sólo importantes para captar la atención del niño o pasar momentos divertidos, sino también para irles preparando de cara a la anticipación y la resolución de problemas. En un principio, cuando lo intentamos con Erik, no obtuvimos mucho éxito, hasta que utilizamos objetos de interés para él. En esa época las tuberías eran uno de sus objetos favoritos, así que nos servimos de ellas y logramos su implicación.

A continuación hay varias propuestas de juego. Recomiendo tener sólo un objeto para no distraer su atención, y que ese objeto sea uno de los de interés del niño.

- **Esconder un objeto en un paño** y dejar que él lo saque. Puedes apoyar con "*Mira, escondo tu tubería. ¿Dónde está?"*, y después *"Sácala"*.

Sentados uno frente al otro, tapa uno de sus juguetes con un pañuelo, de tal forma que él pueda ver dónde lo has escondido. Pregúntale por su juguete y él intentará destaparlo para conseguirlo. Posteriormente, tapa el juguete, pero esta vez sin que lo vea, y pregúntale por él. Si lo destapa, alégrate y dale la enhorabuena. Si no, vuelve al paso anterior hasta que lo consiga. Con este juego, tu pequeño aprenderá a anticipar, por lo que es recomendable que juguéis lo más a menudo que podáis. Otro tipo de juego es atar una cuerda a un juguete y

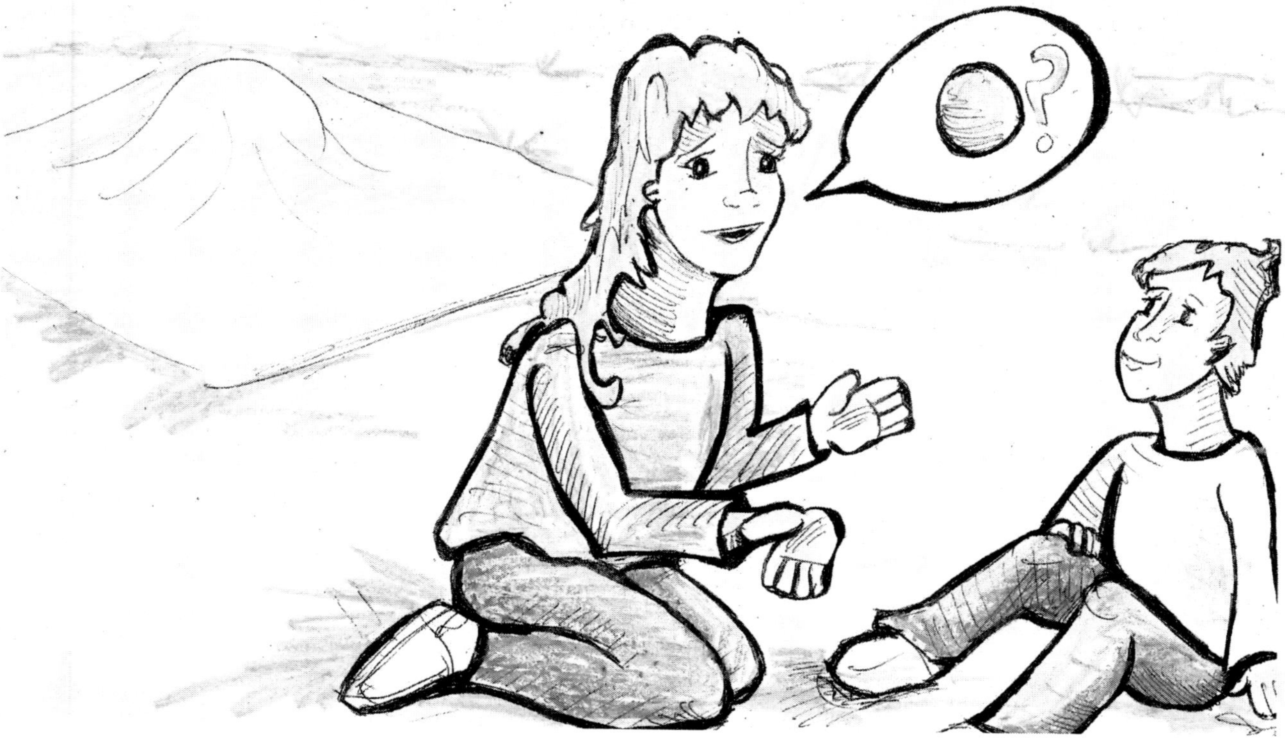

dejarlo caer por el borde de la mesa, recuperándolo al tirar de la cuerda, o esconderlo debajo de un almohadón dejando la cuerda a la vista.

¿En qué mano está? Con el tiempo, descubrimos otro juego que le encantaba a Erik. Escondíamos una chuchería en una mano, le mostrábamos las dos manos, decíamos *"¿dónde está el lacasito?"* y él tenía que adivinar. Al principio, para evitar frustración, eran dos las chucherías y estaban en las dos manos, así adivinaba siempre.

TENDREMOS EN CUENTA:

– Puedes esconder el objeto sólo parcialmente al principio, para que le sea más fácil descubrirlo.

1.21 Juegos compartidos en la arena

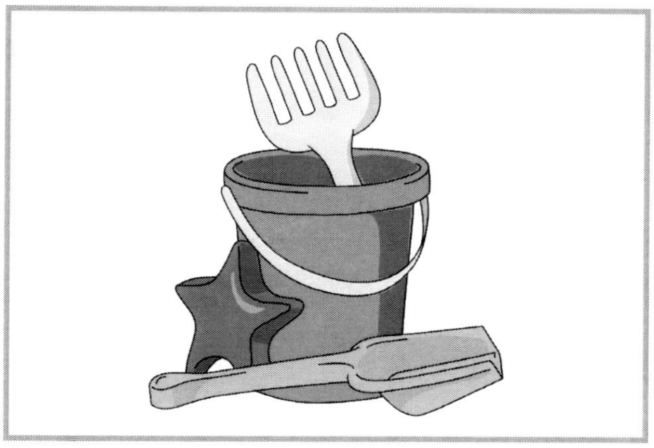

Los areneros o un rato en la playa –si al niño no le molesta el ruido de las olas, ni el bullicio- ofrecen también muchas posibilidades de interacción. A Erik le gustaba mucho el contacto con la arena y deslizarla entre sus manitas, además de llenar cubos con agua y volcarlos. Sin embargo, a la playa era mejor acudir cuando estuviera casi vacía. Viviendo en Hamburgo, el Báltico nos ofrecía con frecuencia esa posibilidad en primavera o en otoño. Más adelante ya pudimos disfrutar también de ratos de playa sin problemas.

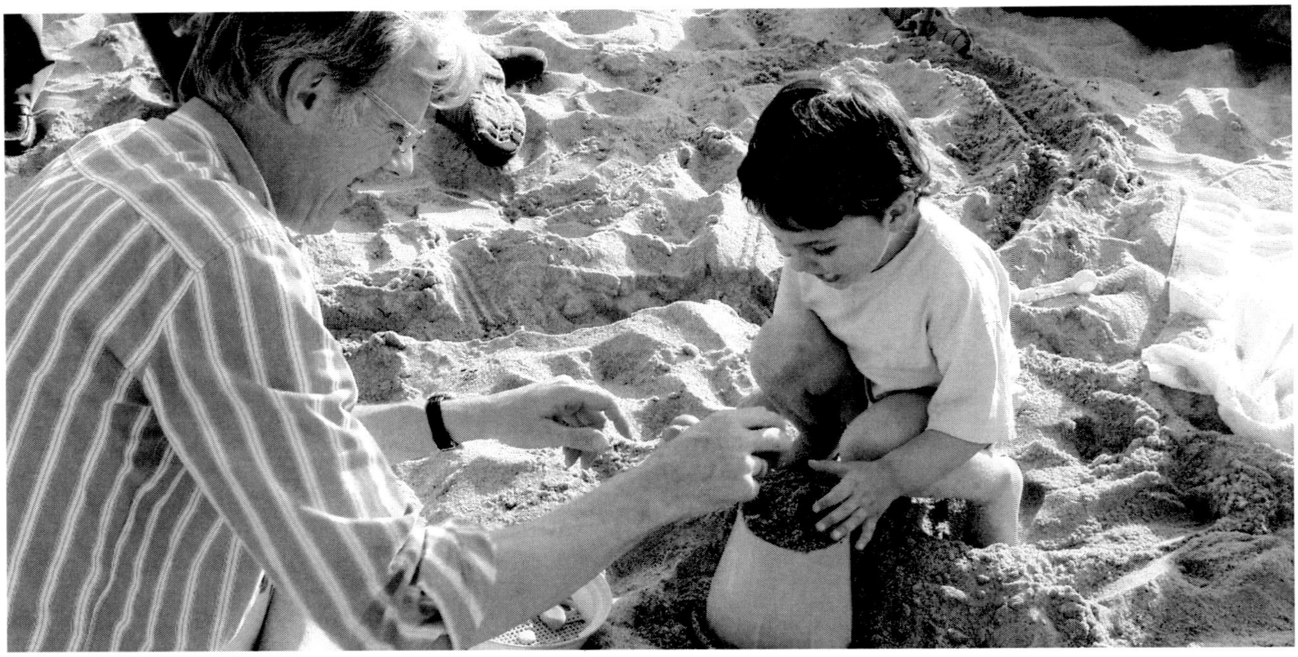

Posibilidades de juego:

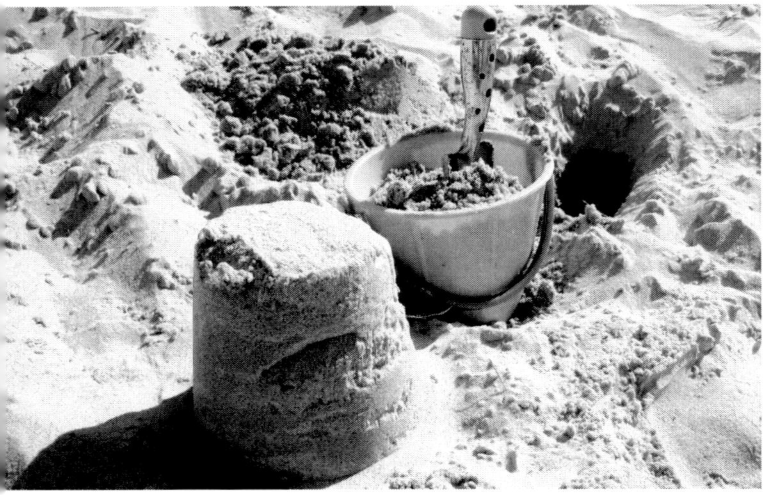

Hacer un pastel, que con el tiempo será un castillo. Llenar el cubo de arena –mejor un poco húmeda-, darle la vuelta al cubo y volcarlo sobre la arena. Ya tenemos el pastel, que el niño podrá adornar también con palitos y piedritas. Los grandes *"constructores"* podrán hacer también castillos.

Túneles-tuberías: A Erik le encantaba. Cada uno empezábamos a cavar por un lado, hasta que uníamos el túnel. El túnel lo podremos después llenar con agua (¡tuberías¡), o podemos intentar pasar un coche.

Carretera. Puedes marcar un circuito que será una carretera, y luego hacer rodar coches.

El minigolf. Moja ligeramente un gran cuadrado de arena y moldea un pequeño circuito con suaves elevaciones de terreno y unos hoyos. La idea es empujar o hacer rodar canicas.

Borrar nombres. Una tarde, en una playa vacía de Castelldefels, vivimos unos momentos de interacción preciosos con Erik. Jugamos a escribir nombres en la arena. Él se metía un poquito en el agua, llenaba su cubo, y después iba borrando con el agua que volcaba los nombres. Sería después uno de sus juegos favoritos de siempre en la playa.

La momia: Cubrirle el cuerpo con arena.

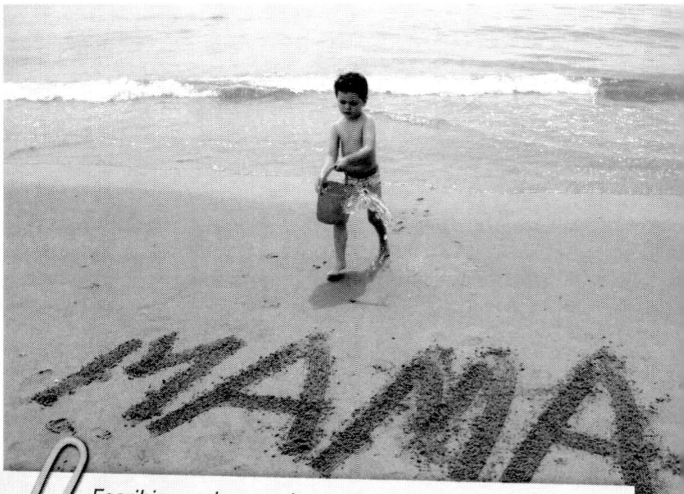

Escribir nombres en la arena y borrarlos con agua, uno de sus juegos favoritos.

1.22 Cuentos con dibujos muy grandes

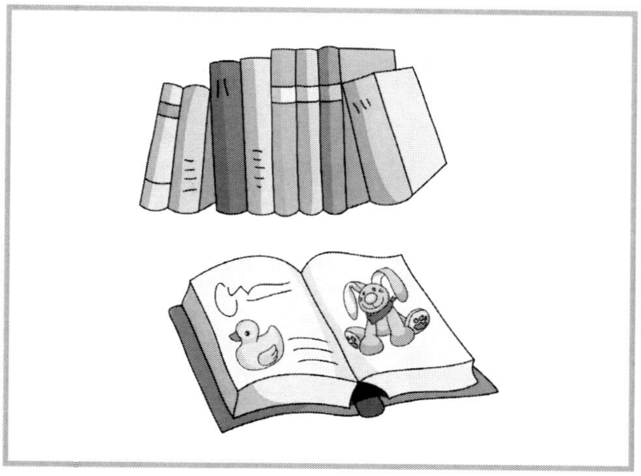

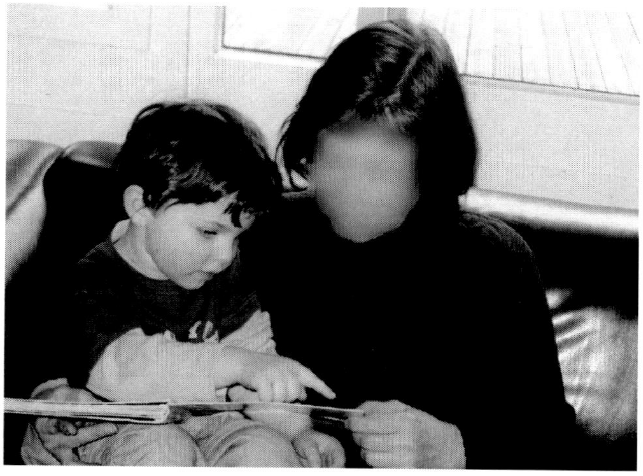

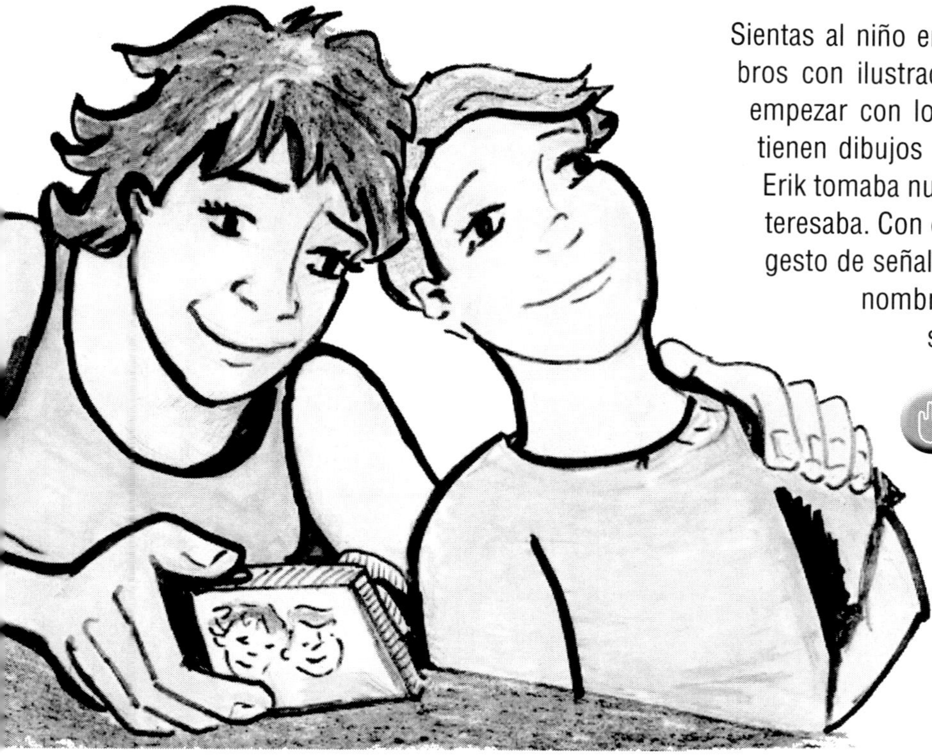

Sientas al niño en tu regazo y junto con él miras libros con ilustraciones muy grandes; recomendaría empezar con los libros de primeras palabras, que tienen dibujos de un solo objeto. En un principio, Erik tomaba nuestro dedo para señalar lo que le interesaba. Con el tiempo ya señalaba él (veremos el gesto de señalar en el capítulo 3). Aprovecha para nombrar siempre el motivo de la foto que señaléis.

Los álbumes familiares de fotos, para pasar un buen rato repasando las fotos de familia, y los acontecimientos que habéis vivido juntos.

Te puedes hacer fotos con el niño en diferentes situaciones y luego verlas juntos.

1.23 Jugar a meter o a sacar objetos dentro de otros

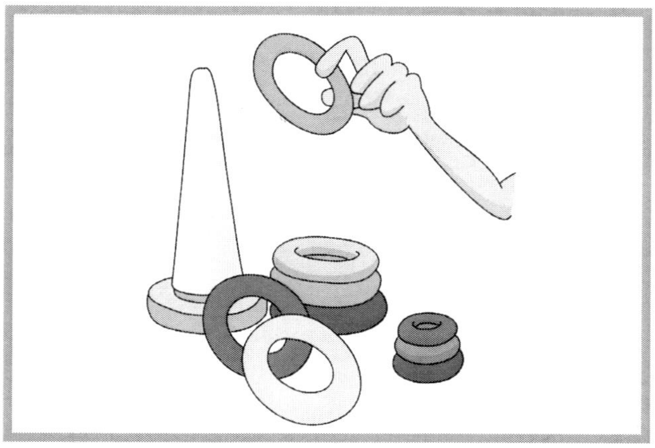

Con este tipo de juegos vamos a ir trabajando la manipulación de objetos de forma muy sencilla, además de mejorar la coordinación y habilidades motoras de las manos.

La caja donde guardosaco: Tienes preparada una caja de cartón, y a su lado diferentes objetos con formas y texturas distintas. El niño mete los objetos en la caja, después saca los objetos de la caja.

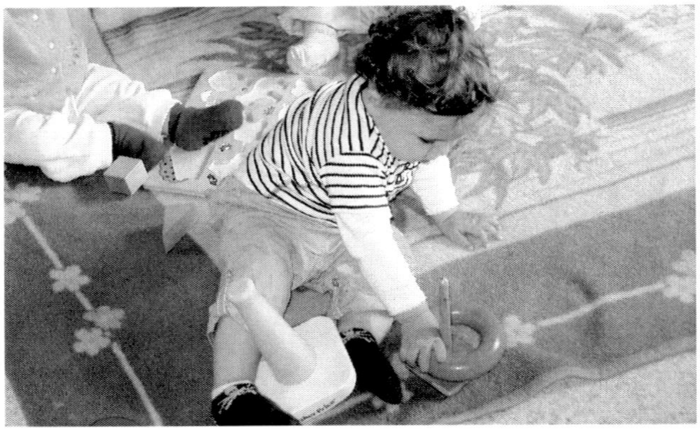

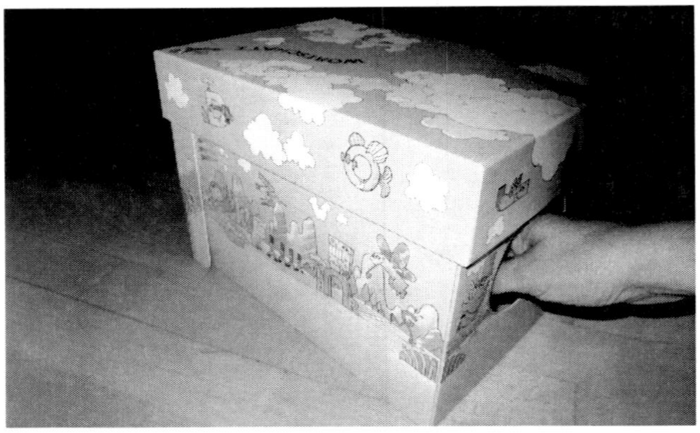

La caja de agujeros: Existen muchos modelos en el mercado, con agujeros de diferentes formas. También las puedes preparar tú de forma sencilla. En una caja de cartón haces tres agujeros en la tapa, por donde quepan las bolitas que tendrás preparadas. El niño tendrá que introducir las pelotas por esos agujeros. Un paso más sería pintar el contorno de los agujeros cada uno de un color, y tener pelotas de distintos colores. La pelota roja entra por el agujero rojo, etc.

La caja de las sorpresas: Una caja de cartón que tiene cubierta con un paño la entrada por la que el niño puede meter su manita. El niño mete la mano, palpa un objeto sin verlo, y luego lo saca. Quizás en su cabecita está imaginando lo que es.

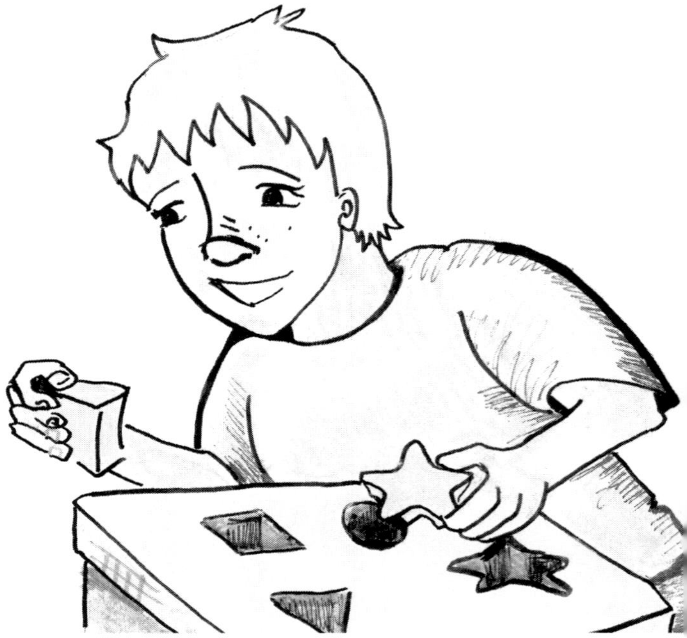

1.24 Hacerlo participar en las actividades cotidianas

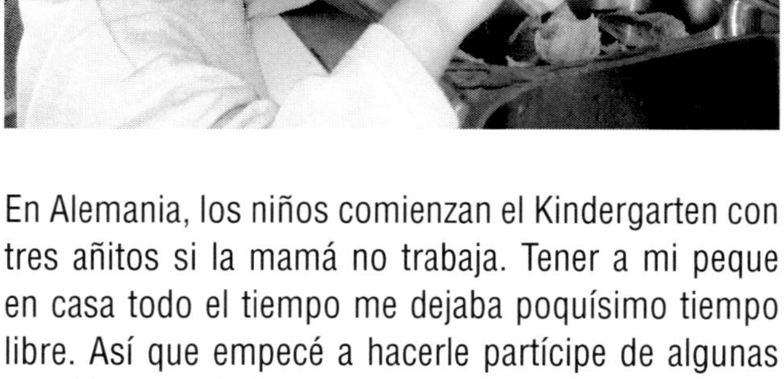

En Alemania, los niños comienzan el Kindergarten con tres añitos si la mamá no trabaja. Tener a mi peque en casa todo el tiempo me dejaba poquísimo tiempo libre. Así que empecé a hacerle partícipe de algunas actividades cotidianas en las que me podía *"ayudar"*, como meter la ropa en la lavadora, darme la ropa para tender, sacarle las hojas a la ensalada, partir los espaguetis, meter cosas en los cajones, poner la mesa (para los dos, con enseres de plástico), amasar, etc. A veces se organizaban buenos zafarranchos, pero la interacción estaba ahí.

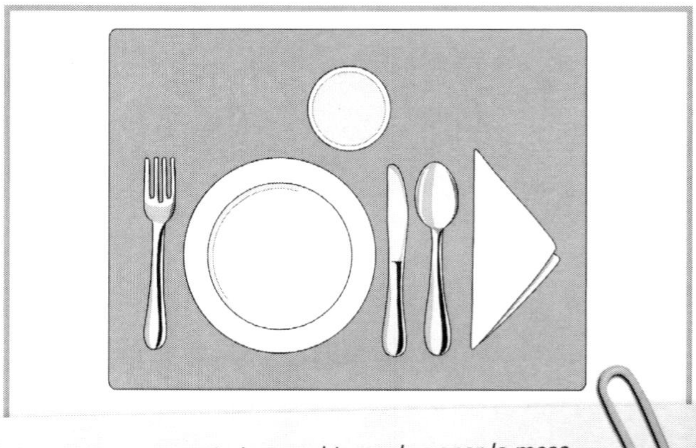

Plantilla para ayudarle con el tema de poner la mesa.

1.25 La lluvia y sus posibilidades

En Hamburgo llueve muchísimo, así que convertimos a la lluvia en nuestra aliada. Pantalones de plástico, chubasqueros, botas de goma y a la calle, siempre por lugares muy tranquilos, o hacia el bosque, que nos rodea por todas partes.

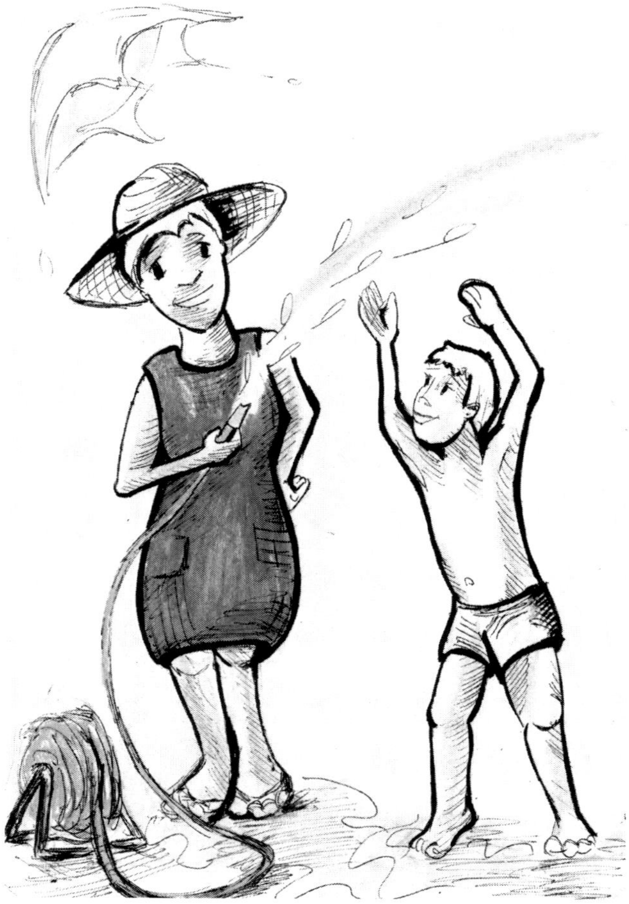

- **Pisar charcos.** No sé quién lo pasaba mejor, si Erik o yo. Saltar charcos, sin caer. Saltar al charco, con o sin salpicaduras.

- **Los paraguas:** para jugar a abrir y cerrar. Con la puntita del paraguas que golpeaba una piedra o se clavaba en el barro le enseñé a Erik los conceptos duro y blando.

- **El arcoiris:** Contemplar el arcoiris nos sigue gustando mucho. Erik lo miraba fascinado y aprovechaba para decirle los colores. Si tienes jardín, puedes crear tu arcoiris con el chorro de agua de la manguera: Coge una manguera con boquilla fina, que riegue con un rociado fino, colócate de espaldas al sol y abre el grifo trazando un arco con la manguera. Y después, una pequeña batalla de agua.

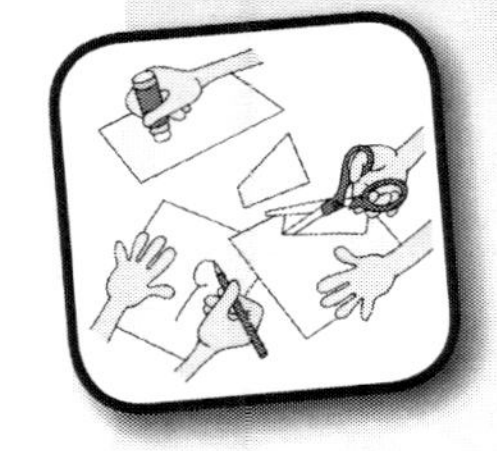

Marionetas para dedos.

Por Ana Carbajo y Silvia de Silmariñecas

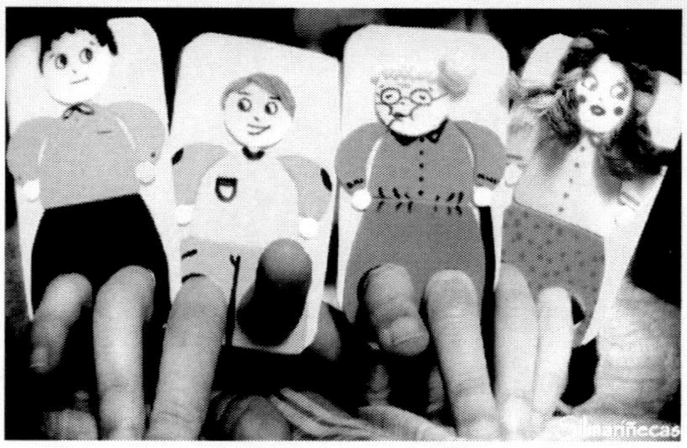

Estas marionetas están hechas con goma eva y con formas geométricas básicas; de modo que con los mismos moldes puedas hacer la figura de un adulto o de un niño.

Mediante la plantilla, copia y recorta las distintas partes del personaje en la goma eva de colores: cabeza, tronco, brazos, manos, falda/pantalón y base.

Pégalas en la base rectangular (cola blanca servirá) y decora con rotulador para CD la ropa. Dibuja las caritas. Después cose distintos colores de lanas, simulando el pelo de cada muñeco. ¡Y listo!

Explicación completa y descarga de plantilla en el blog de SILMARIÑECAS:

http://silmarinecas.blogspot.com/2012/11/diy-marionetas-para-dedos-plantilla.html

Capítulo 2

El gesto de señalar

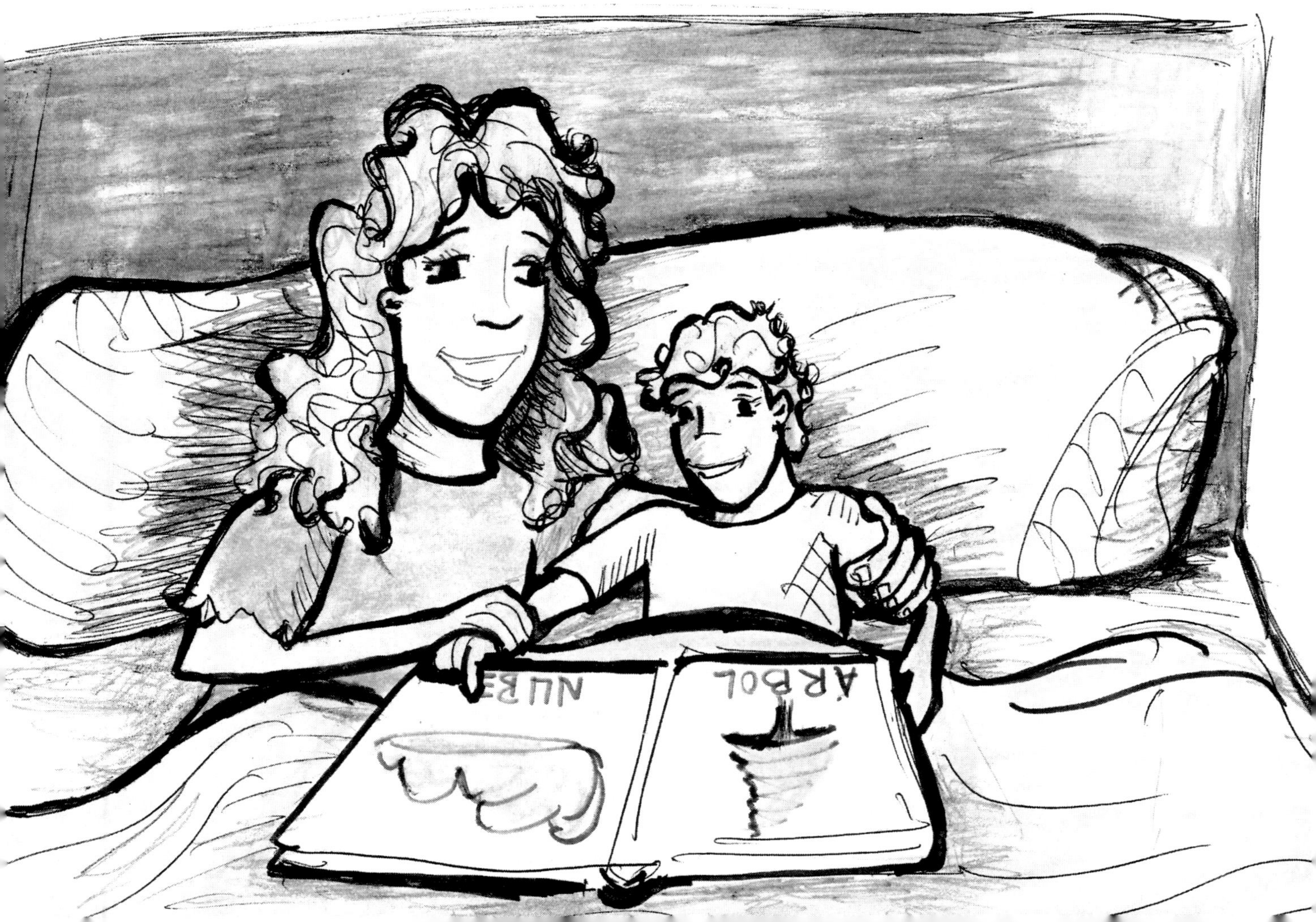

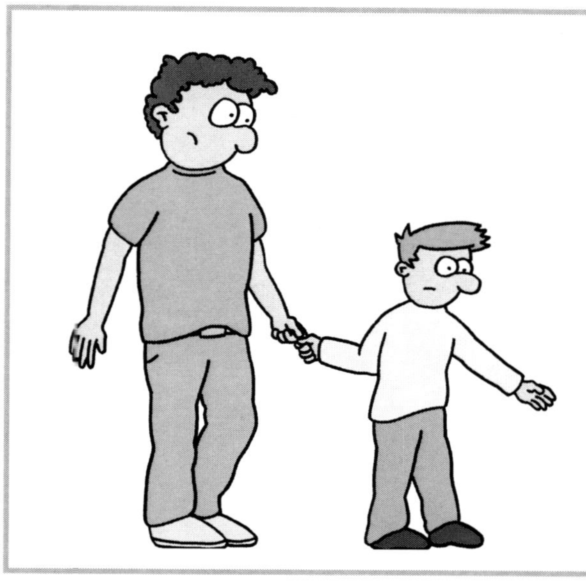
Moritz Liebeknect

Una de las señales de alerta del autismo es que nuestros hijos no hacen el gesto de señalar. Ése era también el caso de Erik. Ni señalaba ni seguía con la mirada cuando le señalábamos algo. Si mirábamos un libro de ilustraciones, tomaba nuestro dedo para que lo señalásemos nosotros. Si necesitaba algo, nos tomaba de la mano y nos llevaba hasta el objeto de su interés. Tampoco había lenguaje, que llegó cuando tenía un poquito menos de tres años -un mes después de haber comenzado la terapia de modificación de conducta.

En este capítulo vamos a abordar las diferentes estrategias y ejercicios que realizamos para que Erik lograra también señalar. Cuando lo consiguió, recuerdo que teníamos que salir una o dos veces al día de casa para dar una vuelta a la manzana. Me señalaba absolutamente todas las lámparas de nuestros vecinos: unas doscientas, y esperaba quieto a que dijera la palabra "*Lampe*", es decir, lámpara en alemán. A muchas de ellas les puse adjetivos, para ir también captando más su atención e ir estimulando sus capacidades cognitivas y el lenguaje: Lámpara flor, lámpara pequeña, lámpara encendida, lámpara verde, lámpara nave espacial. Afortunadamente, su gesto de señalar se fue haciendo cada vez más funcional.

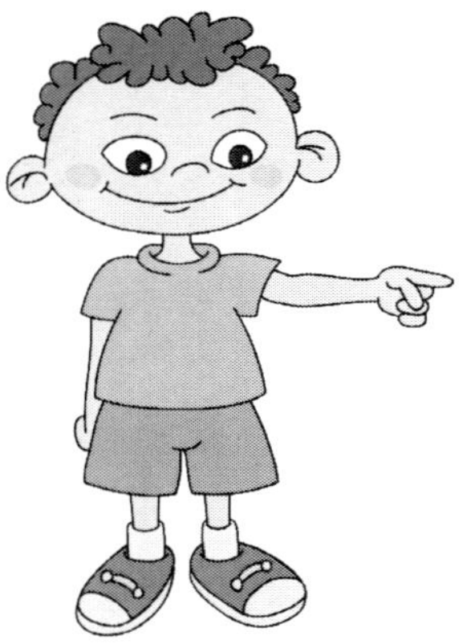

¿Por qué es importante el gesto de señalar?

- Tiene una función comunicativa.
- Tiene la intencionalidad de atraer la atención de otra persona sobre algo que interesa.
- Permite aprender que las acciones tienen un efecto.
- Supone también la interpretación de un gesto (código no verbal) cuando se sigue con la mirada lo que señala otra persona.
- Es la base para desarrollar después la atención compartida.

TENDREMOS EN CUENTA:

- Recuerda que cuando el niño coge tu mano y te lleva hacia algún objeto está intentando decirte que quiere algo. Es una situación muy buena que puedes aprovechar muy bien. Antes de darle lo que quiere, intenta que te mire o que de alguna manera te indique que es consciente de tu presencia. Por ejemplo, si te lleva a la cocina y sabes que lo que quiere es beber, guía su mano para que te dé la taza mientras dices "agua" o "(nombre del niño) quieres..." y dejas una pausa por si él completa la frase con "agua".

2.1 Estimular al niño para que explore con su dedo índice

Antes de comenzar a trabajar de forma estructurada con el niño a ayudarle a hacer el gesto de señalar con sentido, realizaremos diferentes actividades muy divertidas que le hagan ser consciente de su dedo índice. En paralelo aprenderá que sus acciones tienen efectos.

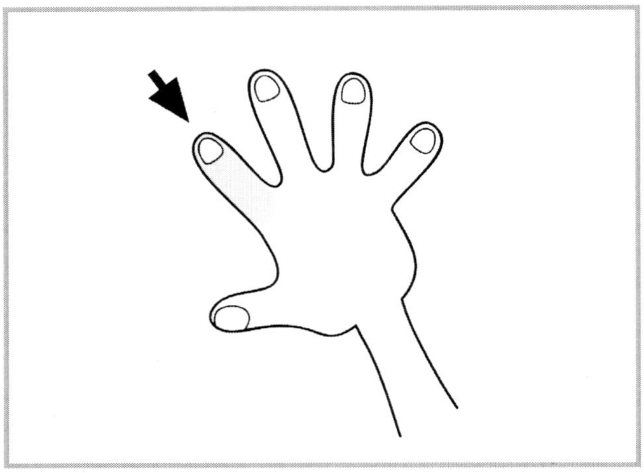

No olvides reforzar siempre de forma verbal lo que haya hecho el niño.

Ejercicio 1:

Nosotros utilizamos el interés de Erik por los interruptores de la luz, así que nos unimos a él a encender y apagar, con el dedo índice. Es bueno establecer un sistema de turnos: una vez el adulto, una vez el niño, así como delimitar el número de veces que se puede hacer y anticiparlo:

Apoyo visual: *"Vamos a jugar a encender y apagar la luz 5 veces".*

Mientras realizas esta acción con el niño, refuerza *"muy bien, enciendes la luz", "genial, apagas la luz".*

Ejercicio 2:

Enseñarle al niño a discar con el dedo índice en un teléfono de juguete. Toma su dedito si hace falta para dirigirle.

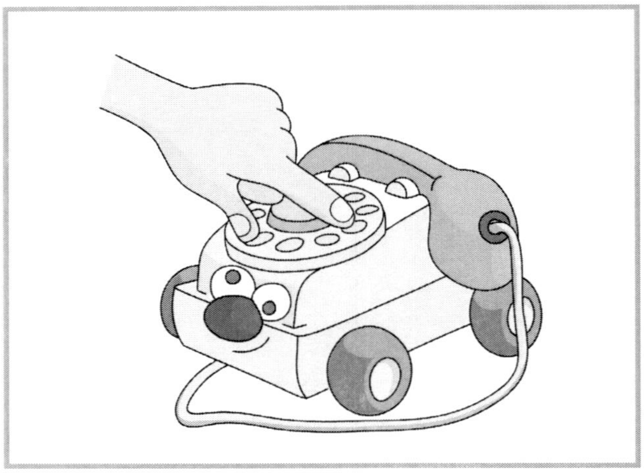

Ejercicio 3:

Apretar botones con el dedo índice de diferentes juguetes -hay muchísimos en el mercado-, o del ratón del ordenador. También se podrá hacer un el timbre de la puerta, pero nosotros lo rechazamos porque a Erik le hiperestimulaba demasiado.

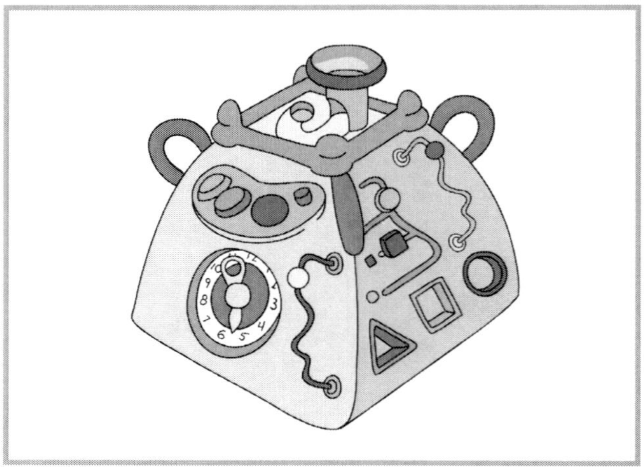

Ejercicio 4:

El índice cosquillón: en una cartulina hacemos un agujero por donde quepa el dedo. Te sientas en el suelo frente al niño, a poca distancia. Metes el dedo índice por el agujerito de la cartulina, y le haces cosquillas al niño. Luego le toca el turno al niño. Bien puede hacerte cosquillas a ti, bien se lo puedes pintar desde tu lado de un color, o con una carita. Al hacerlo, le dices: *"mira tu dedito, sácalo"*. También lo puedes untar con nata o con espuma de afeitar.

Ejercicio 5:

Empujar bolitas y hacerlas rodar. O chapas o tapones y empujarlos con el dedo.

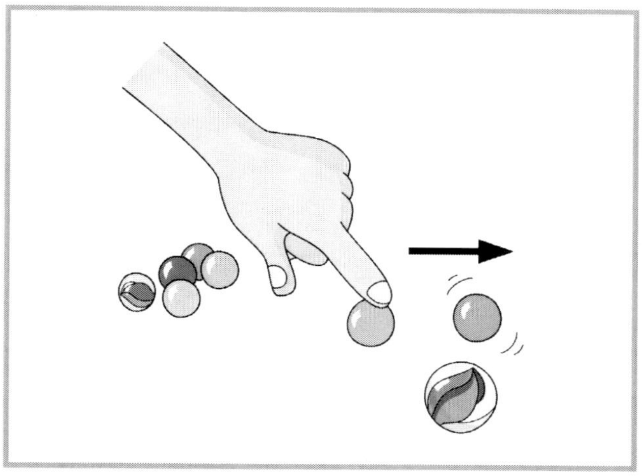

Ejercicio 6:

Títere de dedo para el dedo índice: puedes utilizar algo que sea de su interés. En el caso de Erik, por ejemplo, una *"tubería"* con ojitos y gran sonrisa hecha con un cilindro de papel. También simplemente puedes pintar el dedo con una gran sonrisa.

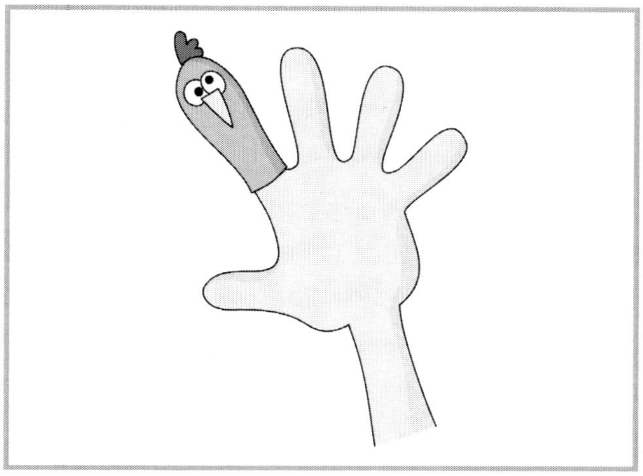

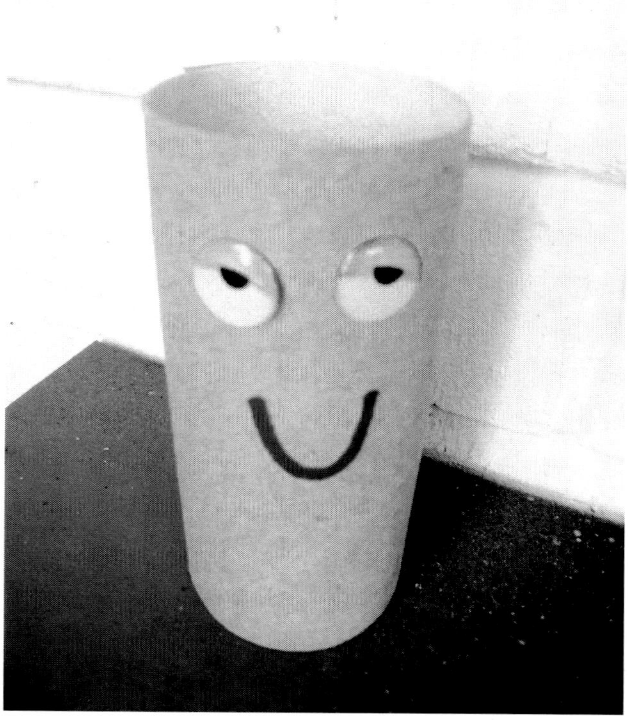

Ejercicio 7:

Hacer rayas, dibujar o escribir en la arena con el dedo índice.

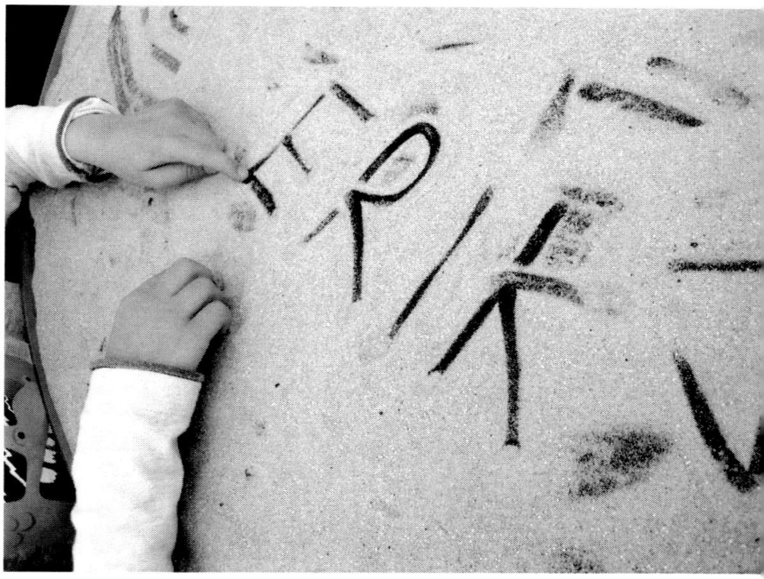

TENDREMOS EN CUENTA:

– Para favorecer la interacción, se puede tener otro teléfono. Cuando el niño disca, el adulto dice "ring ring", toma el otro teléfono, lo descuelga e inicia una "conversación" muy sencilla. Al principio puede bastar con un "Hola, (nombre del niño)".

2.2 Enseñar a señalar

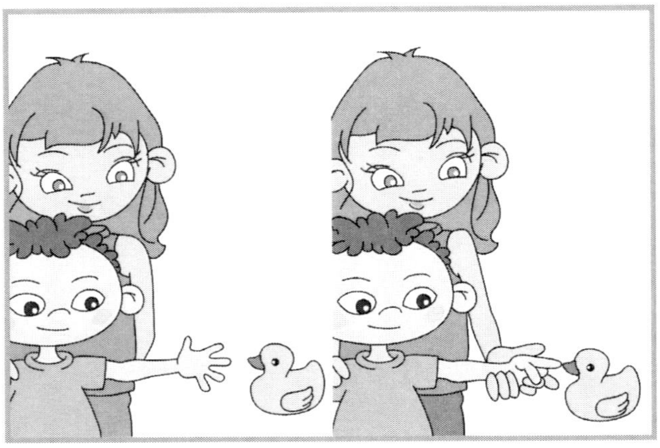

Resumimos aquí, sintéticamente, la secuencia de pasos para la enseñanza de la conducta de señalar. Me basé en una publicación de Elizabeth Newson.

Tocar señalando ("toco" – "tocas")

Ya hemos trabajado con el niño el que sea consciente de su dedo índice. Ahora daremos un paso más para que el niño se acostumbre a conseguir lo que desea mediante el acto de tocar-señalando.

A continuación proponemos diferentes ejercicios, que podéis hacer tanto sentados en mesa como en el suelo, lo que resulte más cómodo para el niño.

Ejercicio 1:

Coloca objetos de interés del niño (o trocitos de comidas que le gusten o chucherías) junto a él. Cuando vaya a coger uno, le tomas con suavidad la manita, moldeas el gesto de señalar, y le guías para que toque el objeto que quería coger. Refuerzas de forma verbal el nombre del objeto: "*muy bien, la pelota*", "*genial, la gominola*"

Ejercicio 2:

Ten preparadas dos cartulinas con agujeros por donde quepa el dedo índice. Dispón a vuestro alrededor objetos de interés del niño. Os colocáis las cartulinas, y empezáis a tocar los objetos. Primero tú, para que el niño vea lo que haces, luego le toca a él. Como siempre, refuerza de forma verbal que tocas o qué toca él. "*Toco la cuchara", "(nombre del niño),tocas el patito".*

Ejercicio 3:

Pinta una carita a vuestros dedos índices para hacerlos más atractivos. Luegro tendréis que tocar con ellos diferentes objetos que previamente hayas dispuesto a vuestro lado. Primero tocas tú, mientras refuerzas

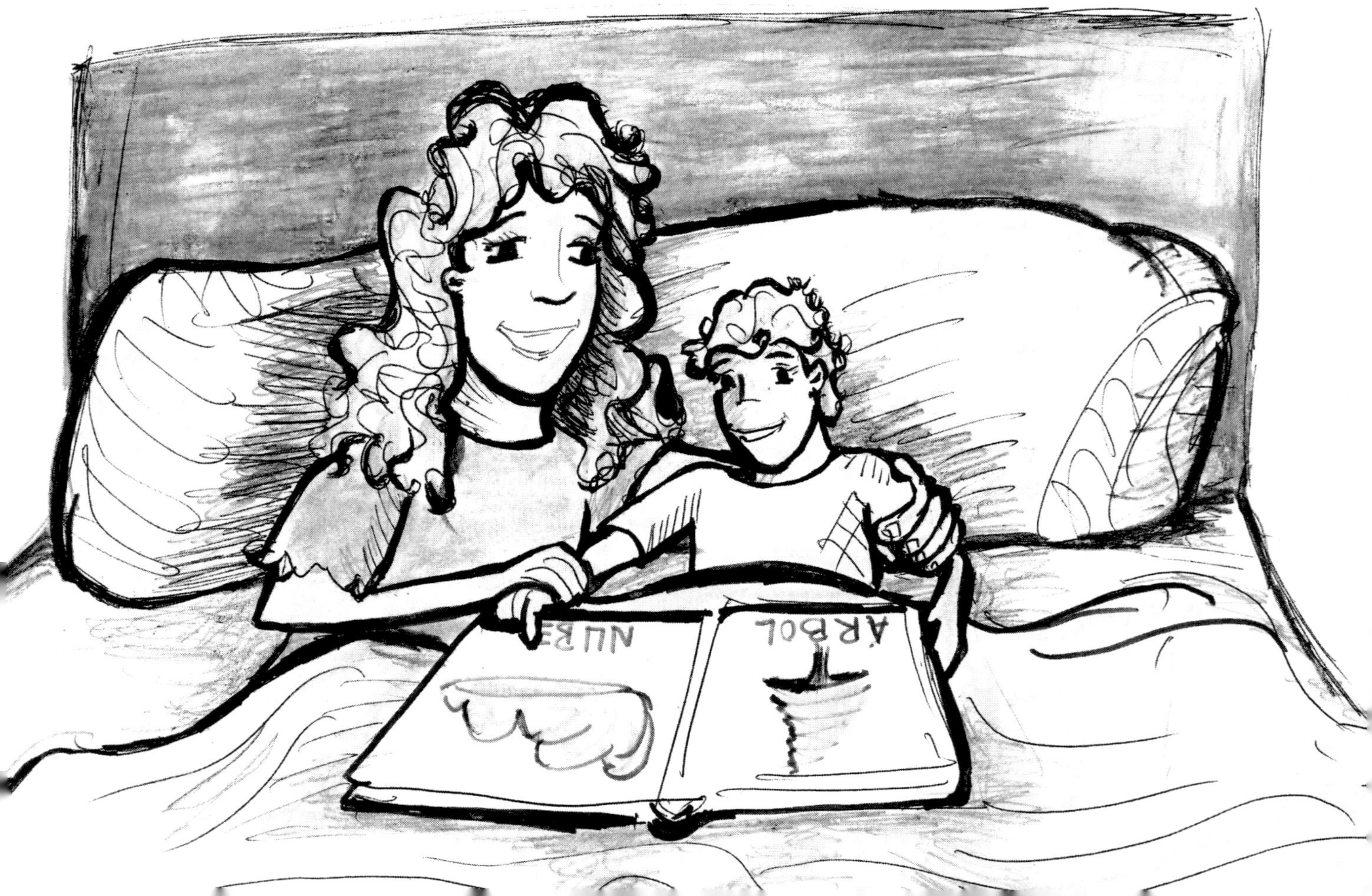

de forma verbal *"Toco la maraca"*. Luego le guías para que toque él, y de nuevo nombras lo que hace: *"(nombre del niño), Tocas el osito"*.

Ejercicio 4:

Ver juntos libros con dibujos muy grandes de una sola cosa. A la vez que veis el libro, señala la imagen y nómbrala. Erik tomaba nuestro dedo para señalar la imagen, así que invertimos los papeles y tomábamos su dedo índice con nuestra mano y lo conducíamos a señalar la imagen.

Ejercicio 5:

Coloca tres objetos (luego se subirá el número) que sean de interés del niño. Por ejemplo: un caramelo, un coche y pompas de jabón.

Das la orden: *"(nombre del niño), toca el coche"*. Si el niño no lo hace, como puede ocurrir al principio, tomas con tu mano su dedito, moldeas el gesto de señalar con suavidad, y lo diriges a tocar el coche.
En cuanto el niño lo haya hecho, con o sin tu ayuda, lo elogias. "*Genial, (nombre del niño), tocas el coche*". A continuación, hacéis rodar el coche de forma divertidísima y diciendo "run run".

Lo mismo con el caramelo, que permitirás que se coma. Y con las pompas de jabón, con las que jugaréis.

Ejercicio 6:

Toca y nombra partes del cuerpo del niño. Luego pide que te toque él a ti (o con tus manos guías su dedo índice hacia partes de tu cuerpo), y nombras qué te toca.

TENDREMOS EN CUENTA:

– Generalización: utiliza cualquier situación del día a día que se te presente para guiarle en la acción de tocar-señalar: ofrecerle algo de beber o de comer, un juguete, la puerta para salir a la calle, etc.

Señalando a distancia ("Señalo, señalas")

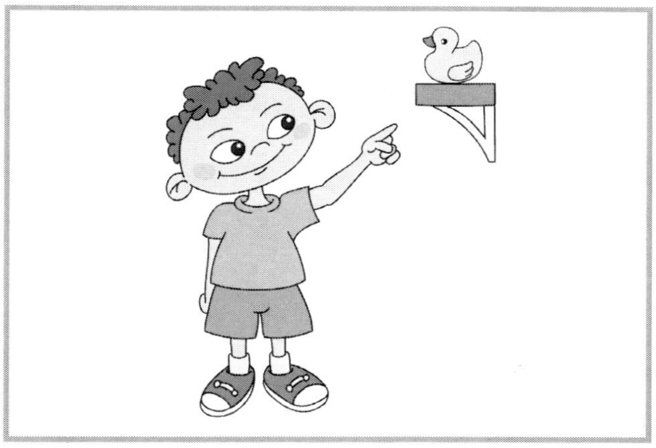

Señalar a distancia resulta un tanto más complicado puesto que es un gesto más abstracto. De nuevo nos valdremos de objetos/comidas/bebidas de interés de niño, así como de actividades de la vida cotidiana (jugar, comer, beber, etc.)

Podemos realizar varios de los ejercicios del apartado anterior. Pero ahora colocaremos los objetos a mayor distancia, de forma que el niño pueda verlos pero no alcanzarlos. El refuerzo verbal será en este caso: *"Señalo x", "(nombre del niño), señalas x"*.

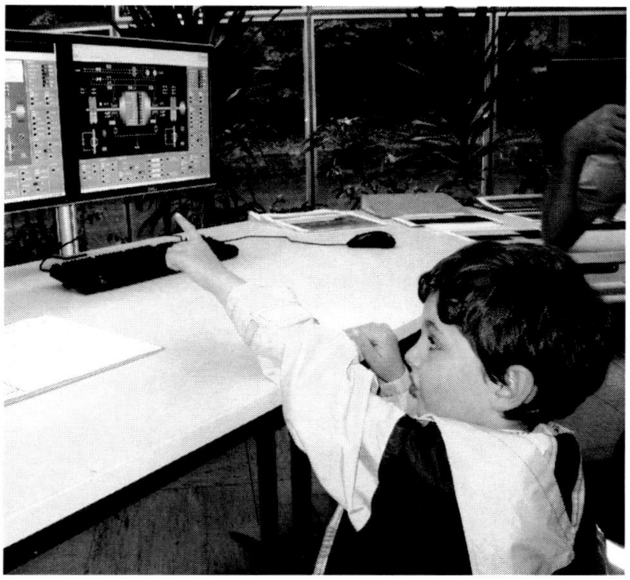

Veamos un ejemplo con el ejercicio 5:

Coloca tres objetos (luego se subirá el número) que sean de interés del niño. Por ejemplo: un caramelo, un coche y pompas de jabón.

Das la orden: "(*nombre del niño), señala el coche"*. Si el niño no lo hace, como puede ocurrir al principio, tomas con tu mano su dedito, moldeas el gesto de señalar con suavidad.

En cuanto el niño lo haya hecho, con o sin tu ayuda, lo elogias. "*Genial, (nombre del niño), señalas el coche*". A continuación, hacéis rodar el coche de forma divertidísima y diciendo "run run".

Lo mismo con el caramelo, que permitirás que se coma. Y con las pompas de jabón, con las que jugaréis.

TENDREMOS EN CUENTA:

– Seguro que tu niño tiene un objeto de especial interés. Colócalo siempre en un lugar a la vista pero inalcanzable para él. Indícale de forma verbal, mientras señalas, dónde está: "Mira, (nombre de niño), el coche de bomberos está ahí". Puede que ya en ese momento quiera el coche de bomberos. Entonces, le moldeas el gesto de señalar, se lo das de inmediato y os ponéis a jugar juntos. En otras ocasiones puede que tome tu mano y te diriga hacia él. Antes de darle el objeto, le ayudas a moldear el gesto de señalar, y luego se lo das. Más adelante, espera siempre un tiempo prudencial para que él solito haga el gesto de señalar, y a continuación le das el objeto.

– Siempre que tome tu mano para llevarte hacia un objeto de interés (o a comer o beber algo), moldéale el gesto de señalar cuando esté delante de ese objeto antes de dárselo. Más adelante, lo mismo, espera un tiempo prudencial por si lo hace él solito, y a continuación se lo das.

Señalar para escoger ("Quiero")

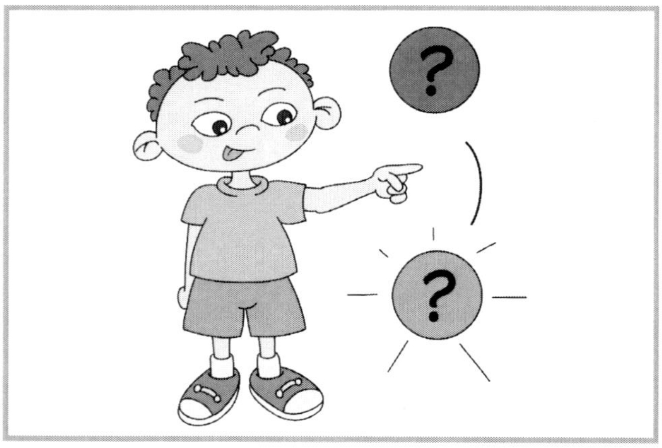

Un tercer paso, una vez que el niño se ha familiarizado con señalar a distancia, será promover el uso de señalar para elegir entre varios objetos u opciones. Para ello hay que proporcionarle oportunidades de que haga elecciones. De nuevo nos serviremos de objetos de su interés que colocaremos en contraposición con objetos que no le interesen nada; lo mismo con comidas y con bebidas: algo que le guste mucho y algo que no le guste absolutamente nada. De este forma le será más fácil elegir.

La orden verbal será: "*(nombre del niño), ¿qué quieres?, señala*".

Conforme el niño lo vaya dominando, introduce más objetos e incluso combina varios que le agraden mucho; lo mismo con comidas y con bebidas o con situaciones.

Los paneles de comunicación nos pueden resultar también muy útiles. Puedes prepararlos con ayuda de pictogramas de este manera (incorpora al principio muy pocas opciones, luego ya podrás subir el número):

¿A qué quieres jugar? Señala

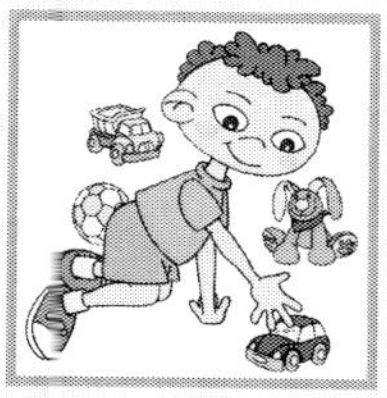
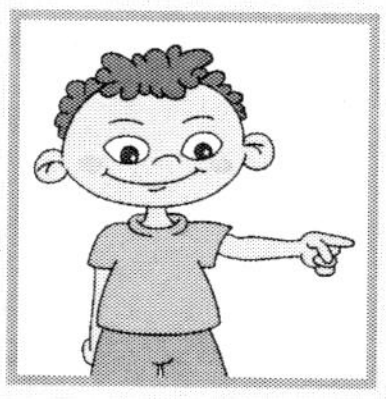
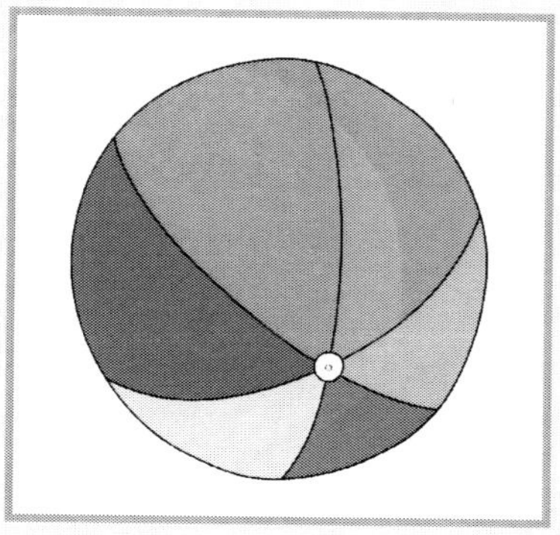
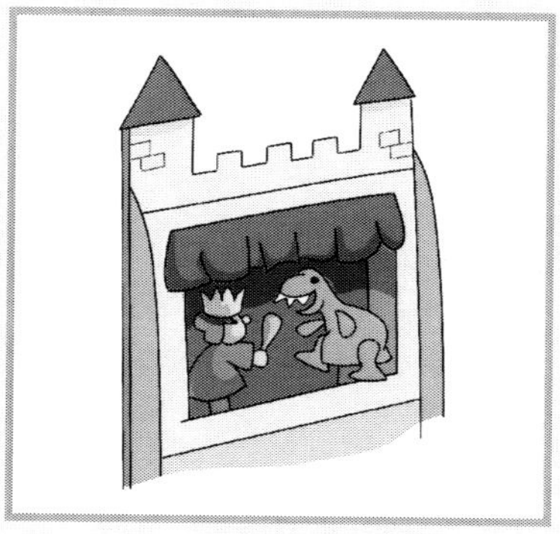

¿Qué quieres comer? Señala

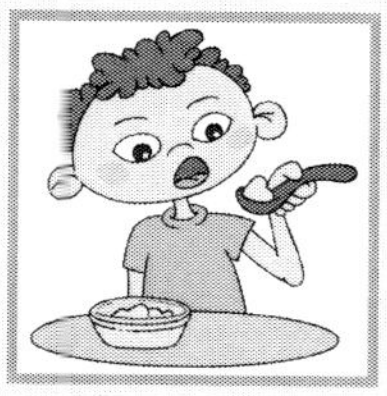
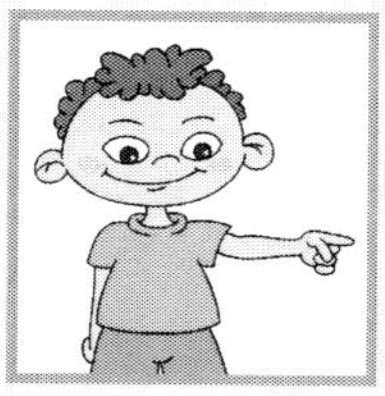
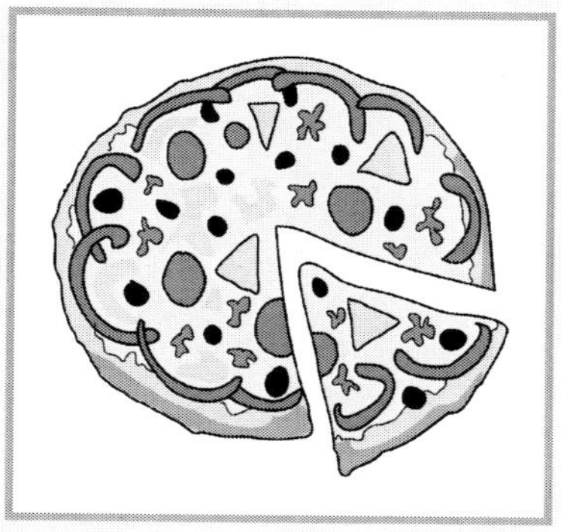
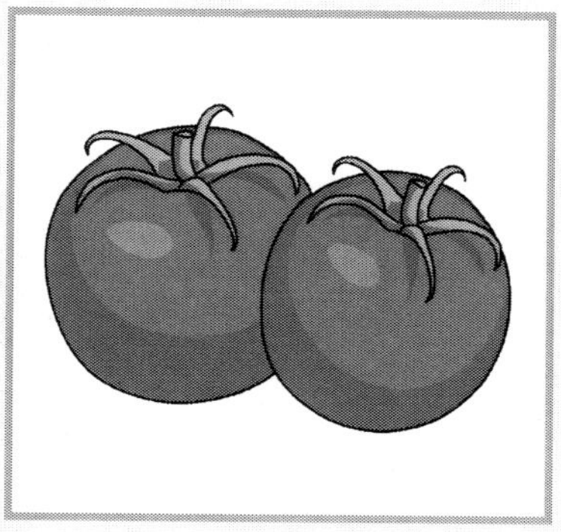

¿Qué quieres beber? Señala

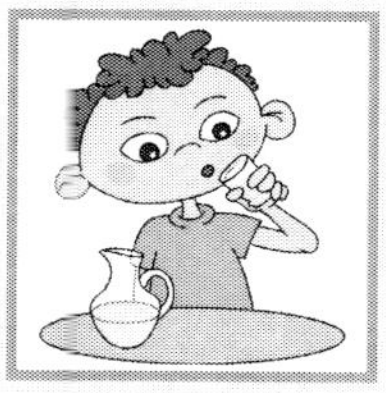
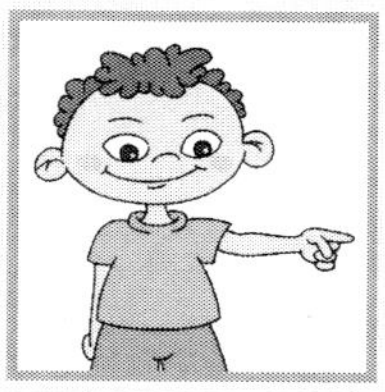
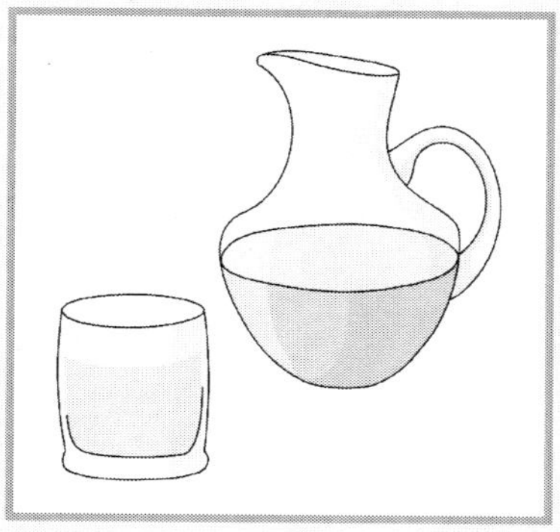
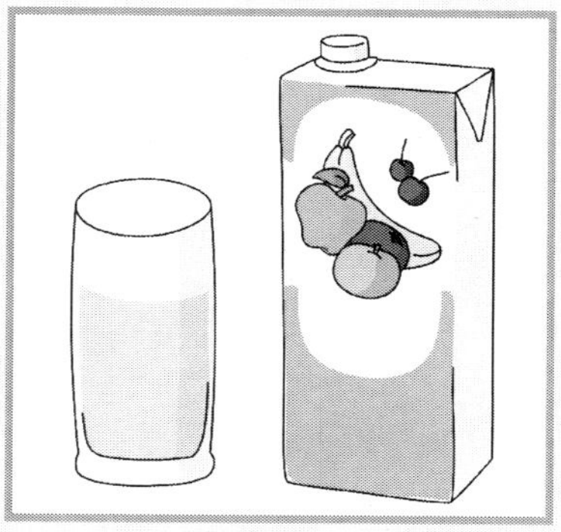

¿Qué quieres hacer? Señala

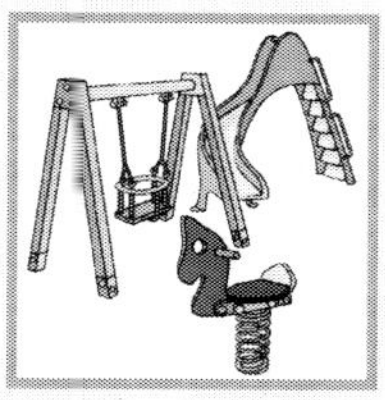
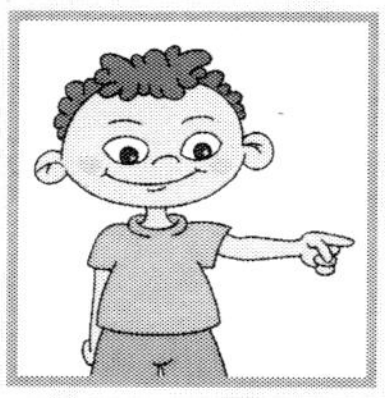
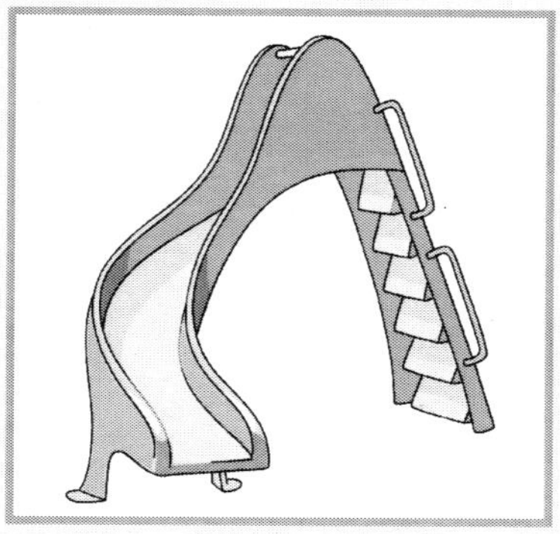
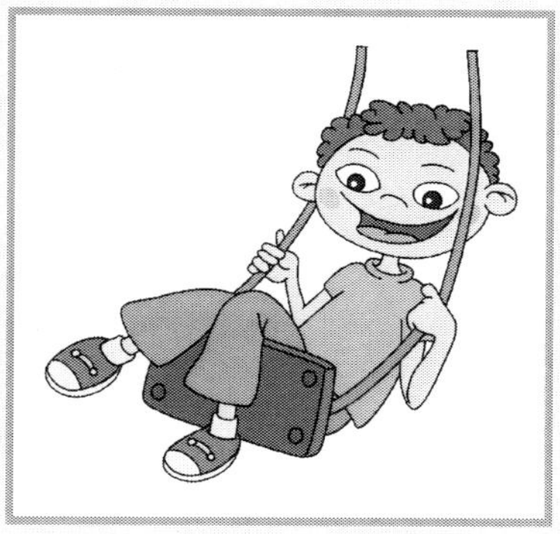

Señalar y establecer contacto visual

Con el dominio del gesto de señalar, el niño ha aprendido que con esa acción (señalar el coche) logra una finalidad (el adulto le da el coche). Sin embargo, para que la función comunicativa sea completa, el niño debe aprender también que no basta con señalar, sino que hay que establecer contacto visual para tener la seguridad de que la otra persona ha captado el mensaje.

En el capítulo 3 trataremos con detalle cómo estimular el contacto visual, con todas las estrategias que utilizamos nosotros.

Ahora simplemente un consejo general: cada vez que el niño señale un objeto, coloca tu cara en línea con los ojos del niño para establecer contacto ocular antes de darle el objeto (espera siempre un tiempo prudencial; si no has logrado el contacto visual tras unos tres segundos, dale el objeto de todas las formas).

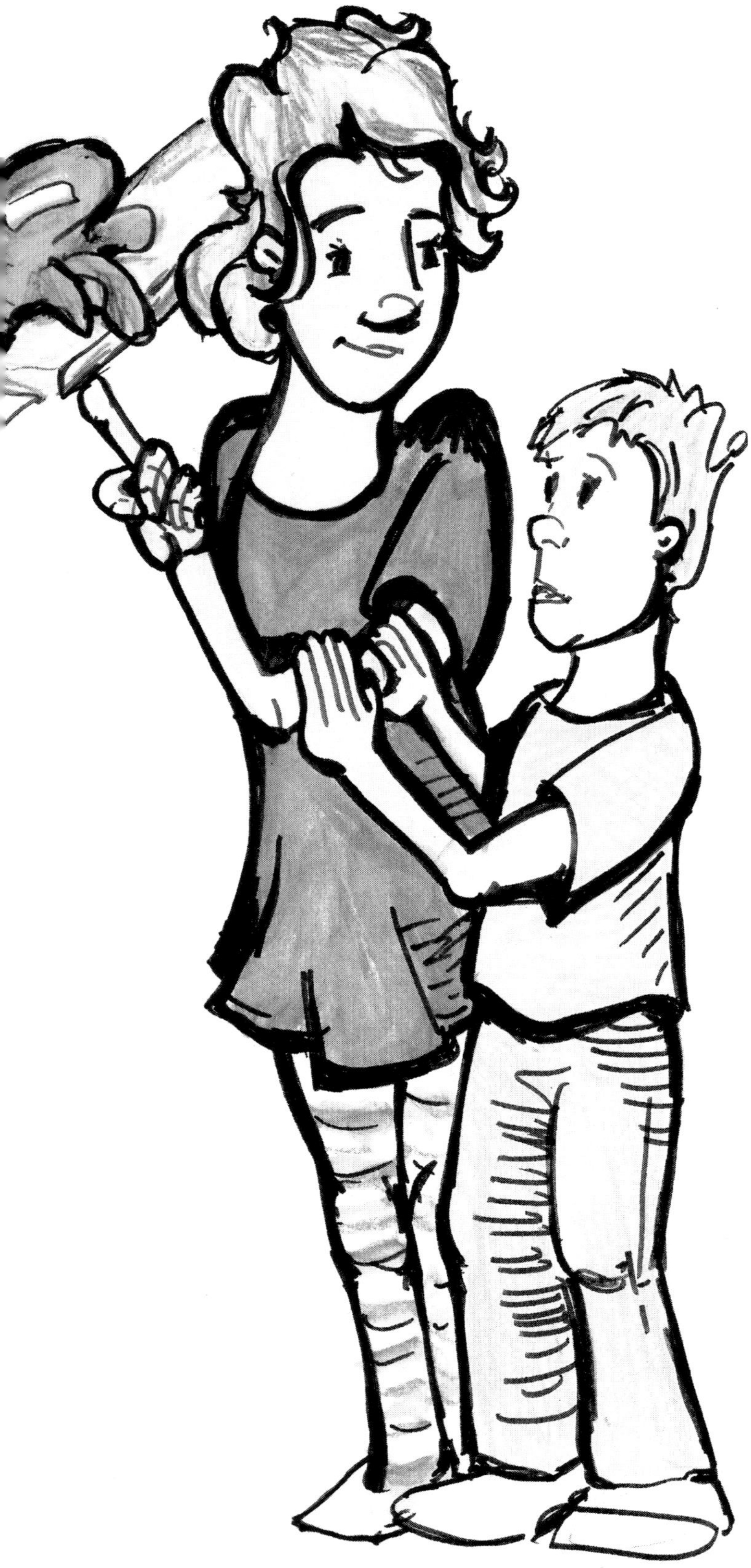

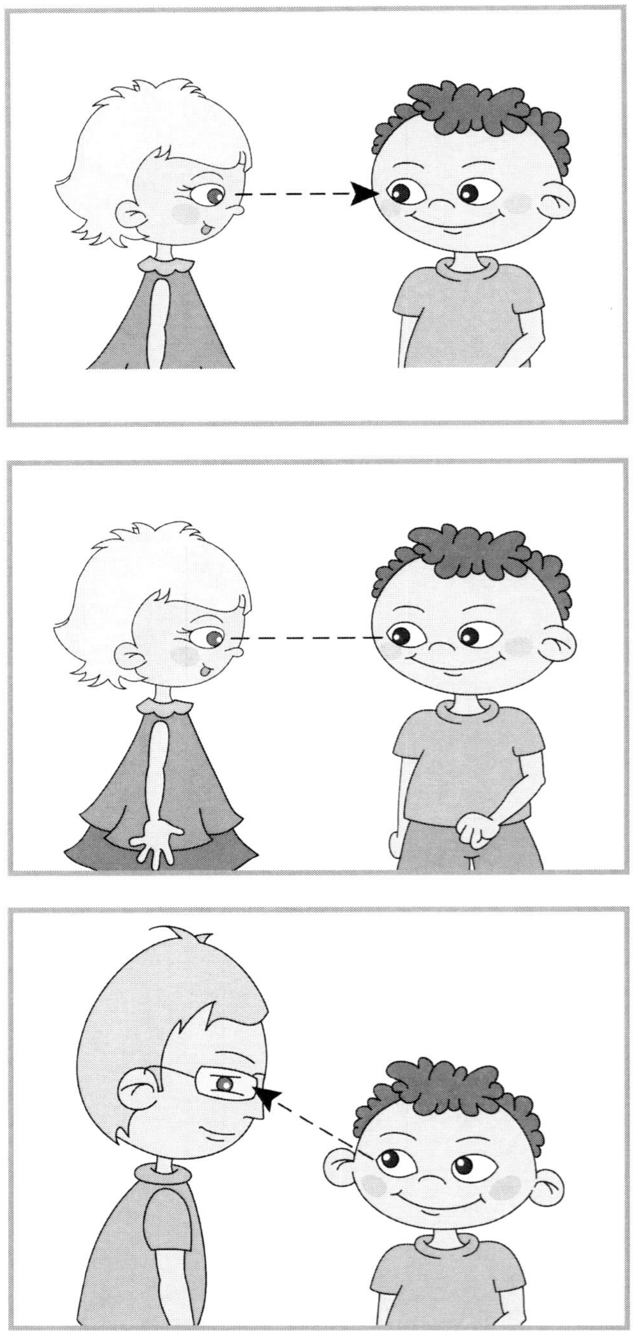

Más adelante, en el capítulo 10, trabajaremos la atención compartida y la mirada social.

2.3 Historia social: "Quiero el patito"

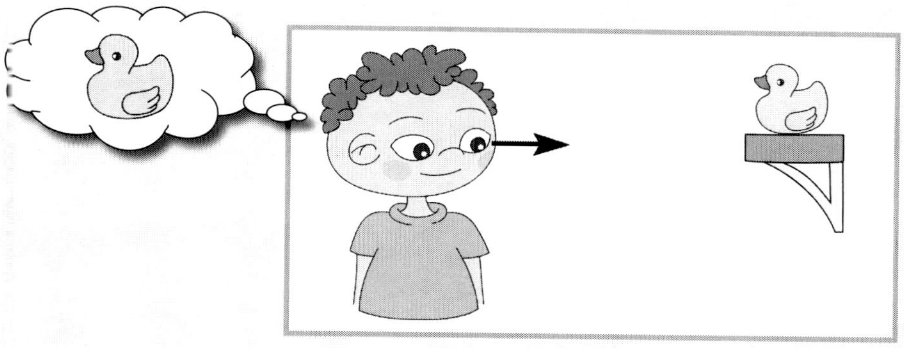

Quiero el patito

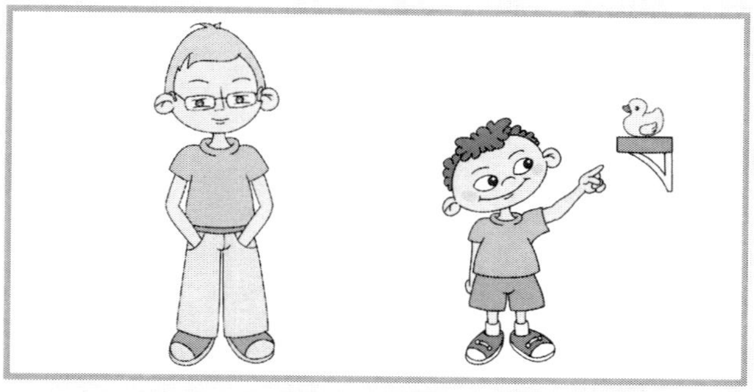

1. Señalo el patito

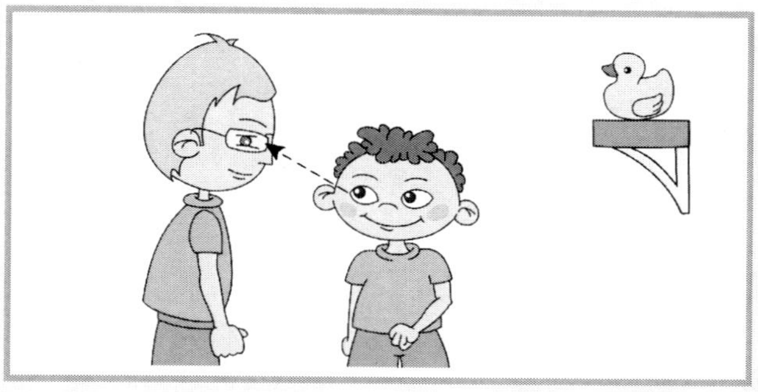

2. Miro a papá para saber si ha visto mi gesto de señalar

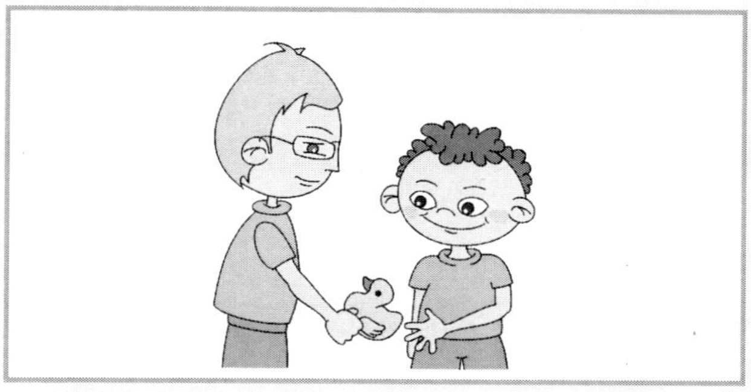

3. Papá me da el patito

Capítulo 3

La imitación como base del aprendizaje

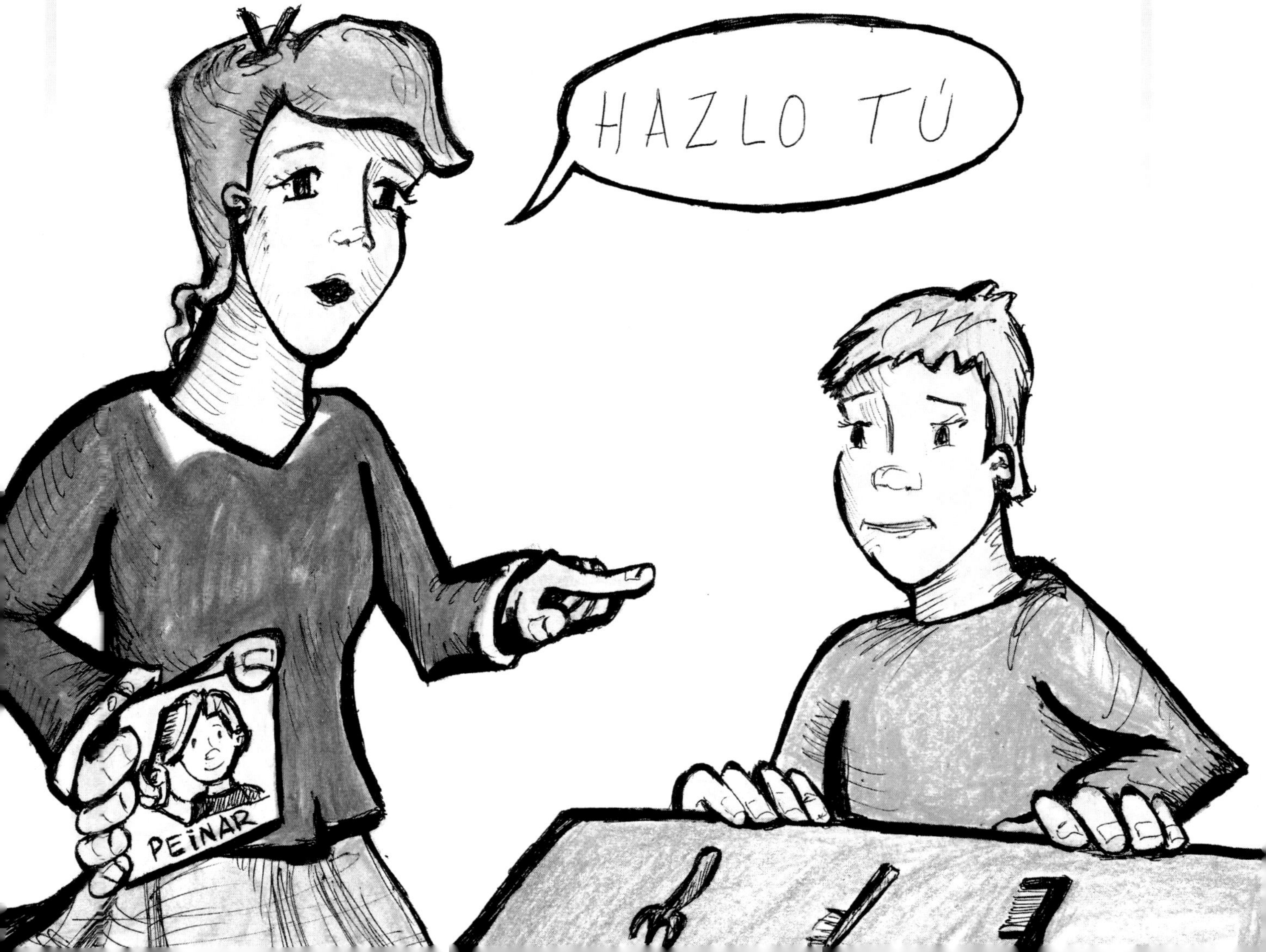

3.1 La importancia de la imitación

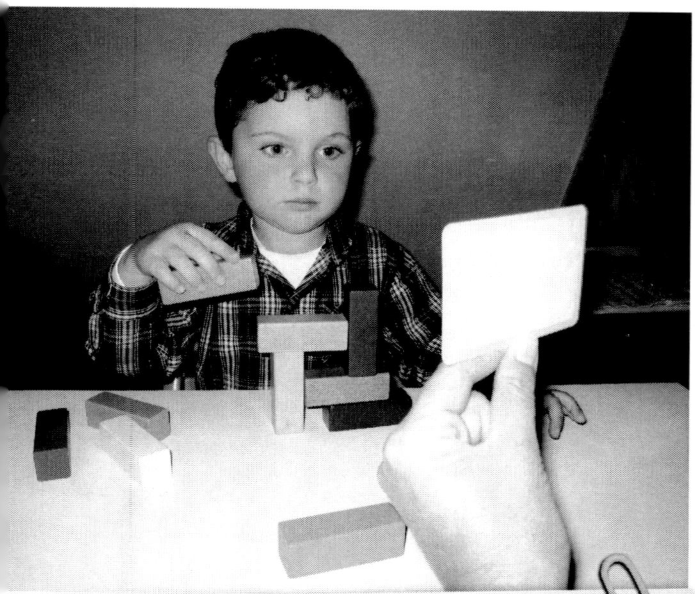

Erik realizando un juego de imitación con poco más de tres años

La imitación es uno de los recursos más importantes de los que gozan los niños, pues van haciéndose partícipe de distintas situaciones y las integran a su conocimiento. Cuando los niños adquieren la habilidad de imitar el cambio reflejado en ellos es muy grande. La adquisición del lenguaje, así como su perfeccionamiento, van a depender en gran medida de la capacidad de imitación del niño. Al imitar los roles de los demás, se vuelven también más sociables y empiezan a mostrar nuevas habilidades. Por eso podemos concluir que la imitación es la base del aprendizaje.

Esta forma de aprender es, sin embargo, más difícil para niños con autismo, porque requiere que pongan atención sobre otra persona y lo que está haciendo. Es fundamental no sólo que comprendan el proceso de imitación, sino también que esa imitación pueda ser usada para adquirir nuevas habilidades y conocimientos.

3.2 Sistema de trabajo

Nosotros comenzamos a estimular a mi hijo Erik con ejercicios de imitación. Realizamos los ejercicios sentados el adulto y el niño frente a frente en una mesa. También se pueden hacer en el suelo, sobre un espacio delimitado con una alfombra, o sentados en dos sillas enfrentadas.

Se hace una acción (por ejemplo "dar palmas") y de inmediato se da la orden "*hazlo tú*". El niño tiene que imitar esa acción -por eso no se le da la orden verbal "*da palmas*". Cada vez que el niño lo hace, con o sin ayuda, recibe una recompensa y elogios: un trocito de algo que le guste, una caricia y un "*Bravo, qué bien lo haces, das palmas*". En el caso de que el niño no repita la acción, se le cogen las manitas y se le ayuda a hacer el gesto.

Es conveniente trabajar en un lugar donde no haya muchos estímulos para que el niño no se distraiga. Y se debe mantener siempre una actitud divertida, con la máxima interacción; así será siempre una experiencia positiva para el niño. A veces es bueno ayudarse de objetos que le gusten mucho para captar su atención y motivarlo: pompas de jabón, trompos, matasuegras, molinillos, juguetes con luz, etc.

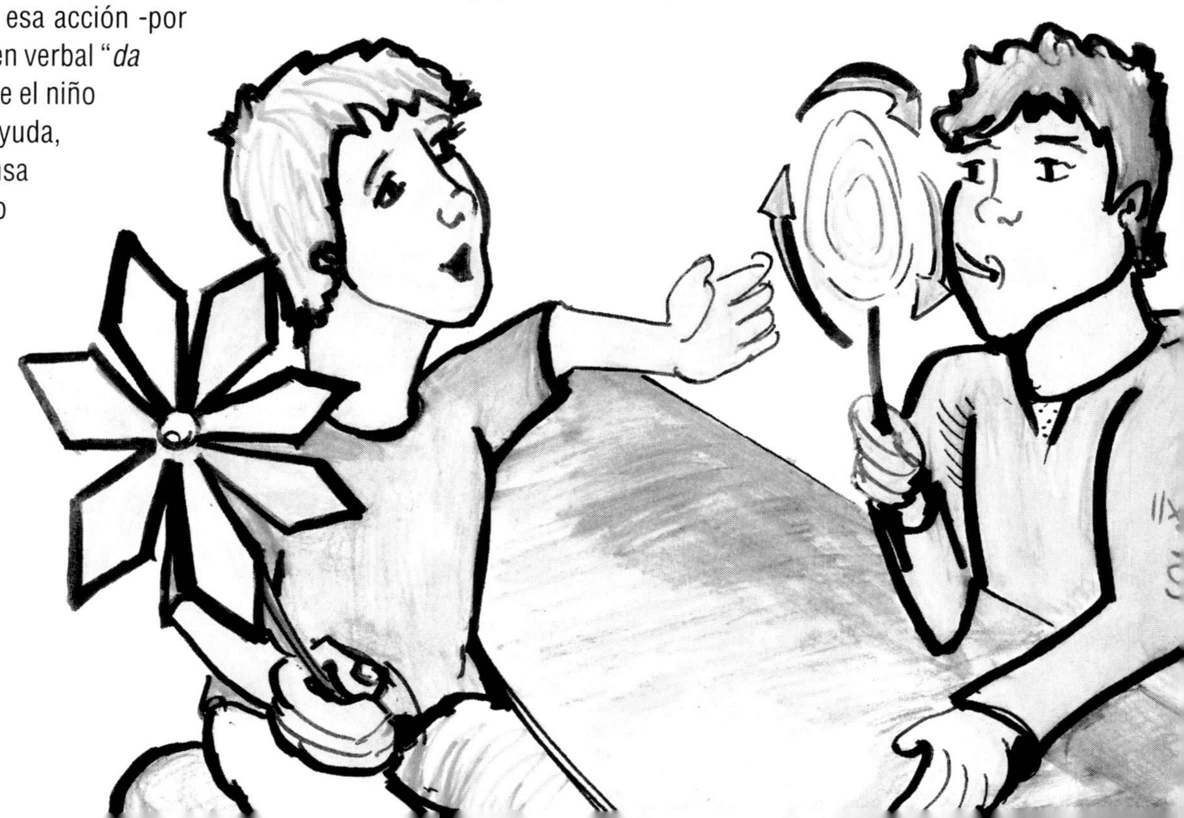

Tendrás en cuenta:

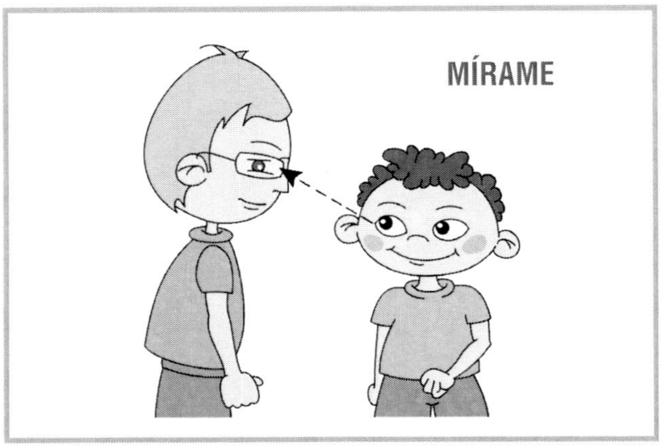

1 Lograr que el niño mire lo que haces: Si el niño no mira lo que haces, difícilmente te podrá imitar. Por ello, los ejercicios de imitación los realizamos frente a frente, a muy poca distancia, para que siempre puedas tomar con tus manos la carita del niño y dirigirla hacia ti mientras le dices "*Mírame*".

2 Pedirle que imite: Tienes que dar la orden: "*hazlo tú".* No se le dice la acción esperada ("toca la maraca"), porque ello no sería imitar sino seguir una orden.

3 Mantener el modelo como refuerzo si el niño no imita: En ocasiones, cuando se le pide que imite una acción, es necesario prolongar el modelo en vez de dejar de hacerlo y esperar que el niño lo recuerde. Si la acción implica la utilización de objetos, tendremos siempre dos preparados: uno para ti, otro para el niño (o darle nuestro objeto si solo tenemos uno).

4 Guiarlo para imitar: Si pasado un tiempo prudencial el niño no ha imitado tu acción, le ayudas con tus manos a hacerlo.

5 Elogiar y recompensar: Tanto si el niño lo ha hecho solito, como con tu ayuda, elogia, recompensa y refuerza de forma verbal lo que ha hecho: *"Genial tocas la maraca".*

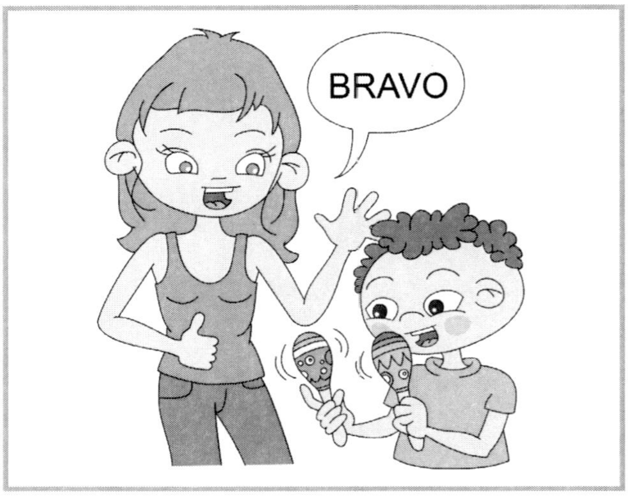

3.3 Algunos trucos para mejorar el contacto visual y la atención

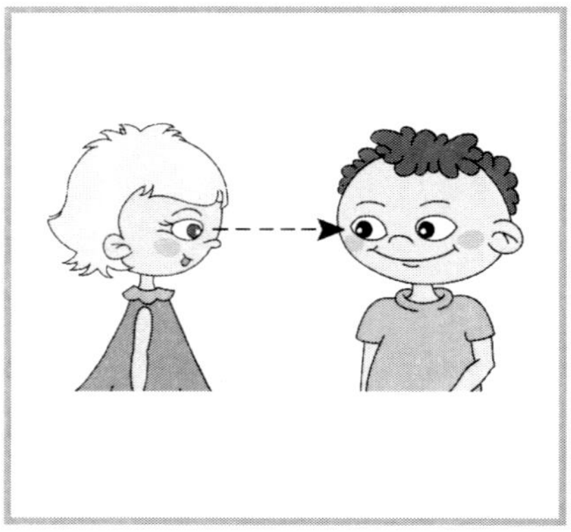

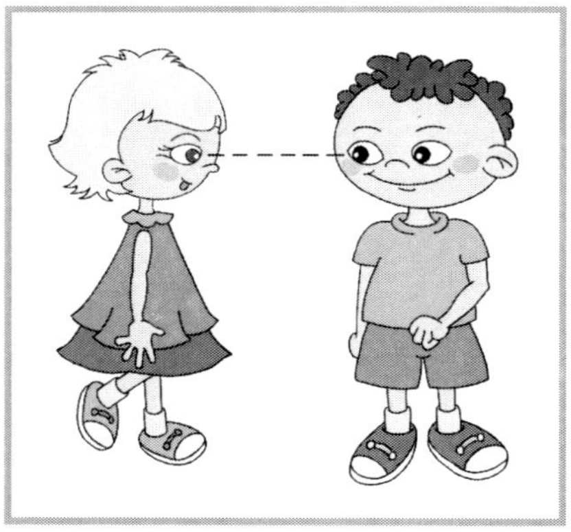

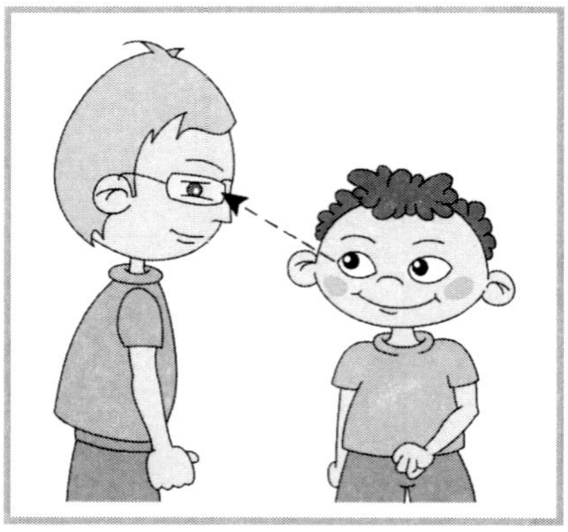

Muchas personas con autismo presentan dificultades para establecer contacto visual. En Erik, por ejemplo, el contacto ocular con nosotros era nulo de pequeño. Hoy en día lo ha mejorado bastante, aunque todavía persisten dificultades y mira poco a los ojos de personas que no son de su entorno cercano. Con todo, lo importante es que haya mirada, aunque ésta sea hacia otras partes de la cara si les resulta incómodo mirar a los ojos.

- Haz uso de la vista (mirarle nosotros con ternura), del oído (decirle *"(nombre del niño), mírame"* mientras se agita un objeto que llame su atención) y del tacto (tocarle las mejillas suavemente o tomarle su carita con nuestras manos para dirigirle la vista hacia nosotros).

- Sitúate siempre en su ángulo de visión y lo más cerca posible de él. Utiliza cualquier situación cotidiana para agacharte a su altura, ponerte de rodillas o sentarte en el suelo a su lado.

- Anímale a que te toque o señale las partes de tu cara, coloca sus manos si hace falta.

- Presenta los objetos que le interesen o desee al lado de su cara y a la altura de los ojos. No le des nada sin que antes lo mire a los ojos al menos una milésima de segundo.

- *En mesa:* Sujétale la carita con las manos y dirígela hacia tus ojos, de inmediato: *"bravo, me miras"* (aunque aún no estuviera mirando bien), y recompensa. Aunque no se produzca contacto visual, refuerza de forma verbal "*mírame*" o "*Mira, (nombre del niño)*".

- Haz girar el molinillo o cualquier otro juguete a la altura de los ojos. Preséntale cualquiera de los materiales de trabajo: objetos, tarjetas, juguetes, etc. siempre a la altura de los ojos.

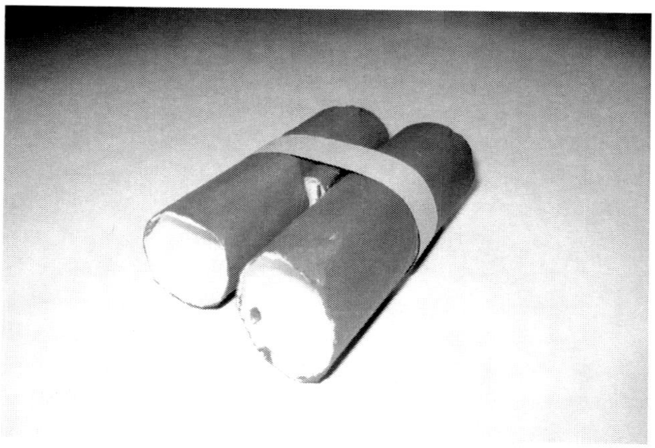

- Jugar a mirarnos a través de un *"telescopio"* o de prismáticos, que construíamos con rollos de papel de cocina.

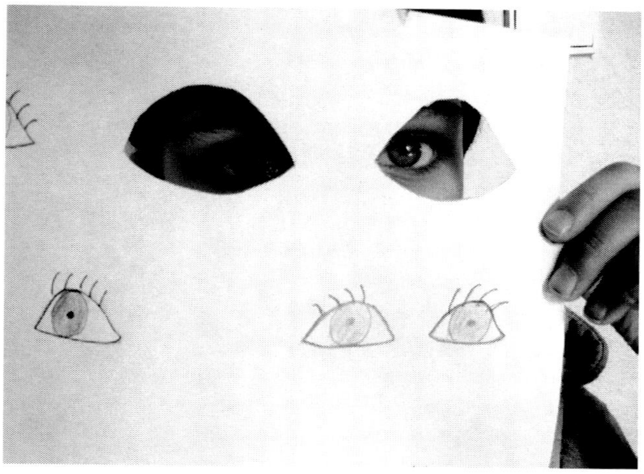

- En un papel dibujamos ojos e hicimos unos agujeros en los que colocábamos nuestros ojos. *"Mira qué ojos pestañean"* o *"señala los ojos de color xxx"*.

TENDREMOS EN CUENTA:

- Os podéis sentar los dos en el suelo frente a frente. Haces pompas de jabón a su altura y delante de tu cara. Lograrás también fijar su atención si capturas una pompa y la dejas suspendida en el palito, mientras la vas moviendo muy lentamente por delante de tu cara a la altura de los ojos.

VÍDEO DE UNA SESIÓN NUESTRA DE TRABAJO:

http://elsonidodelahierbaelcrecer.blogspot.de/2009/01/estimular-atencin-y-contacto-visual.html

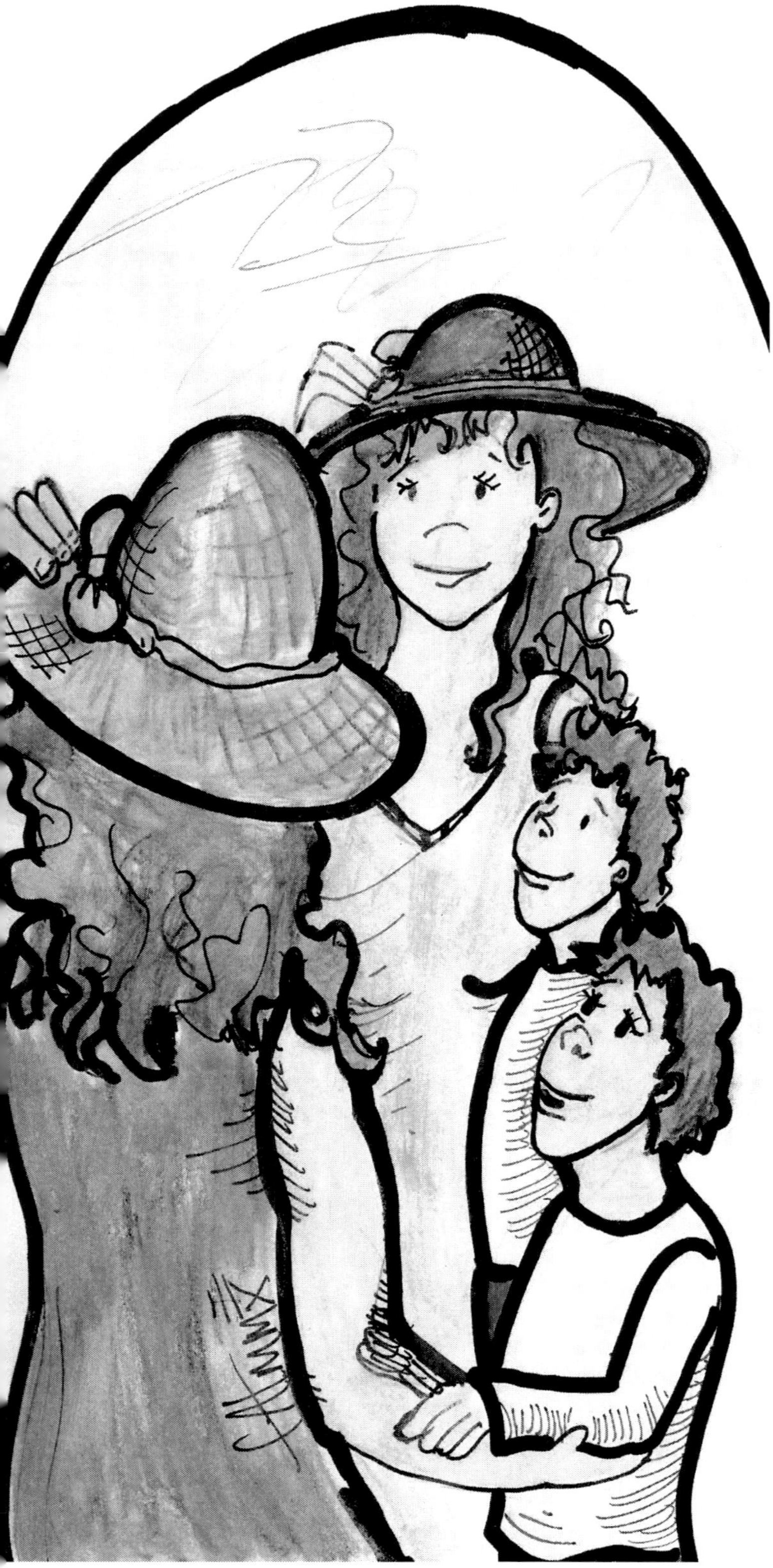

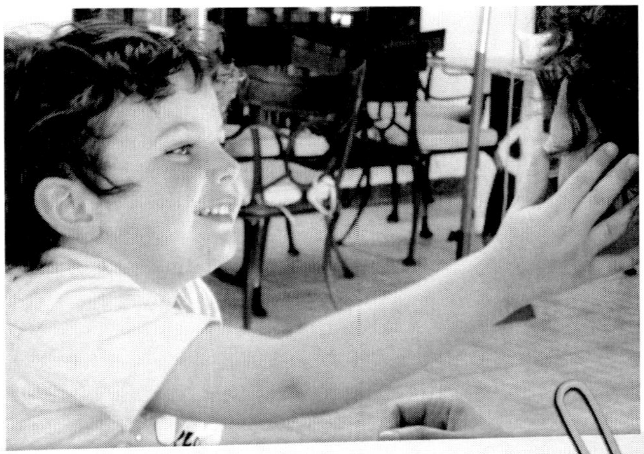

Un momento inolvidable

La experiencia con Erik

La orden *"mírame"* nos costó mucho trabajarla. Incluso hubo momentos en los que mostraba rechazo a la orden y dejamos de darla. Pero siempre estimulamos el contacto visual ofreciéndole el material de trabajo o las recompensas a la altura de los ojos. Hoy en día, que Erik puede hablar, le pregunté por qué no me miraba al hablar o al hablarle. Su respuesta fue: *"porque se abre la boca"*. Y es que a veces le resulta difícil compaginar la información visual con la auditiva. Nunca hay que forzar a los niños demasiado con ciertas órdenes, pero sí buscar cualquier truco o estrategia para conseguir un objetivo.

Algunos trucos para captar atención.

- Ponernos sombreros u otros objetos sorprendentes (gafas enormes) para captar su atención.

- En imitación motora gruesa, ejemplo, nos poníamos unos cascabeles o campanillas colgadas de las mangas. No se las colocamos a él para no desconcentrarlo, pero sí le dejábamos jugar con las campanillas como recompensa.

- Hacer sonar el matasuegras, maracas, flauta, pito, etc.

- Colgarnos pinzas de la ropa

TENDREMOS EN CUENTA:

– Si le cuesta mirar a los ojos, al menos que mira a la cara. Decirle que mire a la barbilla o a la frente o a otra parte de la cara que no sean ojos o boca

Historia social para reforzar el contacto visual: Miro a la persona con quien hablo

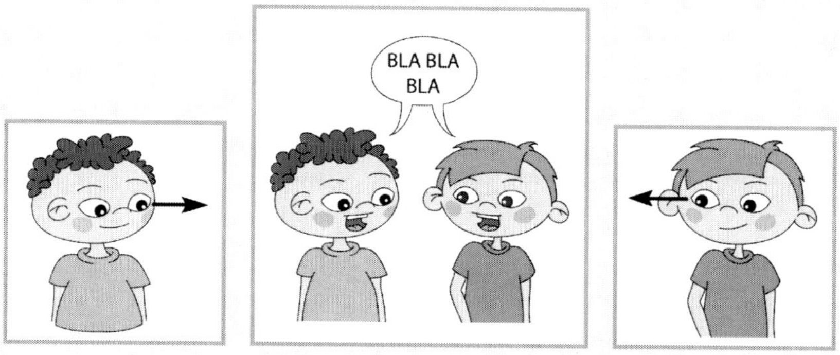

Cuando hablamos nos miramos a la cara

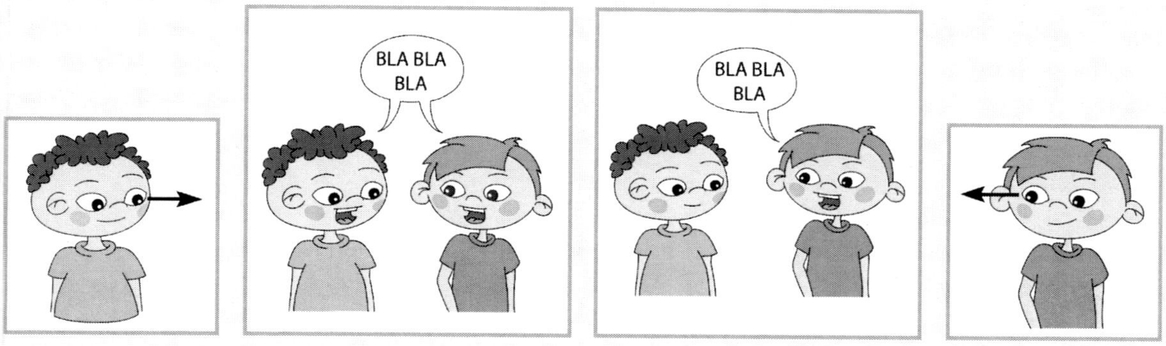

Miro a la persona cuando le hablo y también cuando me habla

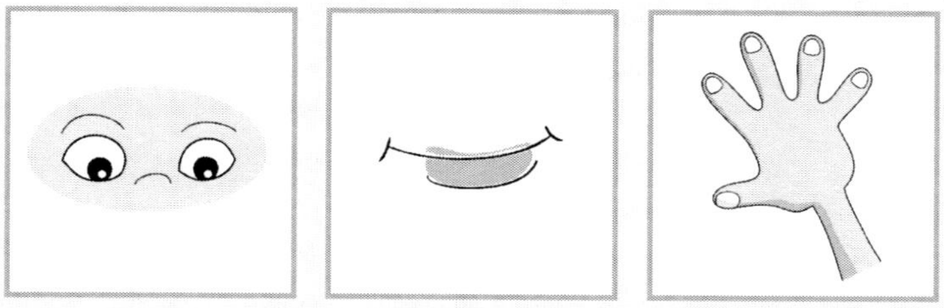

Le miro a sus ojos, su boca y sus manos cuando hablo con alguien

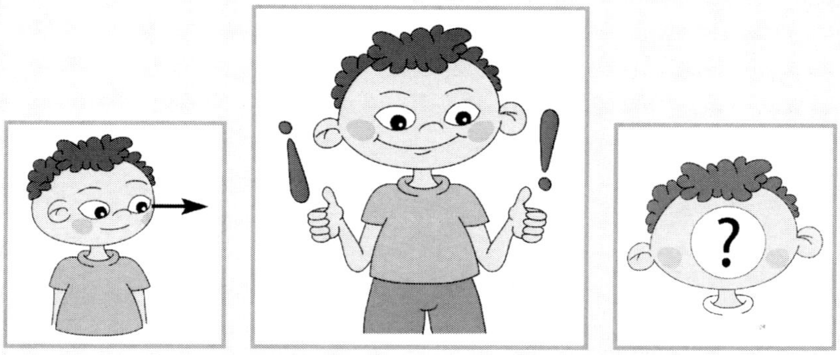

Si miro a la persona, es más interesante y entiendo cómo se siente

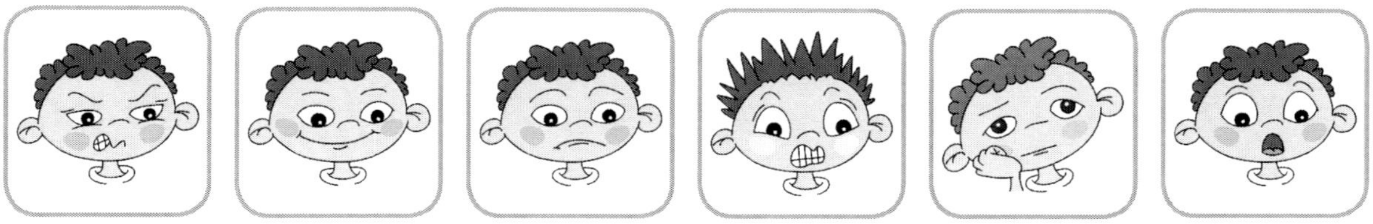

(enfadado, contento, triste, asustado, aburrido, sorprendido, etc.)

3.4 La imitación con objetos

El primer tipo de imitación intencionada que aprenden los niños es la imitación de actos sencillos usando objetos. Primero se utilizan objetos atractivos para el niño y que además cumplan una finalidad: sacudir un sonajero o empujar un coche haciendo *"rún-rún"*, por ejemplo. El siguiente paso será la imitación de actos donde el objeto no cumple con su función. Por ejemplo, golpear la mesa con una baqueta, en vez de golpear un tambor; de nuevo hay un ruido que capta la atención del niño y le divierte.

Sentados en la mesa frente a frente o en el suelo en un espacio delimitado:

- Hacer sonar un sonajero o una maraca
- Accionar un juguete de los de pulsar un botón
- Apretar un juguete de los que suenan (patito de bañera, por ejemplo)
- Hacer rodar un coche
- Hacer volar un avión
- Hacer una torre de tres piezas con el Lego (más adelante se complicará con otras construcciones)
- Darle cuerda a un jugete con música
- Meter 3 objetos en una cajita
- Meter un objeto pequeño en otro más grande
- Introducir anillas en un palito vertical.
- Golpear dos tapas de una cacerola
- Golpear una cacerola con un palito o tocar un tambor
- Hacer una culebrilla con la plastilina
- Hacer una bolita con la plastilina
- Hacer rodar una pelotita sobre la mesa o sobre el suelo
- Lanzar una pelotita al contrario
- Colocarse el auricular del teléfono en la oreja
- Darle de comer a una muñeca con una cucharita
- Meter a la muñeca en la cama
- Abrir un libro
- Pasar la página de un libro
- Peinarse
- Lavarse la carita con una esponja
- Cepillarse los dientes: tres movimientos a la izquierda, tres a la derecha, tres arriba y tres abajo
- Limpiarse la nariz con un pañuelo
- Ponerse un sombrero
- Revolver en una taza con la cuchara
- Beber de una taza
- Comer con una cucharita (yogur, por ejemplo)
- Abrir/cerrar el tapón de una botella
- Echar agua de la botella en un vaso
- Arrugar un papel
- Golpear la mesa con una baqueta o cuchara de palo
- darle la vuelta a objetos o a imágenes: colocar vasos de plástico bocabajo, por ejemplo.
- Sacar juguetes de debajo de un mueble utilizando una regla o una vara.

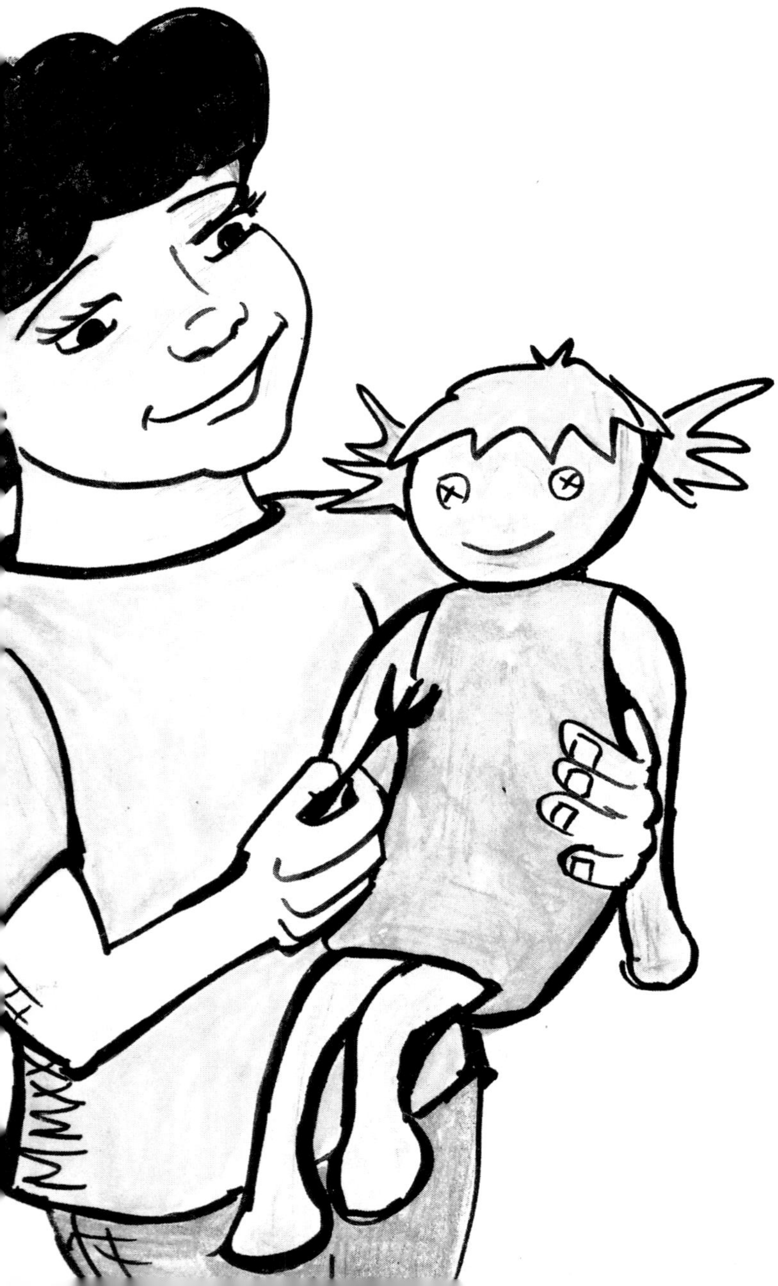

De pie:

- Abrir /cerrar una puerta
- Encender /apagar la luz
- Empujar un carrito (se puede poner dentro una muñeca)
- Entrar y salir de una caja
- Pasar debajo de la mesa, etc.

TENDREMOS EN CUENTA:

– Ten siempre preparados previamente y a tu alcance los materiales que vayas a utilizar. Primero lo haces tú, luego le das el objeto al niño mientras le dices "hazlo tú". Si ello le resulta difícil al niño en un principio, ten siempre los materiales dobles.
– El objetivo es que el niño IMITE lo que haces, por eso no usamos apoyo visual. Más adelante, en la imitación de acciones/modelos fotografiados, sí que lo necesitaremos. Por eso, fotografía cada una de las acciones que has hecho en este ejercicio.

VÍDEO DE UNA SESIÓN NUESTRA DE TRABAJO:

http://elsonidodelahierbaelcrecer.blogspot.com/2009/01/imitacin-con-objetos.html

3.5 Imitación motora gruesa

Normalmente, la imitación de movimientos corporales sigue a la imitación de objetos; es más dificil, porque requiere que el niño recuerde qué has hecho y después imitar esa acción. Comenzamos con movimientos sencillos: aplaudir, por ejemplo, es algo que muchos niños hacen espontáneamente. Además, hace ruido y se puede ver a la otra persona efectuándolo mientras uno mismo lo hace a la vez. Los movimientos más complejos que son más difíciles de ver los practicaremos más adelante: por ejemplo, tocar su nariz o poner sus manos sobre la cabeza serán más difíciles porque el niño no puede ver si la acción está siendo representada correctamente.

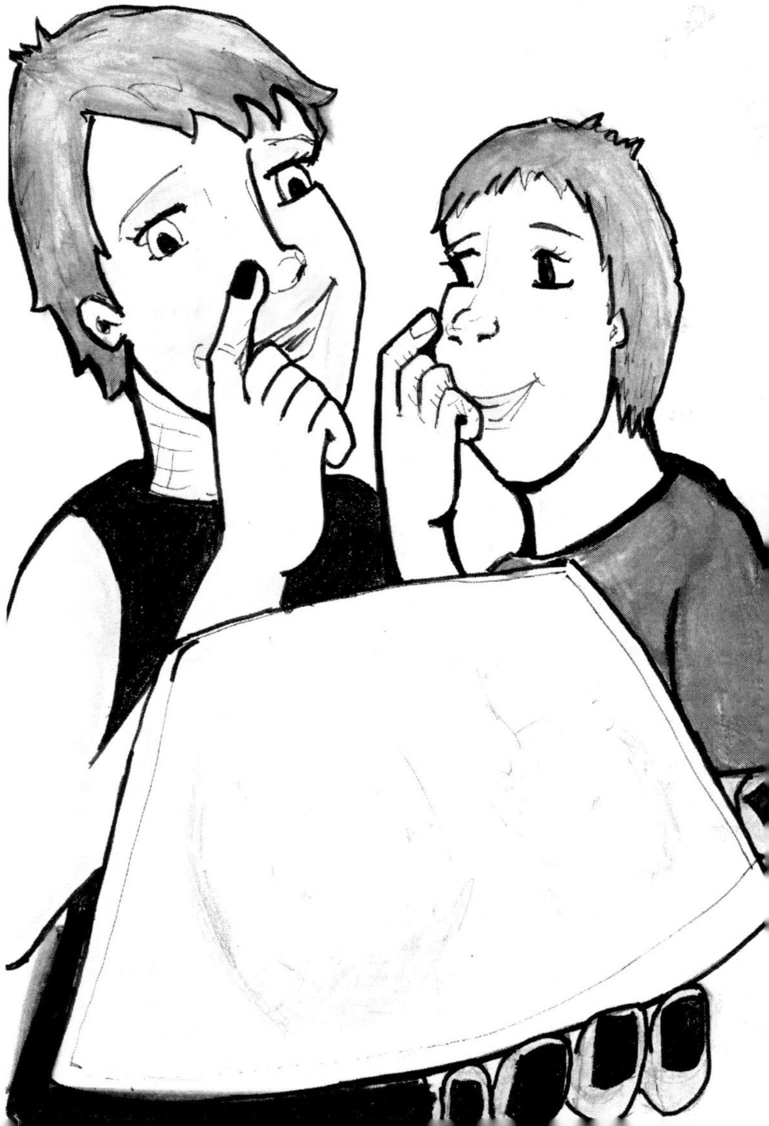

Sentados en la mesa frente a frente o en el suelo en un espacio delimitado:

– Dar palmas
– Dar palmas sobre las piernas
– Levantar los brazos
– Extender los brazos hacia los lados
– Tocarse la barriga
– Sacudir la cabeza
– Hacer adiós con la manita
– Frotar las manos
– Palmear sobre la cabeza
– Hacer el puño
– Señalar con el índice
– Hacer el gesto de *"sí"*

- Cruzar los brazos sobre el pecho
- Abrazarse
- Tocarse la nariz (y las diferentes partes de la cara)
- Rascarse la cabeza
- Cubrirse la boca con las manos
- Inclinar la cabeza hacia adelante
- Ponerse de pie / sentarse

De pie:

- Ponerse en cuclillas
- gatear
- andar con la planta del pie
- andar con los talones
- andar de puntillas, etc.

TENDREMOS EN CUENTA:

– Hacerlo delante de un espejo si falla la imitación frente a frente.

VÍDEO DE UNA SESIÓN NUESTRA DE TRABAJO:

http://elsonidodelahierbaelcrecer.blogspot.com/2009/01/imitacin-motora-gruesa.html

3.6 Imitación de movimientos faciales

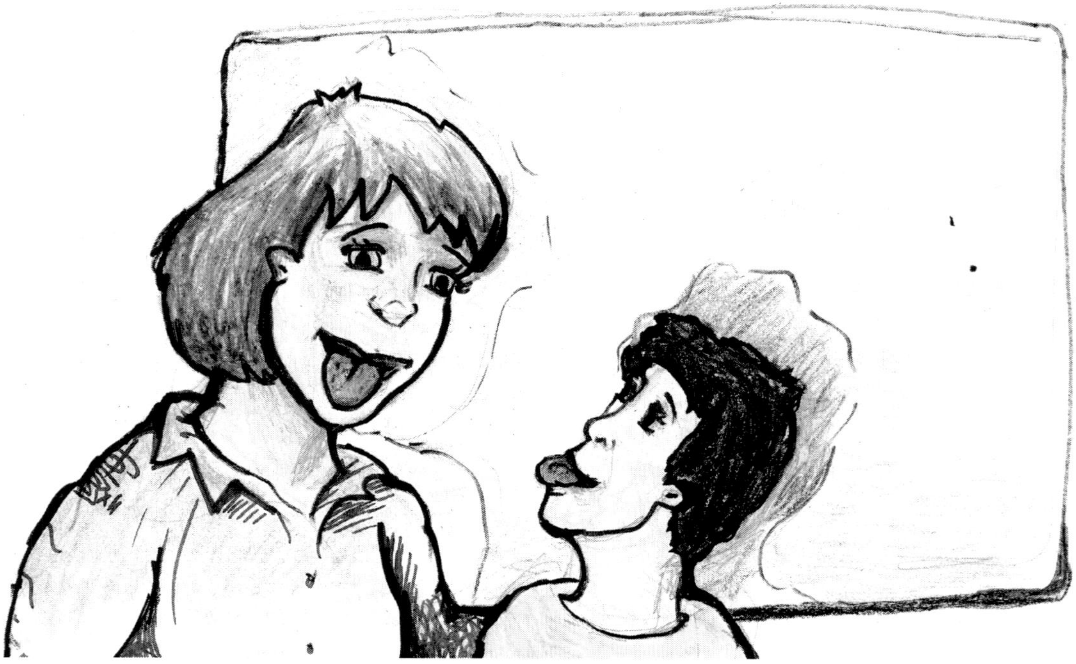

Erik, por su hipotonía muscular, babeó muchísimo hasta después de los tres años. Por entonces, casi no hablaba y lo que chapurreaba no se entendía bien. Su articulación no era buena porque tenía que fortalecer los músculos de alrededor de la boca. Empezamos a realizar ejercicios de praxias o de gimnasia bucal, que también son muy efectivos para favorecer la expresividad facial:

- Abrir la boca mucho y decir (AAAAAAAAAAAA)
- Cogerse la lengua con los dedos.
- Sacar la lengua
- Cerrar los labios con fuerza (MMMMM)
- Batir los dientes
- Reír
- Bufar como un caballo (BRRRR)
- Meter los labios hacia adentro
- Hinchar las mejillas

- Dar un beso (con mucho ruido)
- Hacer el indio (BAH, BAH, BAH, BAH)
- Tocar los dientes de arriba con la lengua
- Morder con los dientes el labio inferior
- Mover la lengua de izquierda a derecha
- Mover la lengua en círculos
- Coger con la boca de la mano, por ejemplo, trocitos de galleta
- Sorber con fuerza espaguetis cocidos (este ejercicio ayudó a erik a aprender a sorber luego con la pajita)
- Sorber con la pajita
- Marcar un beso (labios pintados) sobre el papel Como al principio les cuesta mucho hacerlo, hay que ayudarles, por ejemplo, colocándole la mano en la boca para moverle los labios, etc., pero siempre con mucha alegría. Con estos ejercicios hay que exagerar mucho, tener alrededor muchos juguetes que al niño le encanten, girar molinillos, soplar el matasuegras, soplar un pito.... A veces es bueno ayudarse de un chupa chups o de yogur o helado para motivar que saquen la lengua.

TENDREMOS EN CUENTA:

- Haz fotografías vuestras practicando los movimientos faciales, porque luego las usarás para que imite modelos fotografiados. En el Blog (http://blogdelosmaestrosdeaudicionylenguaje.blogspot.de/), de Eugenia Romero, hay muchísmos materiales para trabajar las praxias. Por ejemplo, ella elaboró tarjetas identificadas con animales y objetos para explicar mejor los movimientos.

VÍDEO DE UNA SESIÓN NUESTRA DE TRABAJO:

http://elsonidodelahierbaelcrecer.blogspot.com/2009/03/ejercicios-de-praxias-gimnasia-de-la.html

3.7 Introducción a la lateralidad

1. Levantar brazo izquierdo
2. Levantar los dos brazos
3. Levantar brazo derecho
4. Hacer el gesto de señalar con mano derecha
5. Hacer adiós con la mano derecha
6. Hacer adiós con la mano izquierda
7. Colocar las dos manos sobre la tripa
8. Colocar la mano derecha sobre la tripa
9. Colocar la mano izquierda sobre la tripa
10. Dar palmas una vez (después dos veces)
11. Patalear una vez con el pie derecho
12. Patalear una vez con el pie izquierdo
13. Patalear dos veces pie derecho
14. Patalear dos veces pie izquierdo
15. Patalear una vez los dos pies
16. Patalear dos veces los dos pies
17. Colocar el pulgar en la barbilla
18. Estrecharse las dos manos (a uno mismo)

TENDREMOS EN CUENTA:

- Primero lo haces tú, y luego le das la orden al niño "hazlo tú".

VÍDEO DE UNA SESIÓN NUESTRA DE TRABAJO:

http://elsonidodelahierbaelcrecer.blogspot.com/2009/02/continuamos-con-la-imitacion.html

3.8 Series de dos ejercicios o más

Ejercicio 1

1. Palmear, colocar el puño sobre la mesa
2. Beber de una taza, colocar la palma de la mano sobre la mesa
3. Tocarse la nariz, patalear el suelo con el pie
4. Taparse los ojos, levantar los brazos
5. Saltar una vez, girar.
6. Etcétera.

Ejercicio 2

1. Palmear, golpear la mesa con el puño, tocarse la nariz
2. Patalear, levantar los brazos, colocar manos sobre la tripa
3. Colocarse el teléfono en la oreja, beber de la taza, golpear la mesa con el puño
4. Hacer adiós, dibujar una línea en un papel, colocarse la mano en la boca
5. Colocarse un sombrero, encender la luz, cerrar la puerta
6. Etcétera.

3.9 Los cruces

1. Tocarse el hombro izquierdo con la mano derecha
2. Tocarse el hombro derecho con la mano izquierda
3. Tocarse la rodilla izquierda con la mano derecha
4. Tocarse la rodilla derecha con la mano izquierda
5. Tocarse la oreja derecha con la mano izquierda
6. Tocarse la oreja izquierda con la mano derecha
7. Etcétera.

3.10 Imitación de acciones representadas en fotos

Hay que tener las fotos preparadas con las acciones que el niño tiene que imitar. Nosotros hicimos muchas fotos en las que personas que Erik conocía realizaban la acción que él luego debía imitar.
Levantas la foto a la altura de los ojos, la muestras al niño y das la orden: *"(nombre del niño), hazlo tú".*

1. Levantar los brazos (foto de alguien con los brazos levantados)
2. Palmear
3. Tocarse la nariz
4. Tocarse la tripa con ambas manos
5. Mano sobre la cabeza
6. Peinarse
7. Pierna levantada
8. Telefonear
9. Y así todos los ejercicios que hemos ido practicando peviamente en imitación motora gruesa, movimientos faciales e imitación con objetos.

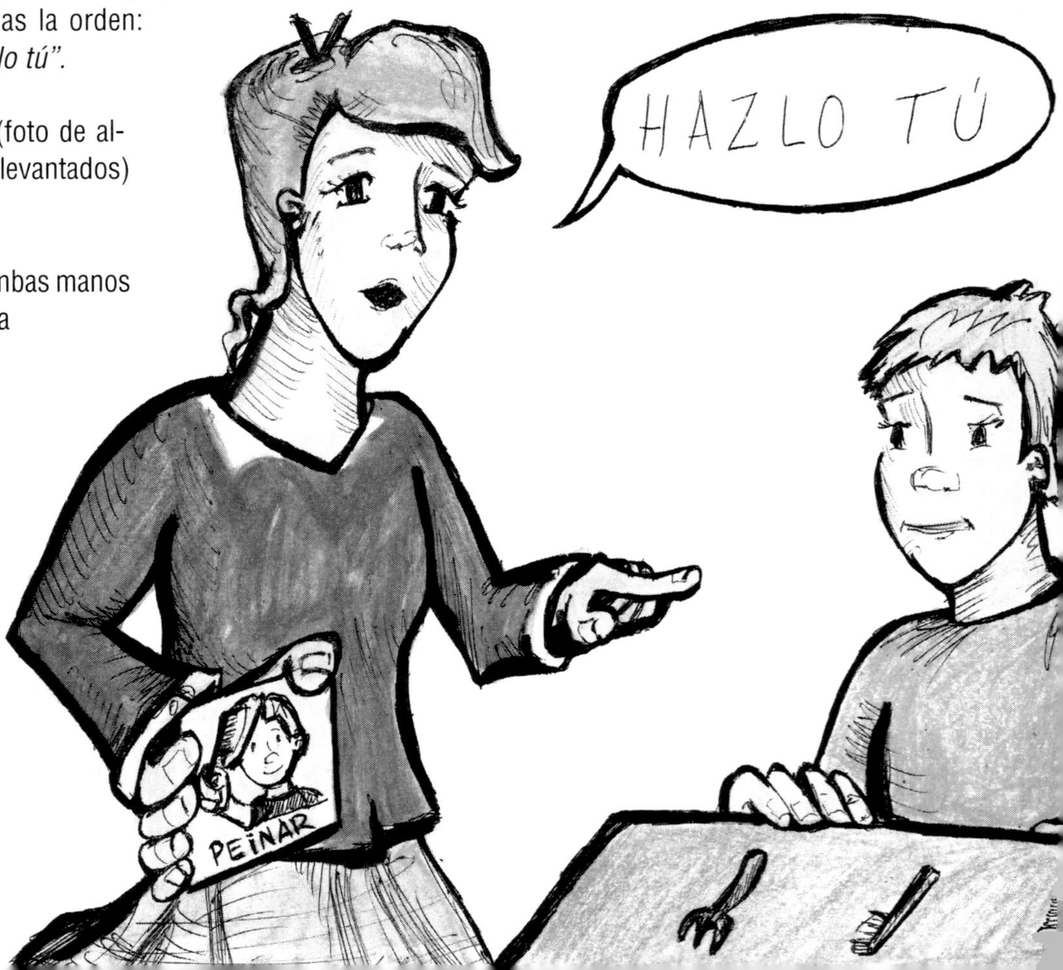

Algunos ejemplos de nuestras fotos:

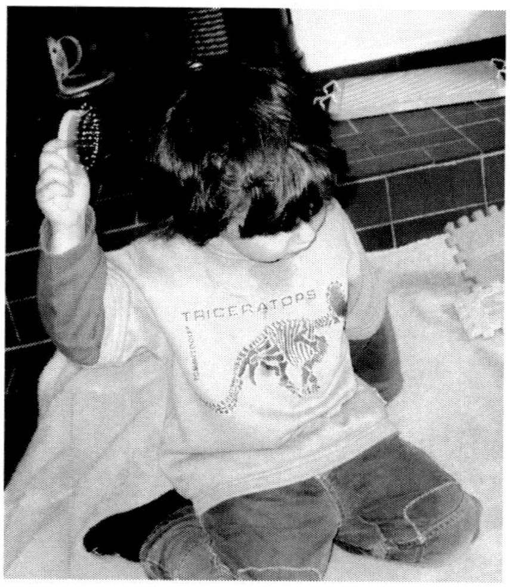

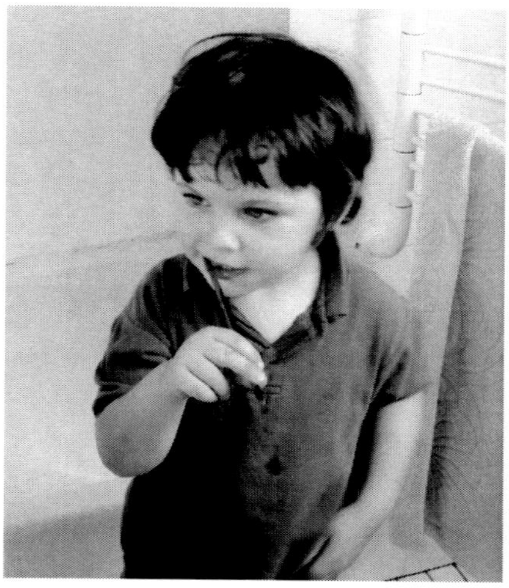

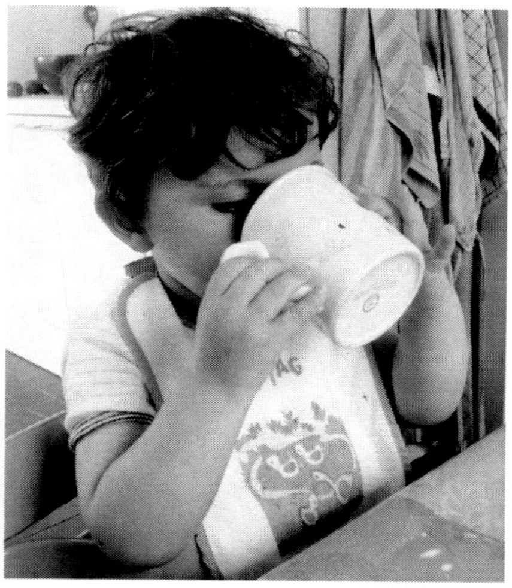

TENDREMOS EN CUENTA:

– En este libro encontrarás además muchísimos pictogramas con acciones y situaciones que puedes utilizar para estos fines:

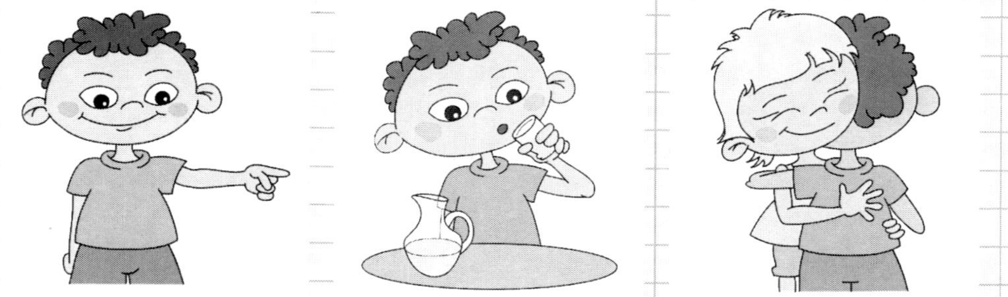

3.11 La imitación con modelos

Importante también es trabajar la imitación de modelos. Es decir, tú construyes algo y el niño lo tiene que imitar. Nosotros utilizamos los Lego, los circuitos de tren Briobahn y los mosaicos. Os recomiendo tener siempre el material de trabajo preparado de antemano y al alcance de la mano del niño. La imitación será exacta en número de piezas y disposición de las piezas; incluso podéis practicar que, en modelos sencillos, el niño imite también la sucesión de colores.

En fases posteriores se trabajará la imitación de modelos que se presentan en fotografía. Por eso, cada vez que tengas terminado un ejercicio, haz una foto de la construcción y lo tendréis preparado para más adelante.

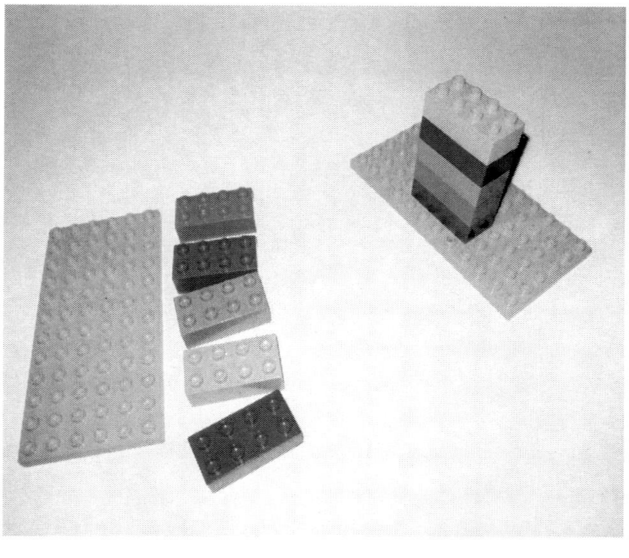

Ejemplo con los Lego: Podemos trabajar, por ejemplo, la imitación de modelos contruidos con Lego. Conviene tener dos plataformas de Lego, una delante de ti y otra delante del niño. También tener el número de piezas preparados, un grupo para ti y un grupo para el niño.

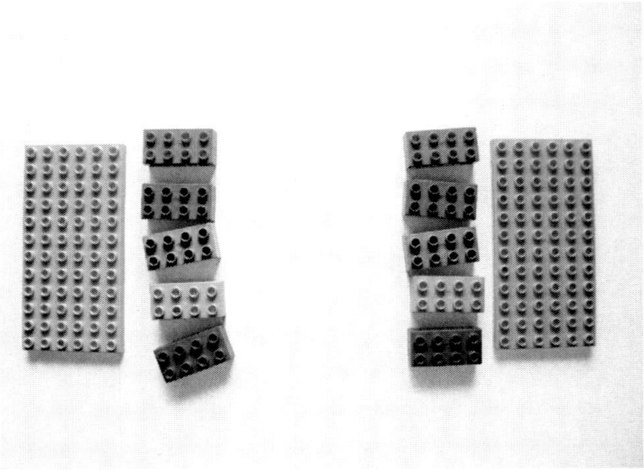

Cuando el niño haya imitado tu construcción, le repites de forma muy clara lo que haya hecho: "*bien, una torre con cinco legos*", "*bien, un túnel*", etc.

Con este sistema podéis imitar la contrucción de torres, puentes, casas, coches, robots, animales, etc.

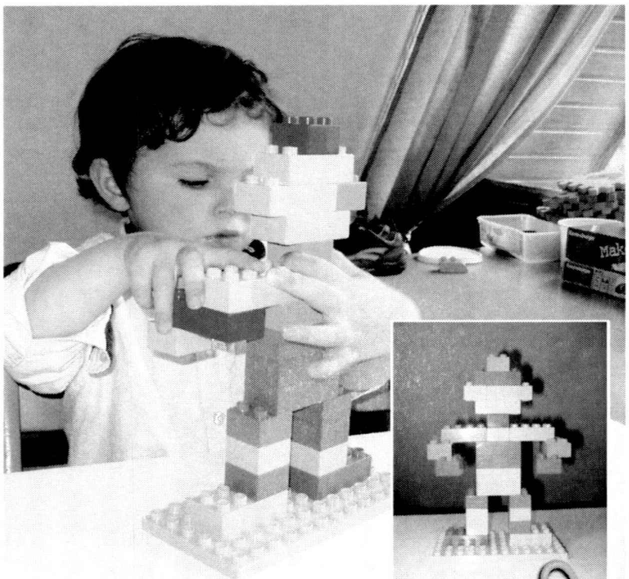

Imitando un robot.

Nosotros nos servimos también del mosaico y del Briobahn para imitar diferentes modelos, como se ve en las fotos.

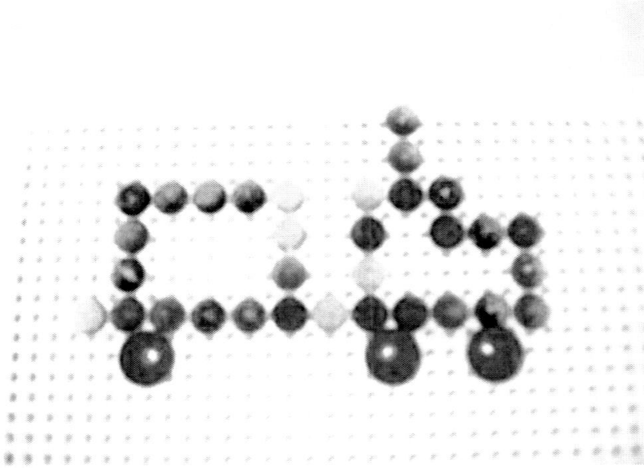

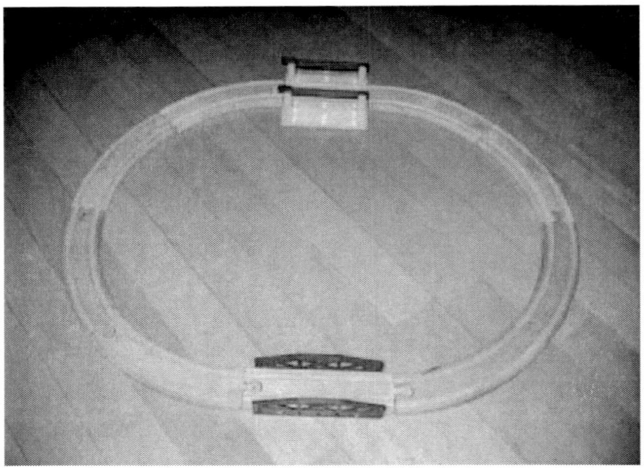

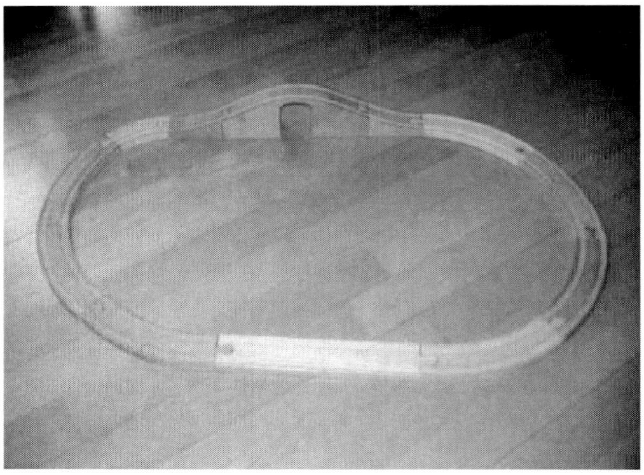

VÍDEO DE UNA SESIÓN NUESTRA DE TRABAJO:

http://elsonidodelahierbaelcrecer.blogspot.com/2009/03/imitacion-de-modelos.html

3.12 La imitación de modelos fotografiados

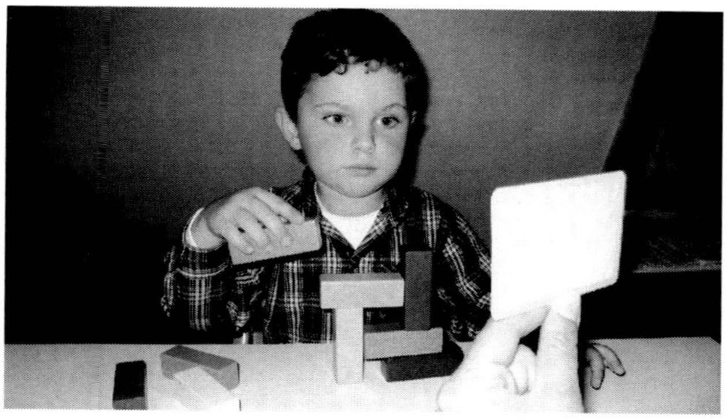

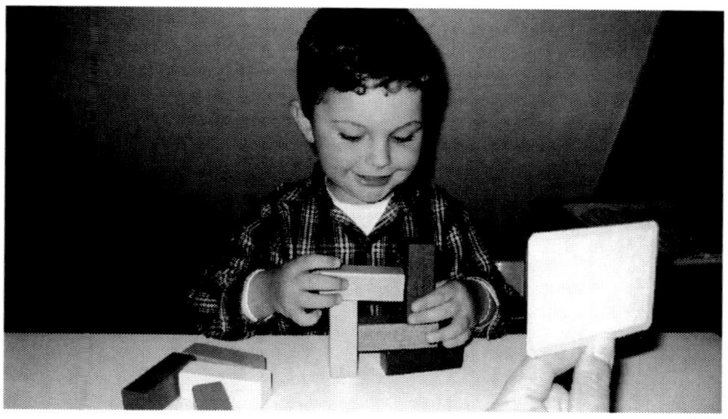

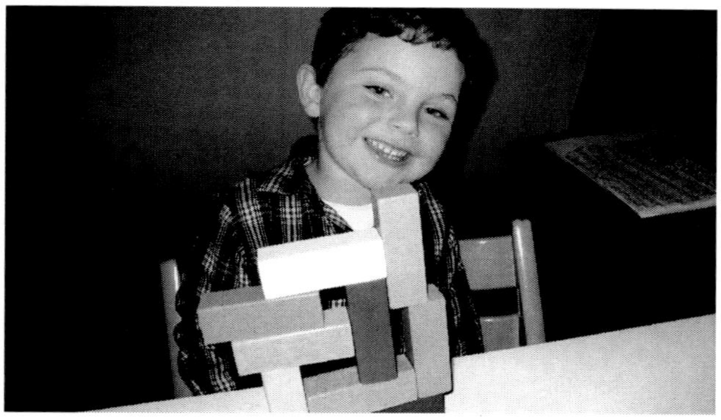

Más adelante presentamos a Erik modelos fotografiados que él tenía que construir igual tras la orden *"hazlo tú"*. Hay muchísimas posibilidades. Es un juego que mejora la concentración y la atención, los mantiene muy entretenidos y sigue fomentando la imitación.

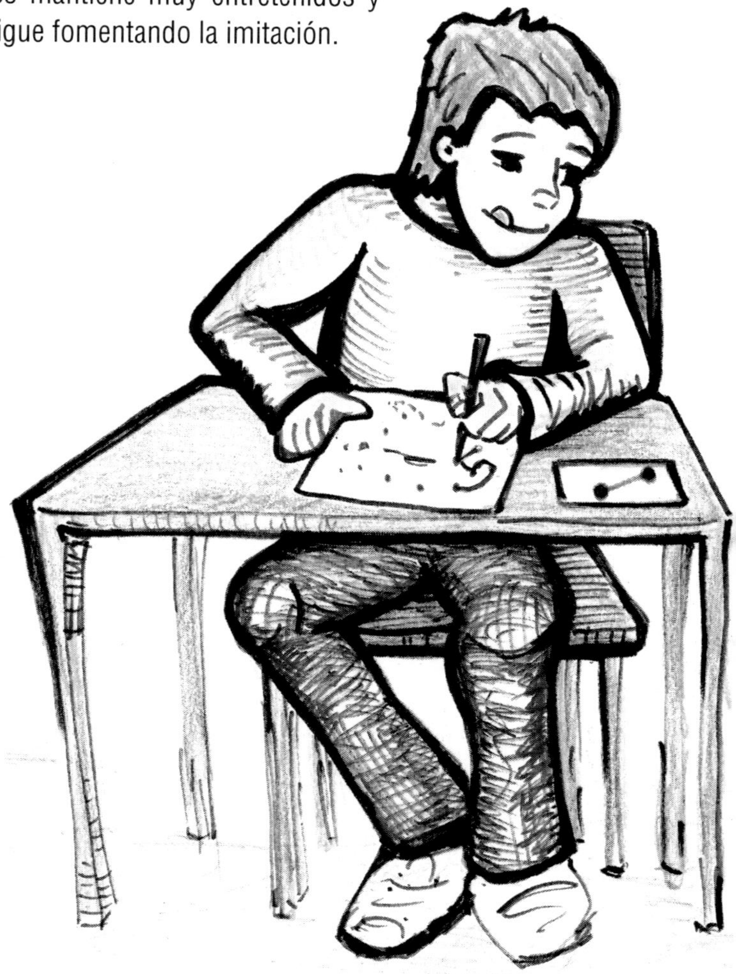

Otros ejemplos:

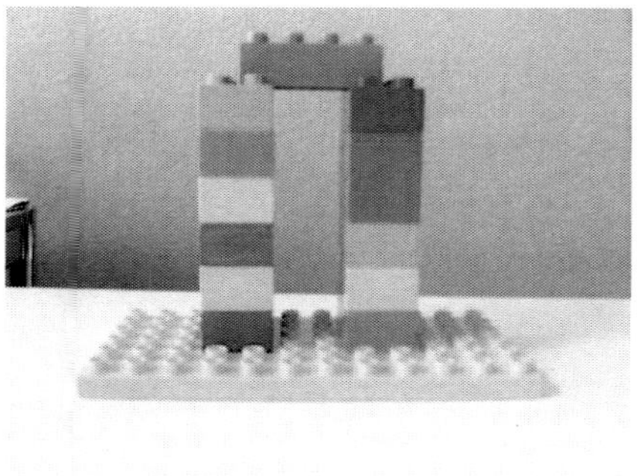

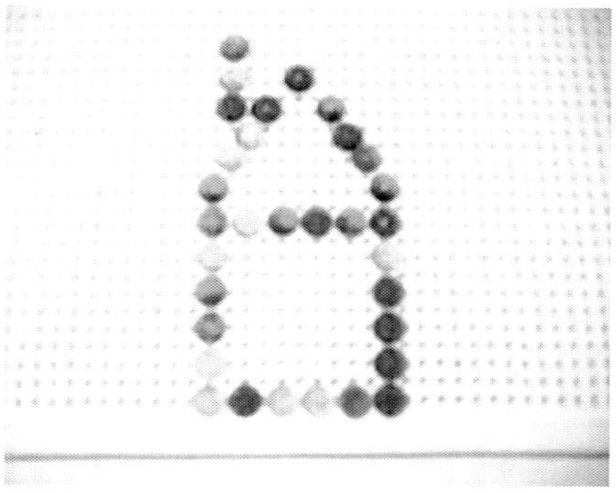

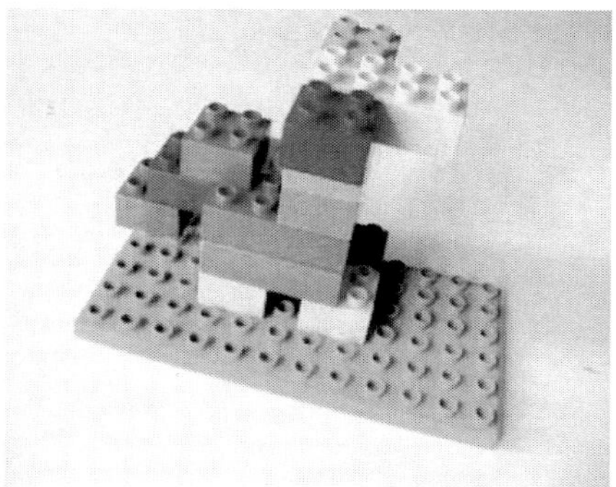

VÍDEO DE UNA SESIÓN NUESTRA DE TRABAJO:

http://elsonidodelahierbaelcrecer.blogspot.com/2009/05/imitacion-de-modelos-fotografiados.html

Con la plastilina puede copiar caritas y expresiones...

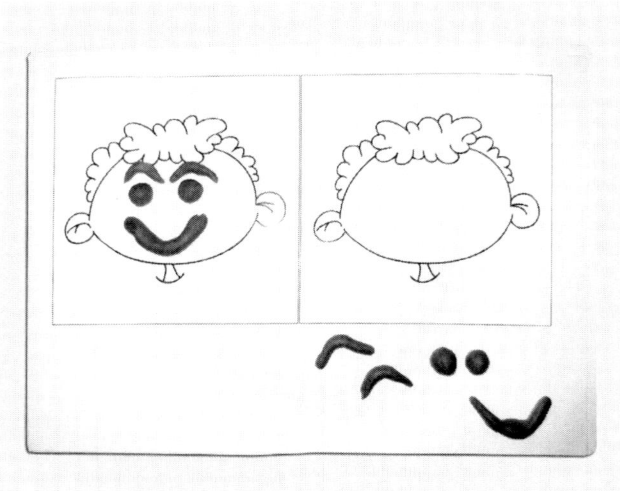

...o animales.

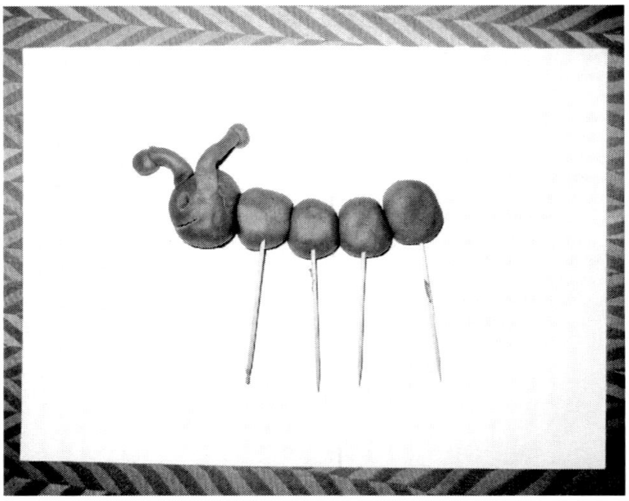

Series con bolas de colores en cajas de huevos.

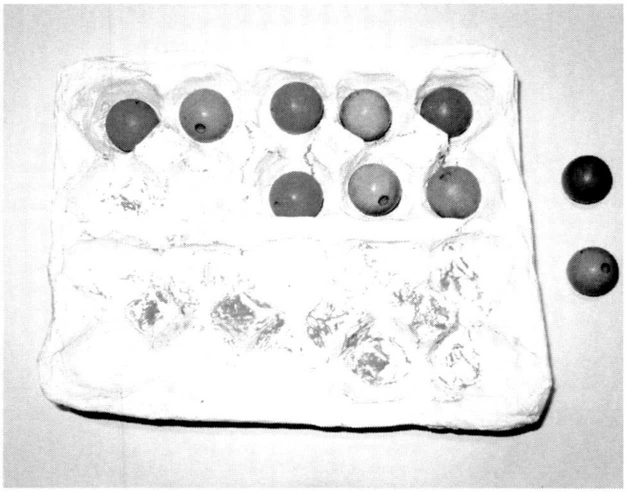

Cadenas de perlitas.

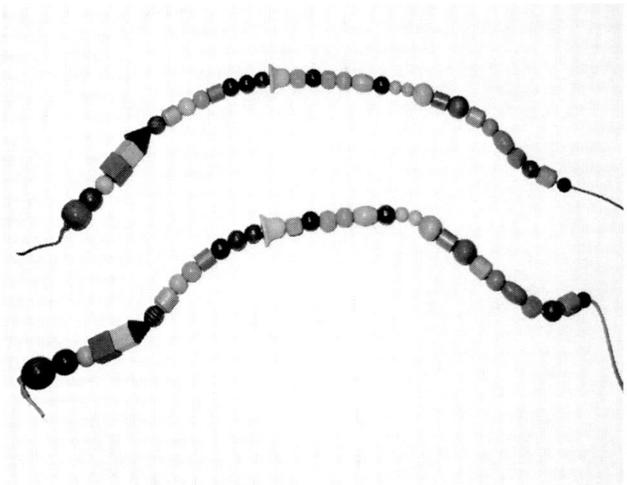

Un poco más complicado con el mosaico, pues hay efecto espejo.

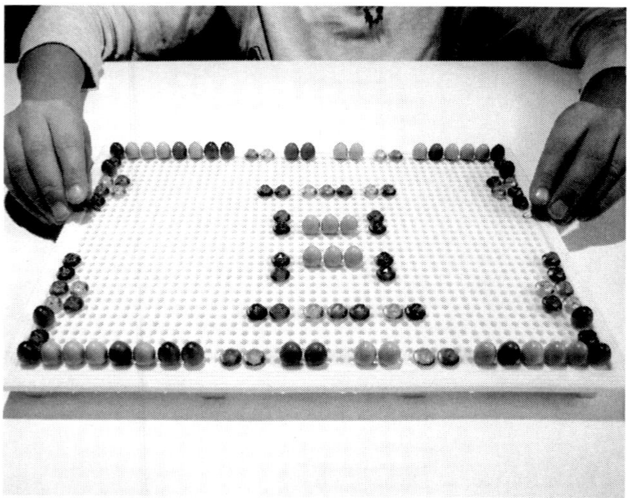

Hay también muchos juegos en el mercado que podéis utilizar (en la foto el juego de Nikitin).

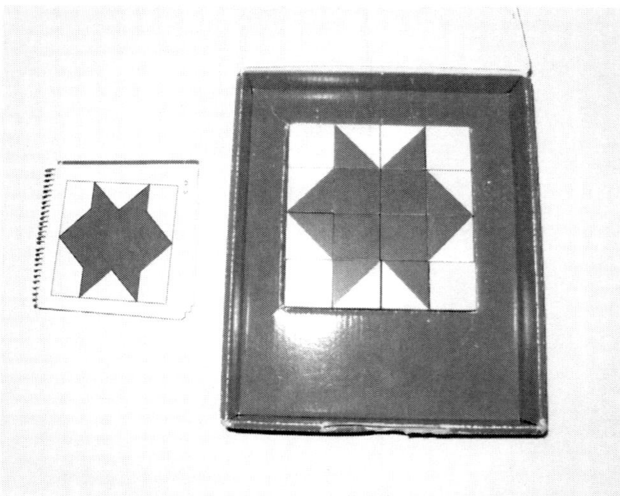

También puedes preparar plantillas que seguirá con hilos de colores.

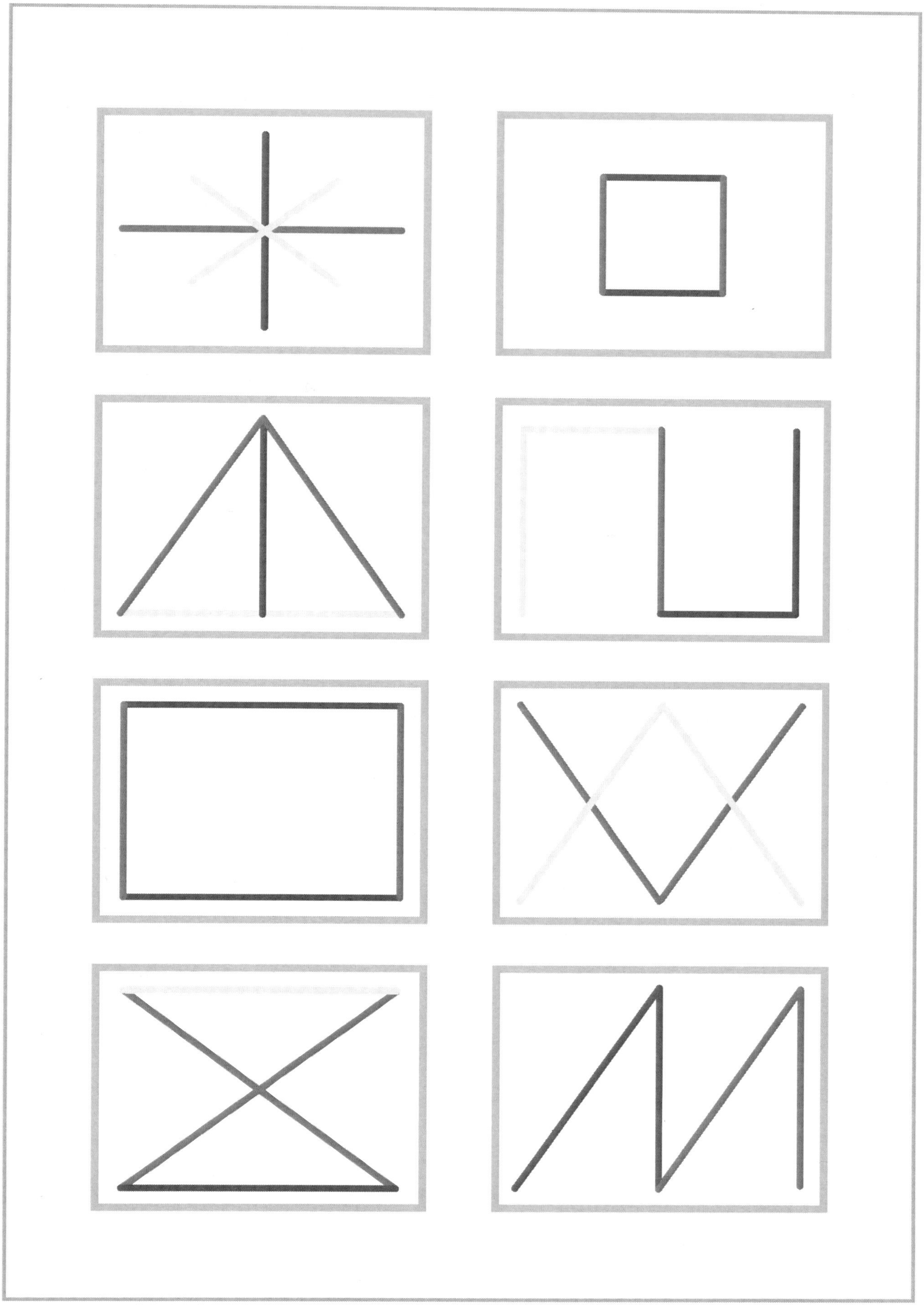

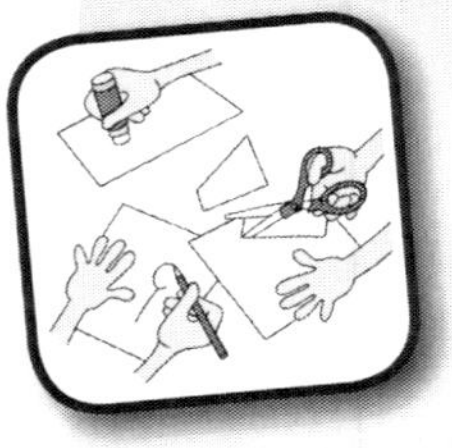

Hacemos una pizza.

Materiales:
Necesitas papel, platos de cartón, pinturas y tijera.

Instrucciones:

1. Nosotros dibujamos los ingredientes, los pintamos y luego los recortamos: salami, queso, champiñón y judías verdes.
2. Sobre un plato de cartón, colocas los ingredientes con una disposición determinada que el niño debe imitar.

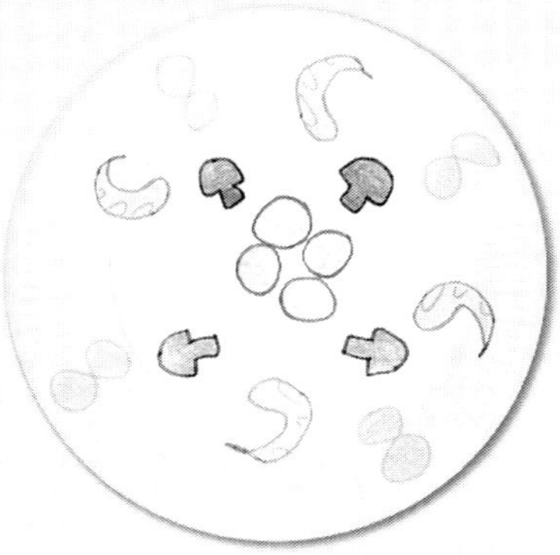

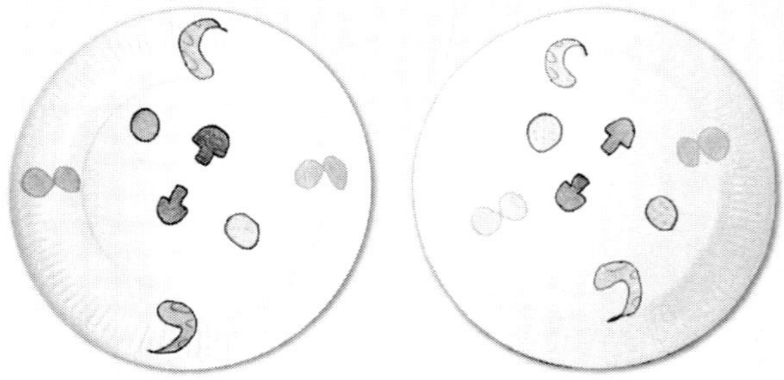

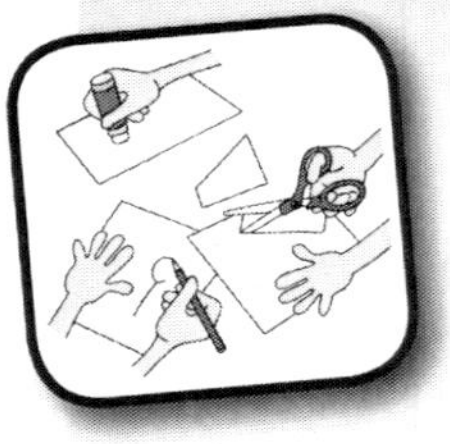

Series con pelotas de ping pong

Gracias a Eva Cabanillas.

Materiales:
Necesitas cajas de huevos, pelotas de ping pong, pinturas, papel y las plantillas que te puedes descargar en el Cd.

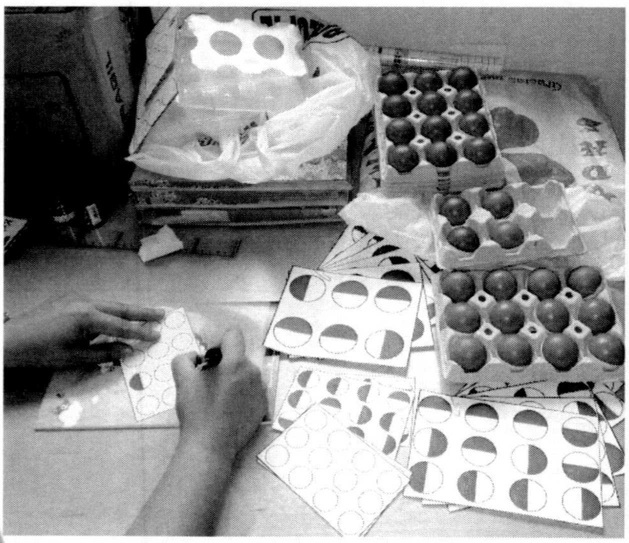

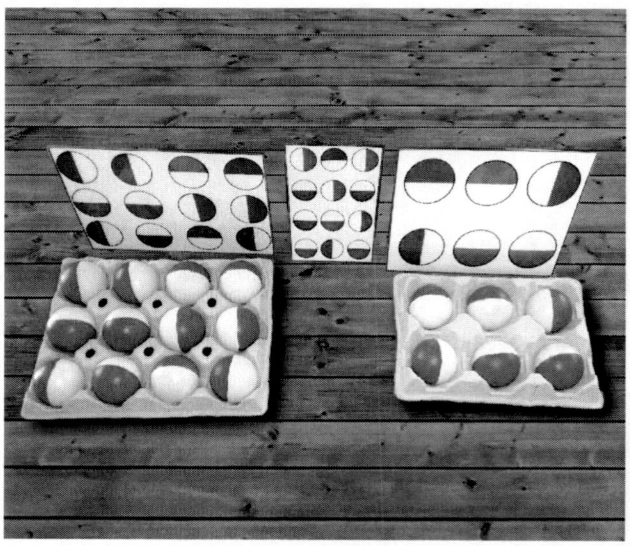

Capítulo 4

El tacto y las primeras destrezas corporales

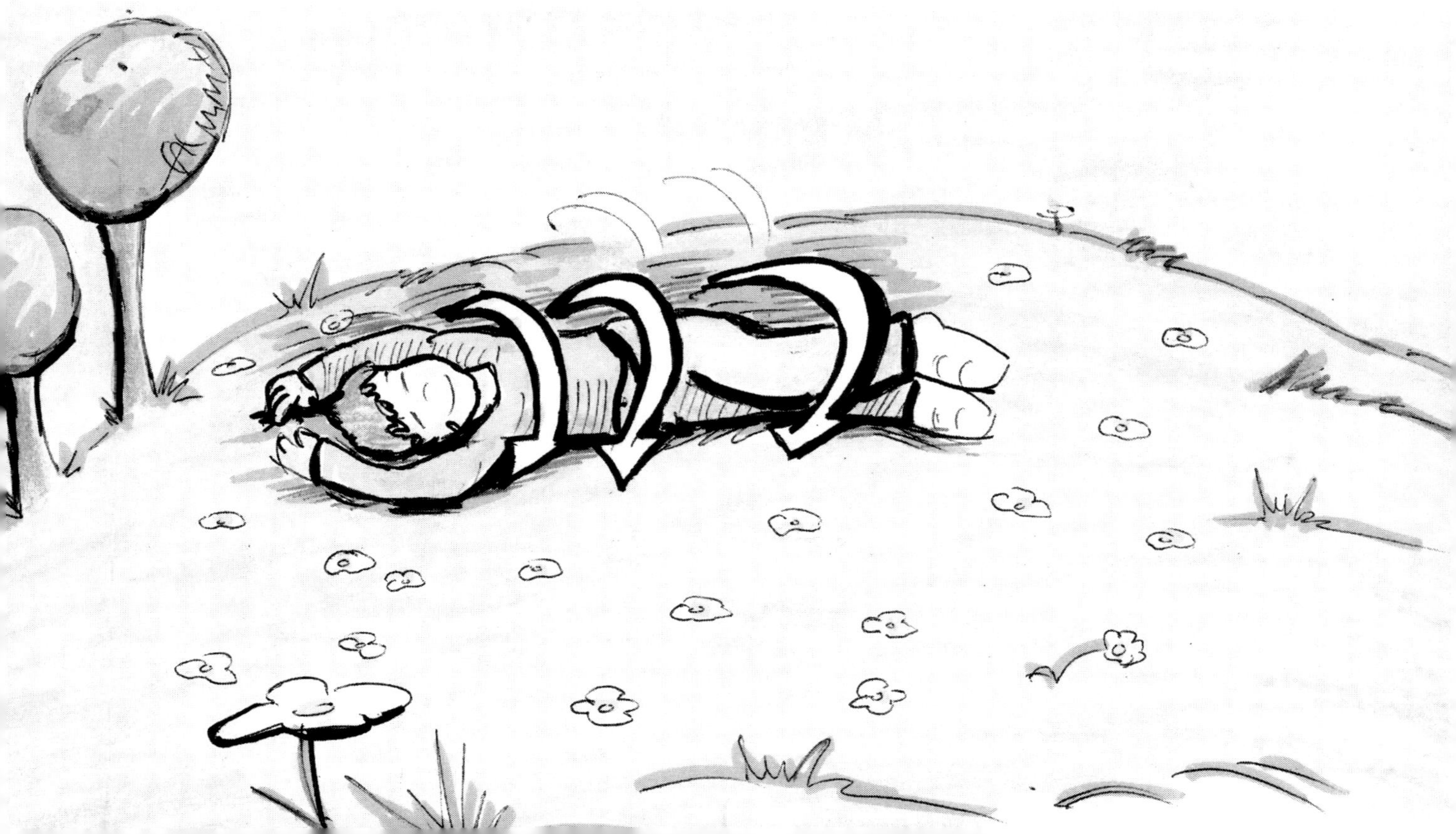

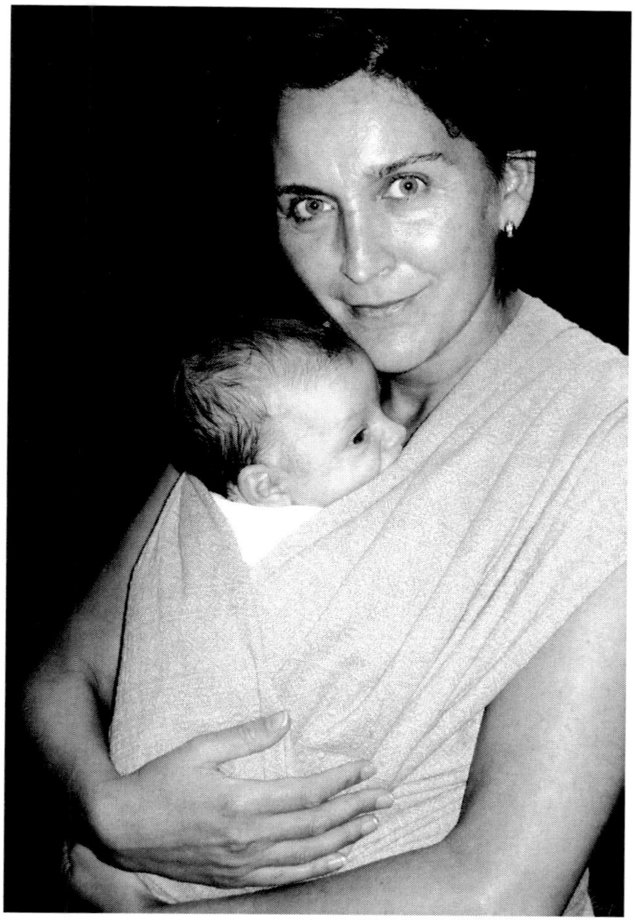

Los problemas sensomotrices de Erik eran perceptibles desde que era un bebé, y se fueron agudizando conforme crecía. Cito algunos ejemplos:

- Rechazo a que le tocasen en la cara y en la cabeza. No soportaba los gorros.
- Movimiento continuo de las extremidades inferiores. Los zapatos o los calcetines le duraban segundos puestos.
- Lloraba muchísimo tanto de día como de noche (los siete primeros meses de vida fueron muy difíciles). Teníamos que llevarlo casi siempre en brazos, pero nada de estar sentados con él. Había que moverse, balancearlo, subir y bajar escaleras…
- Al cogerlo se colgaba como un *"saquito de patatas"*, es decir, no se acurrucaba o ajustaba a nuestro cuerpo al tomarlo en brazos.
- En la calle o en ambientes bulliciosos se agudizaban los llantos y los gritos. Le asustaban muchos sonidos: la batidora, el secador, el cortacésped, la aspiradora….
- Con ropa agitaba el cuerpo con movimientos extraños, como si se sintiera incómodo, y se rascaba mucho.
- Cortarle las uñas era tarea de titanes. Y el pelo pudimos cortarlo por primera vez cuando tenía casi dos años, en casa. Lavarle el pelo era también muy difícil, pues le agobiaba sentir el agua sobre la cabeza.
- Mostraba insensibilidad al dolor.
- Le molestaban los colores oscuros, por ejemplo, el azul marino. Y tenía una fascinación exagerada por el amarillo o por el rojo.
- Las superficies de chapa o metálicas le encantaban, así como mirar reflejos en la pared o los reflejos del agua.
- Olía siempre la comida (la verdad es que lo olía todo) antes de que se la metiéramos en la boca. Y desde que le empezaron a salir los dientes, sólo aceptaba comidas sólidas crujientes: pepino, zanahoria cruda, tomates, casi todas las verduras muy poco cocidas y casi todas las frutas, además de pan tostado y galletitas saladas.

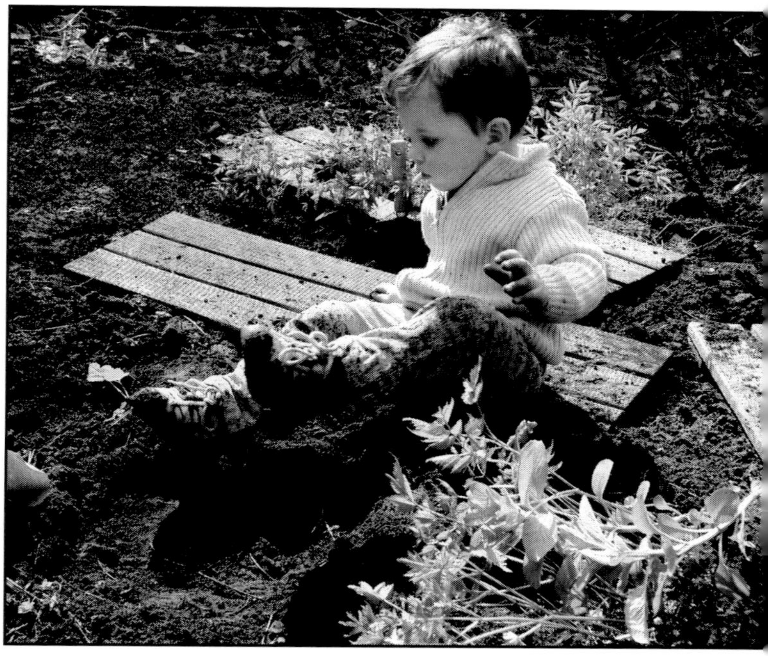

En marzo de 2006 (Erik tenía 20 meses) empezó a recibir dos sesiones de ergoterapia (también llamada terapia ocupacional) a la semana. Ya sospechábamos el autismo, pero estábamos a la espera del diagnóstico. Cuando le pregunté a su ergoterapeuta *"¿qué le pasa a Erik?"* su respuesta fue "*no se siente a sí mismo, por eso se encuentra tan incómodo*". Así que empezamos a trabajar la estimulación motriz y sensorial. Ahora vamos a empezar con ejercicios que podemos hacer para mejorar el contacto corporal, el tacto y las primeras destrezas motoras. En otros capítulos más adelante veremos más juegos sensoriales y juegos motrices.

4.1 Rodar por encima de distintos materiales

Ejercicio 1: En casa

Material: papeles y papeles arrugados, plásticos, algodones, telas, lanas, castañas, ramitas de pino, piñas de pino, plumas, guantes de goma, etc.

Dispondremos estos materiales sobre el suelo de una habitación calentita y poco iluminada. Mejor cuanta menos ropa llevéis el niño y tú. Os tumbáis en el suelo y empezáis a rodar y a revolcaros sobre los distintos materiales. Los sentís, los cogéis con las manos, los lanzáis al aire.... Es importante que os estéis divirtiendo. Conforme el niño se vaya sintiendo más y más a gusto, puedes frotarle el cuerpo muy suave (la presión se irá haciendo mayor con el tiempo) pero sin movimientos vacilantes con los distintos materiales: *"Algodón", "te froto con algodón", "suave".... "qué gustito"...*

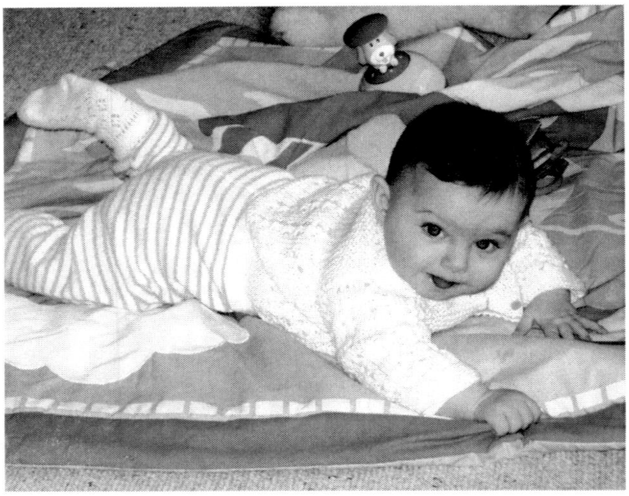

Y poco a poco podéis ir provocando que el niño os frote a vosotros. Cuando rodéis juntos, podéis terminar los dos abrazados tumbados en el suelo sobre un material en concreto. Id siempre poco a poco, sin forzar situaciones. Es muy importante no crear una mala experiencia con el niño. Después de haber practicado con frecuencia estos ejercicios, Erik empezó a aceptar el contacto corporal mucho mejor. Disfrutaba las caricias y los abrazos.

Ejercicio 2: Rodar sobre la hierba y otros lugares al aire libre

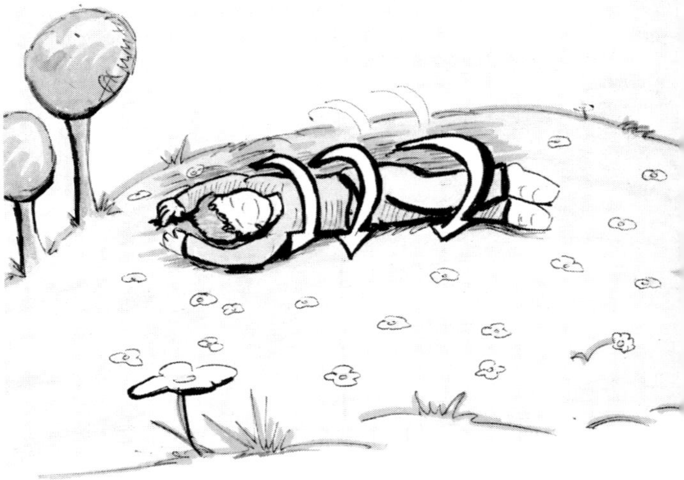

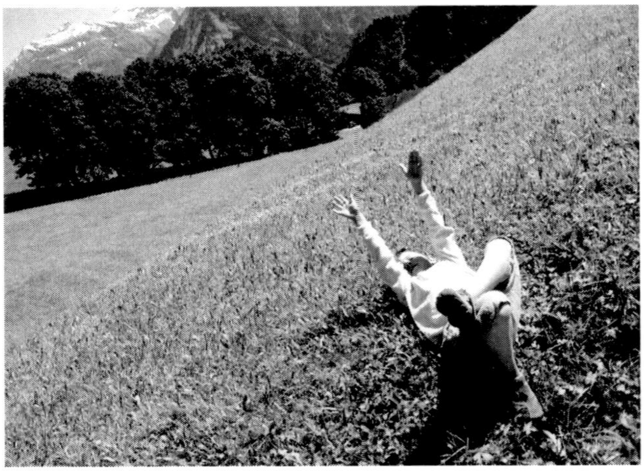

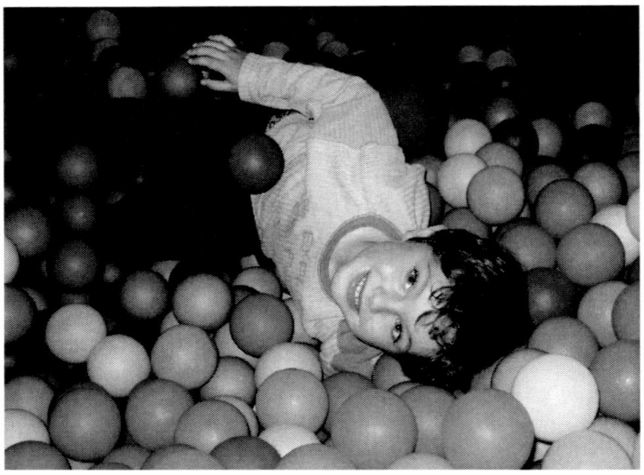

TENDREMOS EN CUENTA:

– Hay cojines o mantas de actividades con texturas en el mercado

Ejercicio 3: Las piscinas de bolas

Nosotros llenábamos la bañera con castañas, porque en otoño en Hamburgo están por todas partes.

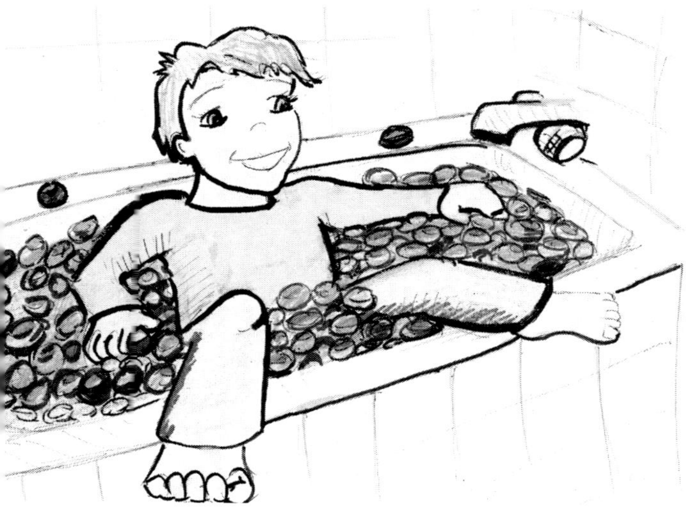

Ejercicio 4: En la playa

Cubre al niño con arena hasta el cuello, moja un poco la superficie. Después, el niño tiene que salir.

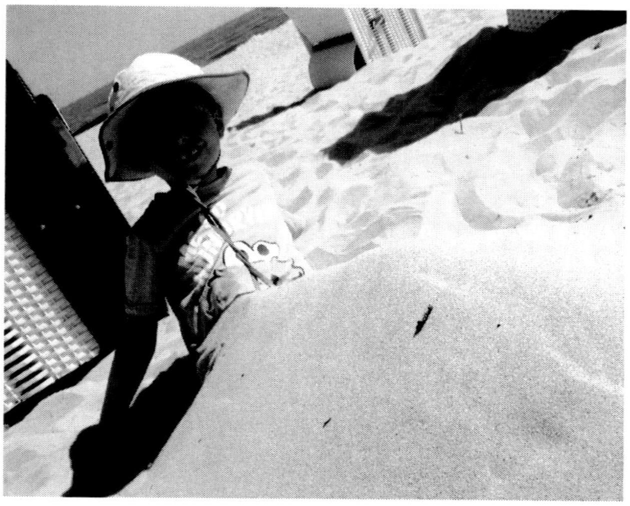

4.2 Preparar un cuaderno de texturas

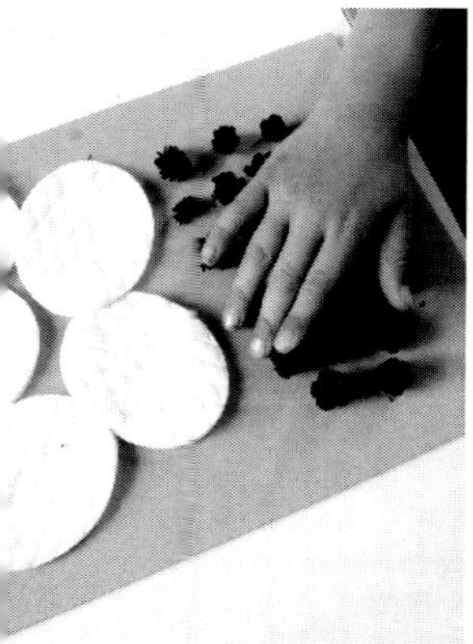

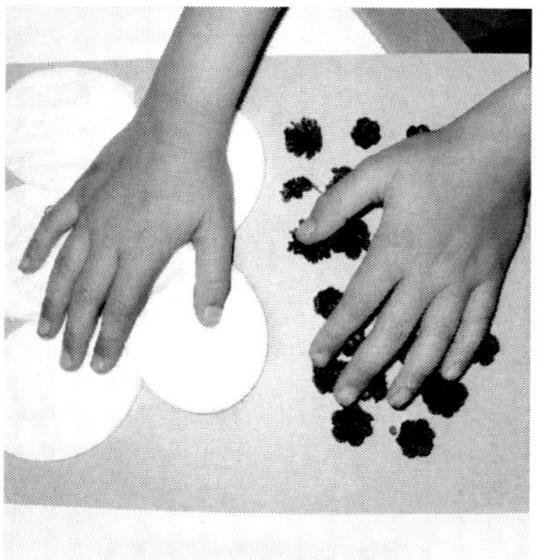

Pega sobre cartulinas diferentes materiales para que luego el niño lo pueda tocar con sus manitas. Puedes utilizar plástico de laminar, plumas, algodones, papel de lija, piñas de pino, lanas, gomas de pelo, etc. Podéis preparlo juntos. Ten todo dispuesto con antelación y que el niño te ayude a irlo pegando.

Más adelante, para que el niño se familiarice con los contrastes del tacto, pegamos dos elementos distintos en la misma cartulina: algodones y piñas, por ejemplo. El niño primero lo toca con una mano. Dirígele con comentarios del tipo: "*tocas las piñas, las piñas son rugosas*", etc. O con preguntas "*¿te gusta tocar las piñas?*". Después podrá experimentarlo con las dos manos a la vez.

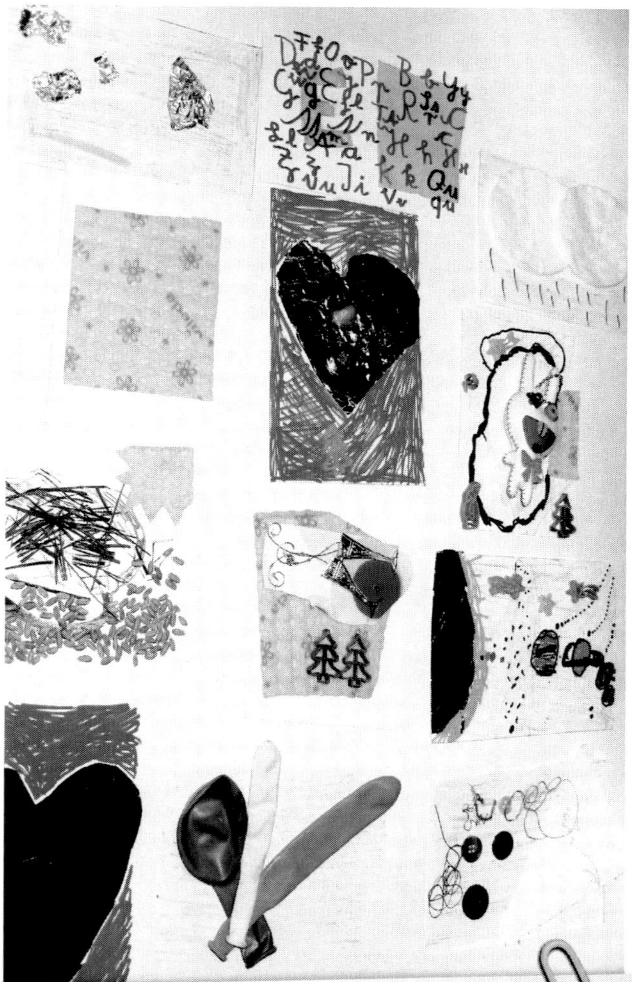

También puedes preparar tarjetas con texturas

4.3 Preparar una caja sensorial

Es un recipiente lleno con toda clase de materiales táctiles que los niños pueden explorar con sus manos.

Nuestra caja sensorial tenía además un agujero por el que Erik podía jugar a introducir las bolitas.

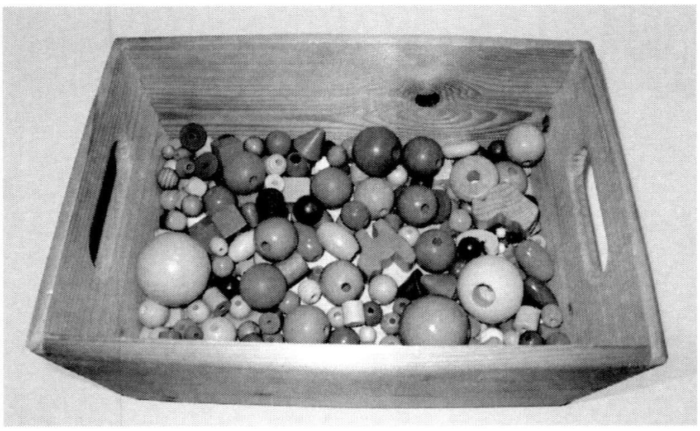

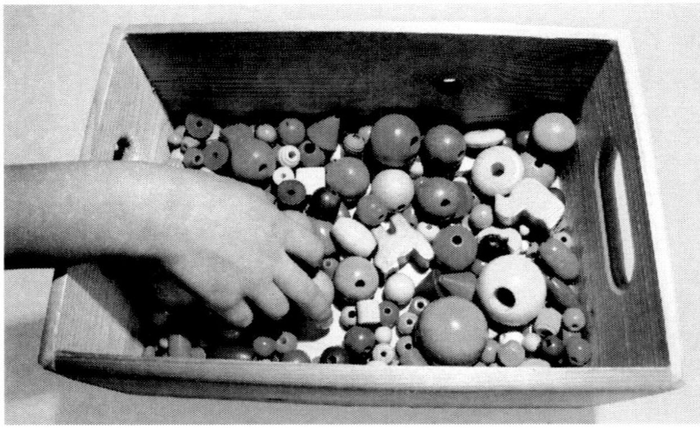

APOYO VISUAL CON FICHA DE TRABAJO PARA REPASAR CONCEPTOS Y ADEMÁS SABER SI HAY TEXTURAS QUE LE MOLESTAN AL NIÑO:

Recortar y tener preparados para pegar en el material que viene a continuación (utilizad los del CD).

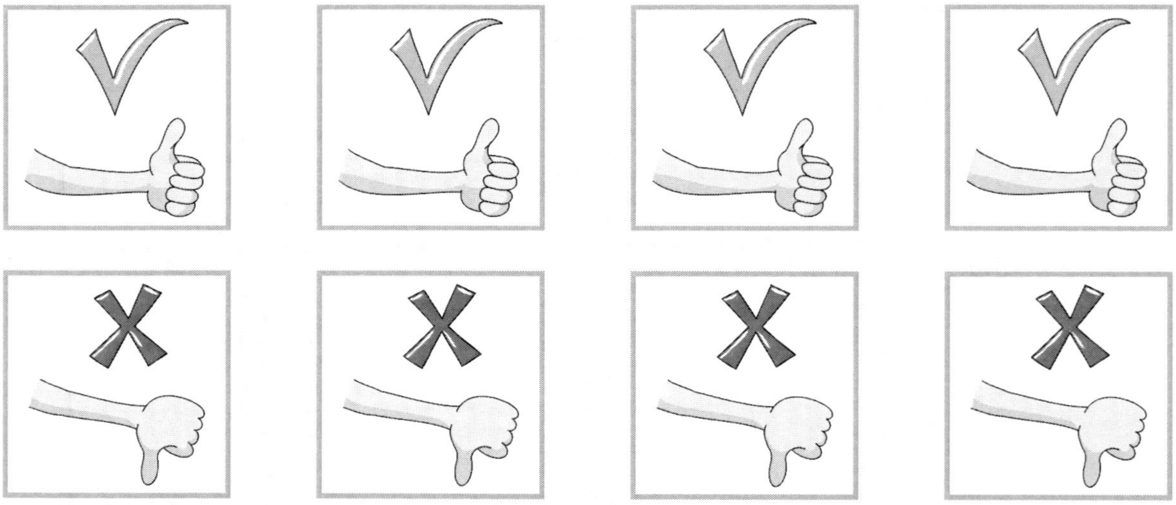

Instrucciones:

– Al trabajar este material es conveniente tener los objetos dispuestos para que el niño los toque también.

– Le das un objeto al niño ("*Toma algodón*", por ejemplo), que lo palpe y lo experimente entre sus manitas.

– A continuación le dices: "*El algodón es blando*", y le muestras el picto.

– Después, le preguntas *"¿Te gusta?"* –puedes variar la pregunta con *"¿Te gusta, sí o no*?". Si no hay respuesta verbal, el niño puede coger o señalar el picto de *"me gusta" "no me gusta"*, y luego lo pegáis en la casilla correspondiente.

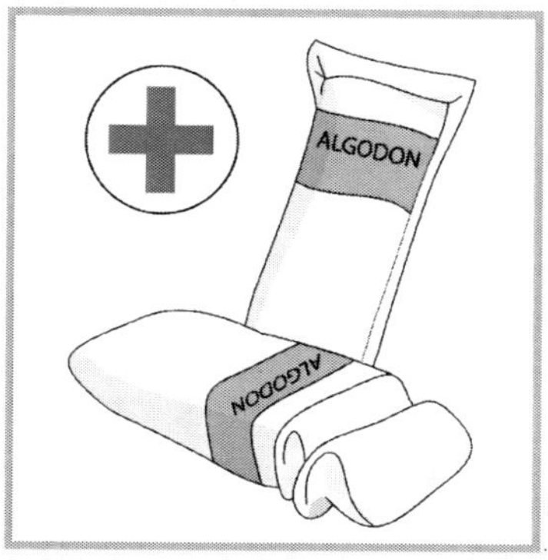

Algodón

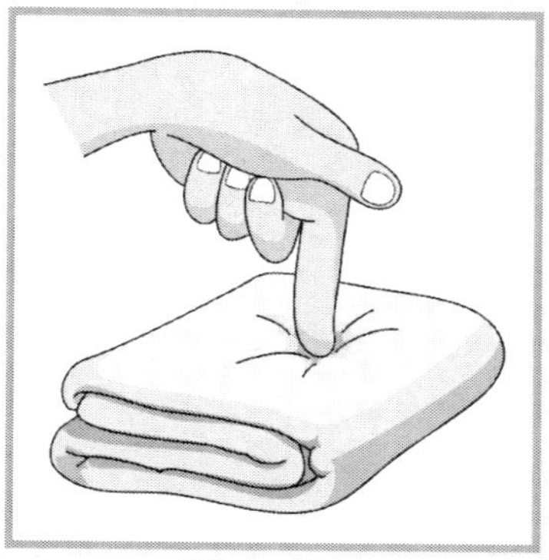

Blando

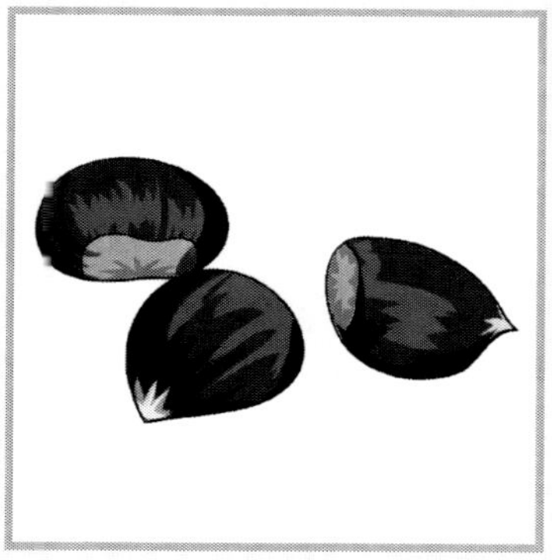

Castaña

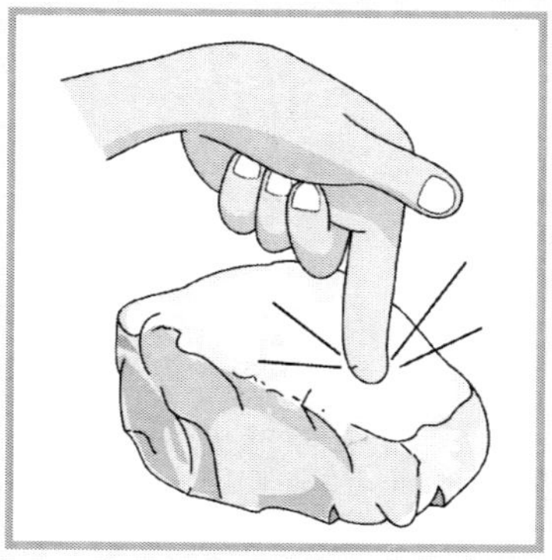

Duro

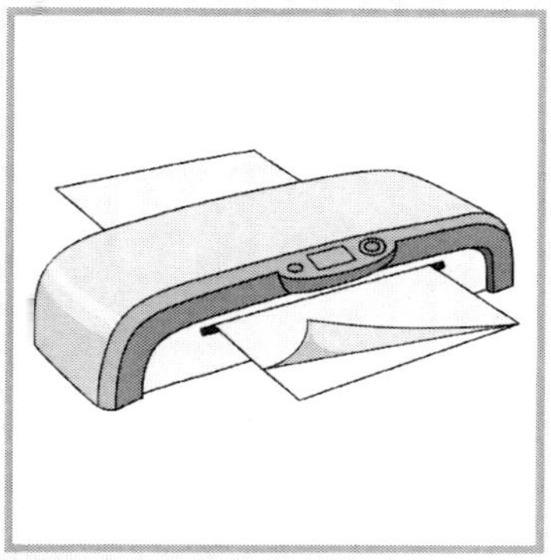

Plástico

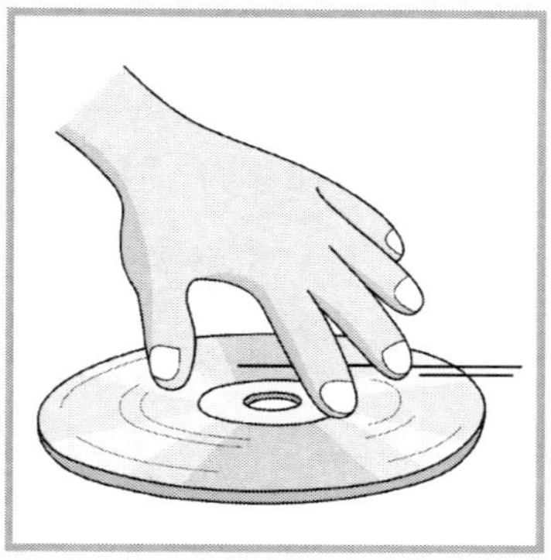

Liso

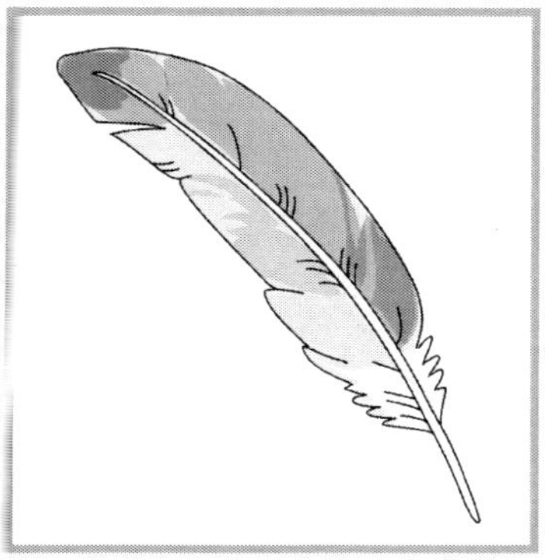

Pluma

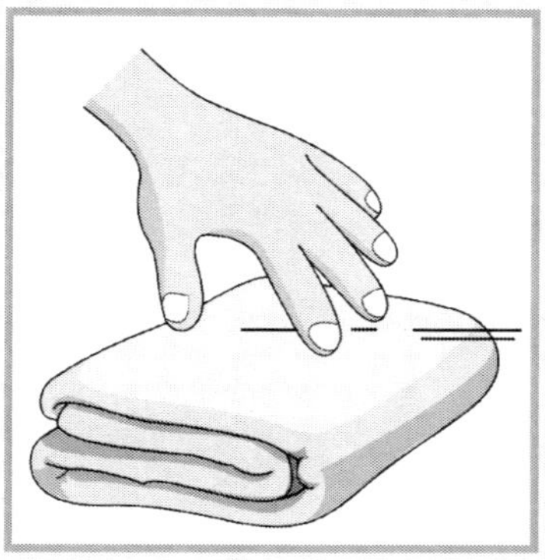

Suave

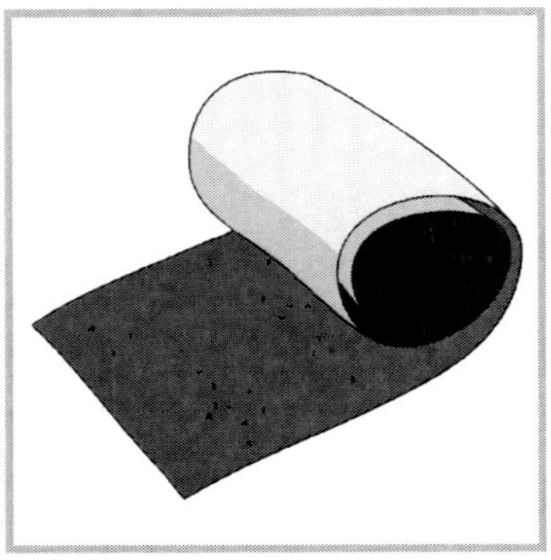

Lija

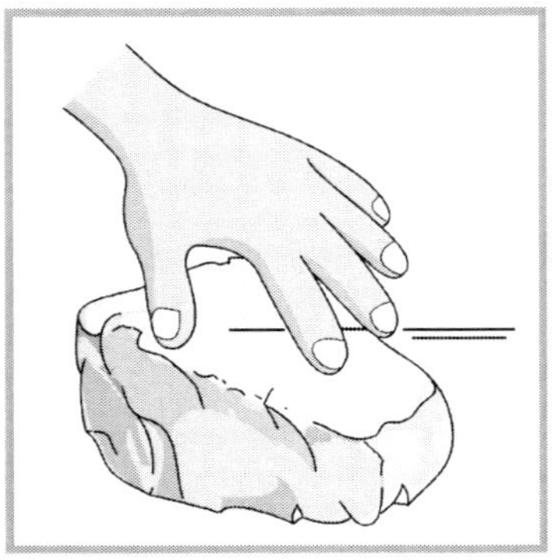

Áspero

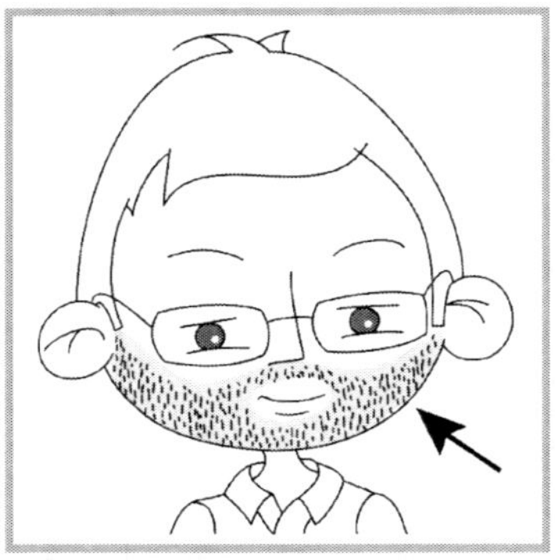

Barba naciente

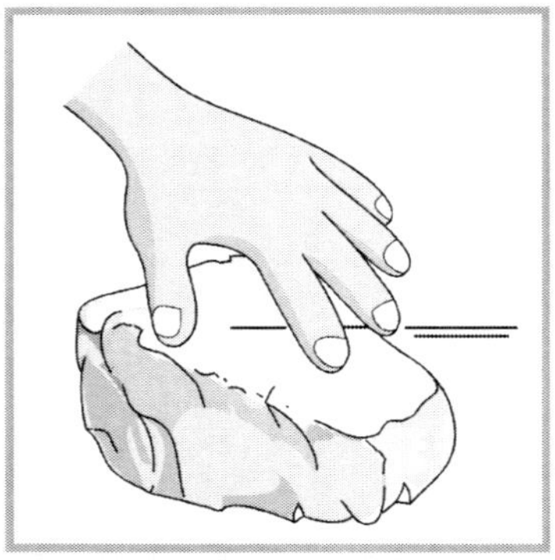

Áspero

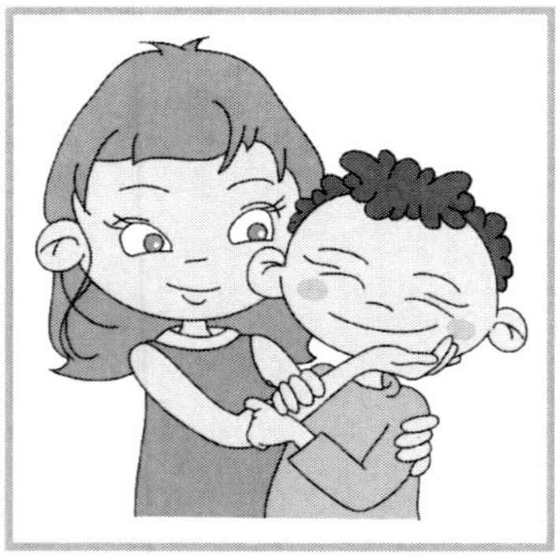

Contacto corporal

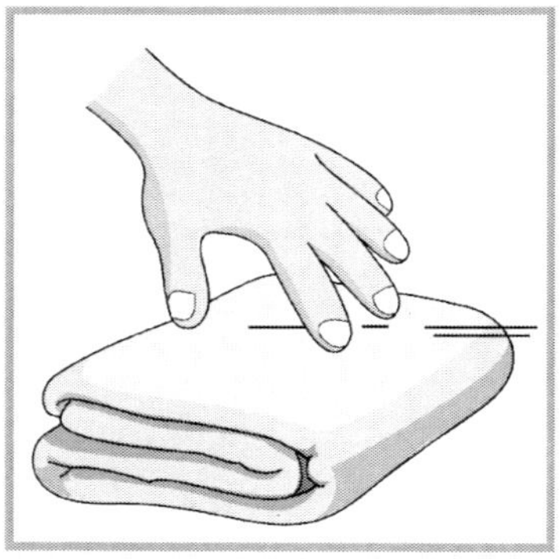

Suave

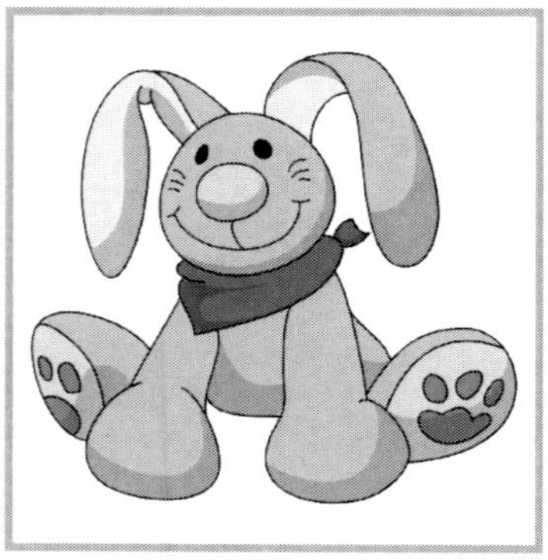

Peluches

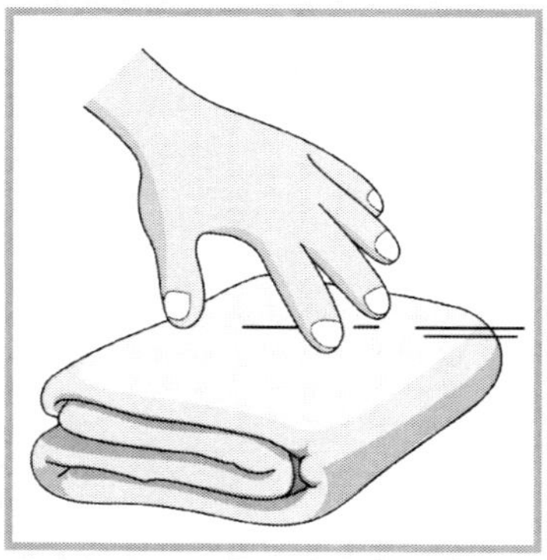

Suave

4.4 Masajes corporales

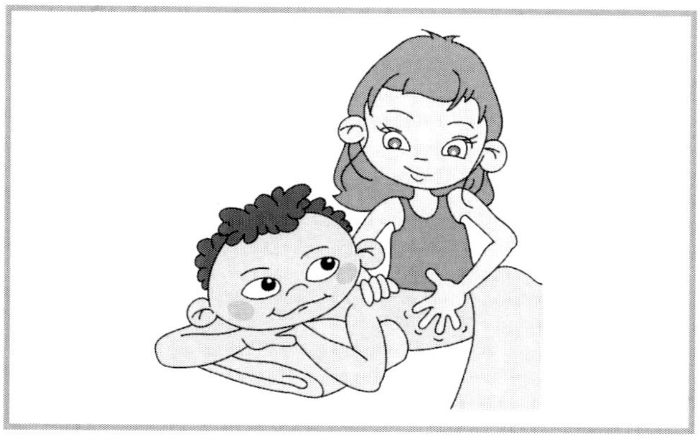

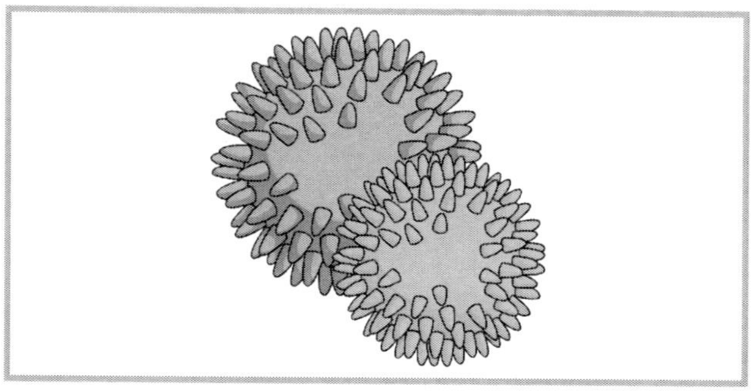

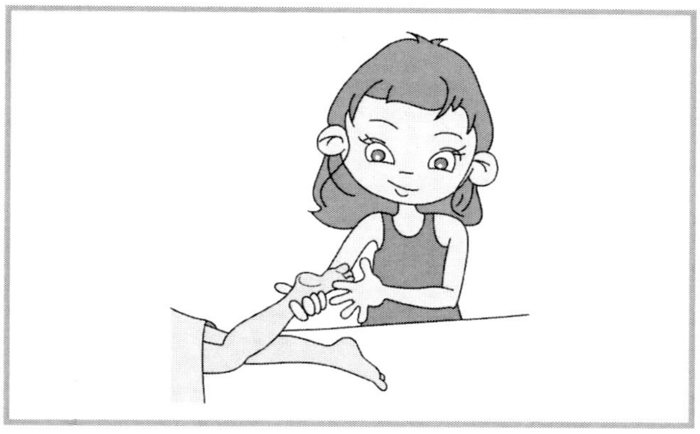

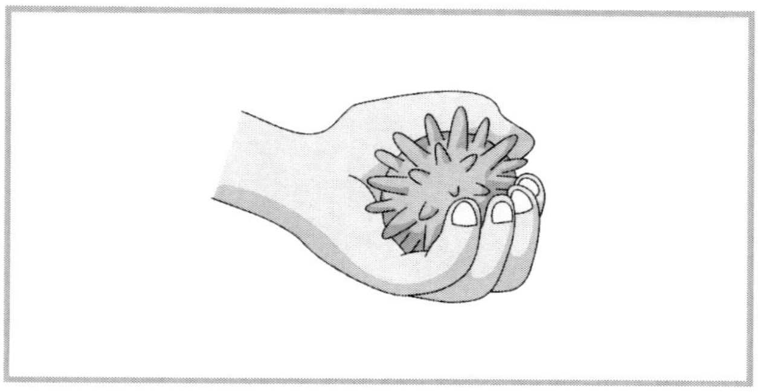

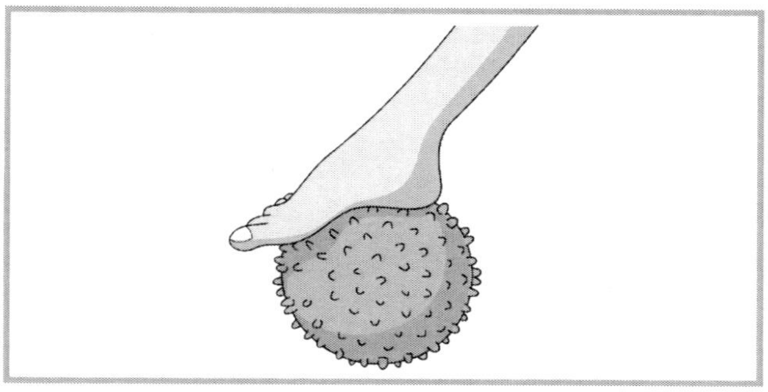

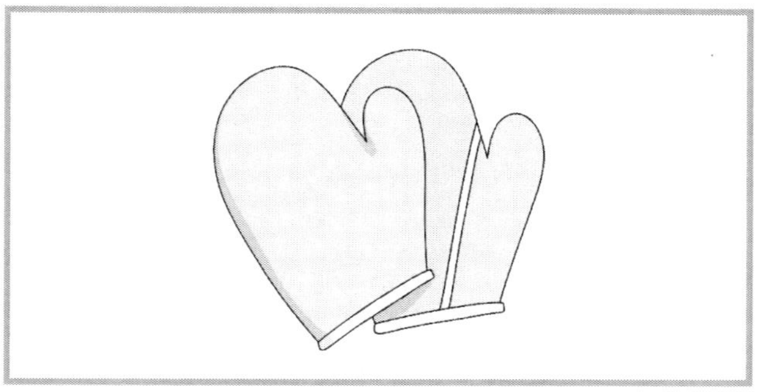

Material: aceites y cremas naturales de olor (lavanda o caléndula son las mejores, pues son relajantes). El masaje con aceite es conveniente antes del baño, para que no se reseque la piel. Con crema hidratante, mejor después del baño.

Hay unas pelotitas con puntas que también sirven para masajear. O los cepillos de dientes o de crin blanditos son magníficos para masajear espalda, extremidades, plantas de los pies o las manos.

No se trata de darle un masaje *"profesional"* al niño, sino de acariciarlo y presionarle sin brusquedades ni movimientos vacilantes.

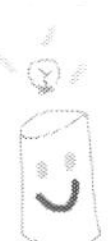

TENDREMOS EN CUENTA:

– Como Erik en un principio tenía dificultades, empezamos con partes menos "sensibles" de su cuerpo, como brazos y piernas. Después ya podíamos darlo por todo el cuerpo, incluso por la cara. Un consejo es que no los hagas con movimientos vacilantes. Si variáis los olores, de paso vais estimulando también la discriminación olfativa.

4.5 Abrazos de oso y otros trucos para ayudarlos a "sentirse"

Para Erik era importante sentir *"presión"* sobre su cuerpo. Cuando estaba muy excitado, lo tomábamos por detrás con *"un abrazo de oso"*, presionando bien (pero sin apretar). Esto lo tranquilizaba mucho, le hacía ser consciente de sí mismo.

Otro truco, si el niño no es muy pequeño, puede ser sentarse encima suya sobre un sofá, con cuidado siempre.

Ejercicio 1: Abrazar...

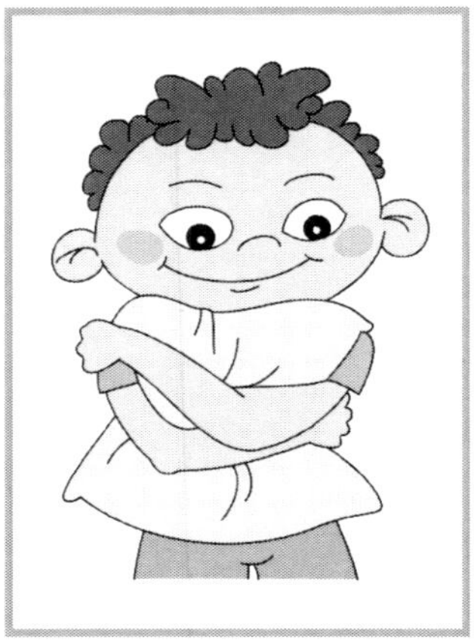

Cojines de distintos tamaños

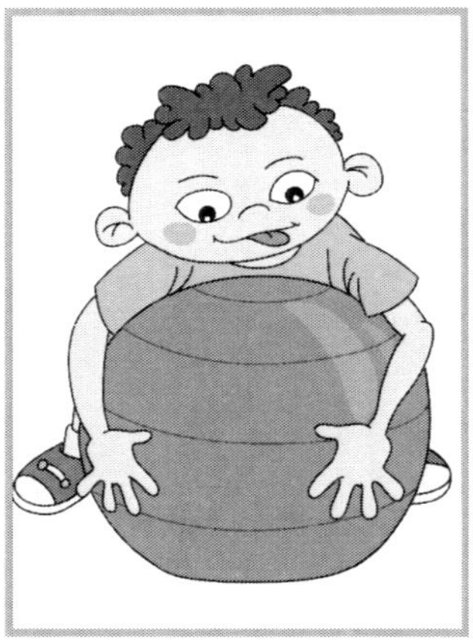

La pelota de gimnasia

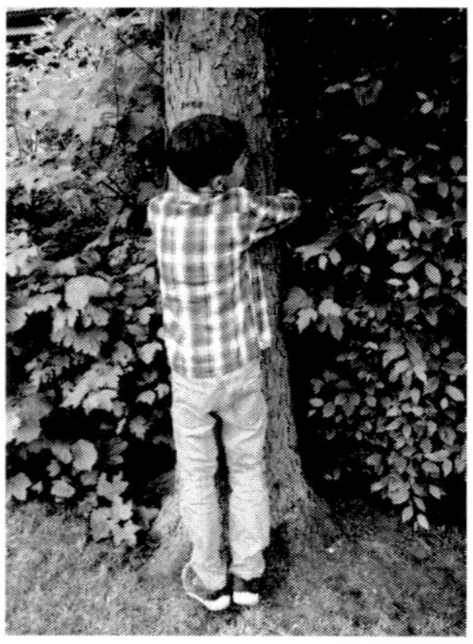

Un árbol

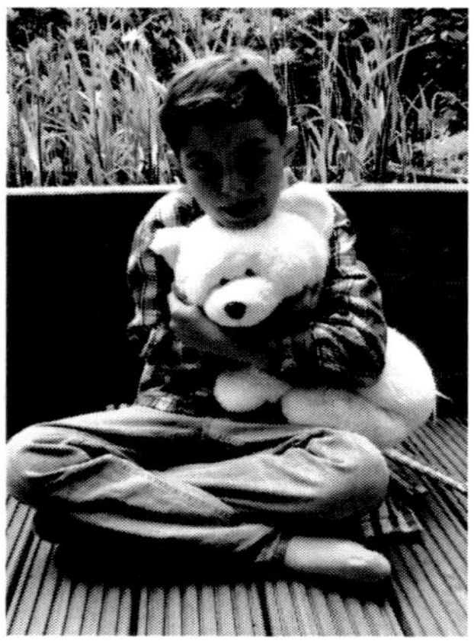

Peluches

Ejercicio 2:

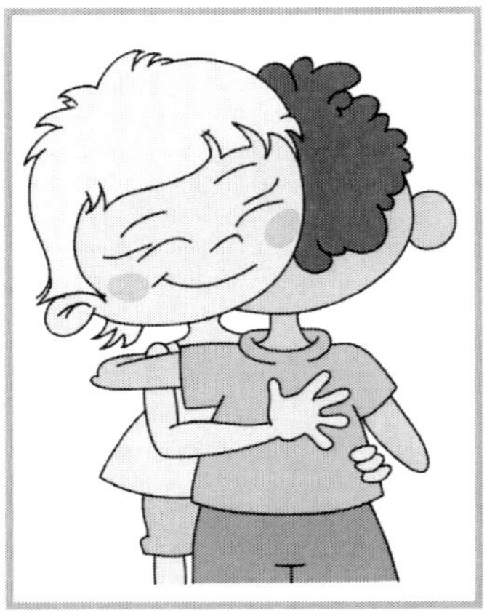

Di «Abrázame», y ayuda (es decir, mueve) al niño para que su mejilla roce la tuya. Refuérzalo en el momento en que su mejilla entre en contacto con la tuya y elógiale. Poco a poco vete practicando un abrazo más completo.

Generaliza este aprendizaje a muchos entornos y con muchas personas. Reduce gradualmente el programa de refuerzos para ir recibiendo cada vez más abrazos a cambio de menos refuerzos.

Ejercicio 3:

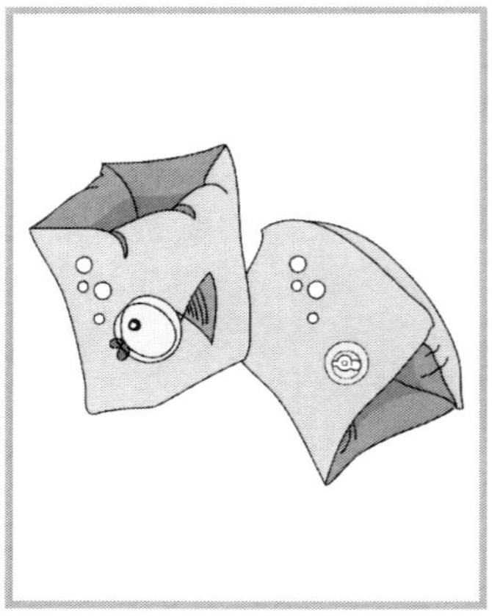

Puedes usar también los manguitos de la piscina como punto de presión para que se noten diferentes partes del cuerpo: un brazo o una pierna.

Sienta al niño en el suelo, en un lugar tranquilo y agradable. Junto a los dos tendréis los manguitos. Toma un manguito y colócaselo al niño en una pierna. Cuando lo hayas hecho, di "*Pierna*". En un principio usa tan sólo un manguito, luego ya le podrás poner dos a la vez.

TENDREMOS EN CUENTA:

– Establecer una rutina puede servir de nuevo de ayuda. Dices "uno, dos..." Y a la de "tres" lo abrazas..

Ejercicio 4:

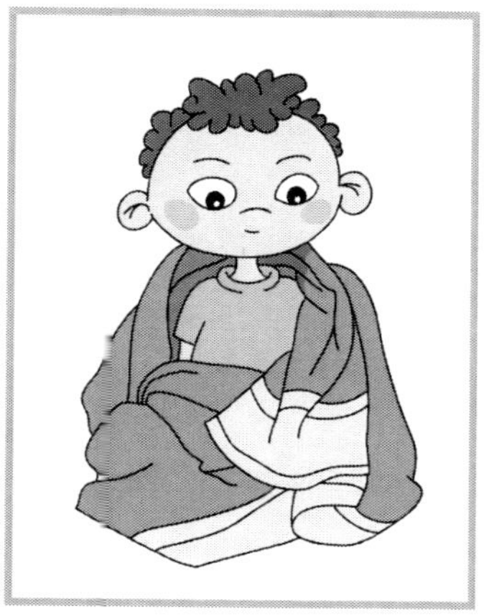

Con Erik funcionaba también envolverlo muy bien con una toalla, dejando su cabecita fuera.

Puedes ponerle nombre a este juego *"El indio", "El mexicano"* o *"La momia"*.

En el mercado hay también chalecos de pesos, que la ergoterapeuta utilizaba con Erik en sus sesiones.

TENDREMOS EN CUENTA:

- Ponerle una mano con la palma extendida sobre la cabeza, de forma que el niño nota dónde termina su cuerpo. Hoy en día, cuando Erik está excitado, le calma mucho que coloque mi mano sobre su cabeza.

4.6 Andar descalzos

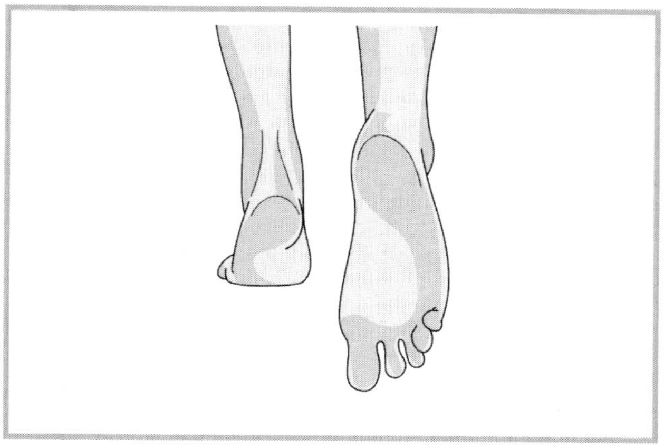

¿A quién no le gusta andar descalzo? Además, es una actividad sensorial magnífica. Podéis andar descalzos sobre arena, sobre agua, sobre hierba, sobre barro, sobre el suelo: baldosas, parqué, terrazo, etc. .

Una experiencia sensorial inolvidable la vivimos en un bosque de actividades con un circuito preparado en el que había que caminar descalzos:

TENDREMOS EN CUENTA:

- Tip: El bosque de los pies descalzos.

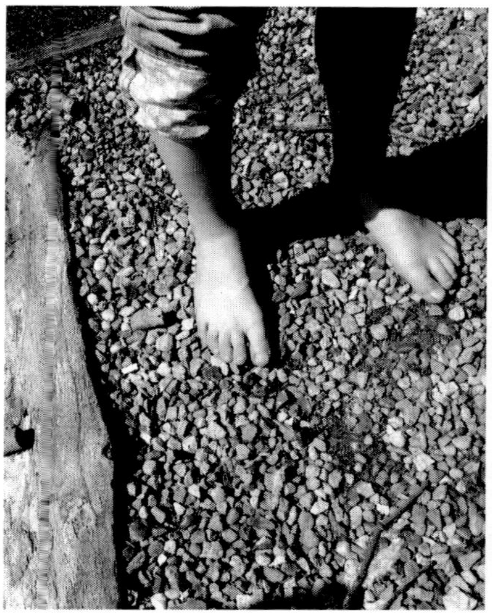

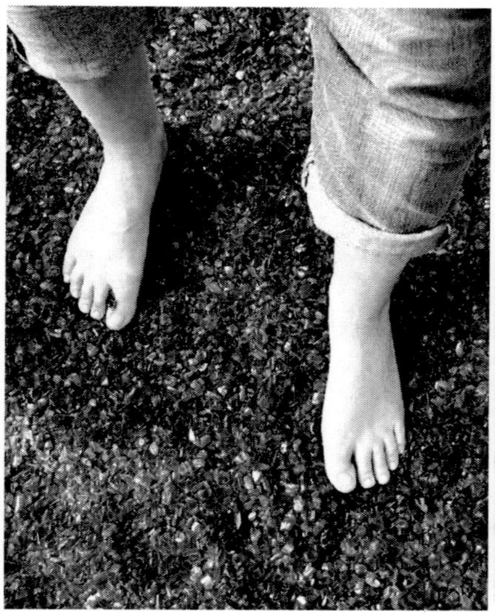

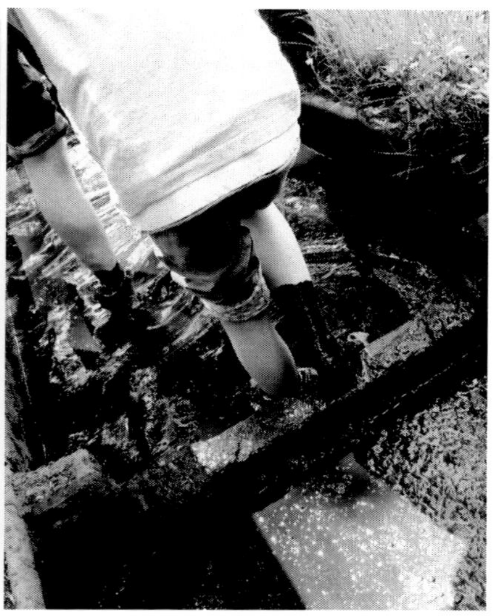

4.7 Mejorando las pisadas

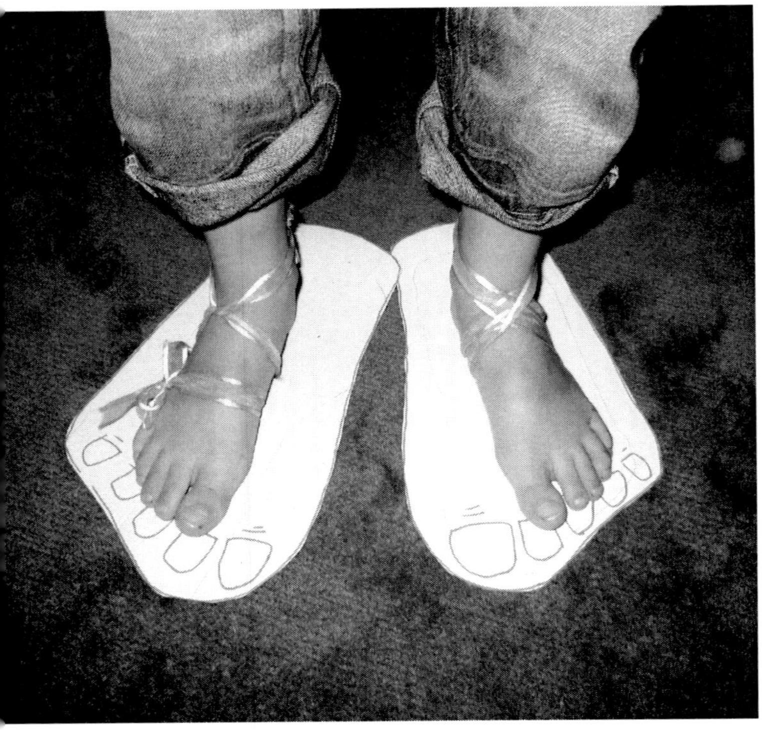

Muchos niños con autismo caminan de puntillas, y Erik era uno de ellos. Así que también trabajamos este aspecto con los ejercicios que vienen a continuación:

Ejercicio 1: Plantillas de pies como en la foto

Llévale de la mano cuando el niño ande con estas plantillas.

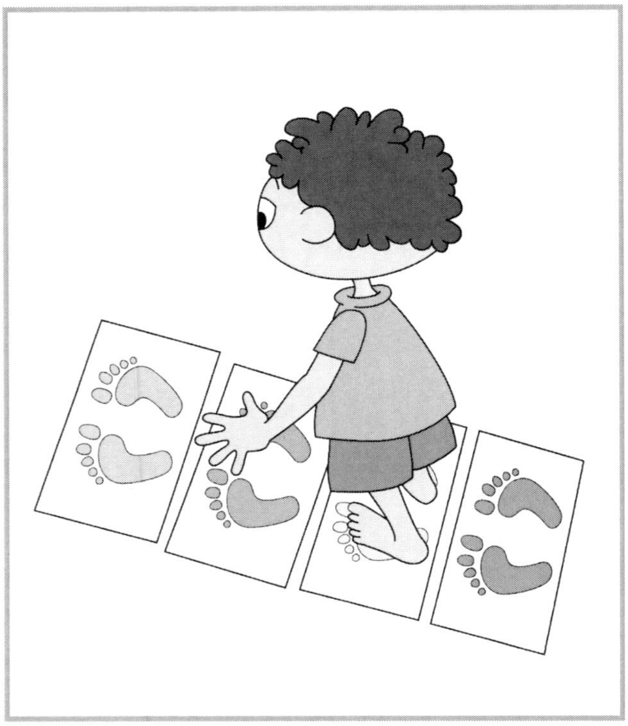

Ejercicio 2: Practicar con el niño que ande con toda la planta del pie, de puntillas y con los talones.

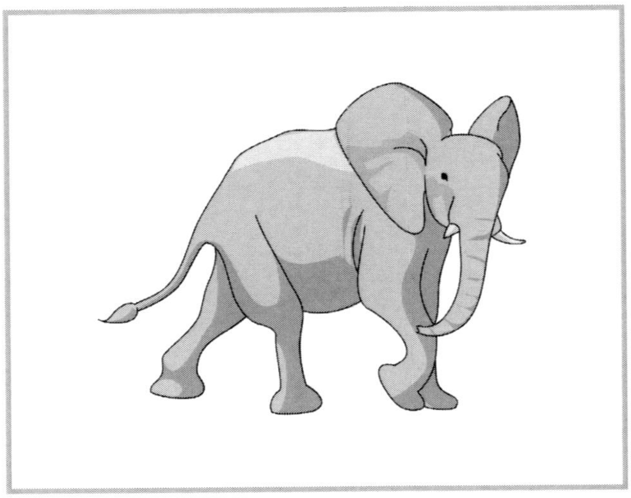

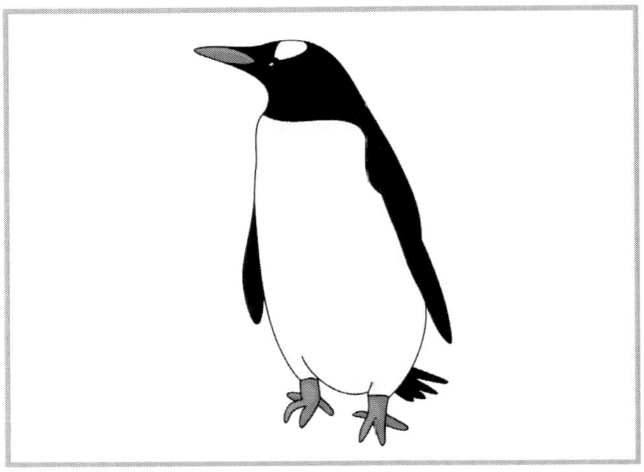

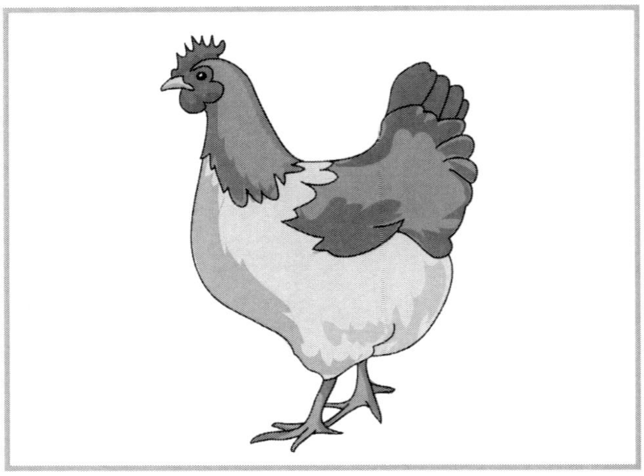

Practicar andar con todo el pie con la planta en el suelo (elefante). Andar de puntillas (gallina). Andar de talones (pingüino) Para hacer esta actividad más atractiva, conviene tener preparado un circuito y le orientaremos con apoyo visual:

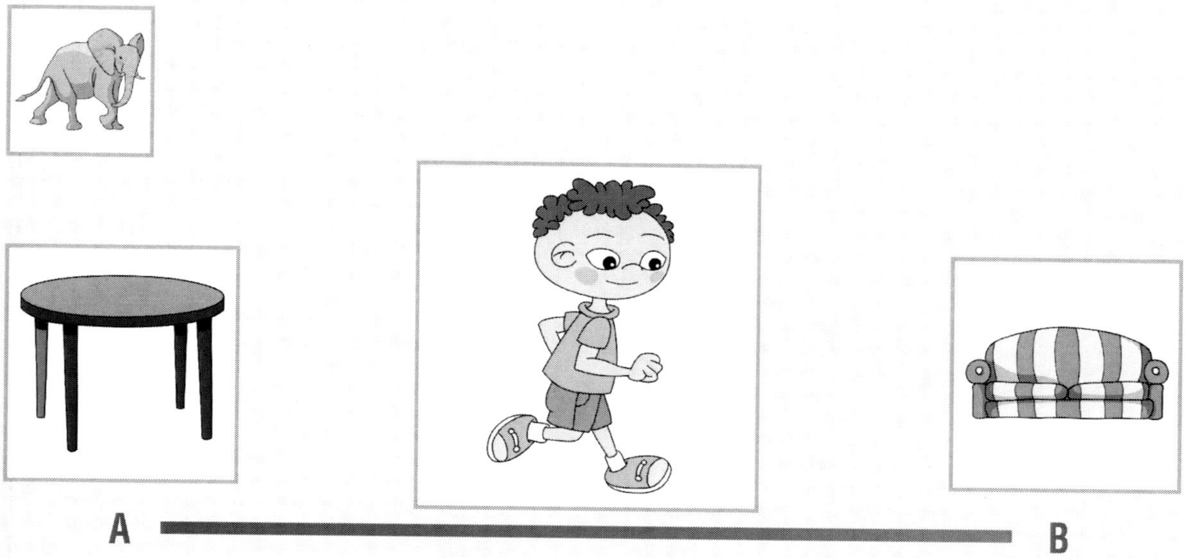

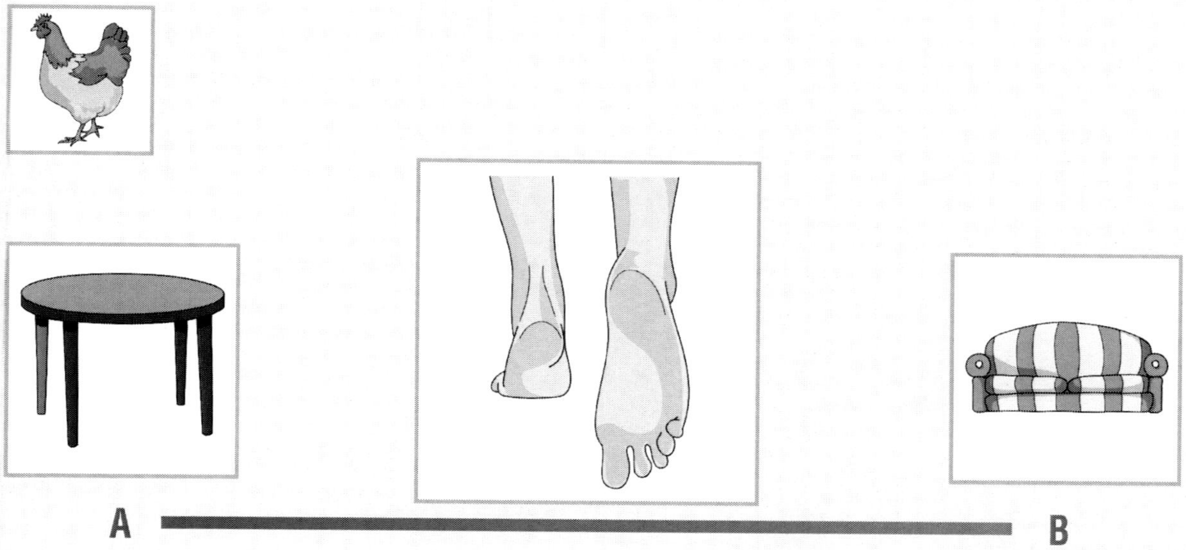

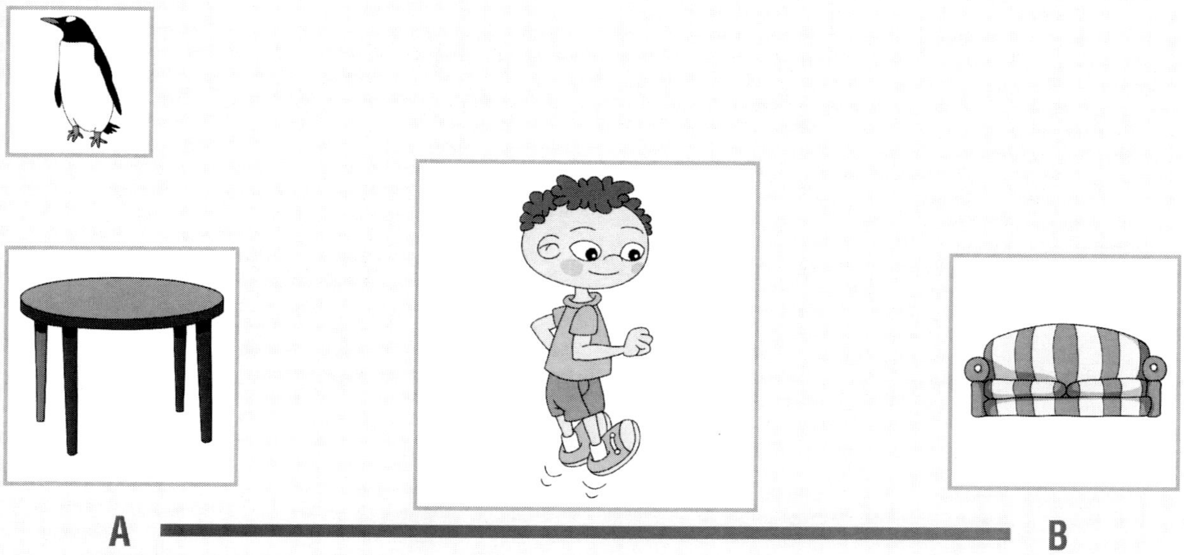

Primero lo haces tú para mostrarlo al niño cómo hacerlo, después le toca a él.
Si ves que tiene dificultades, le ayudas con tus manos guiando sus pies.

Ejercicio 3: Seguir las huellas

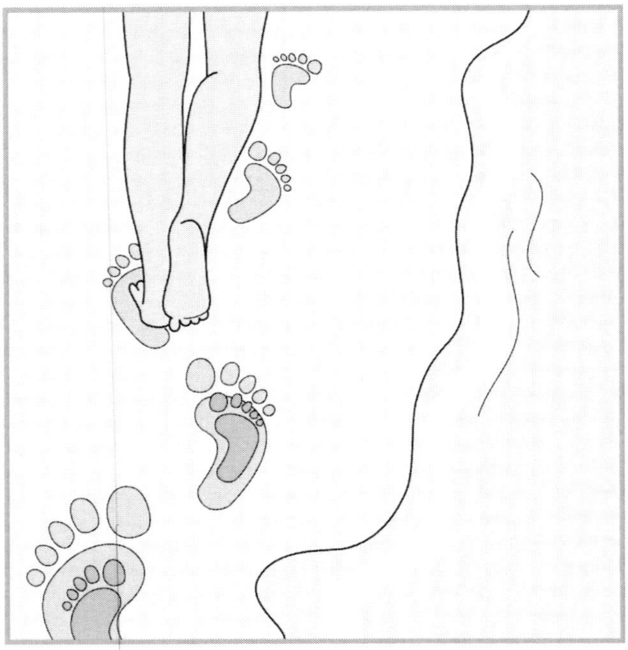

En la arena: Andar con toda la planta del pie apoyada sobre las huellas de otra persona en la arena.

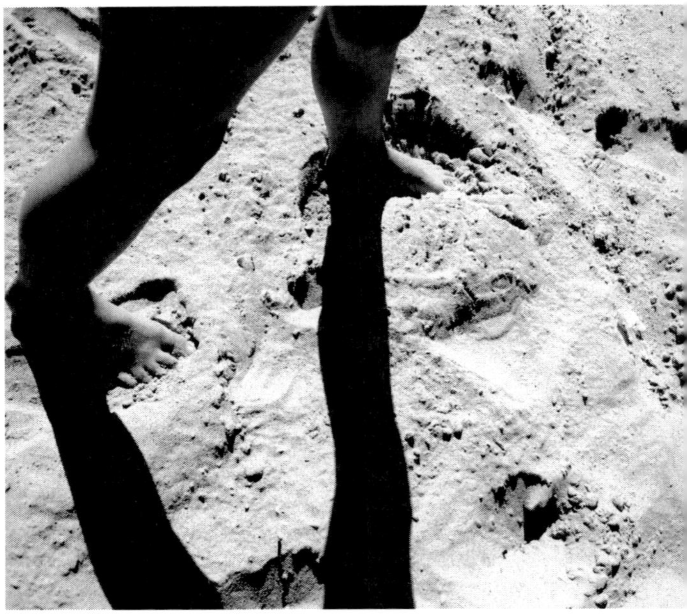

4.8 Trasladar pesos de un sitio a otro

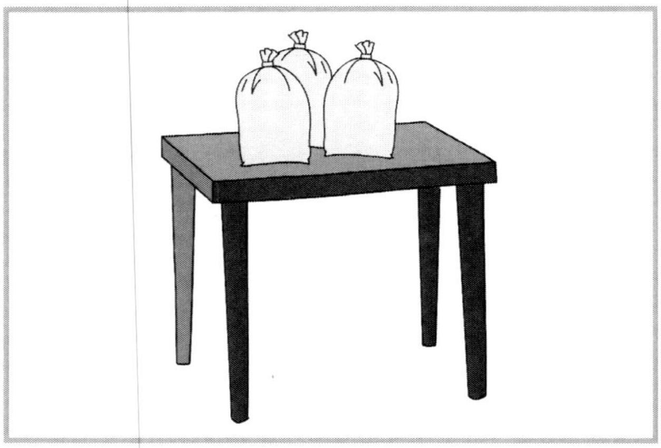

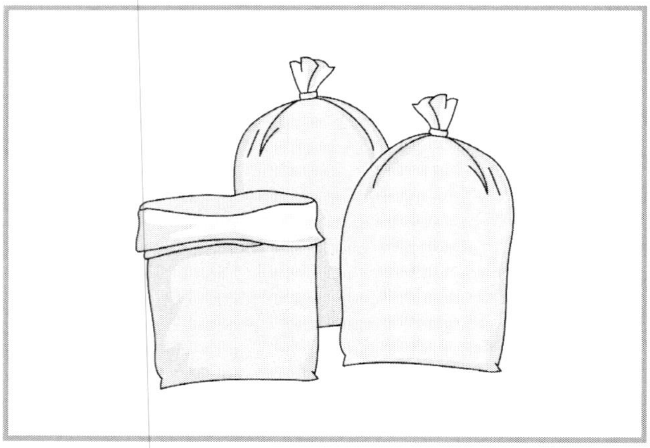

Este ejercicio de trasladar pesos de un lugar a otro fue de gran ayuda para Erik y mejorar su forma de caminar.

Hay saquitos de arena de distintos tamaños y pesos que el niño puede trasladar. También puedes preparar tú los *"pesos"* rellenando botellas de plástico con piedras u otros materiales pesados. Son botellas de plástico de medio litro.

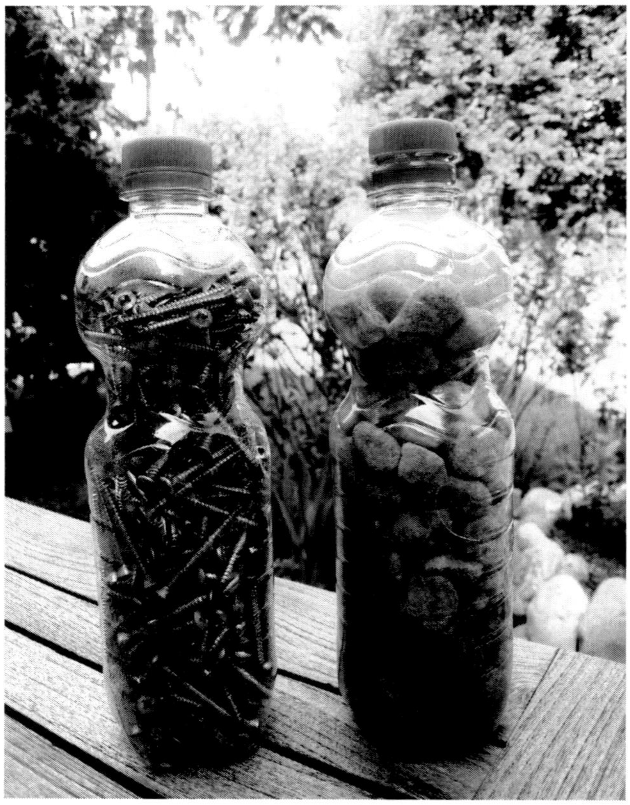

Tendremos establecido un circuito (que quede claro el principio y la meta), y podemos utilizar este apoyo visual:

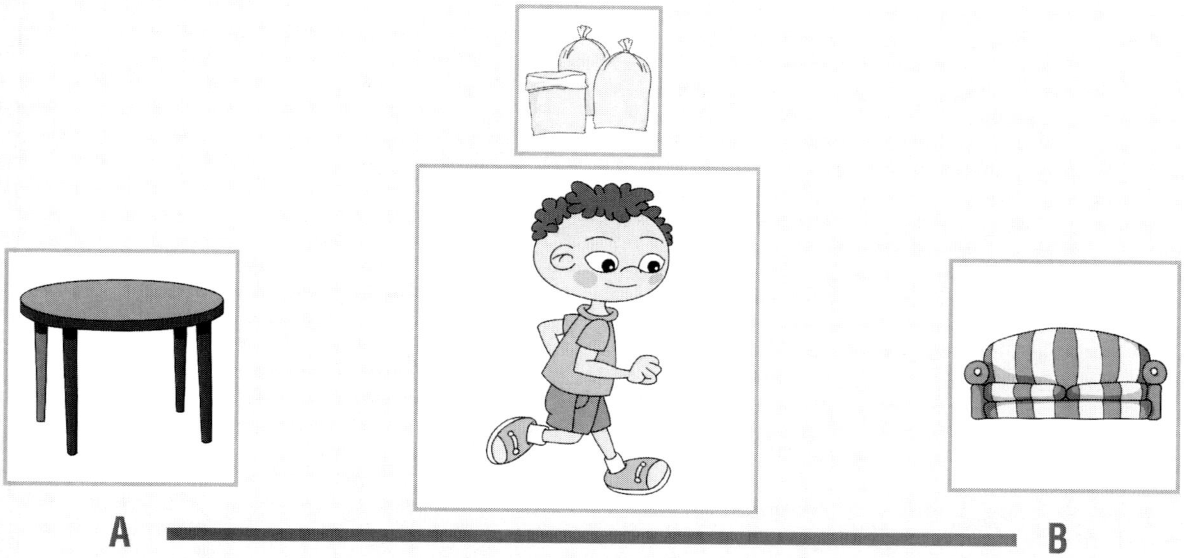

TENDREMOS EN CUENTA:

– Hay un truco sencillo: que traslade en cada mano una bolsa con naranjas. También puedes meterle pesos en los bolsillos de la chaqueta, por ejemplo. Eso les ayuda mucho a sentirse a la hora de caminar y mejorar el que no anden de puntillas. Puedes utilizar bolas metálicas.

4.9 Con las manos en la masa: plastilina y "cocinillas"

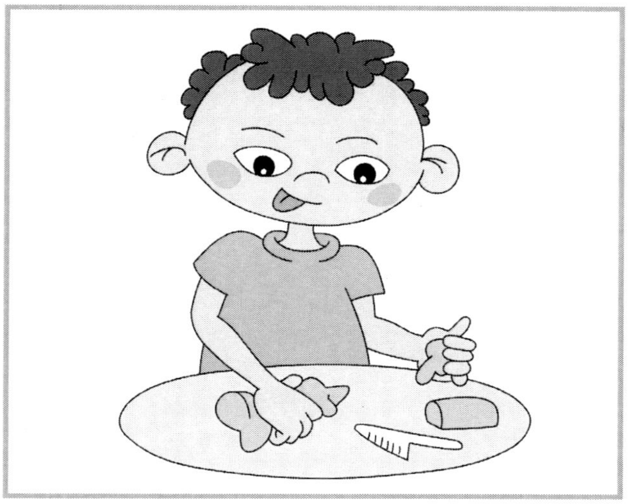

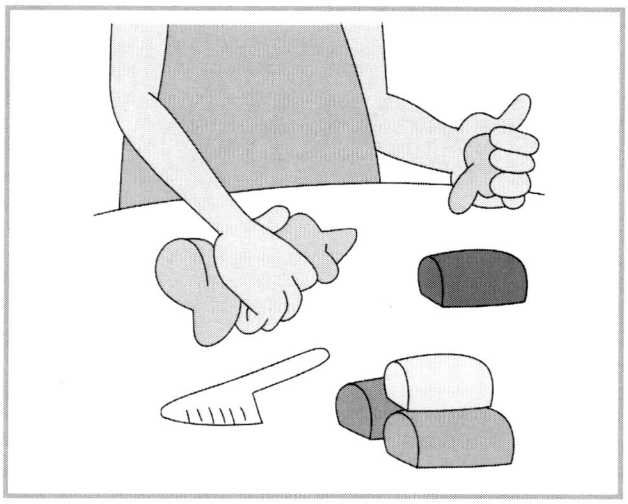

Ejercicio 1: Plastilina

La plastilina se convirtió muy pronto en nuestra principal aliada para mejorar el sentido del tacto de Erik: hacerla rodar en culebrilla, formar bolitas, aplastarlas con la mano y…. dejar volar la imaginación para hacer muchas figuras.

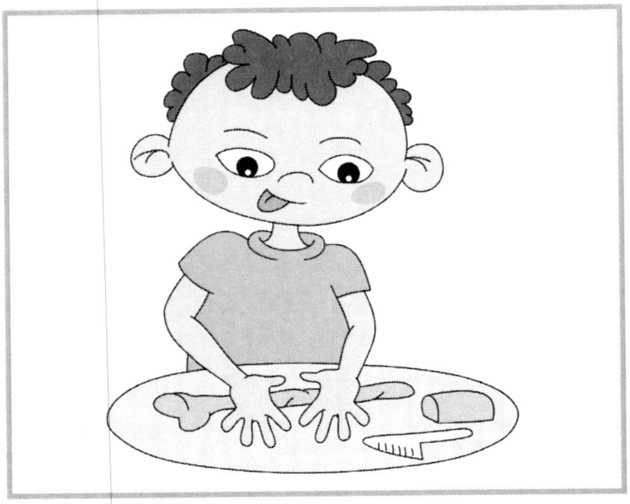

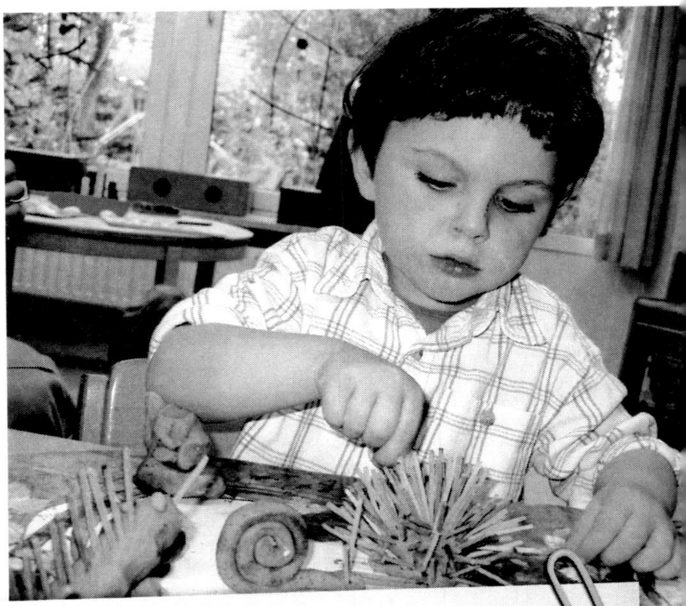

Erik con tres añitos

De la misma forma puedes practicar hacer bolas, aplastar las bolas, hacer círculos…. Y lo que se os vaya ocurriendo. A las culebrillas Erik las llamaba *"tuberías"*.

Otras ideas con la plastilina:

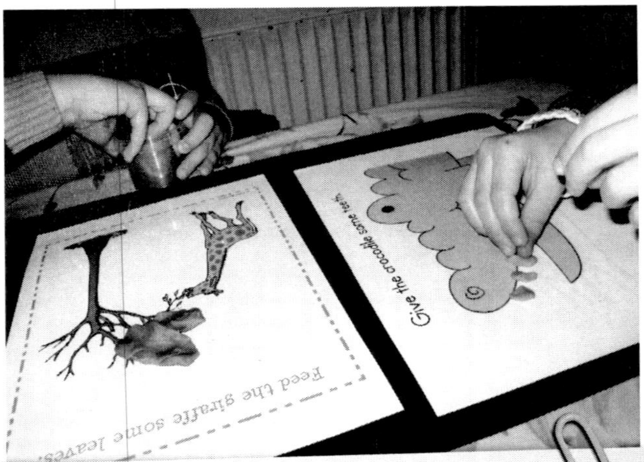

Tener una plantilla con instrucciones.

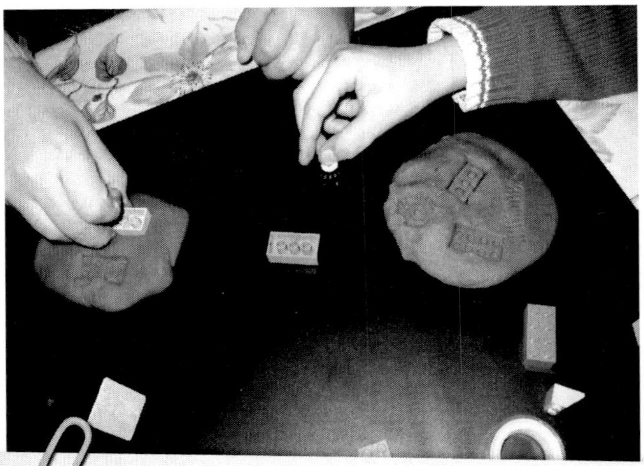

Marcar "huellas" de diferentes materiales en plastilina.

TENDREMOS EN CUENTA:

- Nosotros comenzamos a trabajar la plastilina por imitación. Sentados frente a frente en una mesa, dispones un trozo de plastilina delante de ti y otro delante del niño. Tomas tu trozo y comienzas a rodarlo para hacer una culebrilla mientras dices: "Hago una culebrilla". Cuando la tengas lista, das la orden "Ahora tú". Si el niño no lo hace, le coges su manita con las tuyas y le ayudas a hacer la culebrilla.
- Para mejorar la motricidad y el movimiento de pinza, podéis hacer "erizos" de plastilina. Tienes preparados palitos para pinchar. Después, el niño irá pinchando esos palitos en una bola de plastilina que haya hecho previamente.

Historia social "la plastilina no se come"

Hay niños que se llevan la plastilina a la boca. Si es vuestro caso, podéis trabajar la siguiente historia social:

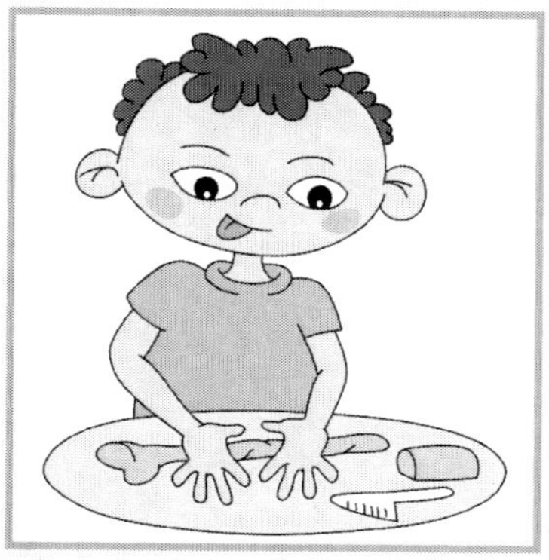

La plastilina no se come

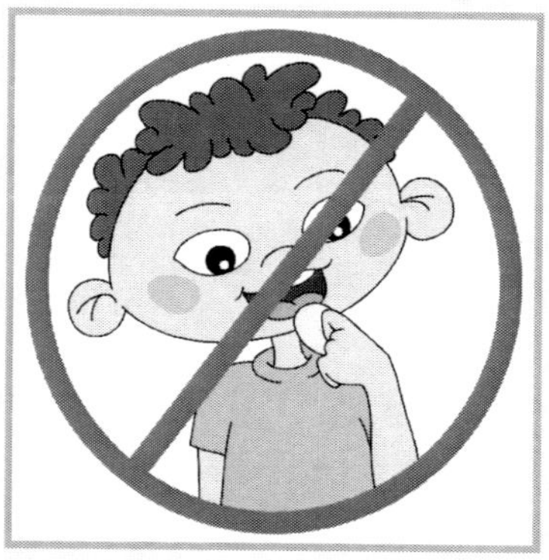

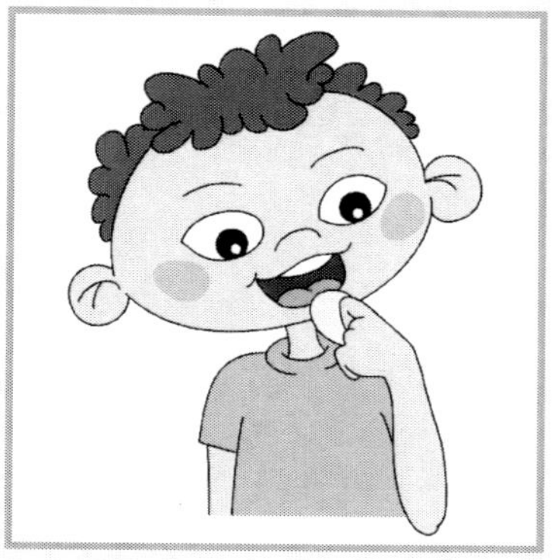

Si te comes la plastilina:

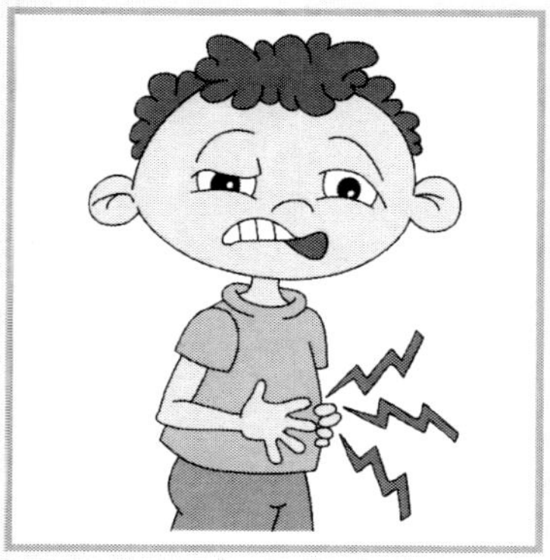

Te duele la tripa

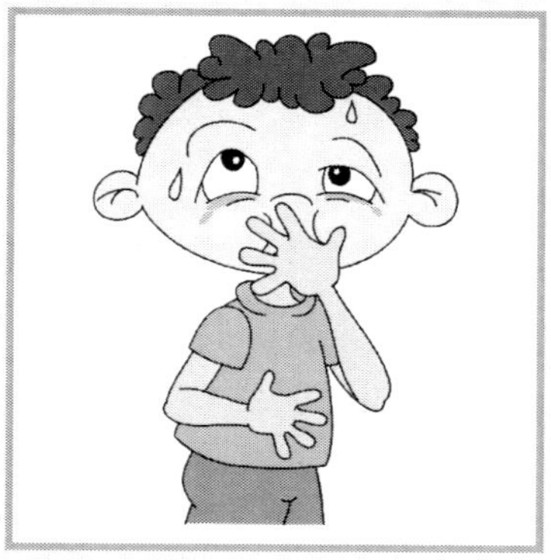

Te pones malito

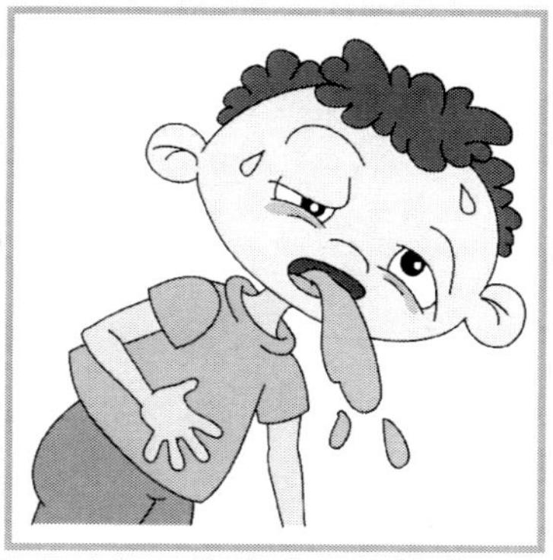

Vomitas

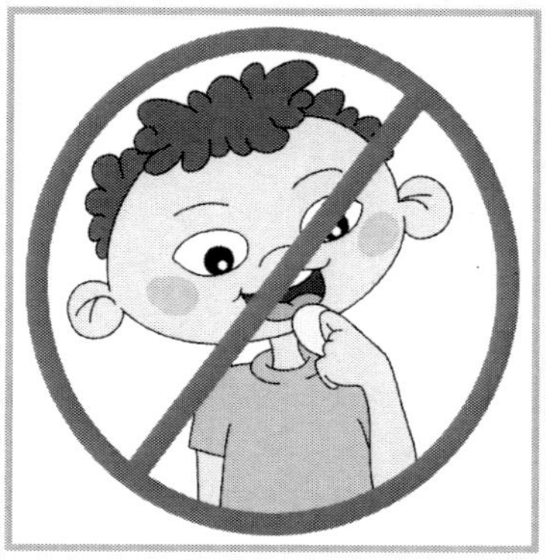

Ejercicio 2: Cocinillas

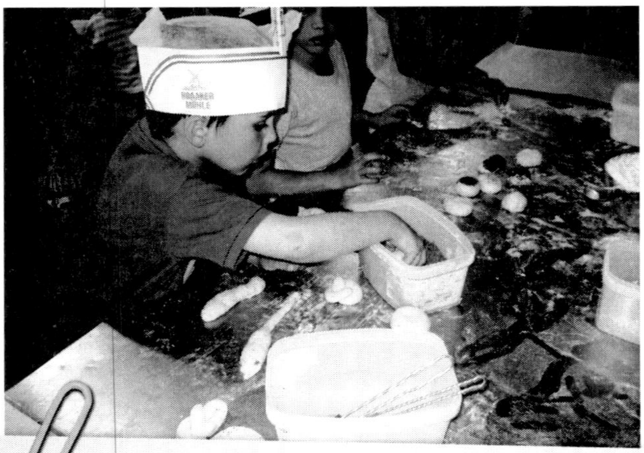

Erik con cinco años.

La cocina nos da muchas posibilidades, como amasar pizza, galletitas o panecillos. Puede convertirse además en un gran momento de interacción con una gran recompensa: comerse después lo que se ha amasado. Para Erik era imprescindible ponerse su delantal, *"como mamá"*. Una camisa vieja del papá atada del revés puede convertirse también en un improvisado delantal.

1. Panecillos: Necesitas medio sobre de levadura en polvo seca, una pizca de sal, una cucharadita de aceite, 350 gr. de harina y 210 ml de agua caliente. Horno a 230 grados. Echa en un recipiente la harina, la sal y la levadura. Añade el aceite y el agua. Mezcla con cuchara de palo. Trabaja la masa con tus manos después en una superficie con harina espolvoreada. Haz los panecillos y los colocas en la fuente del horno. Déjalos reposar en un lugar calentito y cubiertos con un paño. Cuando estén al doble de su tamaño, los puedes decorar untando huevo batido sobre ellos con un pincel, y añadiendo sésamo, piñones, semilla de amapola... Al horno y en 15 ó 20 minutos, listos.

2. Galletas de mantequilla. Mezclando 100 g de mantequilla, 50 g de azúcar y 90 g de harina. Amasa bien la mezcla. Espolvorea la zona donde estés cocinando con un poco de harina para que la masa no se pegue, colócala y alisa con un rodillo. Puedes cortar galletas de muchas formas con la ayuda de un cuchillo de punta redonda. Tras 20 minutos en el horno a 180º, estarán listas para que las decores si lo deseas.

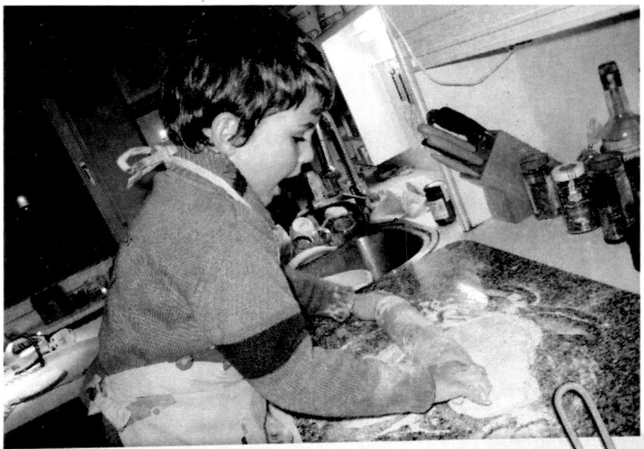

Erik con cuatro años y medio.

4.10 Pinturas de dedos

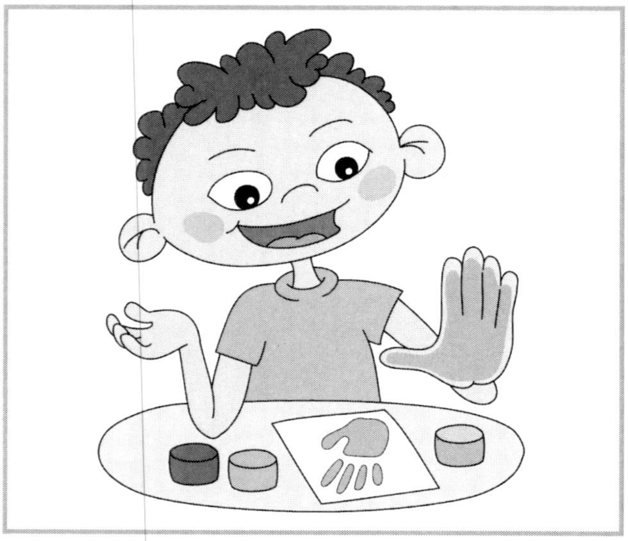

Ejercicio 1:

Pinturas de dedos... ¡a mancharse! Es bueno colocar unos plásticos en el suelo para que se manche menos. Utilizad hojas de papel muy grandes. Le podéis pintar al niño las palmas de la mano, las plantas del pie.... Y que deje huellas, por ejemplo.

Otra variante es colocar una gran cartulina en la pared para que pinte de pie, con movimientos circulares y utilizando ambas manos.

También podéis pintar con diferentes partes del cuerpo las baldosas del cuarto de baño: divertido y muy fácil de limpiar después.

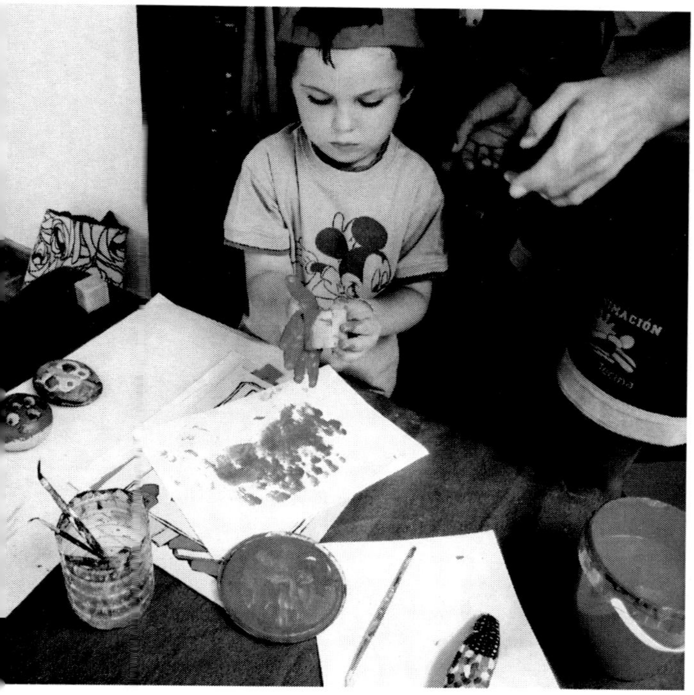

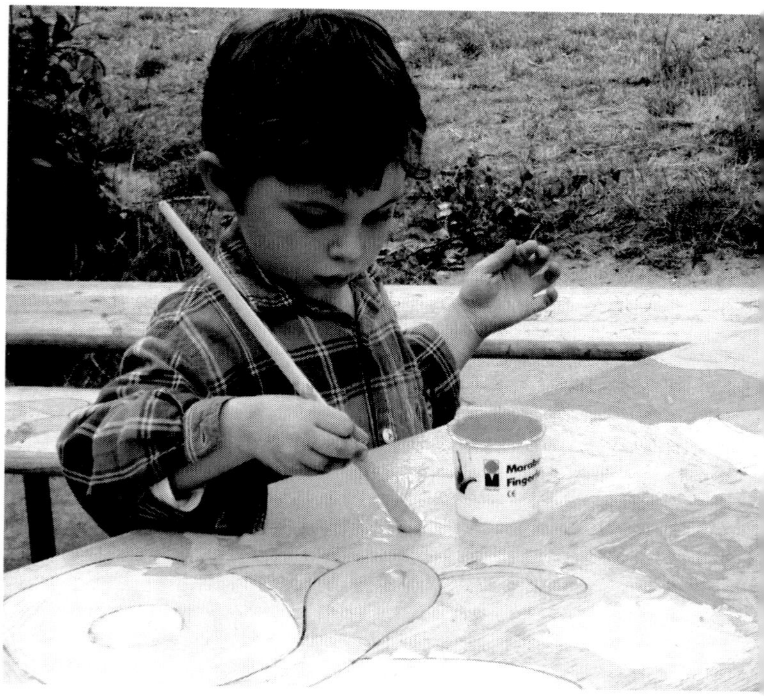

Y si el niño disfruta con la pintura de dedos, aquí una idea de una manualidad. En casa la tenemos colgada en nuestra habitación:

Ejercicio 2:
Pintar superficies con pinceles grandes o brochas, de forma que se mejora la coordinación y motricidad manual.

Ejercicio 3:
Nos pintamos la cara: Sentados en el suelo frente a frente. Le vas pintando la cara al niño con maquillajes especiales. Después, puedes invertir los papeles, y que él te pinte a ti.

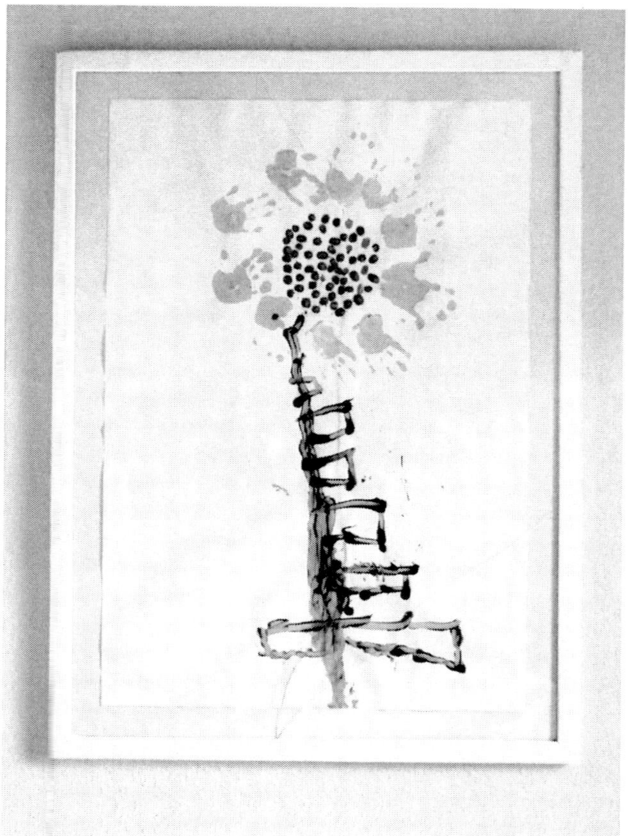

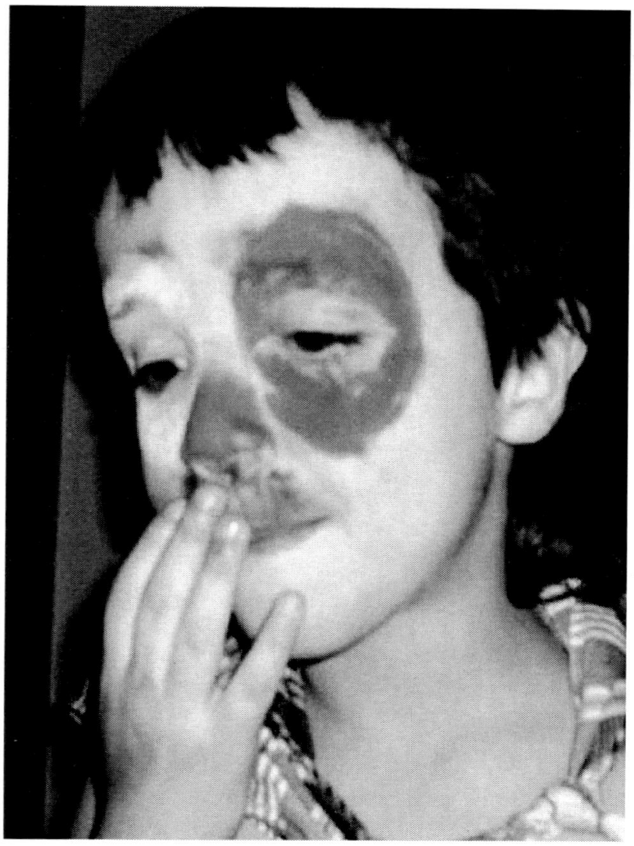

4.11 La espuma de afeitar

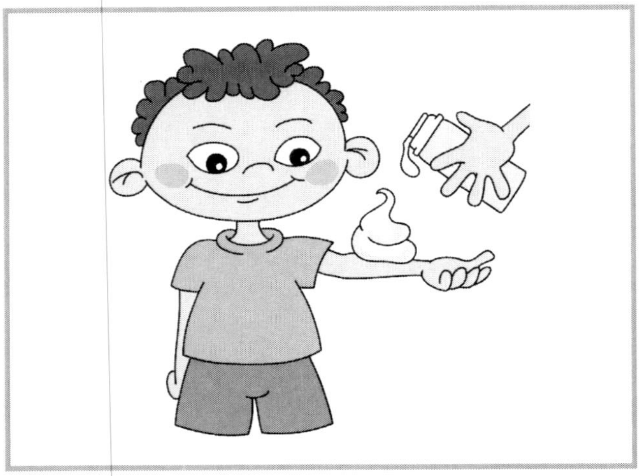

La espuma de afeitar ofrece posibilidades fantásticas. Se espolvorea sobre una mesa, y que el niño la extienda con grandes movimientos circulares. ¿Imitamos a papá?, podría ser otro juego, y nos hacemos una barba de espuma. O colocarnos espuma de afeitar sobre distintas partes del cuerpo e irlas nombrando.

También es muy divertido llenar una palangana con espuma y que el niño la vaya moviendo con los pies descalzos.

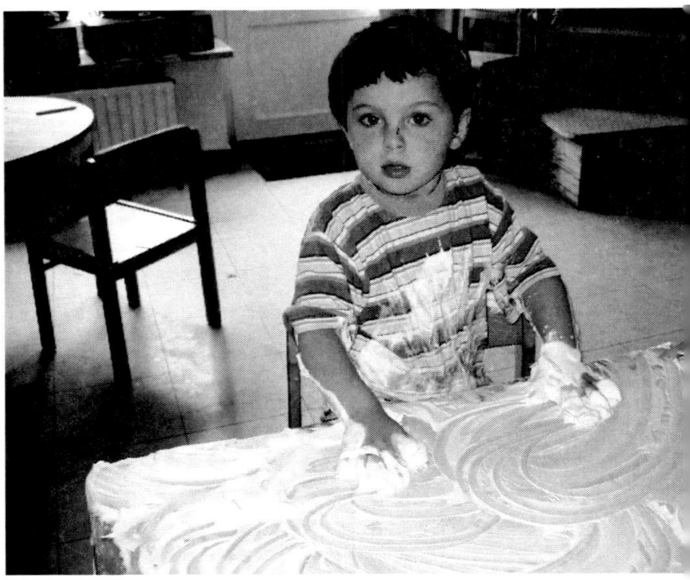

4.12 En la bañera

Ejercicio 1:
Jugar con la espuma, que el niño intente atraparla, que la deje escurrir entre los dedos, que la sople...

Ejercicio 2:
Dale al niño un muñequito de goma para que lo apriete con sus manitas hasta que salga el agua.

Ejercicio 3:
Dejar caer agua desde una botella de plástico sobre diferentes partes del cuerpo del niño.

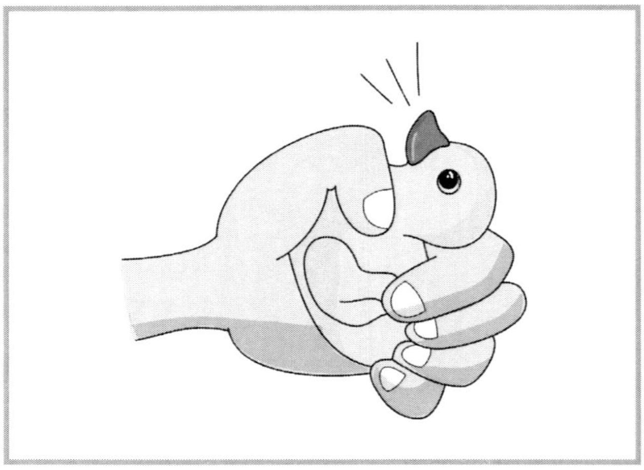

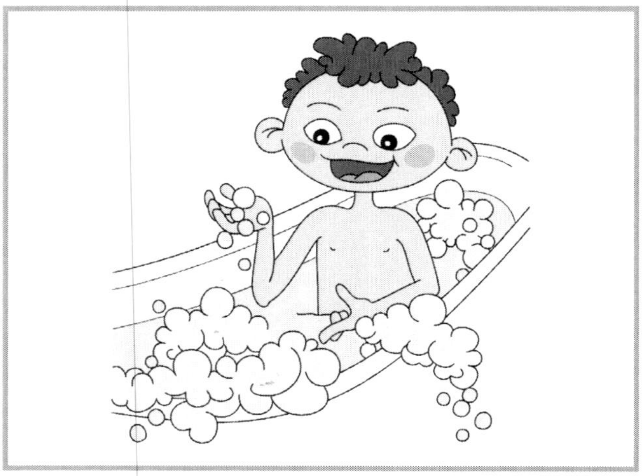

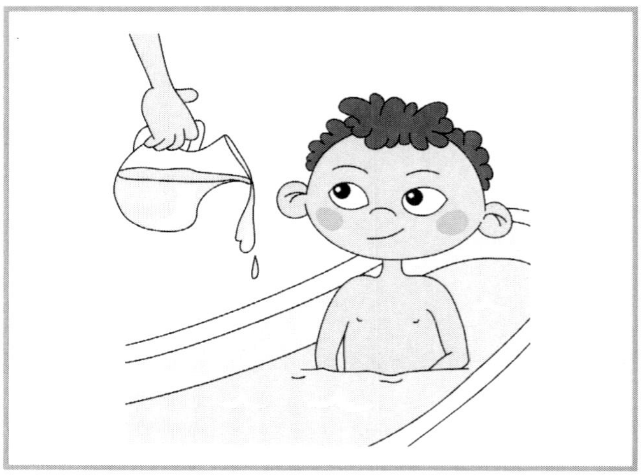

4.13 El hielo y sus posibilidades

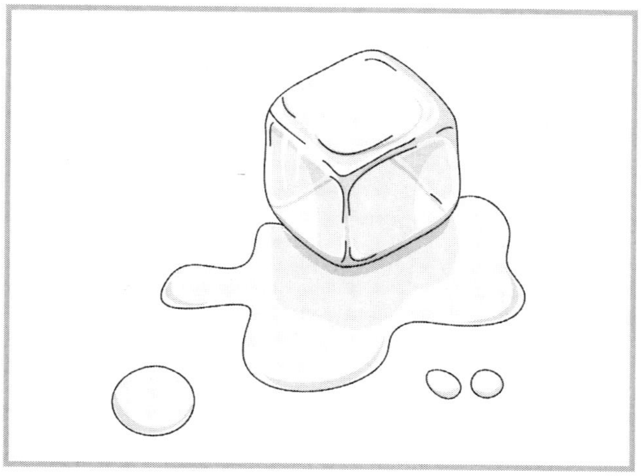

Un simple cubito de hielo puede ayudar mucho a mejorar la percepción. Frotáis con el hielo los alrededores de la boquita del niño para estimularlo. Podéis provocar también que saque la lengua, que chupe el hielo... Cuando esté pequeñito que se lo meta en la boca y lo vaya desgastando con movimientos exagerados (haced vosotros lo mismo para que lo imite). Dejadle coger hielo, sentir su frialdad, que lo vaya derritiendo con el calor de sus manitas.

Hay un juego que consiste en tener hielos tintados de colores. El niño los coloca sobre una hoja grande de papel, los mueve con sus manitas y mientras los hielos van pintando.

Como oposición al hielo, podéis usar una bolsa de agua caliente (no demasiado, claro), que la toque, que se roce con ella, que se suba encima, etc.

Apoyo visual

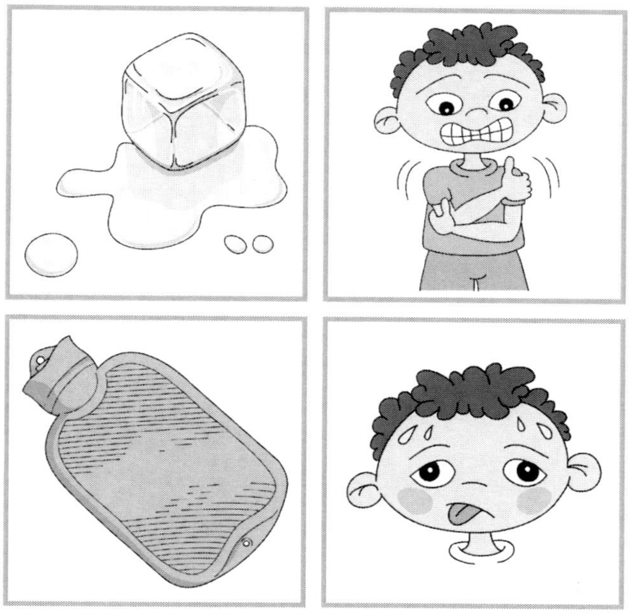

4.14 Reconocer objetos por el tacto

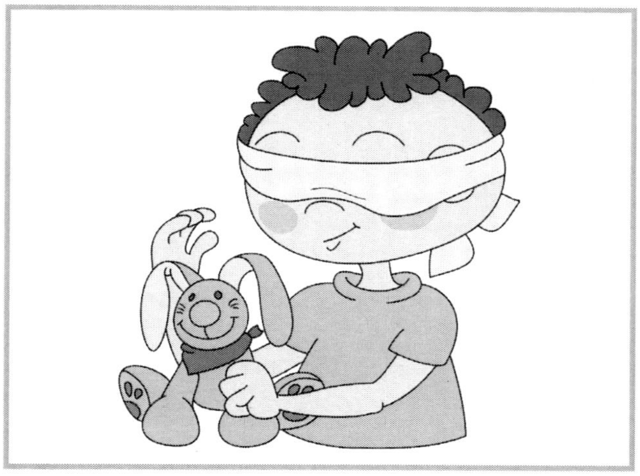

Ejercicio 1

La cesta de los tesoros: Ten preparada una cesta o caja con diferentes objetos, mejor que sean naturales: madera, conchas, piñas, castañas, piedras, barrita de metal, canicas de vidrio, pelotitas de goma. El niño los va sacando y explorando, mientras tú los nombras. Si el niño ya tiene lenguaje, puedes darle los objetos tú para que él los nombre.

En Alemania es también común encontrarse con actividades de este tipo al aire libre, con *"cajas"* donde el niño puede meter la mano, palpar y adivinar qué hay dentro:

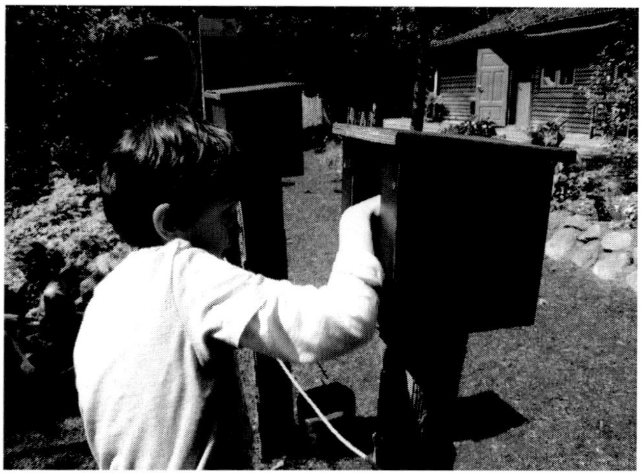

Puedes prepararlas tú.

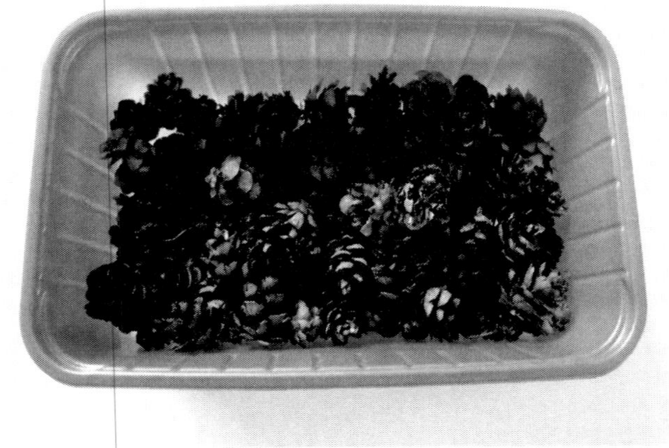

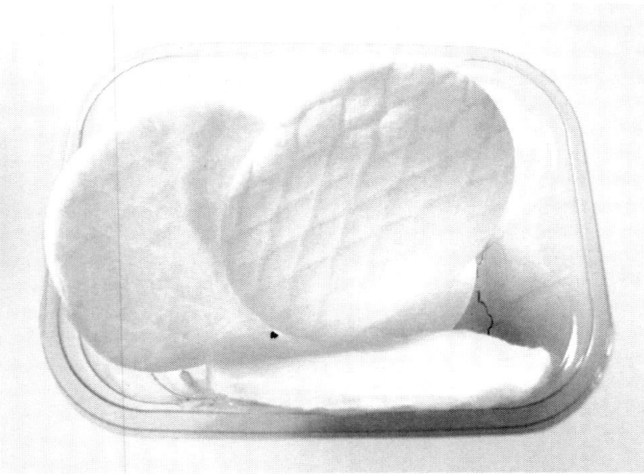

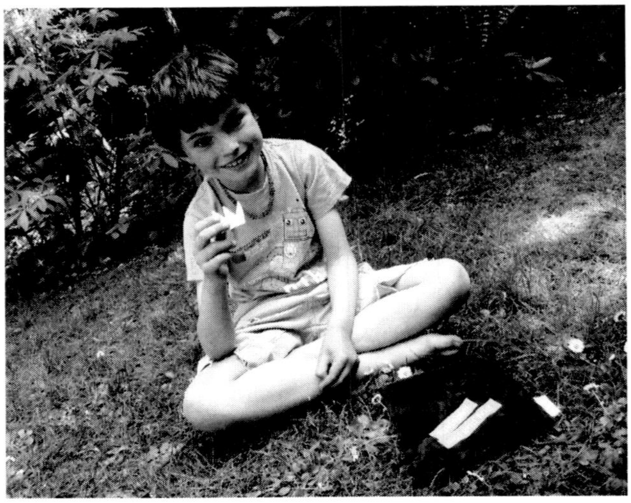

Ejercicio 3: ¿Qué te toco?

Si el niño ya tiene lenguaje, colocas una venda o una máscara sobre los ojos del niño (que no vea) y vas presionando distintas partes de su cuerpo. Por ejemplo, presión sobre el brazo: *"(nombre del niño), ¿qué te toco*?". El niño debe responder: "*el brazo*". Como dato curioso, comento que a Erik le costó muchon identificar las partes de la cabeza; confundía, por ejemplo, la nuca con las mejillas, y no era problema lingüístico, sino sensorial.

Ejercicio 2

A ciegas: Utiliza una bolsa o una caja. Coloca dentro diferentes objetos. El niño mete la manita para coger uno y al tenerlo entre las manos, le preguntas: *"¿Qué es?"*, el niño lo dice y luego lo saca. Si el niño no tiene aún lenguaje verbal, puedes tener a tu lado los pictogramas de los objetos que hayas metido dentro. Cuando le preguntes, dices *"¿Qué es?"*, señala".

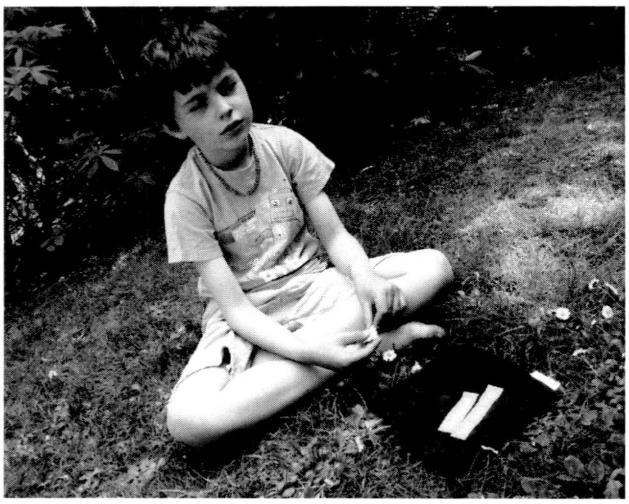

Capítulo 5

Motricidad fina y coordinación visomotriz

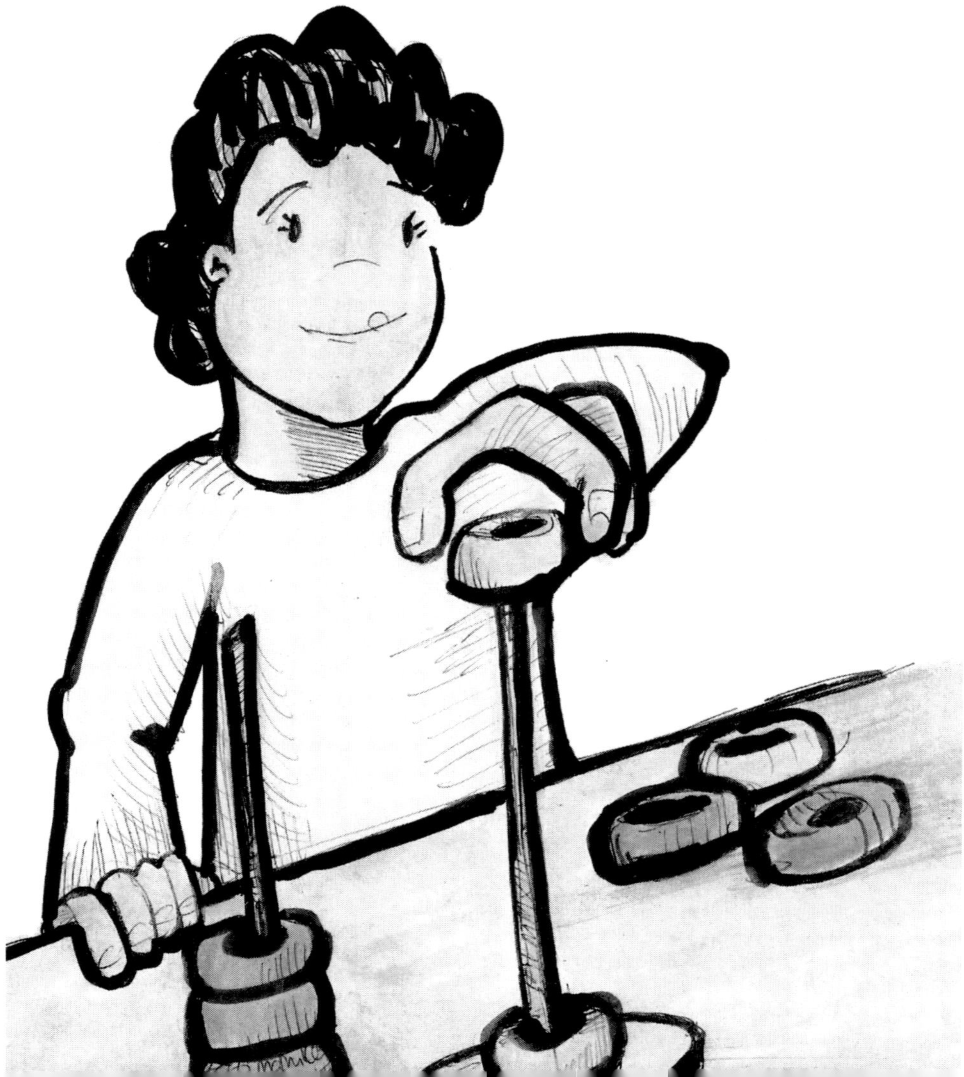

5.1 Pinzas y estimulación de los dedos

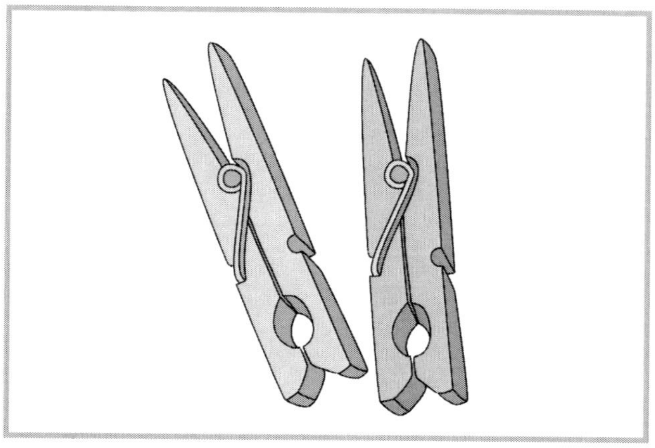

Cuando son pequeñitos, los niños agarran con toda la mano. Más tarde el pulgar se opone a los otros cuatro dedos, y poco a poco la prensión es más fina; ya pueden coger objetos pequeños, como una canica o incluso migas de pan. Habitualmente los niños cogen estos objetos con el índice y el pulgar, es lo que llamamos pinza digital. Algunos niños con autismo tienen dificultades con la pinza digital, así que ahora veremos diferentes ejercicios para estimularla y contribuir después al desarrollo de la motricidad fina.

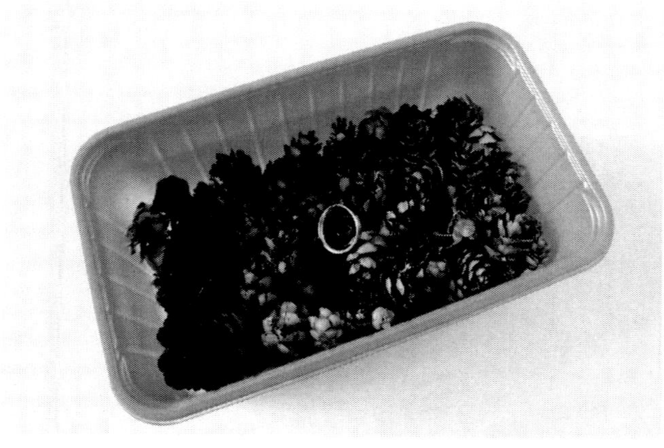

Ejercicio 1: Sacar objetos con los deditos

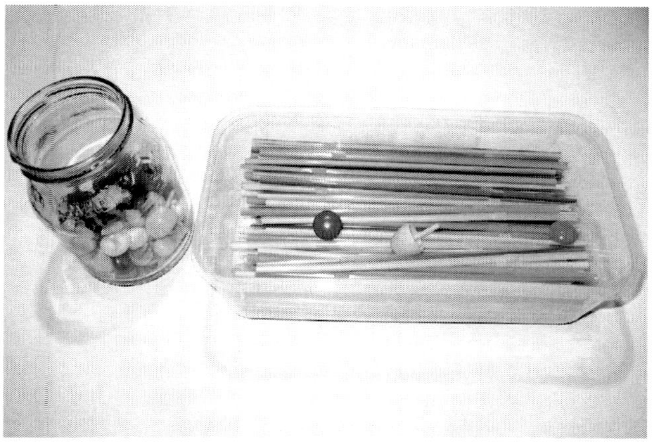

Hay que preparar algo de material. Rellenáis distintas cajitas (o *"tuppers"*) con: arena, harina, arroz, orégano, garbanzos, etc. Y dentro de cada cajita colocáis un objeto que el niño sacará con sus deditos. Nosotros colocábamos dentro un anillo.

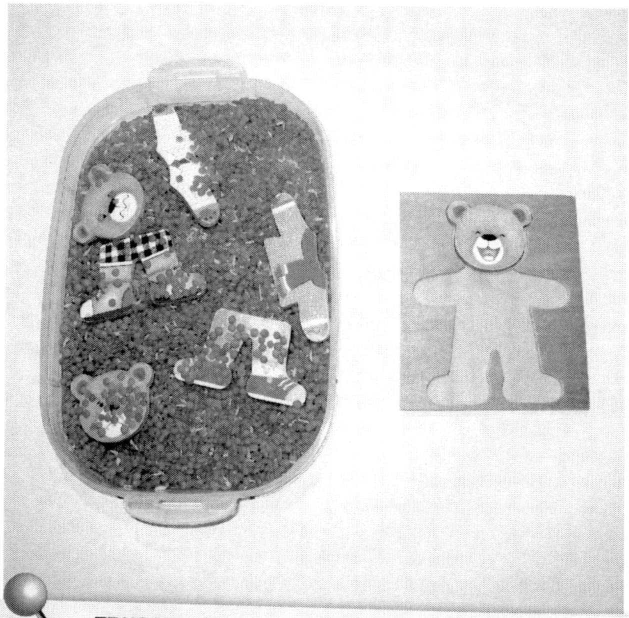

TRUCO: *Presentar materiales de trabajo en cajitas rellenas.*

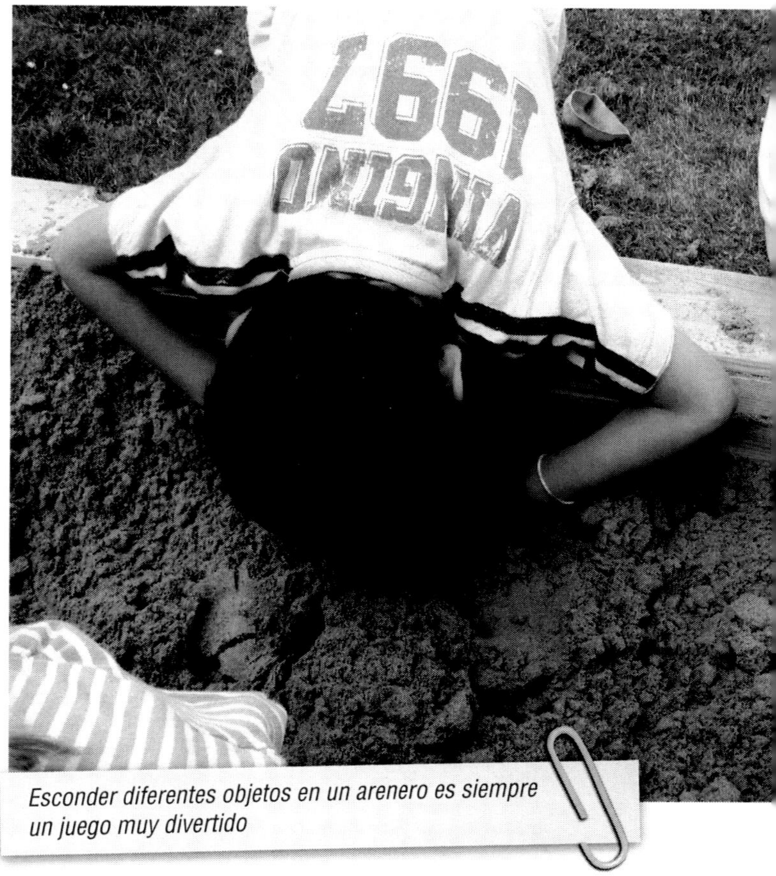

Esconder diferentes objetos en un arenero es siempre un juego muy divertido

Ejercicio 2: Pelar mandarinas o exprimir una naranja.

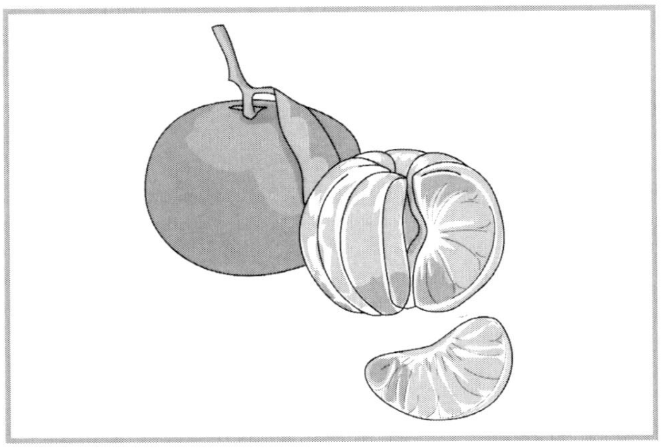

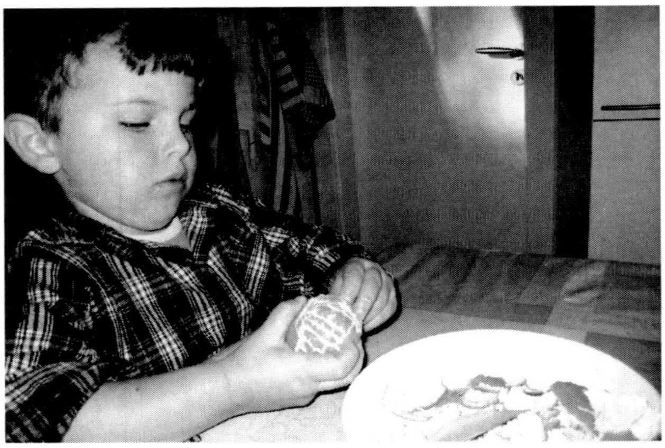

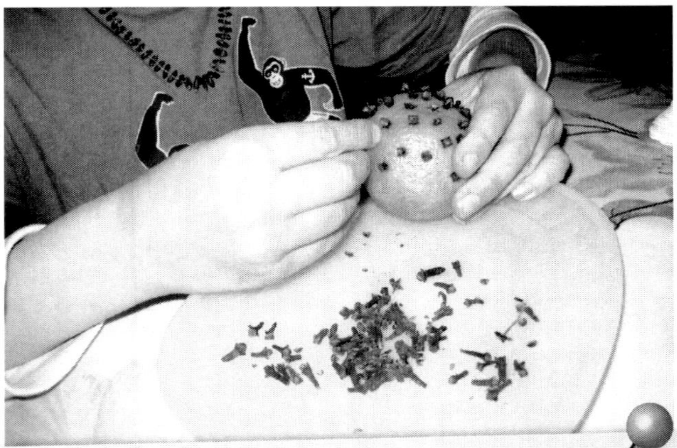

TRUCO: *Si el niño hinca clavos de especia en un cítrico, además de mejorar la motricidad tendrás un ambientador natural muy bueno.*

Ejercicio 3: Circuito de alimentos

Colocáis sobre el suelo o en una mesa distintos objetos pequeñitos. Nosotros usamos al principio alimentos: pasas, cacahuetes, smarties, croutones, trocitos de pepino, gajos de mandarina, etc. Todo colocado en un circuito muy divertido. Erik debía coger los alimentos con sus deditos en pinza y... ¡qué rico!. De esta forma dominará también el trayecto de la mano a la boca, mejorando la coordinación visomotriz. Si el niño no puede hacerlo solito, ayúdale con tus manos a hacer la pinza.

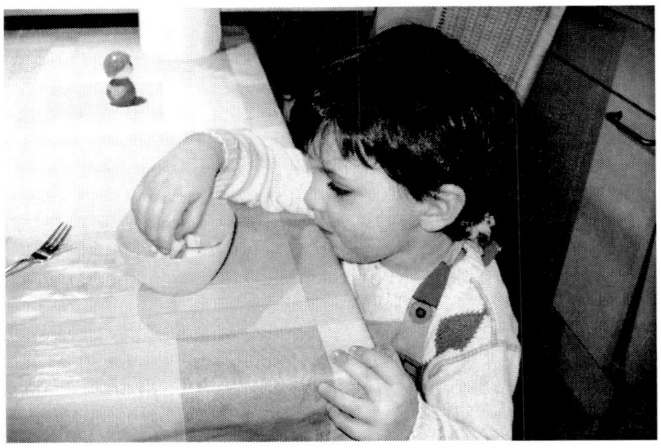

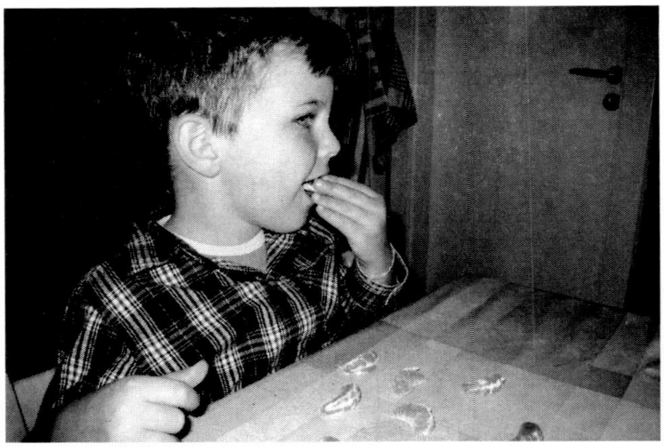

Ejercicio 4: las canicas

Coger las canicas con la mano desde un recipiente que hemos rellenado con lentejas previamente. Un paso posterior será tomar las canicas con unas pinzas y echarlas a una botella de plástico.

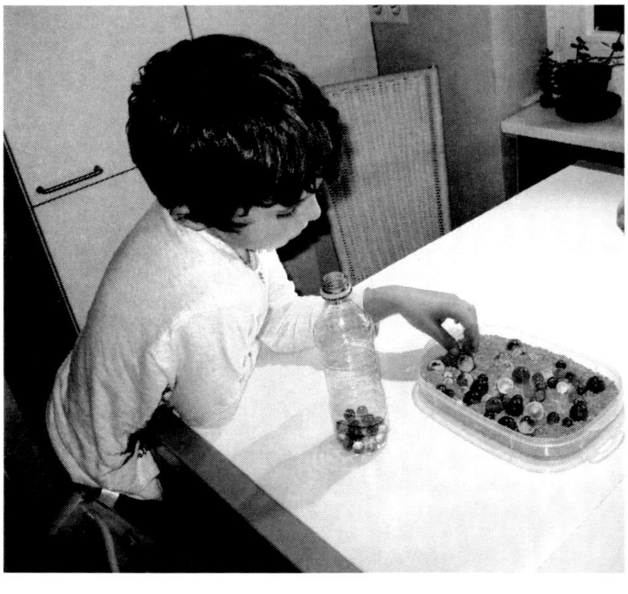

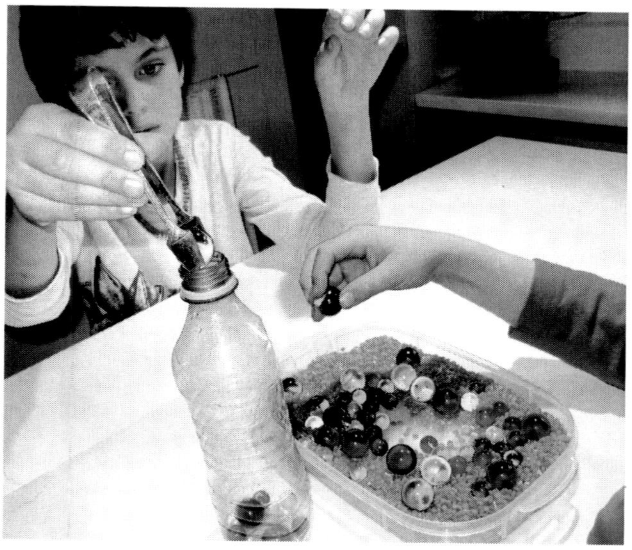

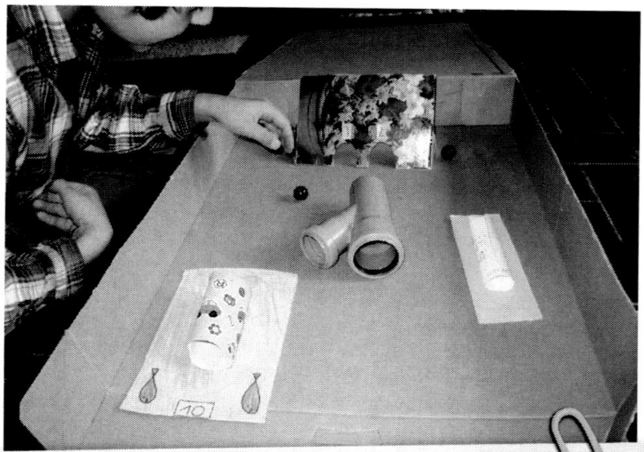

También puedes preparar circuitos divertidos para que el niño lance las canicas.

Ejercicio 5: Nuestras aliadas las pinzas

Reconocer colores al asociarlos con una pinza del mismo color o coger piezas del mosaico con una pinza y agruparlos por colores en una huevera.

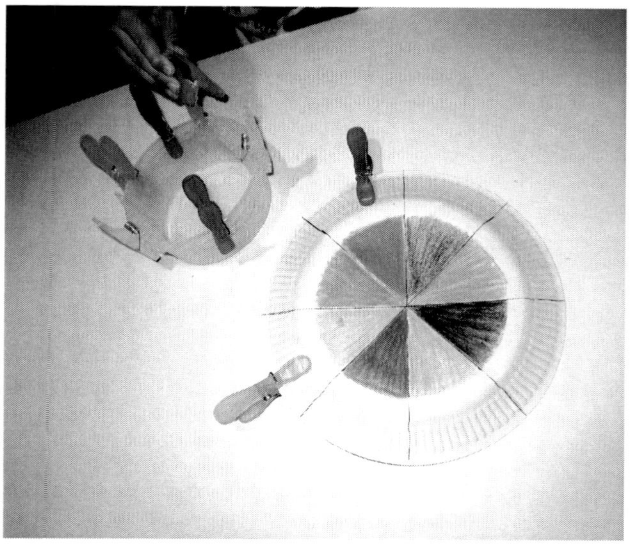

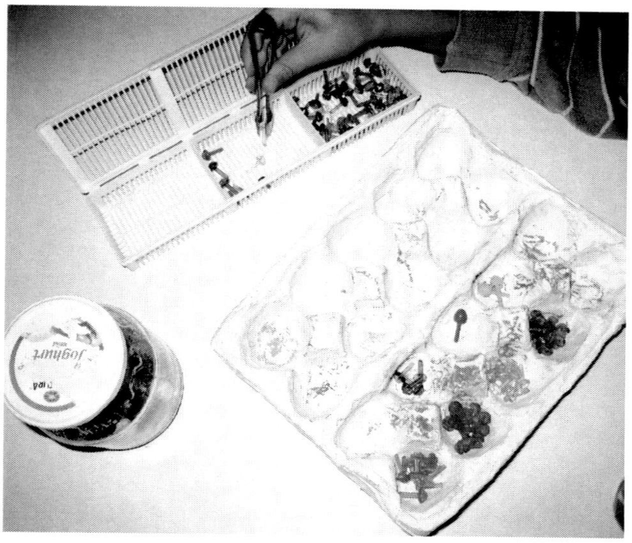

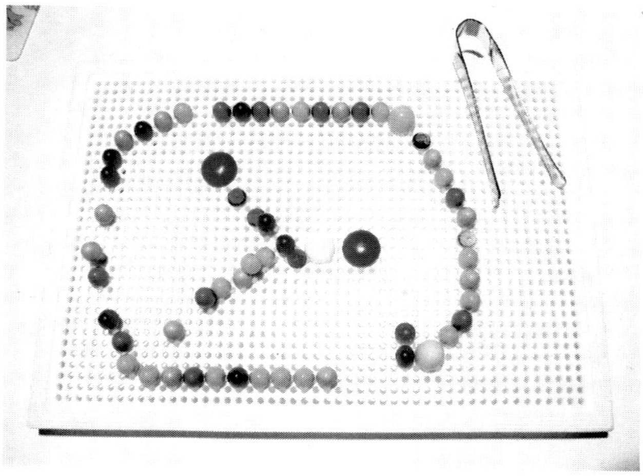

Hacer un circuito con las piezas del mosaico. Después, quitar las piezas con ayuda de una pinza.

Ejercicio 6: con gomas elásticas (geoplano)

Pinchar siguiendo un trazado, y luego unirlo con gomas elásticas.

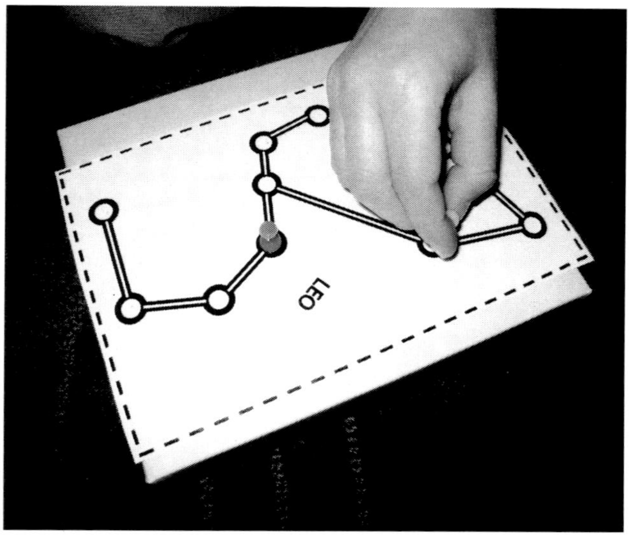

Ejercicio 7: Escribir sobre arena

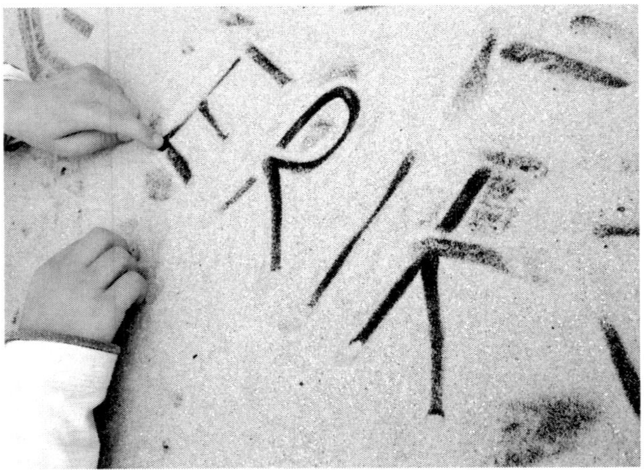

Ejercicio 8: Cremalleras, lazadas, botones

También puedes ir trabajando con el niño que vaya practicando cremalleras, botones, lazadas de los zapatos. Ayúdale siempre con tus manos a conseguirlo.

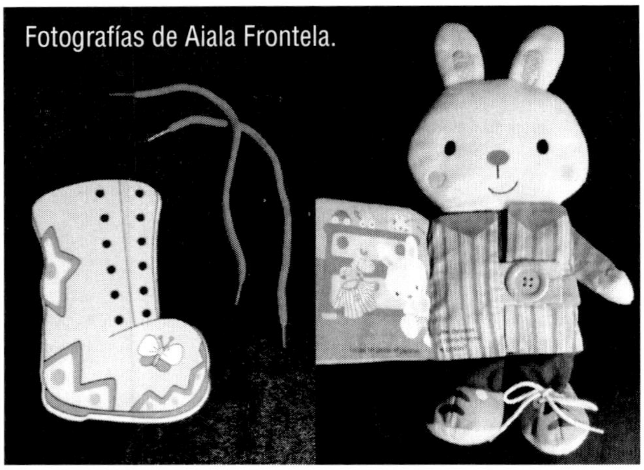

Fotografías de Aiala Frontela.

Es muy importante que los cordones sean de verdad para que la práctica sea lo más real posible.

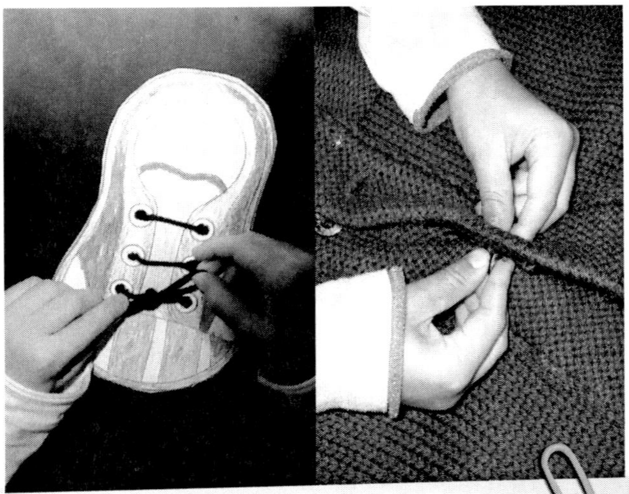

Con una chaqueta vieja se puede practicar.

Ejercicio 9: con clips

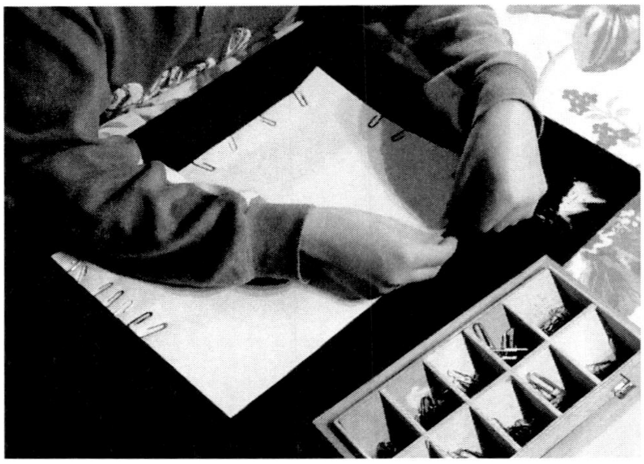

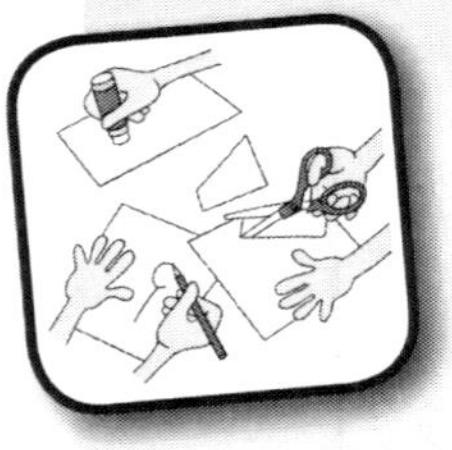

Preparar con globos y relleno bolitas sensoriales para apretar.

Nosotros usamos lentejas para el relleno y utilizamos dos globos para que fueran más consistentes.

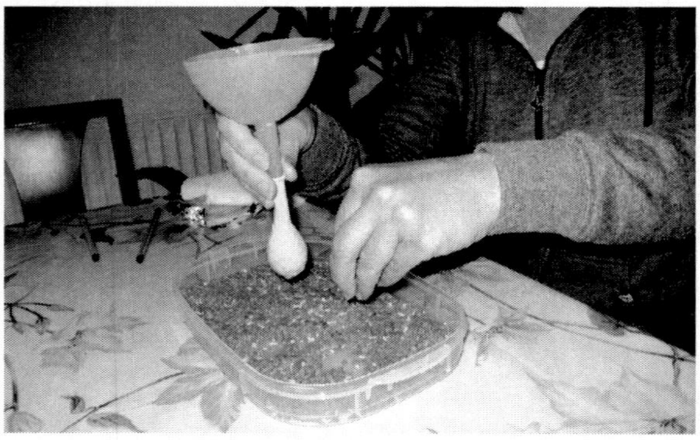

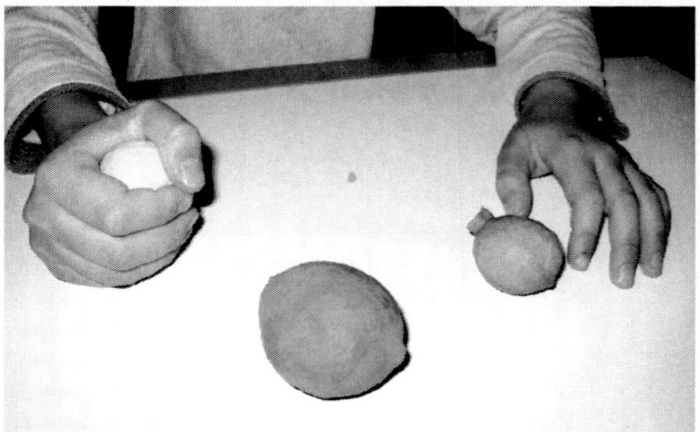

5.2 Coordinación visomotriz

Es la combinación de la coordinación motriz y la percepción visual para la ejecución de una actividad. Nos centraremos sobre todo en la coordinación del ojo y de la mano, para ello son fundamentales los ejercicios de motricidad fina y coordinación.

Ejercicio 1: Encajables y ensartables

Hacer collares o pulseras con *"perlas"* que se engarzan en un cordel.

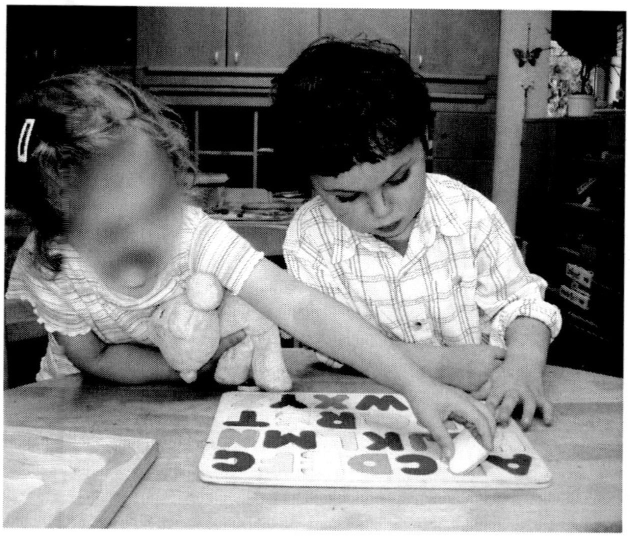

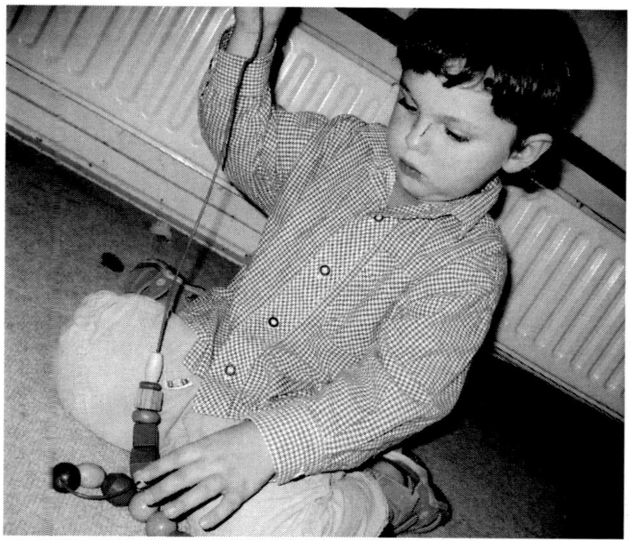

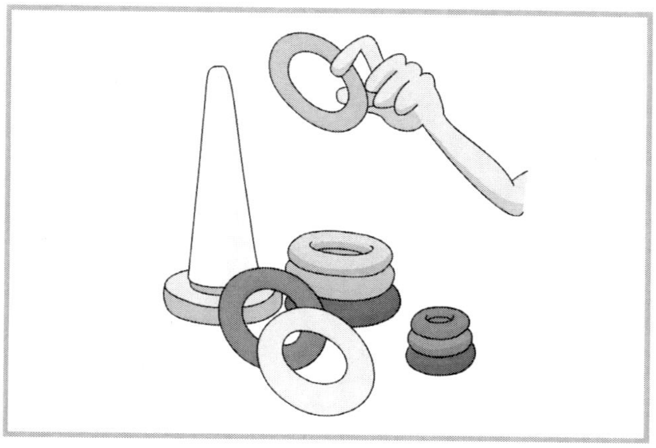

Entregarle al niño juegos de encaje o recipientes de diferente tamaño para que los coloque unos dentro de otros. Dejar que el niño explore con los juegos, también puede realizar otro tipo de juegos como hacer torres, meter y sacar cuentas, etc..

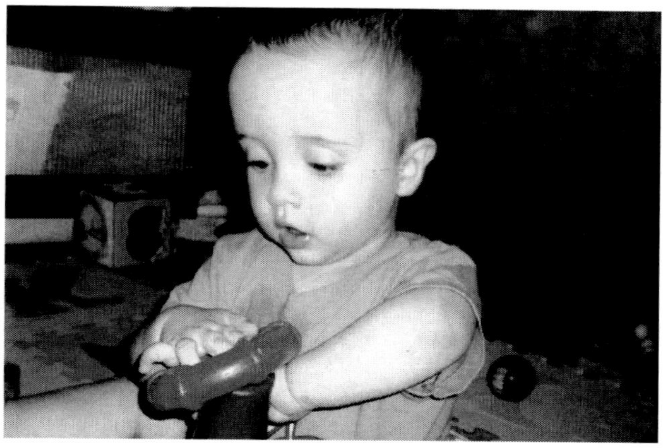

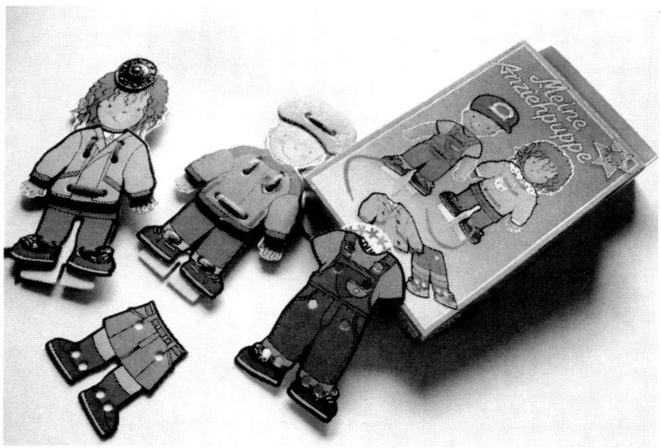

TENDREMOS EN CUENTA:

Para favorecer la interacción y el sitema de turnos, puedes hacerlo junto con el niño una pieza tú, una pieza él.

Ejercicio 2: Movimientos de coordinación

Echar monedas en la hucha, poner y quitar el tapón de una botella, abrir y cerrar cajas, deslizar anillas por la varilla. Veamos ejemplos con fotos:

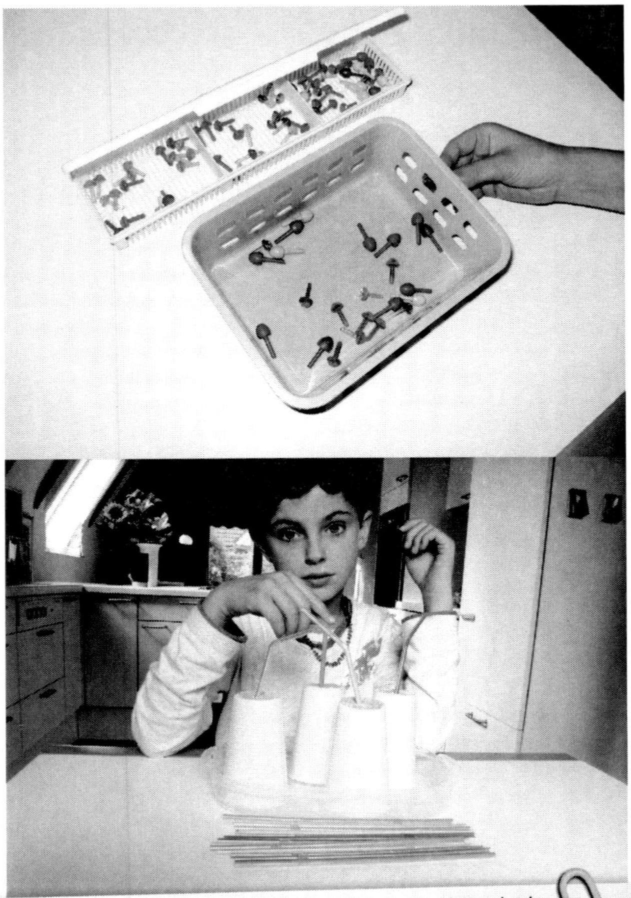

Deslizar piezas del mosaico por un agujerito. Introducir pajitas de colores en el agujero de un vaso de plástico que previamente hemos identificado con un color.

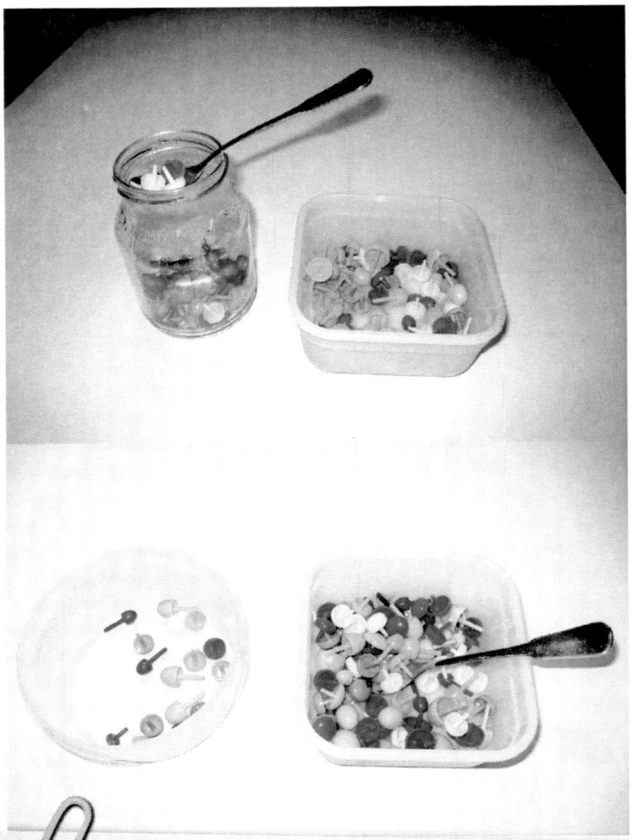

Mover con una cuchara piezas de un recipiente a otro. El recipiente de destino será cada vez más alto.

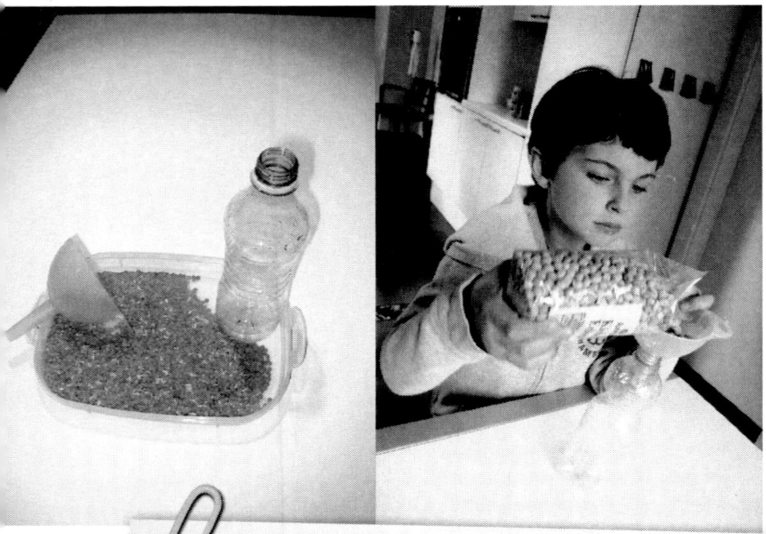

Llenar botellas con diferentes materiales por medio de un embudo.

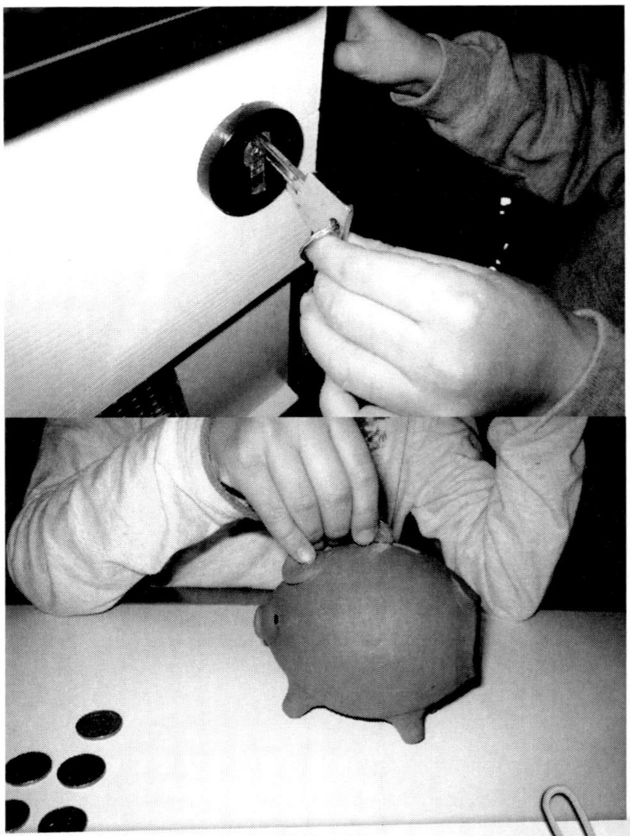

Llaves, cerrojos y huchas.

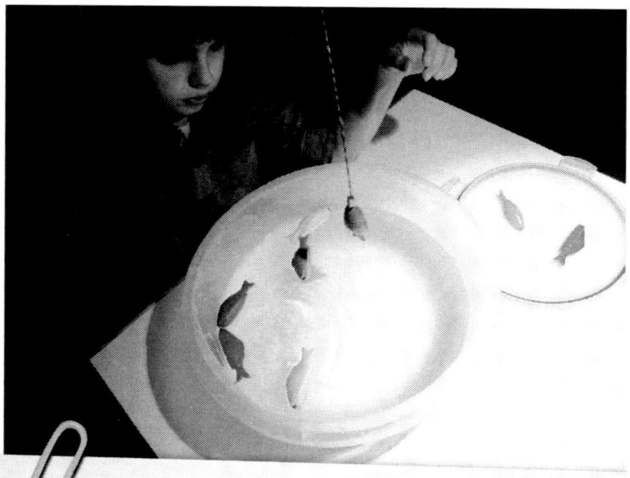

Juegos de pesca con caña.

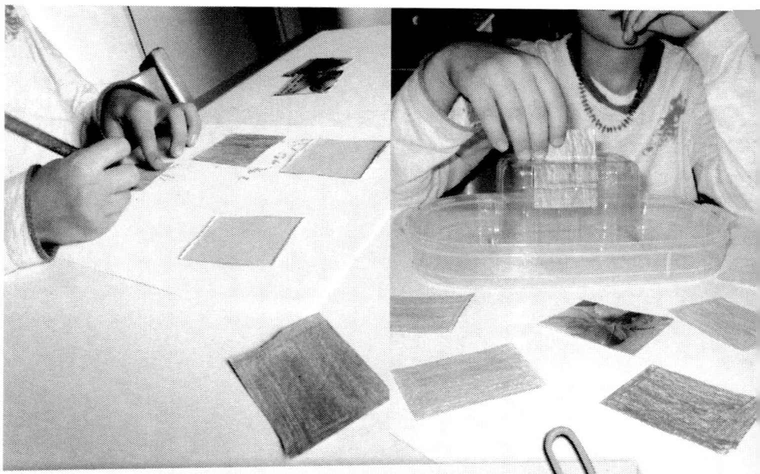

Preparar tarjetas de colores e introducirlas después por una ranura, según la instrucción de color que se dé.

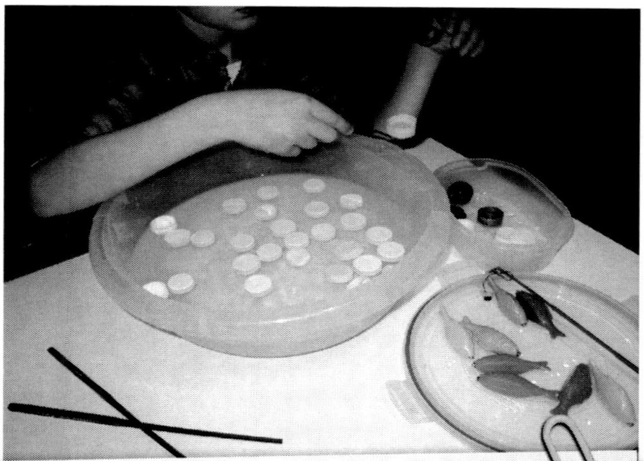

Juego de pesca con cuchara.

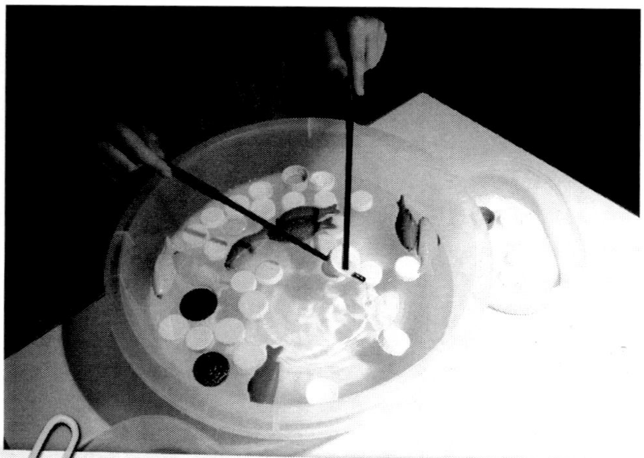

Juego de pesca con palillos.

Y podemos combinar juego con motricidad preparando plantillas por donde circulen los coches:

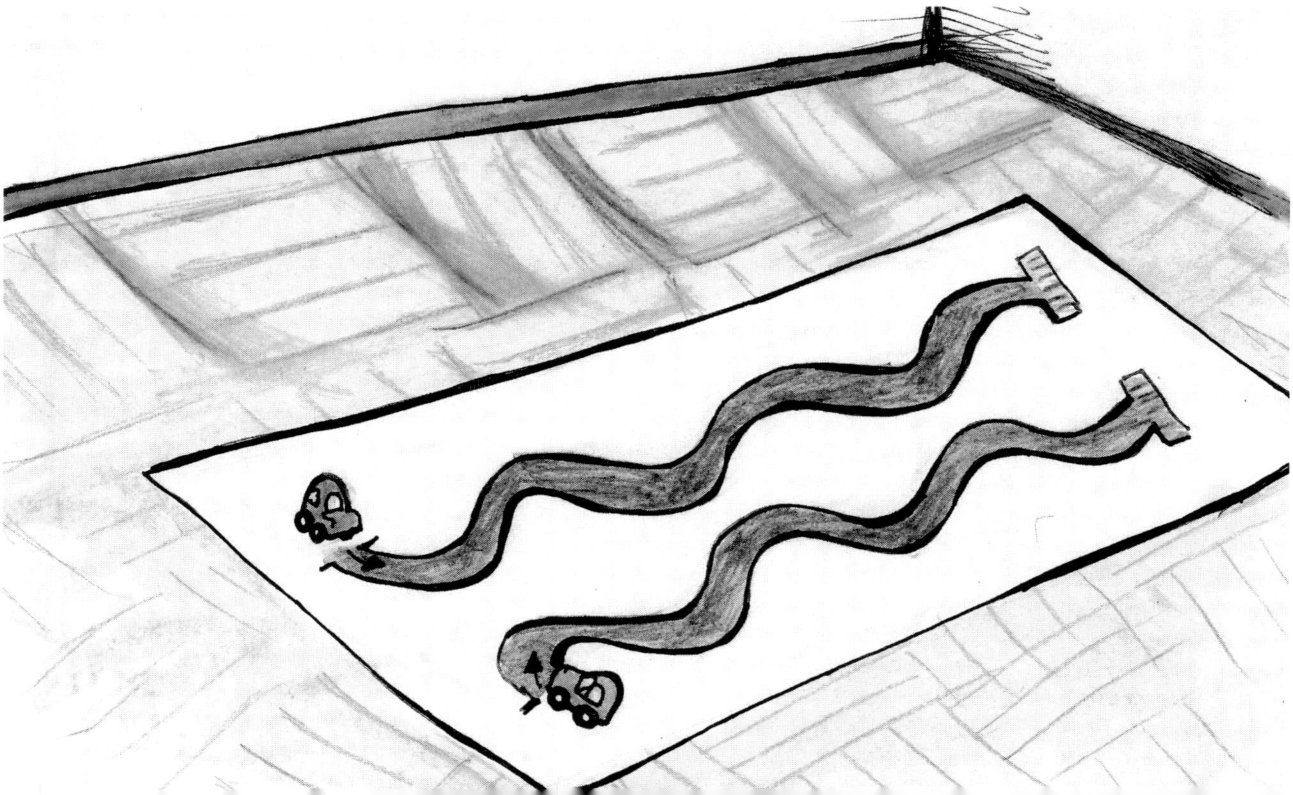

Capítulo 6

Cómo estimular las primeras palabras en contextos de interacción

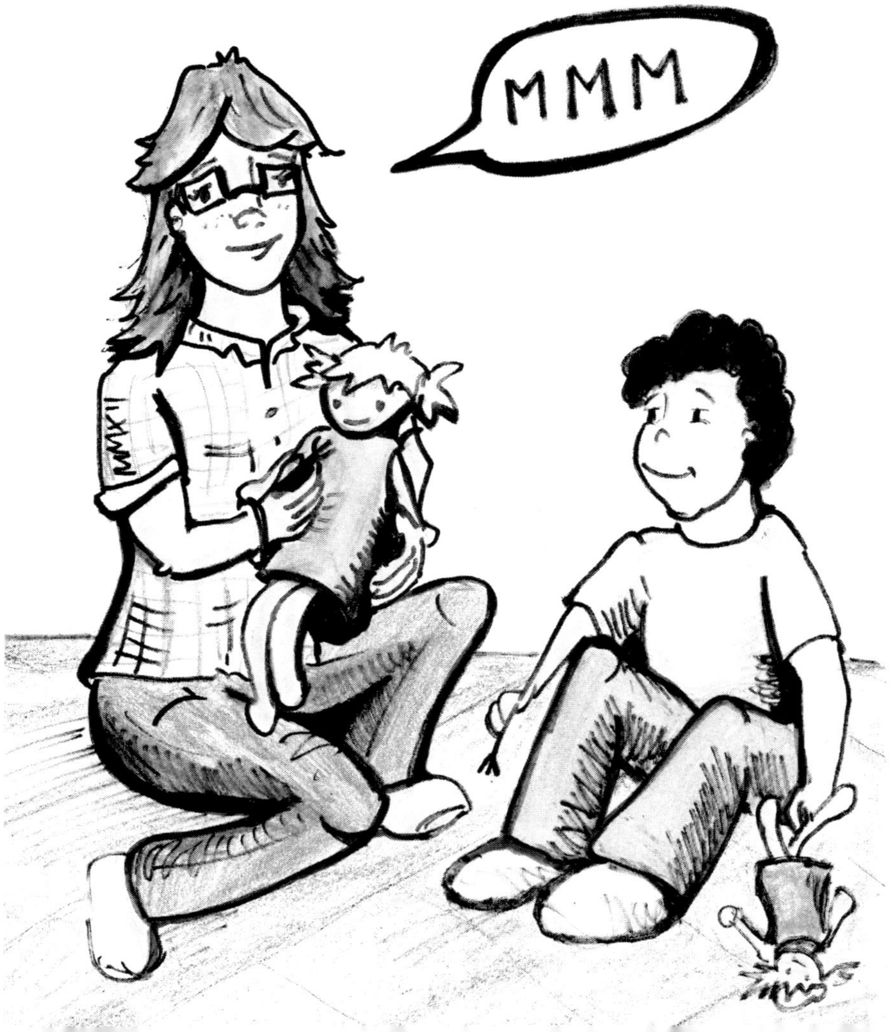

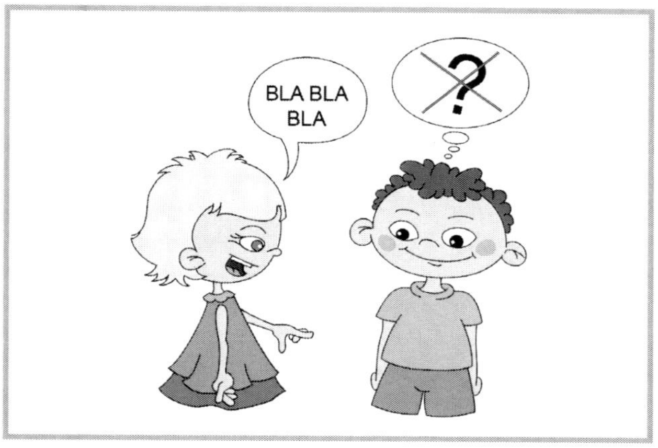

Las situaciones de interacción con el niño pueden convertirse en situaciones ideales para estimular las primeras palabras. Es muy importante que relacionen lo que oyen con lo que ocurre a su alrededor.

Uno de los momentos más felices de mi vida fue escucharle a Erik decir *"mamá"*. Creo que no hace falta que describa mis sentimientos... pero fue grandioso. "Mamá" no fue su primera palabra. Cuando tenía unos 14 meses, Erik emitía algunos sonidos y decía *"oma = del español toma"*. Con 18 meses se volvió mudo del todo y hubo que esperar un año para que volviera a balbucear algunos sonidos. En mayo de 2007 comenzamos la terapia de modificación de conducta. En cuanto empezamos a trabajar comprensión de lenguaje y los primeros pasos de producción, el desarrollo del lenguaje fue espectacular. Hoy en día, Erik es bilingüe.

El objetivo de este libro es mostrar cómo hemos logrado una buena conducta de juego en Erik, y no cómo estimulamos el lenguaje. Sin embargo, me parece importante plasmar cómo logramos las primeras palabras, pues se produjeron en situaciones de interacción *"provocadas"* a la par que en mesa estuvimos trabajando comprensión de lenguaje primero y estimulación de vocabulario después.

En este capítulo abordaremos las estrategias y situaciones iniciales que utilizamos nosotros.

6.1 La comprensión del lenguaje

Hay dos componentes fundamentales en el lenguaje:

1 La comprensión.
2 La expresión.

El desarrollo de la comprensión suele preceder al nivel productivo. Así que comenzamos con ello.

Lugar de trabajo:

Trabajamos sentados frente a frente en una mesa, mejor en un espacio donde no haya demasiados estímulos. Sobre la mesa se coloca el material de trabajo; también algunos objetos que le gusten mucho al niño. En nuestro caso utilizamos pompas de jabón, un molinillo giratorio, cochecitos y un tren. Estos objetos nos servían para provocar su atención, para crear una atmósfera divertida y para *"premiar"* cada vez que hacía un ejercicio.

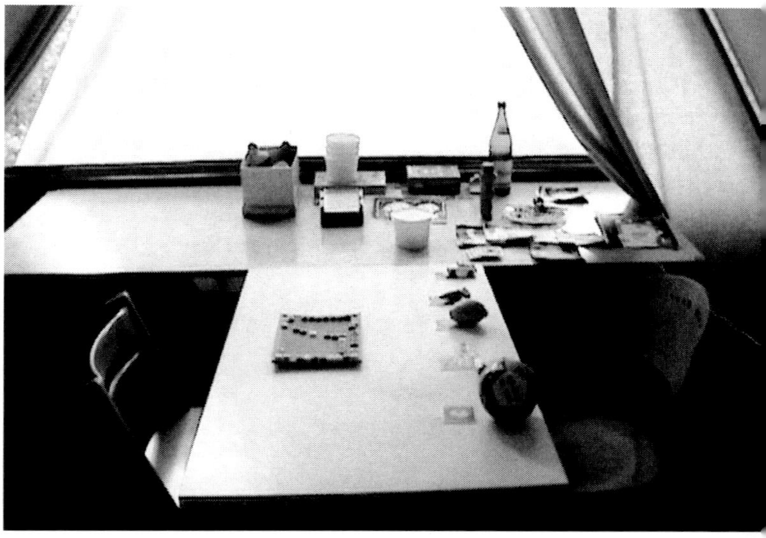

Sistema de trabajo:

Se provoca la atención del niño y se le da una orden, por ejemplo: *"(nombre del niño), dame la cuchara"* En cuanto el niño la da, se le recompensa (bien con un trocito de algo que le guste o bien dejándole jugar con algo que también le guste mucho) mientras se le dice *"muy bien, (nombre del niño), me das la cuchara"*. Si el niño no da la cuchara, se le coge la manita con nuestra mano y se le ayuda a cogerla. Y enseguida la recompensa como si lo hubiera hecho bien.

Es muy importante utilizar las palabras imprescindibles con órdenes muy claras. Y divertirse con el niño mientras se está trabajando, además de permitirle jugar u obervar el objeto/imagen una vez que lo haya acertado.

La primera sesión de trabajo será muy cortita, pero poco a poco se puede ir aumentando el tiempo.

Material de trabajo:

Objetos de la vida cotidiana (cuchara, taza, plato, coche, muñeco, cepillo de dientes, etc.).

Fotografías de objetos cotidianos / fotografías de acciones.

Dibujos de objetos cotidianos / dibujos de acciones.

En un principio se pueden utilizar objetos que el niño conoce. Después se podrá ir ampliando su comprensión de vocabulario. Es importante que al principio los objetos o las imágenes sean muy diferenciados.

Ejercicio 1. Objetos:

Orden al niño: *"Dame x"*: Delante del niño colocamos al principio tres objetos. Poco a poco se pueden ir subiendo el número de objetos.

Ejercicio 2. Fotos de objetos:

Orden al niño: *"Dame x"* Utilizaremos al principio fotos de los mismos objetos que usamos en la serie anterior, pero luego se incorporan nuevos. (Con el tiempo, podemos incluir en la foto el nombre del objeto escrito en mayúsculas). Si el niño no entiende la orden *"dame x"*, se le puede decir *"dame la foto de x"*.

Ejercicio 3. Pictogramas de objetos:

Orden al niño: *"Dame x"*: Utilizaremos los dibujos de los objetos usados antes, pero luego se varían. También después se añadirá el nombre del objeto escrito en mayúsculas.

Ejercicio 4. Fotos con acciones:

"Dame x": Lo mismo, con fotos que reflejen acciones: comer, beber nadar, saltar, etc. *"Dame comer"*. Mejor empezar siempre con acciones que impliquen movimiento. Más adelante se incorporará el nombre de la acción escrito en mayúsculas.

Con este programa se pueden ir ampliando todos los objetos (prendas de ropa, partes del cuerpo, etc.) y acciones que se quieran. Y también se pueden incluir animales y y personas. Por ejemplo, foto de mamá, de papá, hermanos, familiares...

También se pueden variar las órdenes: *"dame"*, *"señala"*, *"coge"*, etc. Y para irlo generalizando en el día a día, se puede recorrer el piso con el niño y pedirle que señale los objetos y habitaciones que nos vamos encontrando: *"señala lavadora"*, *"coge manzana"*, *"señala cuarto de baño"*, *"dame cepillo de dientes"*, etc.

6.2 Las primeras palabras

Algunas palabras se trabajan en la mesa, pero otras en movimiento. Es muy importante mantenere la motivación del niño, que sea todo muy divertido, con grandes muestras de alegría, con mucha interacción. Hablar muy poco, con órdenes precisas y claras. Pronunciar la palabra que se vaya a trabajar de forma muy clara, vocalizando muy bien, y presentándola como la palabra más bonita del mundo (os puedo asegurar

TENDREMOS EN CUENTA:

— Habla al niño de frente, con lenguaje concreto y claro.
— céntrate en la palabra que quieras estimular.
— No te anticipes a hablar y espera un tiempo prudencial.
— Establece contacto visual, inclínate hacia el niño, levanta las cejas... que note tu rostro expectante.
— Usa muchos gestos y mímica, exagéralos.
— Refuerza de forma verbal lo que diga el niño.

que en cuanto Erik se arrancó a ampliar vocabulario, sus palabras favoritas eran larguísimas: *"Atemschutzgerät"* *"Pfeffermühle"*, etc., y yo me las veía fatal para pronunciarlas).

Es muy importante que el niño aprenda la palabra asociándola con una experiencia emocional (mejor positiva que negativa). Es decir, no limitarnos a enseñarle la foto o el objeto cuya palabra tiene que aprender, sino incluirlo dentro de una interacción divertida.

Pelota (Ball):

Tienes una pelota en la mano. La lanzas al aire y la recoges, la haces rodar, juegas con ella de forma muy divertida y dices: *"PE-LO-TA"*. Se debe intentar por todos los medio que el niño se interese por la pelota, que alce las manitas para intentar cogerla, que corra detrás de la pelota cuando ésta ruede.

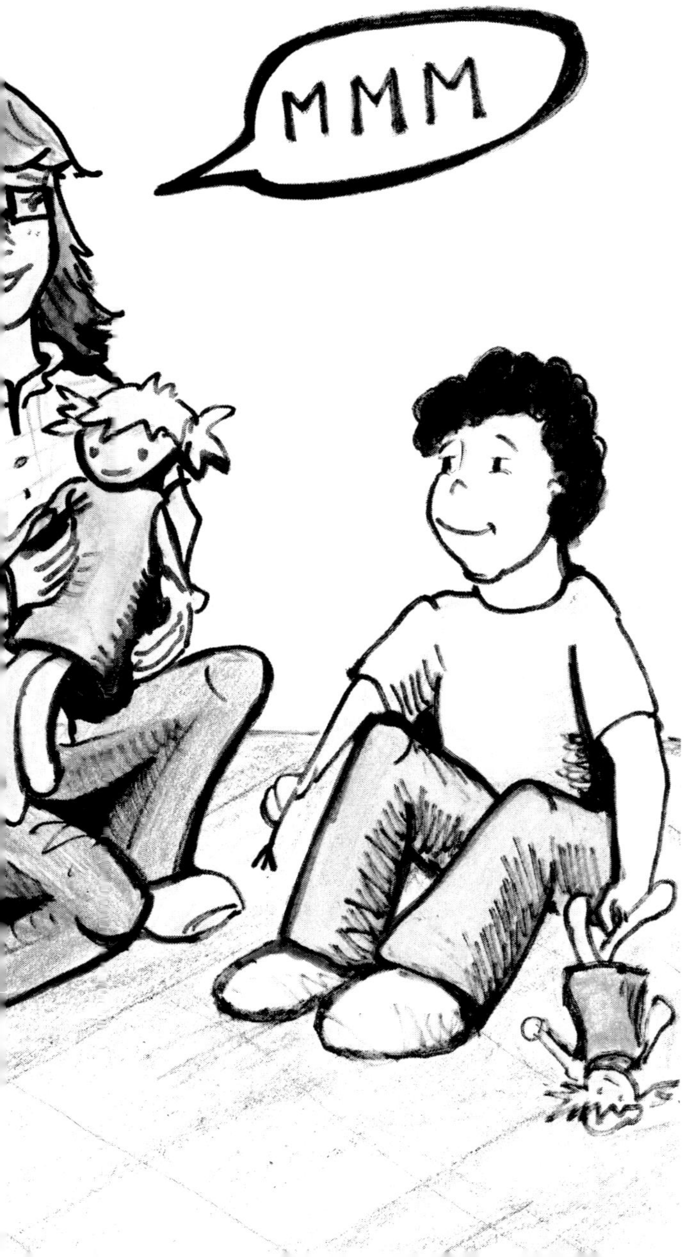

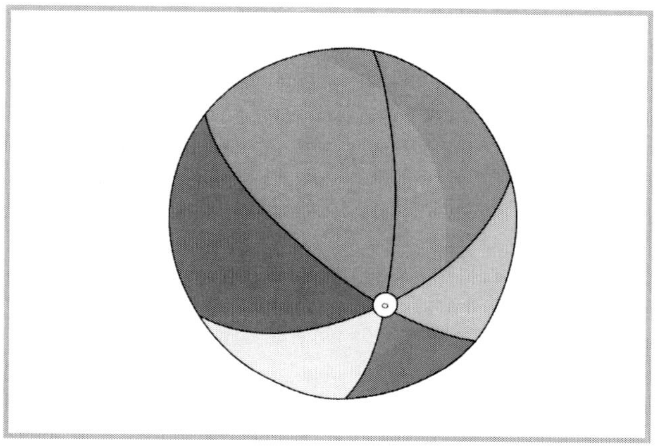

Al cabo de un rato, sujetas la pelota entre las manos y das la orden: *"(nombre del niño), di PE-LO-TA"*. Probablemente, el niño no repetirá la palabra, pero se le da la pelota (o se le lanza la pelota), se le deja jugar con ella y se le dice: *"bien, PE-LO-TA"*. Se repite varias veces.

Puedes motivarle también iniciando la palabra con PE-LO.... Y esperando un poco antes de completar con TA.

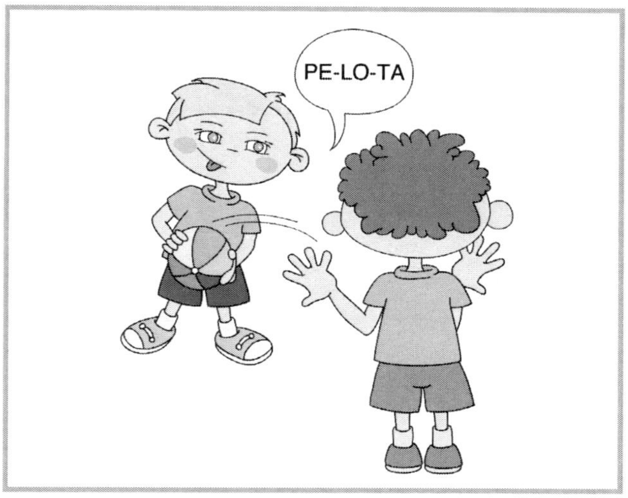

Llegará un momento en el que, si hemos desarrollado una interacción muy divertida y el niño tiene un deseo enorme de jugar con la pelota, tomaremos la pelota, diremos *"(nombre del niño), die PE-LO-TA"* y sólo se la lanzará si el niño repite la palabra. Ojo, nunca se debe frustrar al niño, si pasado un tiempo prudencial no ha dicho la palabra, pues se termina lanzándole la pelota y *"bien, PE-LO-TA"*.

Este tipo de juego se puede hacer con *"coche"* (se juega a rodar el coche, conducirlo por un circuito, etc.), *"tren"*, *"pompas de jabón"* o con otros juguetes favoritos.

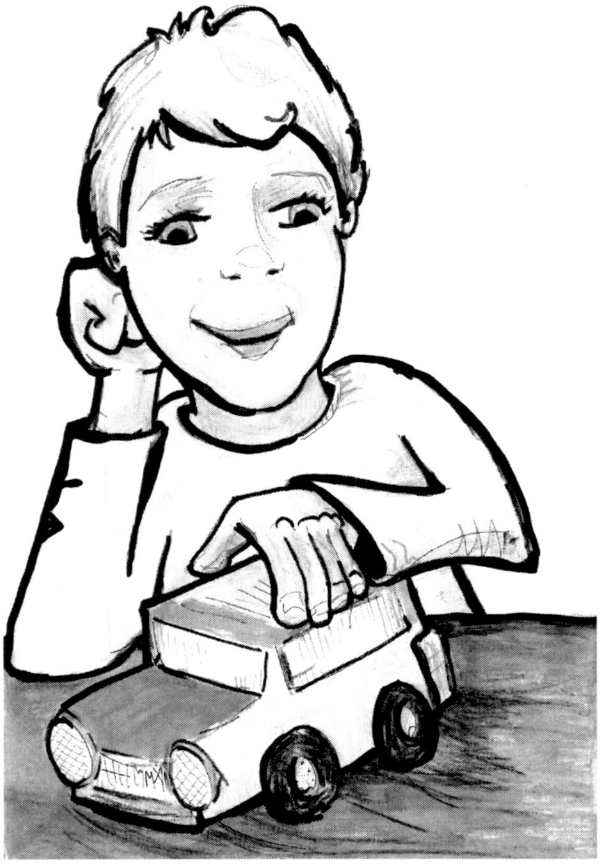

En el libro "*Daniel no habla*" de Marti Leimbach, se describe muy bien una situación de aprendizaje de sonidos. Se juega con un coche con el niño y se hace rodar por una superficie hasta que cae al suelo. Cuando cae, se exagera el ruido que hace al chocar contra el suelo: *"CA-TA-CLÓN"*. Llega un momento en el que el niño dice "CATACLÓN" cada vez que el coche golpea el suelo. Y como la situación le divierte tanto, termina diciendo *"COCHE"*.

Bailar, besar, columpiar y otras acciones

La mecánica es la misma que se ha descrito antes. Se crea una situación de juego, muy interactiva. Después se trabaja la palabra objetivo.

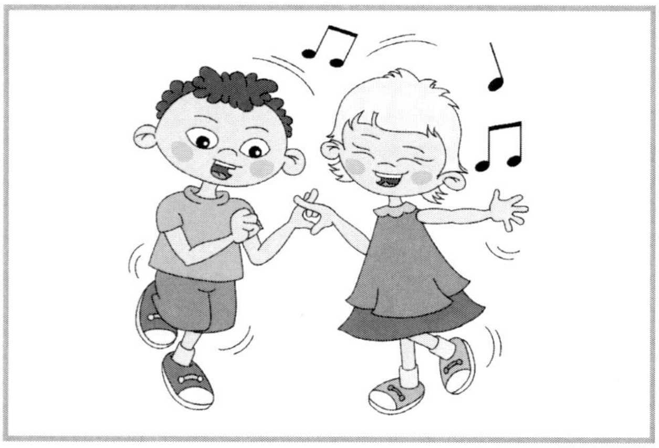

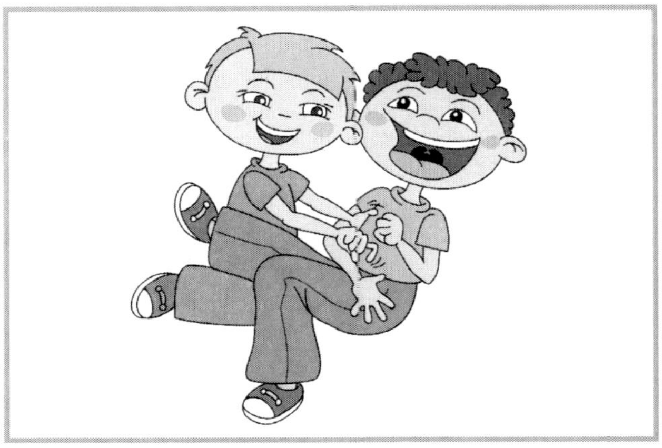

Al principio se baila, o se hacen cosquillas al niño aunque no diga la palabra. Después hay que ir provocando que diga la palabra y esperando un tiempo prudencial antes de seguir bailando o haciendo cosquillas , etc. para provocar que la diga. COS-QUI... LLAS. BAI... LAR.

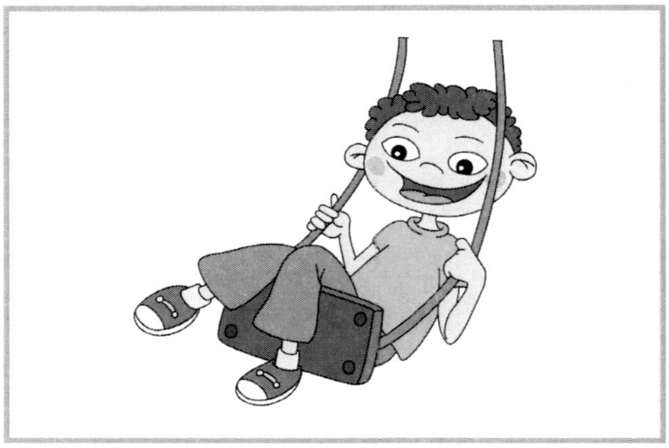

Con un columpio se puede hacer muy bien: Con el niño sentado, se sujeta el columpio. Dices: *"CO-LUM-PIO"* y lo balanceas. Al rato, paras el columpio y vuelves a decir: *"CO-LUM-PIO"*, y lo balanceas. Al cabo de un rato, paras el columpio y das la orden: *"(nombre del niño), di CO-LUM-PIO"* y esperas a su reacción antes de seguir balanceándolo, etc.

Agua, zumo, chocolate, caramelo, galleta u otros alimentos

Supongamos que al niño le encanta el chocolate, por ejemplo . Se disponen trocitos de chocolate de distintas clases y en varios recipientes, todo muy divertido. Un trozo de chocolate está en un platito junto con un molinillo que da vueltas; otro trozo, junto al matasuegras; otro trozo, junto a las pompas de jabón, etc. Es decir, chocolate asociado a un objeto que al niño le guste mucho.

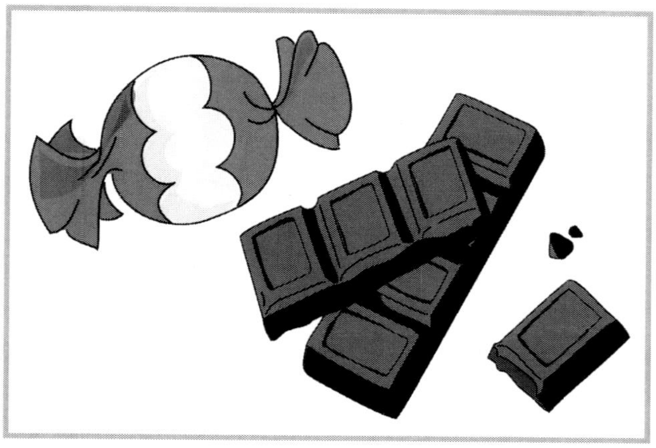

Tomas un trozo de chocolate. Dices: CHO-CO-LA-TE, y te lo comes con muchos gestos de qué rico está. El niño querrá inmediatamente un trozo. Das la orden: *"(nombre del niño), di CHO-CO-LA-TE"*. El niño no lo dirá al principio, pero se le da el chocolate y se dice de inmediato: *"Bien, CHO-CO-LA-TE"*. Mientras el niño se lo come, se usa como recompensa el juguete que estuviera junto al trozo de chocolate (por ejemplo, pompas de jabón). Así se va haciendo un buen rato, utilizando cada vez uno de los juguetitos con recompensa.

Después, se vuelve a dar la orden: *"(nombre del niño), di CHO-CO-LA-TE"*. Se espera un tiempo prudencial a que el niño repita la palabra (y antes de que se frustre o empiece una rabieta, se le da el trozo de chocolate y la recompensa aunque no haya dicho la palabra). Cuesta tiempo y paciencia, pero el nene dirá cho-co-la-te. O puede que empiece con *"LA-TE"*, pues ya está muy bien así, aunque se le corregirá al decir: *"bien, CHO-CO-LA-TE"*.

Fotos grandes de objetos, personas y actividades favoritas colocadas en la casa

Lo primero es hacer una lista de las palabras o sonidos que emite el niño. Estad atentos, pues si emiten sonidos, generalmente hay una palabra escondida ahí (el caso de kuki = gurke = pepino). Y también una lista de sus objetos u actividades favoritas: tren, coche, cosquillas, pompas de jabón, bailar, columpiarse, etc.

De todo ello hicimos fotos (grandes y muy claras, sin cosas extras que pudieran desviar la atención). Y también fotos de las personas más cercanas (papá, mamá, abuelos, terapeutas). También utilizábamos los objetos concretos. Además de trabajarlo en mesa, colgábamos las fotos en distintos lugares de la casa. Cada vez que pasábamos delante de una foto, la señalábamos y decíamos: *"AUTO"*, *"PA-PA"*, etc.

También trabajamos con fotos en la mesa de actividades: Muestras la foto de una persona y dices: *"PA-PÁ"*. Después, la orden: *"(nombre del niño), di PA-PÁ"*. Como refuerzo se tienen sobre la mesa trocitos de las cosas de comer que más le gusten y sus juguetes favoritos. Lo mismo al mostrar la foto de un objeto o el objeto en sí.

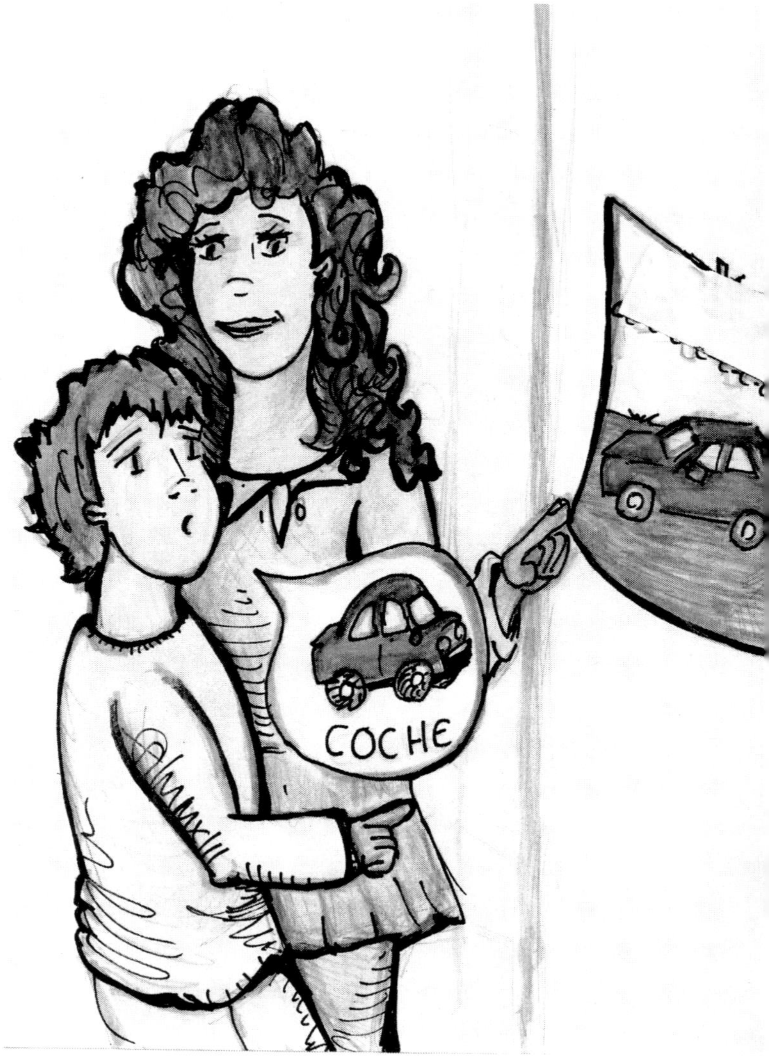

VÍDEO PRIMERAS PALABRAS:

http://elsonidodelahierbaelcrecer.blogspot.de/2009/01/primeras-palabras-1.html

Con los libros de cuentos:

Mientras señalas, vas nombrando.

Sonidos onomatopéyicos de animales

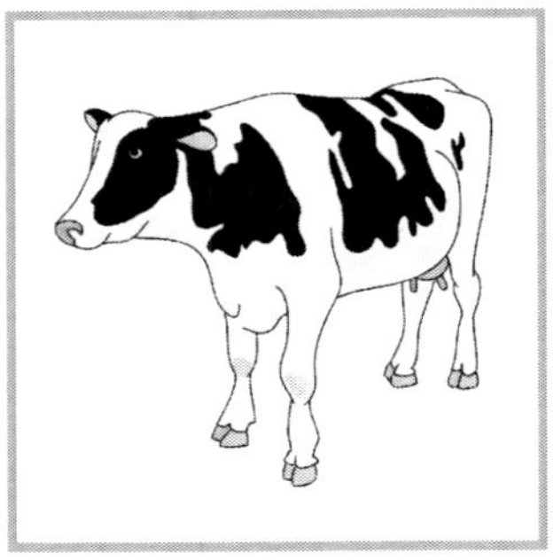

MU

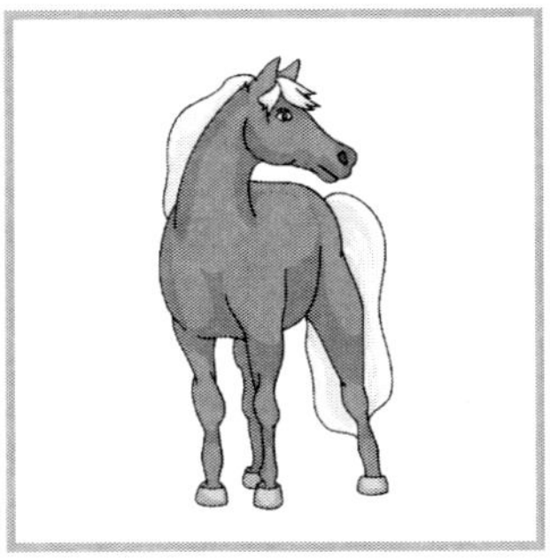

IIIII

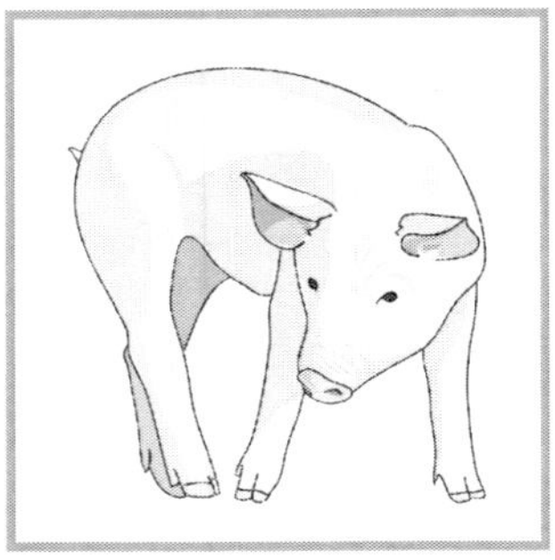

OINK

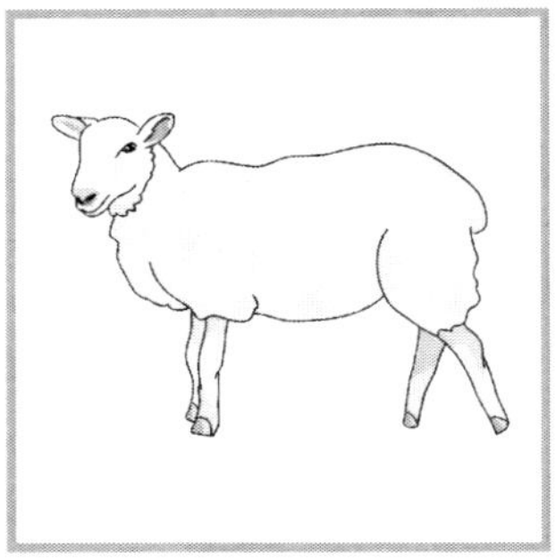

BE

Nosotros utilizamos un juguete que era una granja con animalitos. Si se accionaba el animalito, emitía su sonido: *"mu", "guau"*, etc. Inmediatamente repetíamos el sonido y la orden era: *"(nombre del niño), di MU"*. Al principio le dejábamos accionar las teclas siempre, pero luego se lo impedíamos hasta que repetía el sonido (como siempre, esperar sólo un tiempo prudencial para evitar frustración o una rabieta).

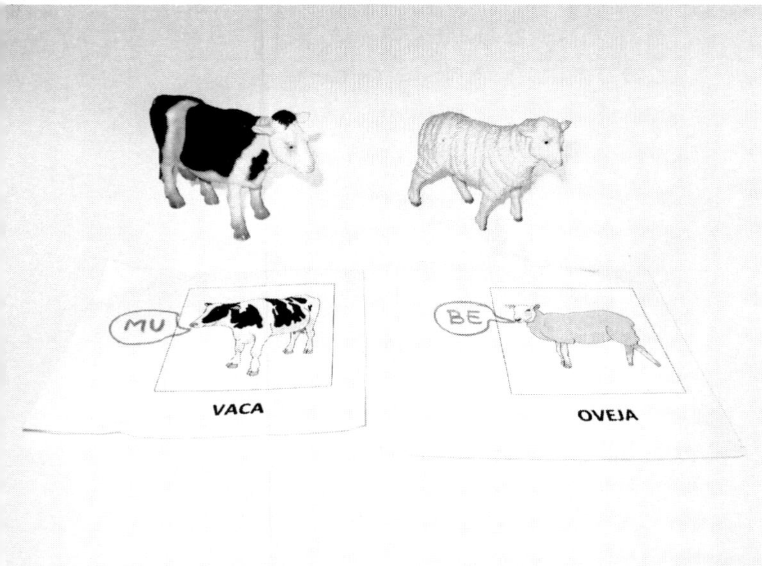

Más adelante utilizábamos figuras de animalitos o fotos. Se coge la figura del animal (vaca), se dice: *"MU"* y se da la orden: *"di MU"*. En cuanto el niño la repite, se le elogia y se le recompensa.

Canciones infantiles

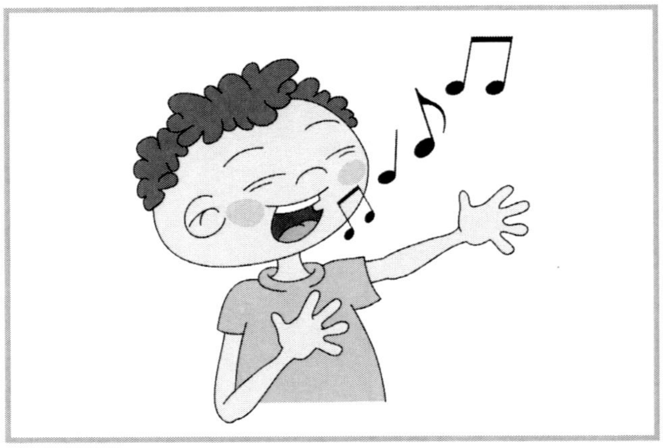

Y después pasamos a las canciones infantiles sencillas. Sentados frente a frente con dos sillas o en el suelo, cantas una canción, mejor muy cortita al principio, mientras das palmas. Generalmente el niño imita las palmadas también. Repites la canción un par de veces.

Después la cantas de nuevo, pero te detienes antes de decir una palabra, esperando la reacción del niño. Él se da cuenta que falta una palabra. Pasado un tiempo prudencial, sigues con la canción. Después de repetir varias veces este juego, Erik empezó a decir la palabra que faltaba. Después se hacía lo mismo con dos palabras. Al final se terminará cantando la canción entera con el niño.

Un ejemplo en español podría ser *"El cocherito leré"*, e ir provocando que el niño diga *"leré"*.

Lo mismo con juegos de dedos y pequeñas juegos infantiles. Con juegos de dedos, *"este compro un huevo, este lo puso a asar, este le puso sal.., etc"*. Y el mismo proceso que con las canciones.

O se sienta al niño en las rodillas y se dice lo de *"al paso, al paso, al trote, al trote, al galope, al galope...."*. Hay muchos de estos juegos, como vimos en el capítulo de Interacción básica.

Pompas de jabón

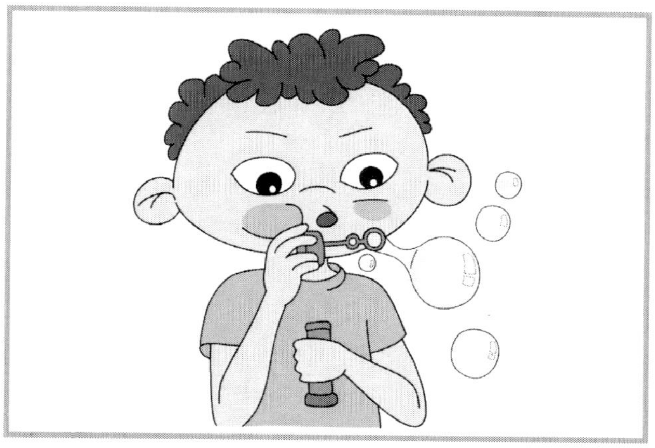

Sopla burbujas y luego cierra el frasco. Piede que diga *"BU"* o *"Burbuja"* si quiere más.

Utiliza objetos para anticipar

- Por ejemplo, una cuchara para señalar la hora de la cena. Los objetos siempre deben ser los mismos para que aprenda a predecir lo que va a ocurrir.
- Cuando juegues, haz que tus intenciones sean obvias: saca el papel y las pinturas antes de decir *"vamos a pintar"*.

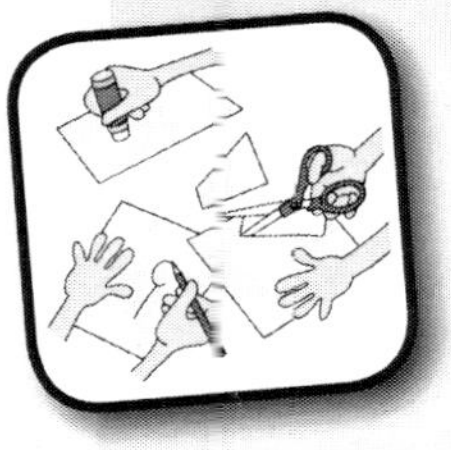

"Mi primer álbum"

Puedes hacer un álbum con láminas de objetos diversos: frutas, prendas de vestir, medios de transporte, animales, etcétera. Señala y nombra la figura, y al mismo tiempo muéstrale el objeto real para que vea ambos juntos. Por ejemplo, señala la pelota, di "pelota" y dale la pelota para que la toque.

Las partes del cuerpo

Después de haber ido trabajando la comprensión de lenguaje con distintos ejercicios y también la estimulación de las primeras palabras, seguiremos asentando ambos aspectos con la ampliación de vocabulario. Veamos los juegos que realizamos con Erik para que aprendiera a reconocer y nombrar las distintas partes del cuerpo. Trabajamos tanto en mesa como en ambientes naturales. Además de las técnicas de terapia conductual usamos también la estimulación sensorial.

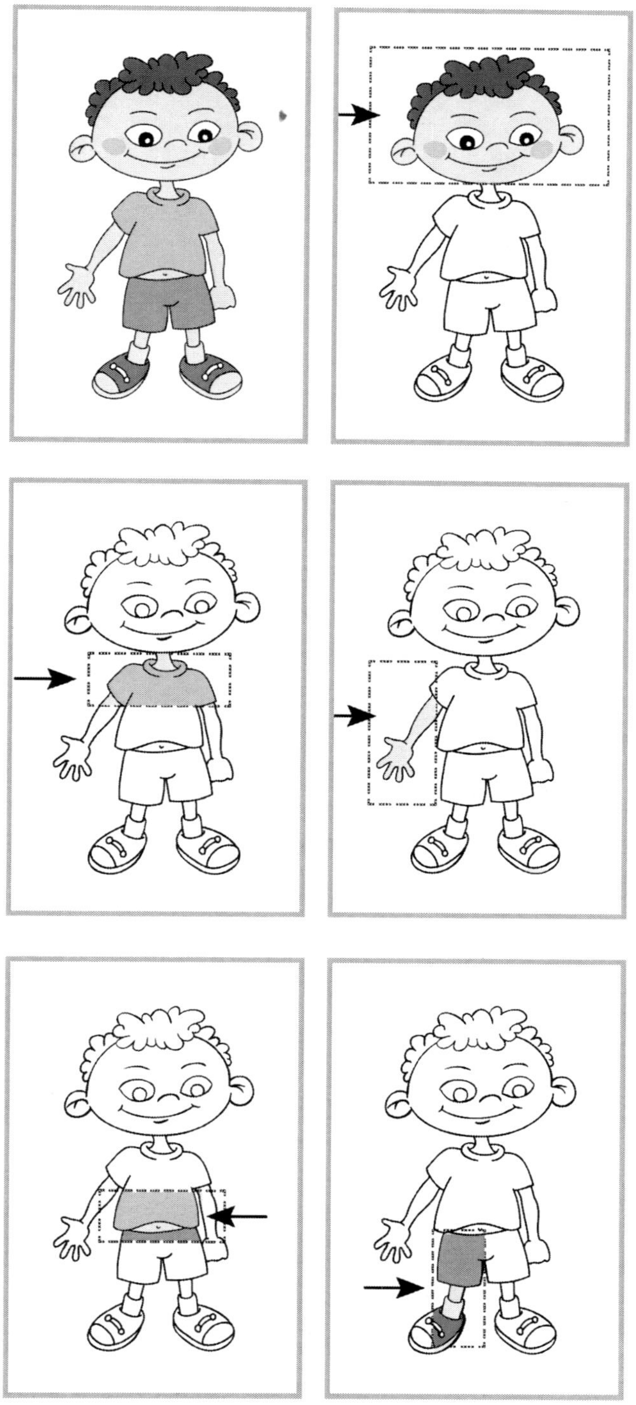

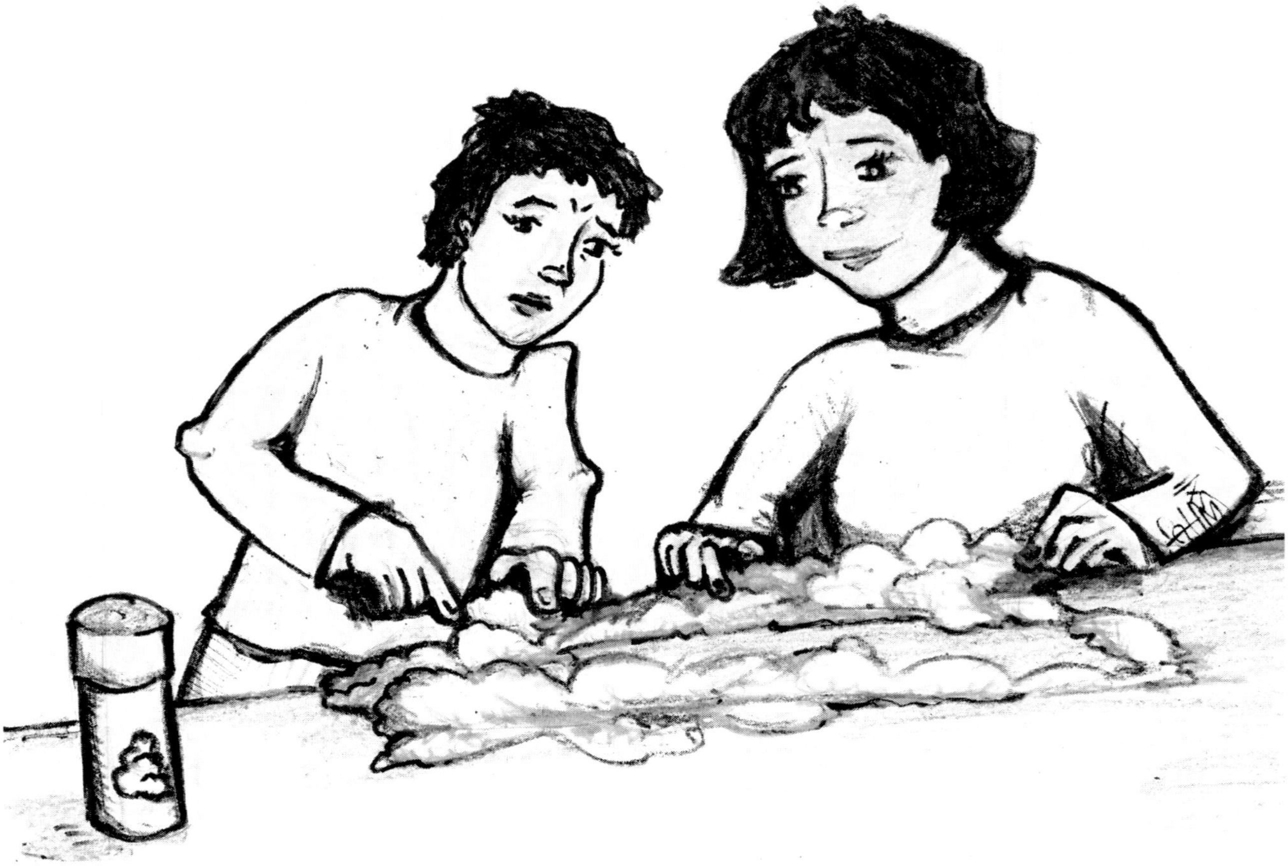

Ejercicio 1: Con espuma de afeitar

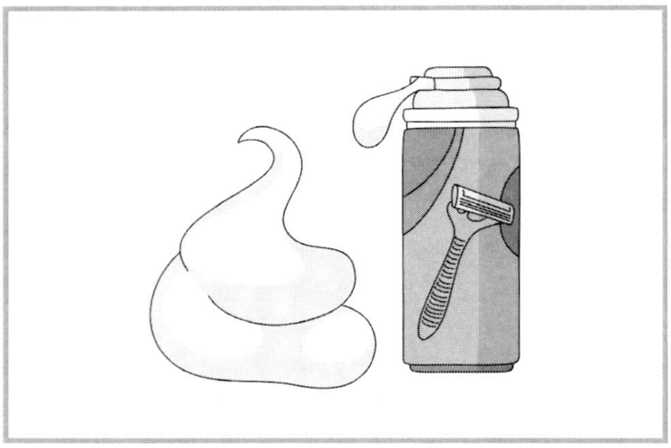

Extender la espuma de afeitar con movimientos circulares: Nos sentamos junto al niño en una mesa. Le damos al niño un bote de espuma de afeitar y le decimos que pulse para echar la espuma sobre la mesa. Si no puede él solito, le ayudamos con nuestras manos. Una vez que tenemos la espuma sobre la mesa, le pedimos al niño que la extienda con movimientos circulares de ambas manos. Después, para trabajar la lateralidad, pedimos al niño que extienda la espuma primero con la mano derecha. Después con la mano izquierda.

Truco: se pueden marcar con gomets rojo y verde el lado izquierdo y el lado derecho.

Colocar espuma de afeitar sobre distintas partes del cuerpo del niño. Conviene que el niño no lleve mucha ropa, para poder trabajar cuantas más partes del cuerpo mejor. Primero hacemos montones de espuma de afeitar sobre la mesa. Cogemos uno de los montones y lo colocamos sobre el brazo del niño. Decimos: *"tienes espuma sobre el brazo"* con mucho entusiasmo, para lograr un ambiente divertido. Dejaremos que el niño mire la espuma sobre el brazo y luego que se la extienda

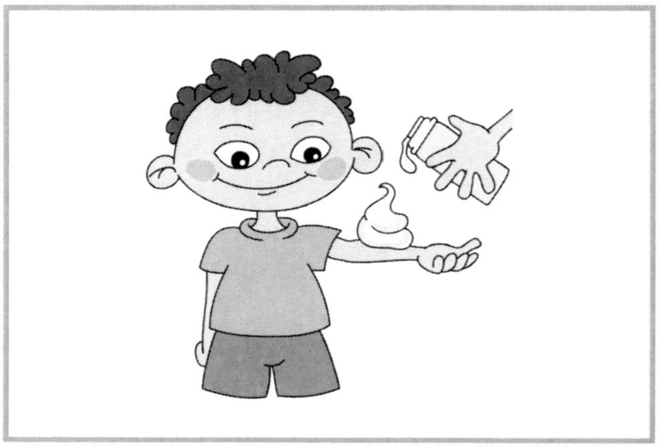

o que se la quite con suavidad con una toalla. Con este sistema trabajaremos: brazos, piernas, cara, cabeza, barriga, manos, pies, espalda, etc.

Ponte espuma de afeitar en... Comenzaremos como en el ejercicio anterior. Pero ahora le daremos diferentes órdenes al niño: *"Ponte espuma (de afeitar) en el brazo".* Si no lo hace solito, le ayudaremos. Una vez que tenga la espuma, decimos: *"Bravo, mira, tienes espuma de afeitar en el brazo". "Ponte espuma de afeitar en la pierna"*, etc.

Para fomentar la interacción, pediremos después al niño que nos ponga él a nosotros la espuma de afeitar: *"Ponme espuma (de afeitar) en el brazo".* Si no lo hace, le ayudaremos. Y siempre un *"bravo, mira, tengo espuma en el brazo".* Etc. O nos pondremos nosotros mismos las espuma en una parte del cuerpo y le pediremos al niño: *"Quítame la espuma del brazo".*

TENDREMOS EN CUENTA:

– Cada vez que digamos una parte del cuerpo, vocalizaremos muy bien y la presentaremos como la palabra más bonita del mundo: BRA-ZO, PIER-NA, etc. Los ejercicios anteriores se pueden realizar también delante de un espejo, para que el niño se vea / nos vea con la espuma en distintas partes del cuerpo.

Ejercicio 2: En la bañera

El niño puede estar solo dentro de la bañera o nos meteremos con él (en nuestro caso estábamos juntos en el agua).

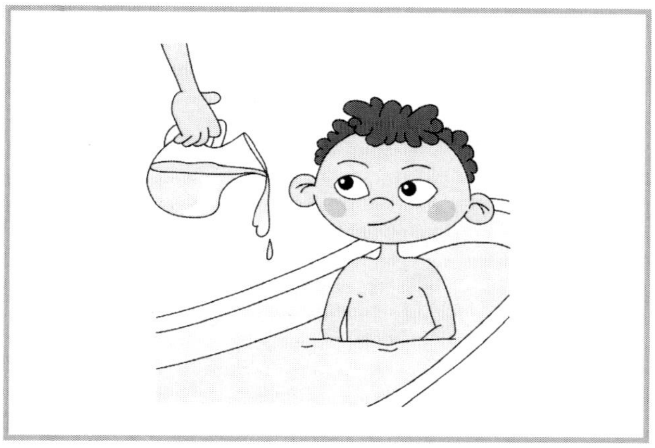

Dejamos caer agua de una botella sobre distintas partes del cuerpo. Llenamos la botella con agua de la bañera y desde arriba la dejamos caer sobre distintas partes del cuerpo del niño. *"Te cae el agua sobre el brazo", "te cae el agua sobre el pie"*, etc. Después será el niño quien nos eche el agua a nosotros y le diremos: *"échame agua sobre la cabeza"*, etc.

Baño de espuma. Utilizaremos la espuma de la misma forma que hemos trabajado antes con la espuma de afeitar, es decir, colocarla sobre distintas partes del cuerpo que iremos nombrando. Si queremos también fomentar el sistema de turnos, podemos *"jugar"* a una vez tú, una vez el niño, y así sucesivamente. La espuma nos da también otras muchas posibilidades de juego: *"mira, tengo barba", "oh, llevo pendientes en las orejas", "jaja, mi pelo es blanco como el de la abuela".*

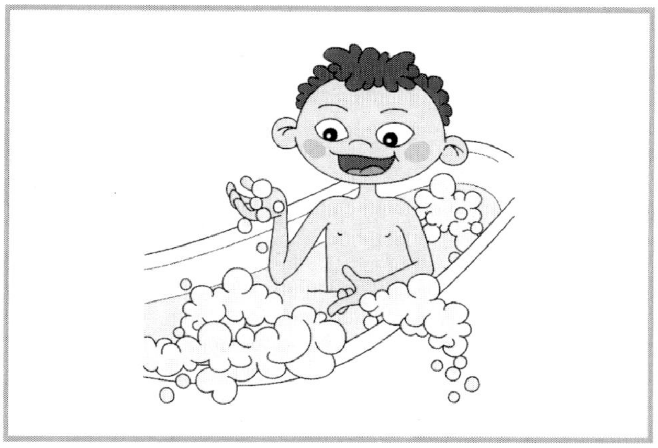

Ejercicio 3. Con cremas corporales

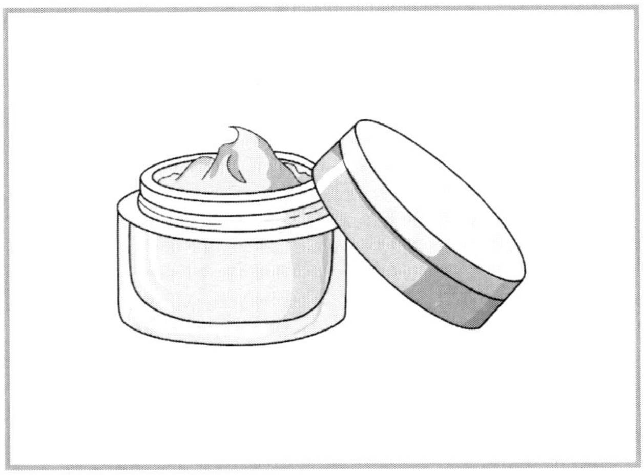

La idea es ir extendiendo la crema sobre distintas partes del cuerpo del niño que iremos nombrando. También le pediremos que nos embadurne de crema a nosotros: *"Ponme crema en el brazo"*, etc. o que lo haga él consigo mismo: *"Ponte crema en la barriga"*.

Nos colocaremos también delante de un espejo para que el niño pueda observar y ser más consciente de las distintas partes del cuerpo.

Ejercicio 4. Pintura de dedos

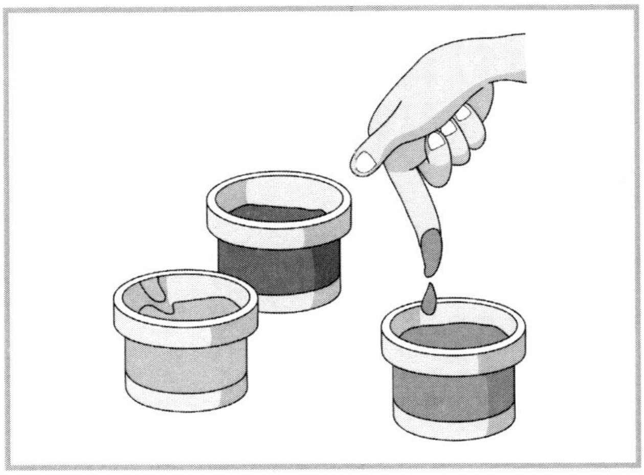

El sistema de trabajo sería el mismo, es decir, pintarse distintas partes del cuerpo. Nosotros avanzamos un poco más:

Tumbamos a Erik sobre un papel enorme y dibujamos su perfil. Después, con pintura de dedos iba marcando las partes del cuerpo conforme las nombrábamos.

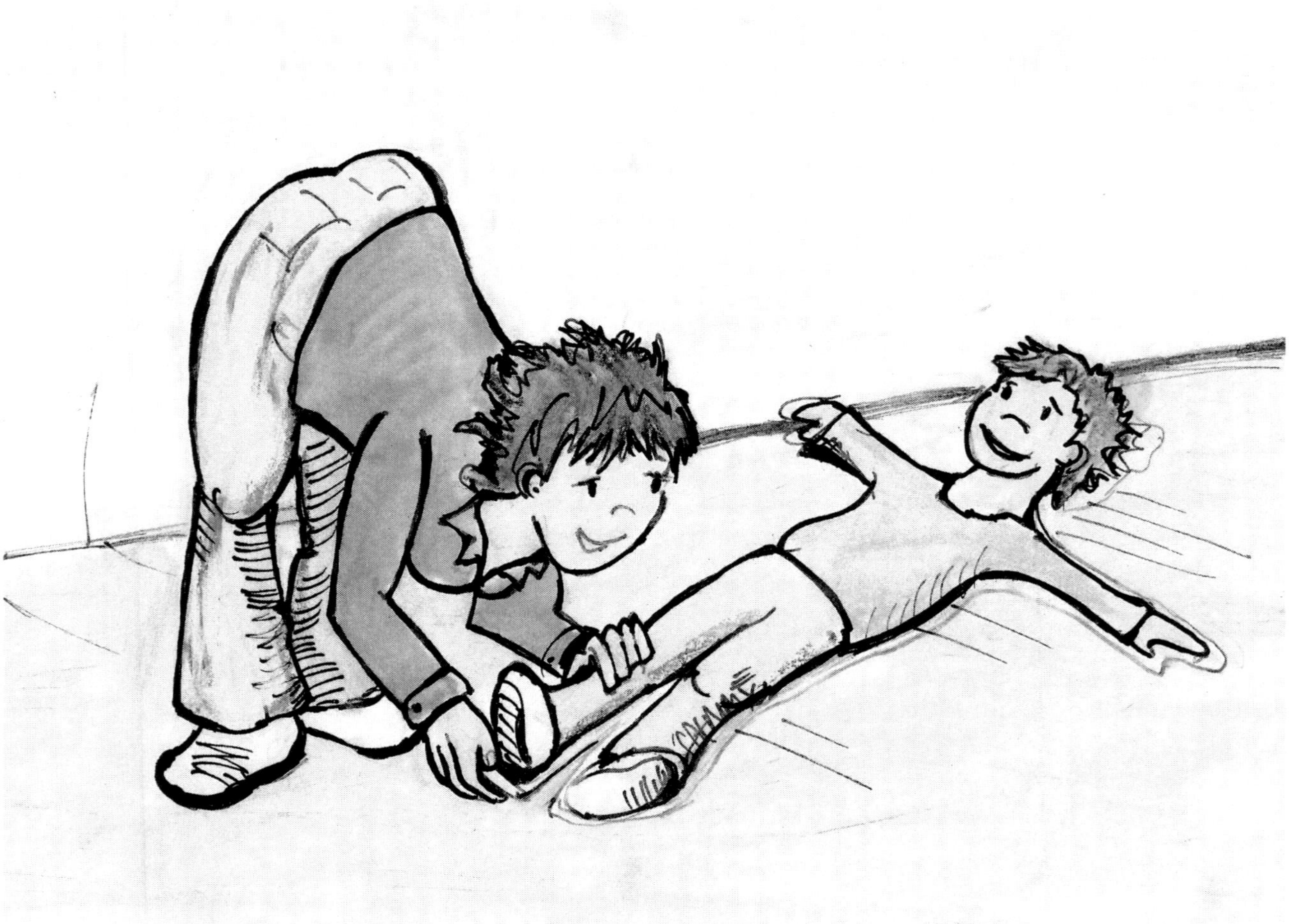

Ejercicio 5. Trabajo sistemático en mesa.

El objetivo es no sólo el reconocimiento de las partes del cuerpo, sino provocar que el niño las nombre. Es decir, combinar comprensión con producción de lenguaje.

Las partes del cuerpo que trabajamos son: cabeza, pie, barriga, nariz, boca, pierna, ojos, mano, orejas, culo, cuello, brazo, pelo, dedos, dientes, cara, frente, codo, barbilla, rodilla. Luego podremos ir ampliando el vocabulario.

5.1. *"(nombre del niño), señala tu cabeza".*

Si no lo hace solito, le ayudaremos con nuestras manos. A continuación: *"bravo, sí, es tu cabeza".*

5.2. "(nombre del niño), ¿qué es?"

Le tocas la cabeza y haces la pregunta para provocar que el niño diga: CA-BE-ZA. Después, *"muy bien, sí, es la CA-BE-ZA".* Se le puede ayudar empezando la palabra: *"Ca....",* o *"cabe..."* O diciéndola entera para que el niño la repita: CA-BE-ZA. Hay que intentar motivarlo mucho y divertirse al hacer este ejercicio. No desesperar nunca si el niño no dice la palabra.

Después haremos lo mismo con otras partes del cuerpo:

- Señala tu brazo

- ¿Qué es?

Cada parte del cuerpo la repetiremos cinco veces. Después iremos trabajando de forma más rápida intercalando : *"señala"* y *"¿qué te toco?"* sin que sean las mismas partes del cuerpo. Conforme el niño lo vaya dominando, pasaremos a preguntarle distintas partes del cuerpo que no estén juntas, para que aprenda a discriminar mejor: cabeza, codo, pie, nariz, etc.

Ejercicio 6: Con una venda en los ojos

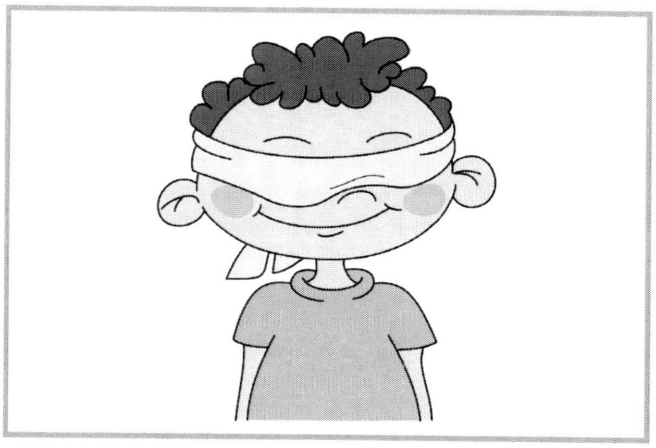

Para mejorar los aspectos sensoriales, nosotros trabajamos también colocando una venda sobre los ojos de Erik. Le tocábamos distintas partes del cuerpo y él tenía que nombrarlas. De esta forma aumentaba la consciencia de sí mismo. Este ejercicio fue de gran ayuda. Al principio constatamos que Erik tenía problemas para reconocer las partes de su cabeza, y no era problema de vocabulario, sino sensorial. Por ejemplo, le tocábamos la mejilla y él decía que era la nuca. O le tocábamos la nuca y hablaba de la frente. Con el tiempo, aprendió a diferenciarlo muy bien.

Hoy en día, Erik puede reconocer y decir también *"dónde"* le duele: si tiene dolor de garganta o de barriga, por ejemplo.

Ejercicio 7: fotografías o dibujos de partes del cuerpo

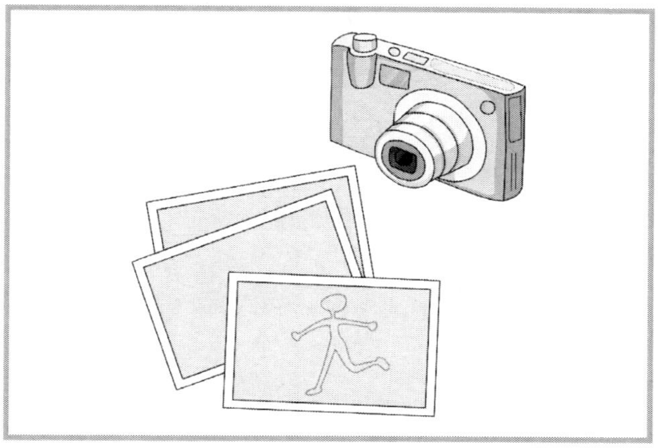

Se presentan al niño fotografías o dibujos de distintas partes del cuerpo.

VÍDEO:

http://elsonidodelahierbaelcrecer.blogspot.de/2009/04/comprension-produccion-lenguaje-partes.html

Se colocan tres tarjetas encima de la mesa (luego se irán colocando cinco o más), y combinaremos distintas órdenes: *"dame oreja", "señala nariz", "coge pierna"*, etc.

Se presenta a la altura de los ojos del niño una tarjeta y se pregunta: *"(nombre del niño), ¿qué es?"*. El niño tiene que decir: *"Es (la) pierna"*, etc.

TRUCO: *Haz fotos de vuestras partes del cuerpo.*

Las prendas de vestir

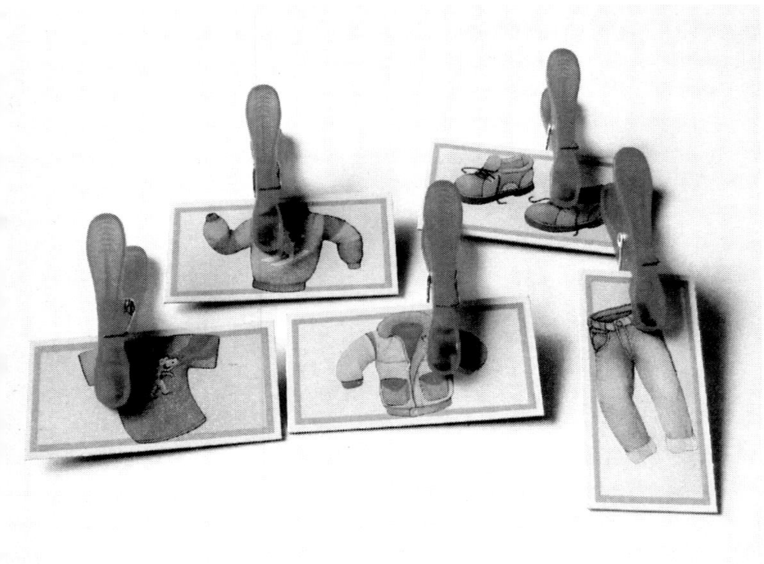

Utilizamos una cesta con ropa y unas cuerdas con pinzas para tenderlas. Sacábamos una prenda de la cesta a la vez que la nombrábamos: *"Es un pantalón", "ahora tiende el pantalón"*, y Erik lo colgaba de la cuerda con las pinzas. El que pudiera utilizar las pinzas era también una ayuda para la motricidad fina y la estimulación sensorial.

Un paso más que dimos con este juego era *"lavar"* la ropa. Utilizamos prendas de muñecos, los lávabamos en un barreño, simulábamos echar jabón, frotábamos y luego los tendíamos. De esta forma íbamos estimulando también el juego de rol.

En paralelo trabajábamos también la comprensión y la aceptación de órdenes sencillas: *"coge el pantalón", "lava la camiseta", "tiende los calcetines"*, etc. Y de paso íbamos introduciendo también los primeros adjetivos: limpio – sucio; seco – mojado, grande- pequeño, etc.

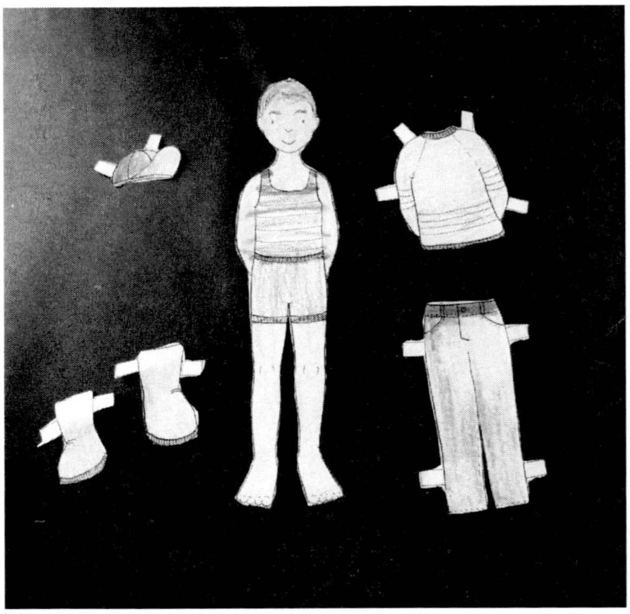

Otro juego que se puede realizar son los muñecos recortables, y pedirle al niño que vaya colocando o quitando al muñeco las diferentes prendas. Así introducimos también vestir – desvestir.

O jugar a hacer la maleta. Nosotros lo hacíamos en parelelo con Erik. Él tenía una maleta (la hicimos juntos con una caja pequeña de cartón) y yo otra. Él metía una prenda, que nombraba, y después la metía yo. De esta forma trabajábamos también el sistema de turnos.

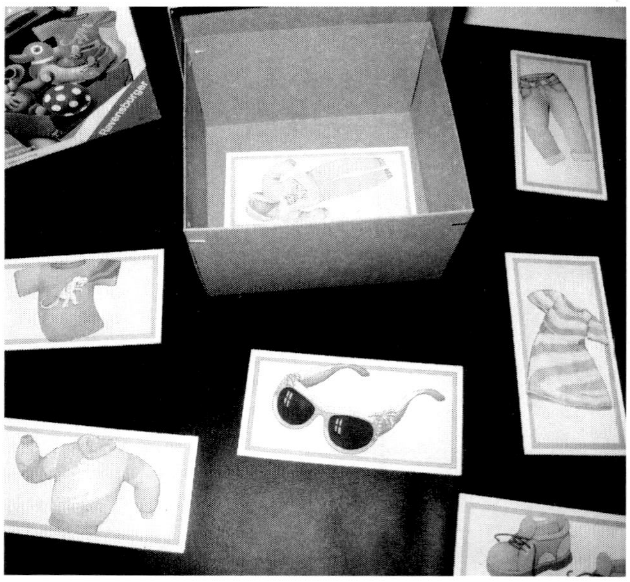

Alimentos

Realizamos diferentes tipos de juegos: con una muñeca a la que le dábamos de comer mientras nombrábamos los alimentos. O simulando nosotros que comíamos.

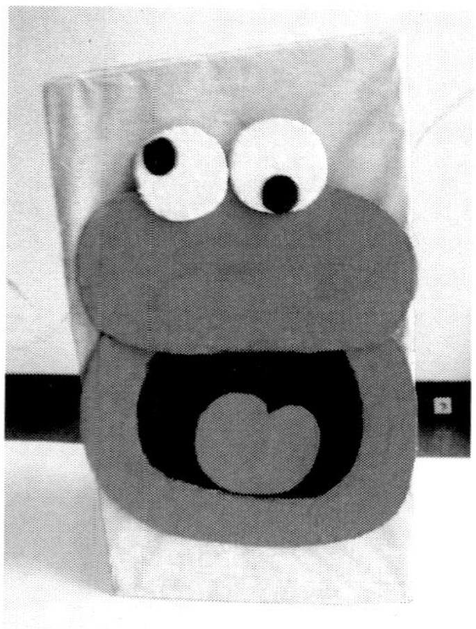

También hicimos un *"monstruo de las galletas"* con una caja de cartón. Tenía una rejilla por boca y ahí Erik podía meter las tarjetas que representaban alimentos. *"Dale un tomate"*, etc.

Acciones

Las primeras acciones que el niño aprende suelen relacionarse con las que él puede realizar y que implican movimiento. Luego se puede pasar a nuevas acciones. Como introducción, jugamos a *"dibujar un día con un niño"*. En cada página hacíamos un dibujo que representaba: levantarse, lavarse, vestirse, comer, jugar, ir en coche, dormir. E íbamos nombrando: *"DORMIR"*, *"COMER"*, etc. Después, pegamos en cada página (hay que utilizar hojas de papel muy grandes) una foto de Erik realizando esa acción.

Animales

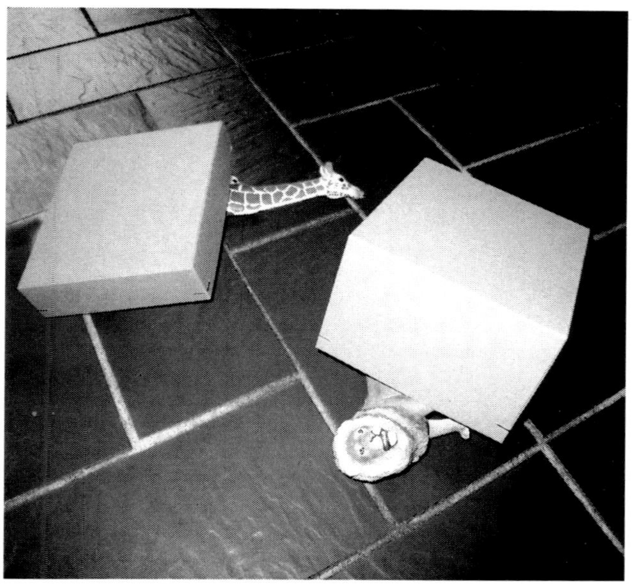

Se esconden los animales de juguete por toda la habitación y se van buscando y se nombran una vez que se encuentran (no los escondas mucho, deja que asomen un poco para que le resulte más fácil encontrarlos).

Después se trabajará en mesa con fotografías y dibujos.

Vocabulario básico:

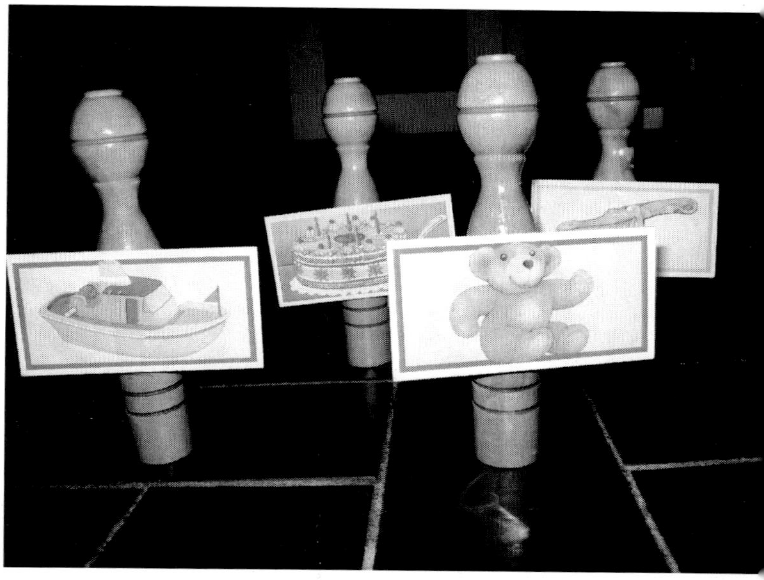

El juego de los bolos: consiste en adherir dibujos a los bolos, colocarlos en fila e intentar derribarlos con una pelota, de forma que cuando se lance la pelota recogeremos los bolos que se han caído y nombraremos los dibujos que tienen pegados.

Son algunas ideas que seguro te hacen discurrir otras muchas nuevas. Intenta siempre tener claro qué palabras quieres que el niño aprenda. Vocaliza siempre muy bien. Intenta no hablar demasiado, sino centrarte en tu objetivo. Y divertíos siempre mucho.

Capítulo 7

Identificar, asociar, clasificar y otros aspectos cognitivos

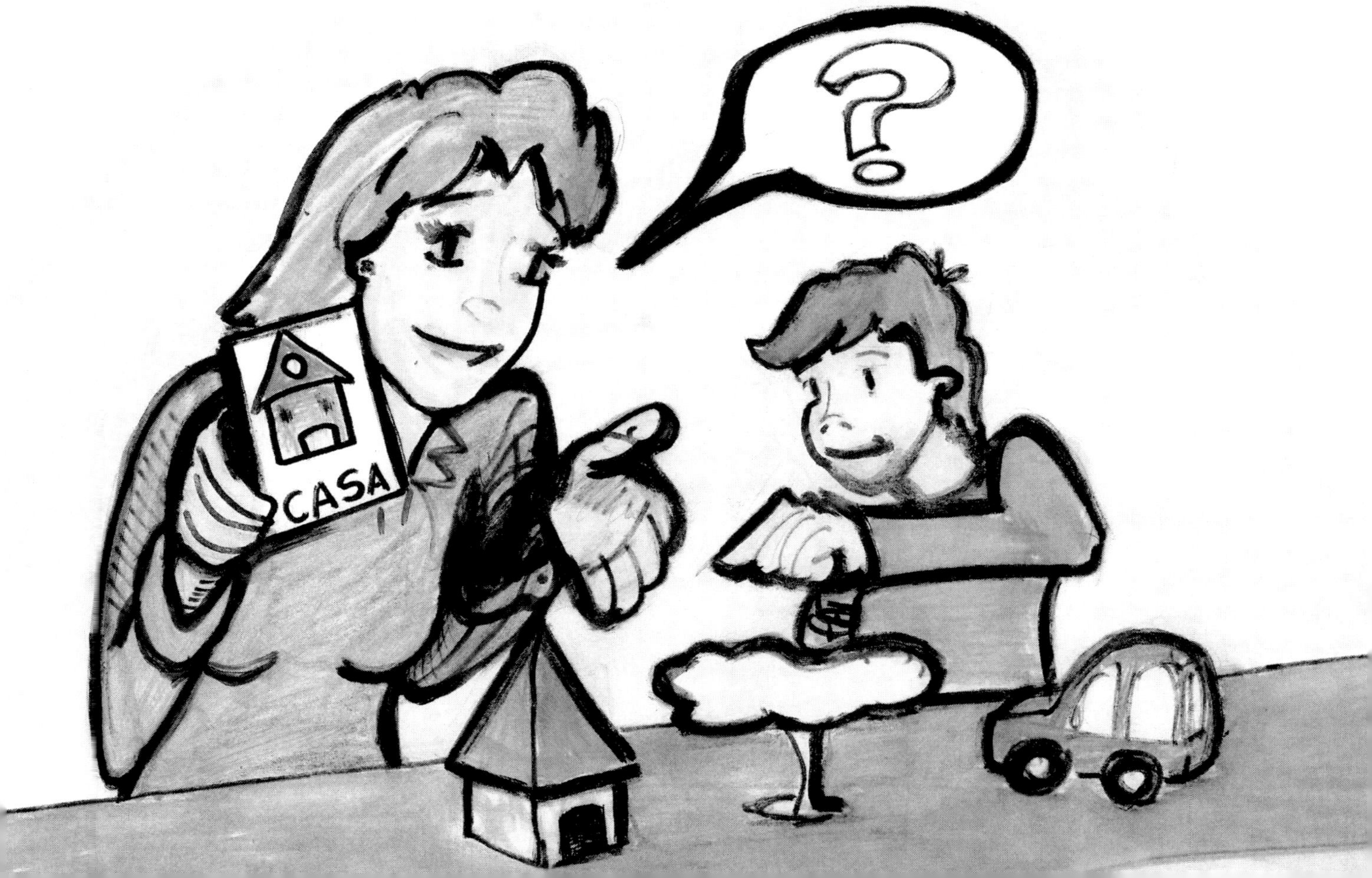

Por medio del juego podemos empezar a estimular también aspectos cognitivos. Son innumerables las actividades que podemos realizar. En este capítulo, sin embargo, nos centraremos en cuatro aspectos básicos: identificar, ordenar, asociar y categorizar.

Antecedentes

Desde muy pequeño, Erik mostró un gran interés por las formas geométricas. Le encantaba descubrir líneas, círculos, cruces, triángulos, cuadrados... en los objetos cotidianos o en la arquitectura de las construcciones. A veces miraba una pared –para mí vacía- ; pero no estaba *"vacía"*: había una pequeña grieta o se proyectaban los rayos del sol o las sombras en movimiento de un árbol. Eso es lo que él admiraba, de la misma forma que las esquinas o los cantos de una mesa. Uno de sus pasatiempos favoritos a los veinte meses era abrir el cajón de los cubiertos, sacar las cucharas y colocarlas en línea encima de la mesa de la cocina. No se conformaba con colocarlas de cualquier manera, sino que las disposición era equidistante y la alineación perfecta. También hacía hileras de coches, de palitos... Aunque en un principio estas situaciones eran desesperantes, muy pronto encontramos la forma de sacarles provecho: participar en el *"juego"* con él.

Si miraba la proyección de la luz en la pared, la mirábamos con él. *"Mira, Erik, es una calle de luz"*. Y entonces nos poníamos a hacer sombras con nuestras manos para armar figuras: un perrito *("mira, Erik, un perro")*, un pájaro, una casa.... Con el tiempo *"calle de luz"* sería una de las palabras favoritas de Erik, y todavía hoy jugamos a hacer sombras y a contar historias con los "personajes" de esas sombras.

Erik aprendió el concepto "ancho" y "estrecho" abriendo y cerrando una puerta muy despacito. Si íbamos cerrando la puerta, la proyección de la luz del sol en el suelo era "estrecha" y "ancha" si abríamos la puerta más.

Viendo su interés por las formas geométricas, compramos un juego que se llama *"colorama"*. Sobre un tablero hay que encajar figuras geométricas no sólo por su forma (triángulo, cuadrado, círculo o hexágono) sino también por el color (triángulo rojo, cuadrado verde,

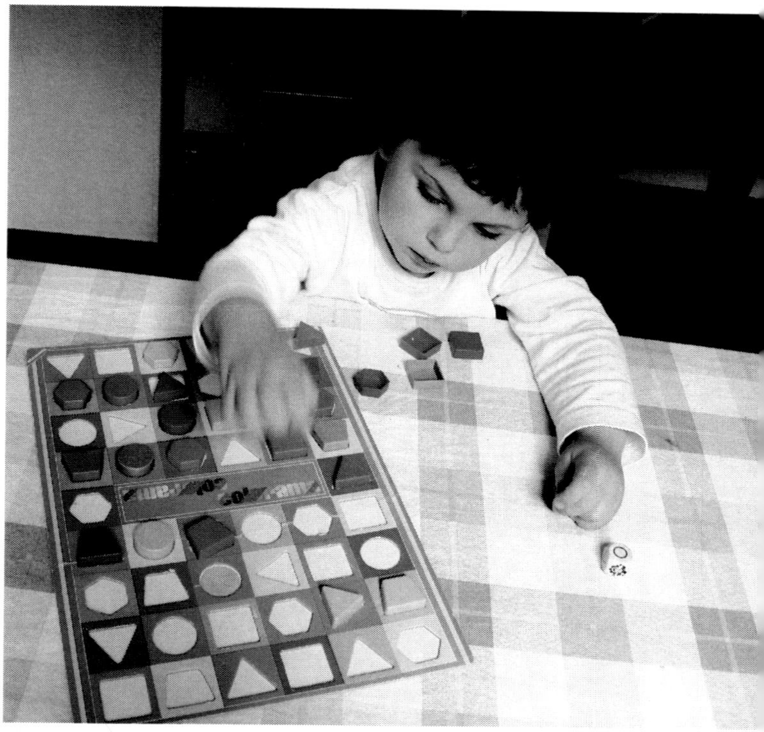

etc.). En un principio no seguíamos las reglas fijas del juego, sino que le dábamos la pieza a Erik para que él la colocara. Después, lanzábamos el dado y tenía que colocar la figura y su color según lo que indicara el dado.

Con las cucharas o con los coches, armábamos las hileras junto con Erik. Pero poco a poco, en vez de filas, disponíamos los objetos en cruz *("mira, Erik, están en cruz")*, en círculo *("mira, Erik, están en círculo")*, etc. Junto a las cucharas, utilizábamos los tenedores *("esto es un tenedor")* y otros utensilios de cocina que íbamos nombrando. Con el tiempo, los coches nos servirián para hacer diferentes juegos de rol (lo veremos más adelante).

También de forma intuitiva, ordenábamos esos objetos por colores (los rojos juntos, los verdes juntos), por tamaños (los grandes a la izquierda, los pequeños a la derecha), etc. Como Erik reconocía los colores sin problemas, hacíamos lo mismo con las piezas de Lego: ordenarlas.

Por esa época aún no habíamos comenzado la estimulación estructurada. Pero estos *"juegos"*, además de servirnos para orientar a Erik y mantenerlo entretenido en el día a día, serían de gran ayuda para el trabajo sistemático que vendría después.

7.1 Enseñar el tamaño de forma estructurada

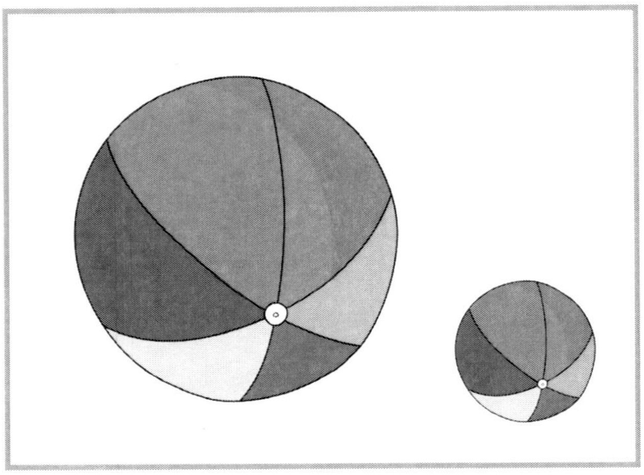

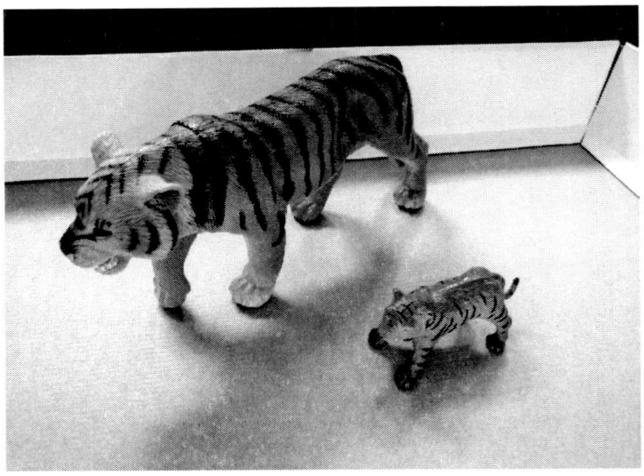

Lenguaje receptivo:

Colocaremos sobre la mesa delante del niño dos objetos que se diferencien sólo en el tamaño. Por ejemplo, coloca una pelota muy grande sobre la mesa y al lado coloca una pelota más bien pequeña del mismo material y del mismo color. Entonces pide al niño que señale (o te dé) un tamaño en particular. Puedes decir «Dame la grande» o simplemente «Grande». En cualquier caso, la palabra «grande» debe ser la señal dominante, que tienes que pronunciar en voz alta y clara. Como al principio el niño probablemente no sabrá qué hacer, debes inducir la respuesta correcta: bien señalas tú la pelota grande, bien tomas la mano del niño para que coja la pelota y te la dé. Una vez que el niño lo domine, puedes ir subiendo el número de objetos colocados en la mesa.

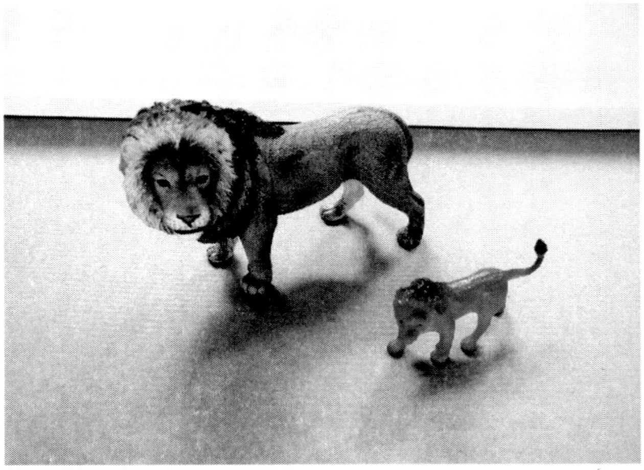

Podrás luego ir poniendo objetos grandes y pequeños pero que no sean completamente iguales.

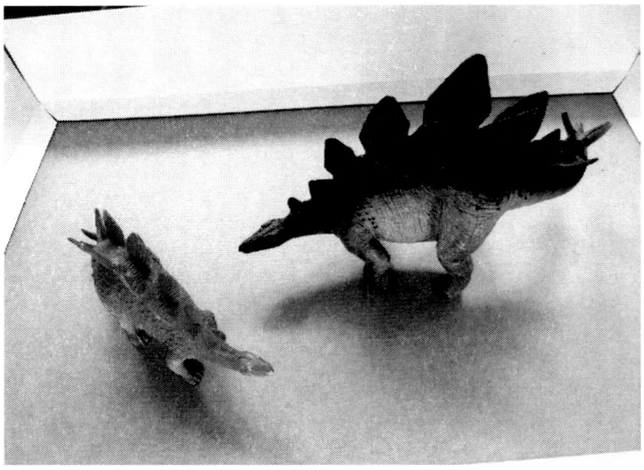

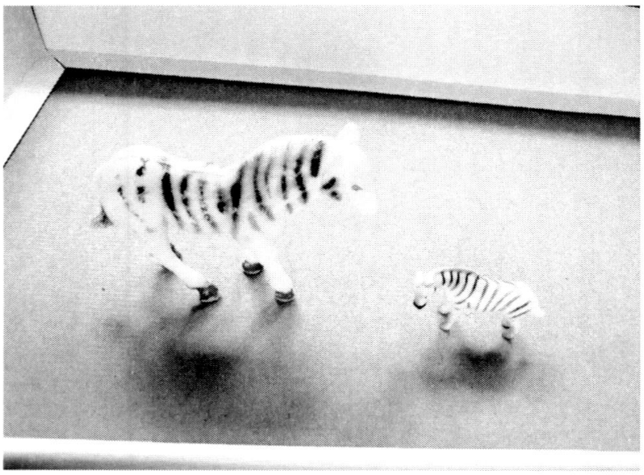

Lenguaje expresivo:

Ahora puedes enseñarle a utilizar la denominación correcta, para que diga «Grande». Coloca dos pelotas sobre la mesa delante del niño, entonces pídele que señale una (por ejemplo, «Grande»). Entonces, una vez que el niño tenga su mano sobre el objeto apropiado, pregúntale «¿Qué tamaño?» para provocar que el niño diga: *"grande"*. Tanto si el niño lo dice como si no, tú repites siempre: *"Sí, es la grande"*.

7.2 Enseñar el color

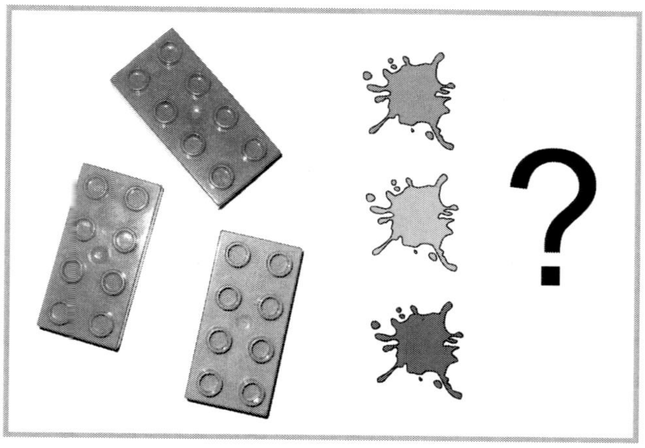

Coloca sobre la mesa delante del niño dos objetos (las piezas de Lego o de construcción son geniales) que se diferencien sólo en el color y no en cualquier otra dimensión. El niño tiene que identificar un color en particular cuando des la orden de ese color, como «Rojo» o «Dame rojo», *"Señala rojo"*, etc.

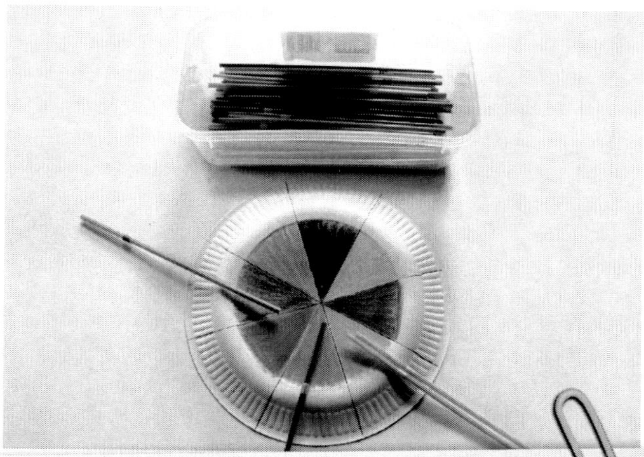

También puedes hacerlo como muestra la foto.

7.3 Enseñar la forma

Coloca sobre la mesa figuras que se diferencien sólo por la forma: triángulo, círculo, cuadrado, etc. (nosotros usamos las piezas del colorama). Puedes ir variando las órdenes: *"dame triángulo", "coge círculo", "señala cuadrado"*, etc. Como siempre, si el niño no lo hace por sí mismo, tomaremos sus manitas para ayudarlo y diremos: *"Sí, es triángulo"*.

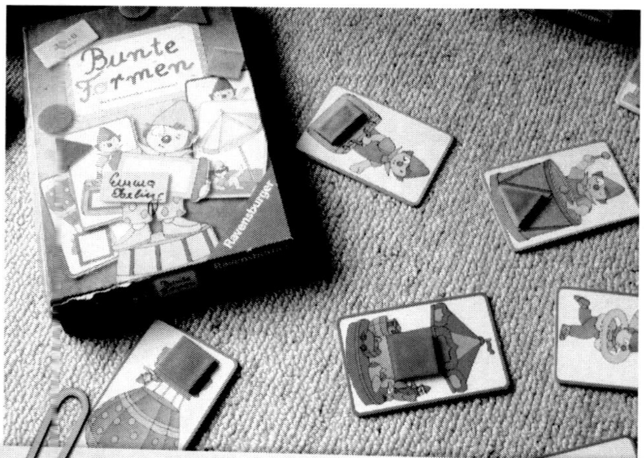

También se puede trabajar el color y la forma a la vez.

Caja para ordenar

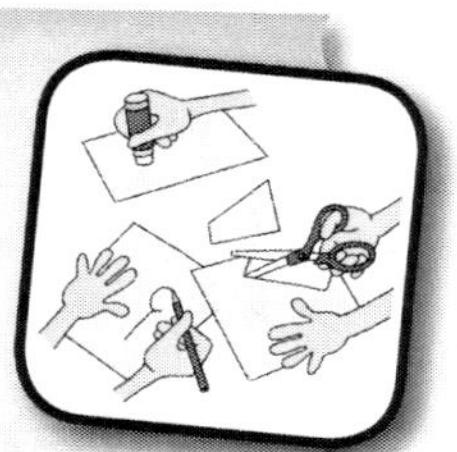

Puedes hacer una caja para ordenar por formas y colores, como la que nos comparte Natalia Cerra. Las piezas están con un clip, que el niño deberá quitar y de esa forma practicar motricidad también.

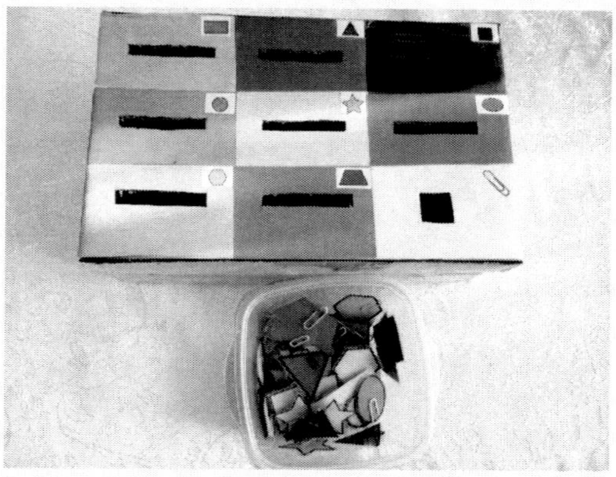

7.4 Emparejar e identificar

Si el niño ya sabe distinguir formas, colores y tamaños podremos pasar a realizar los primeros ejercicios de emparejamiento, que nos servirán de base para ordenador por categorías en ejercicios posteriores. La categorización será de gran ayuda para el desarrollo posterior del lenguaje.

Ejercicio 1. Emparejar por tamaños.

Utilizamos una serie de objetos cotidianos en dos tamaños: grande y pequeño (que se vea bien la diferencia: coche grande / coche pequeño – taza grande / taza pequeña, etc.). La orden será *"ordena los grandes juntos"* (u *"ordena los pequeños juntos"*). El niño colocará en un lado todos los objetos grandes y al otro lado todos los objetos pequeños.

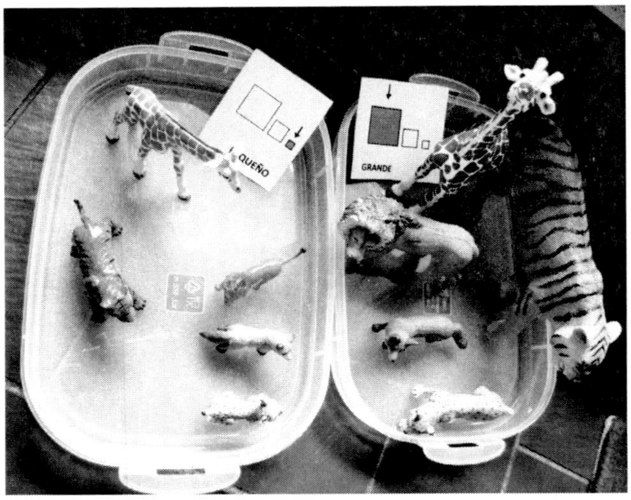

Como referencia y ayuda, colocamos un cesto grande para que metiera ahí los objetos grandes y un cesto más pequeño para que metiera en él los objetos pequeños. Conforme iba colocando un objeto, decíamos: *"muy bien, Erik, el coche grande con los grandes"*, etc.

Más adelante el niño podrá colocarlos en filas:

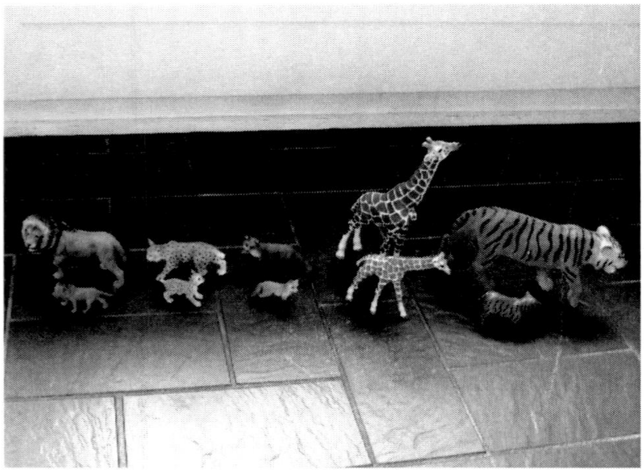

Ejercicio 2. Identificar el mismo objeto.

El niño deberá identificar un objeto exactamente igual al objeto que se le muestra (nosotros comenzamos con la cuchara amarilla):

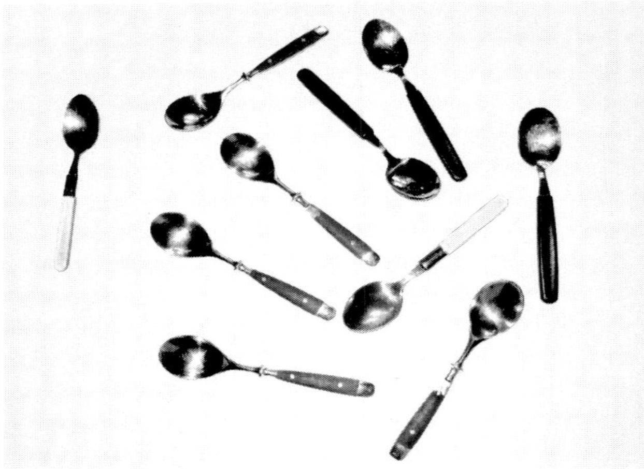

Conforme lo hayas practicado con muchos objetos, el siguiente paso será que el niño identifique un objeto que ya no sea exactamente igual, de forma que vamos trabajando la generalización:

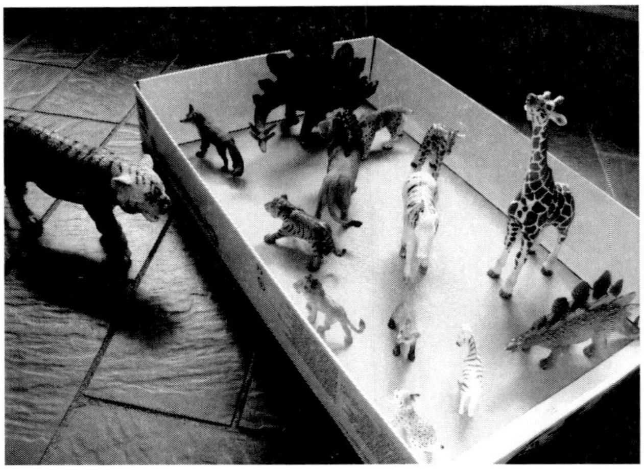

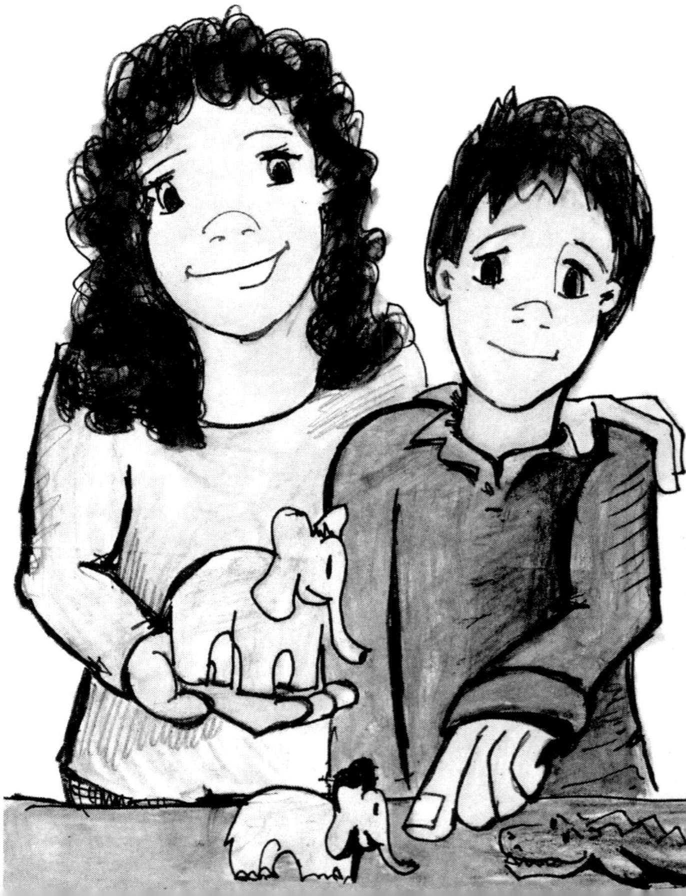

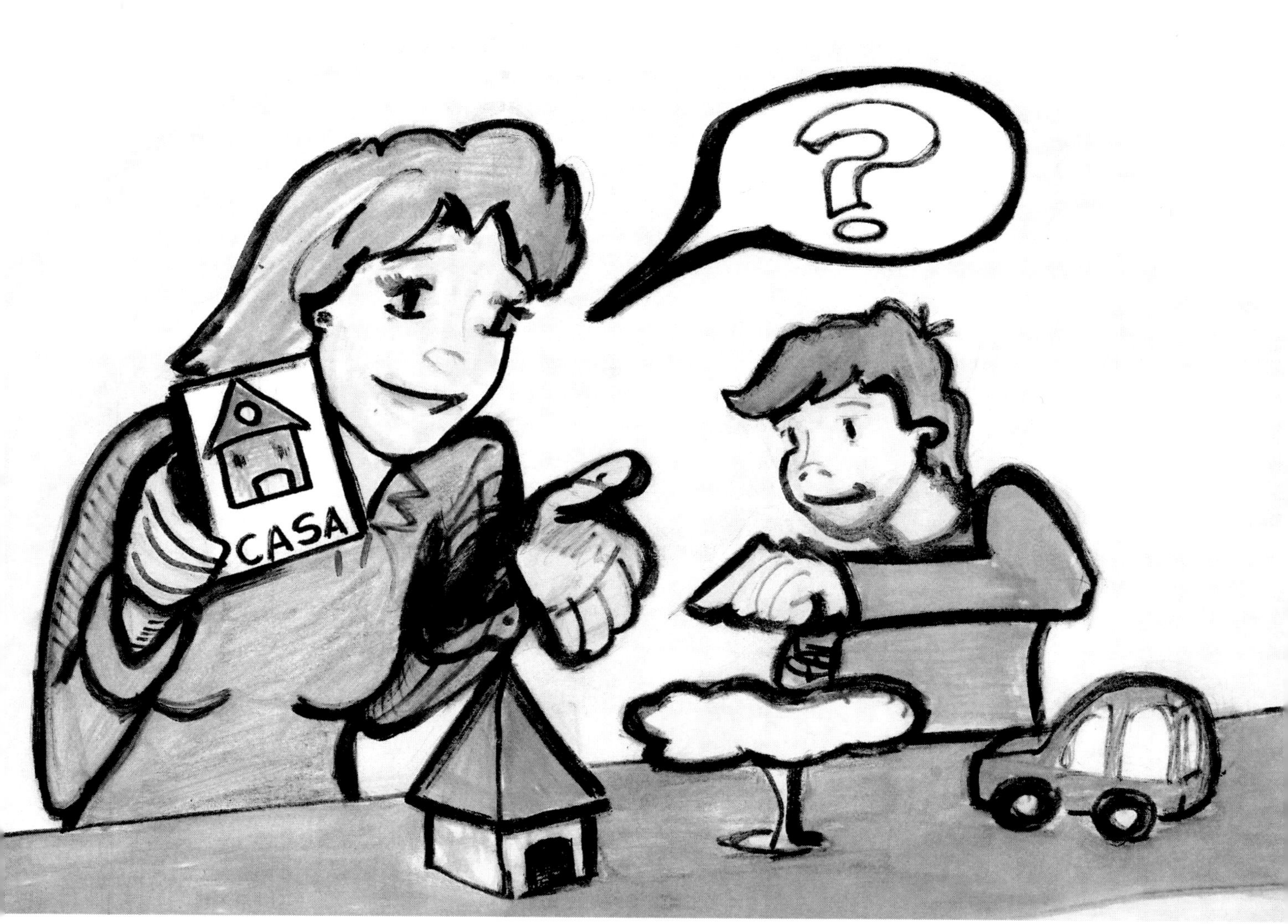

Más tarde se pueden sustituir los objetos por fotos o pictogramas de los objetos.

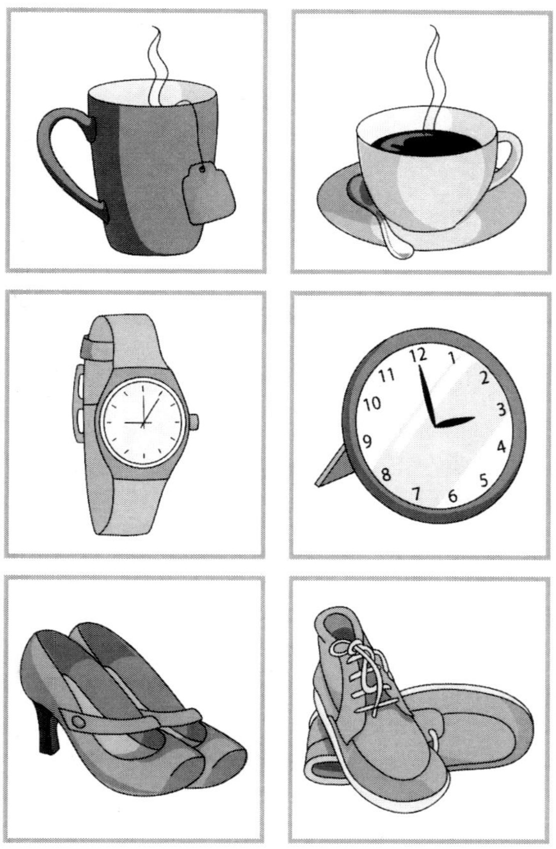

Un paso posterior sería también identificar objetos con otros objetos que se hayan distribuidos por la habitación (en vez de tenerlos colocados encima de la mesa).

Ejercicio 3. Identificar personas.

Este es un ejercicio para hacerlo en el día a día. Al niño se le enseña la foto de una persona (que tiene que estar presente), se le dice *"señala a papá"* y el niño la tiene que señalar. De inmediato se dice: *"Bien, (nombre del niño), es papá".*

Ejercicio 4. Ordenar por colores.

Se colocan sobre la mesa objetos de distintos colores (piezas de lego, por ejemplo). El ejercicio consistirá en que el niño ordene todos los objetos rojos juntos, los amarillos juntos, etc. Como ayuda, es bueno que tenga una referencia de donde colocarlos. Nosotros utilizamos tuppers, y Erik colocaba las piezas dentro. Más adelante, pasamos a construir torres con piezas de lego del mismo color. Usamos diferentes bases (que también son de colores) para que fuera armando las torres. La orden se irá complicando. Primero *"ordena los rojos"*, después *"ordena por colores"*, *"ordena"*.

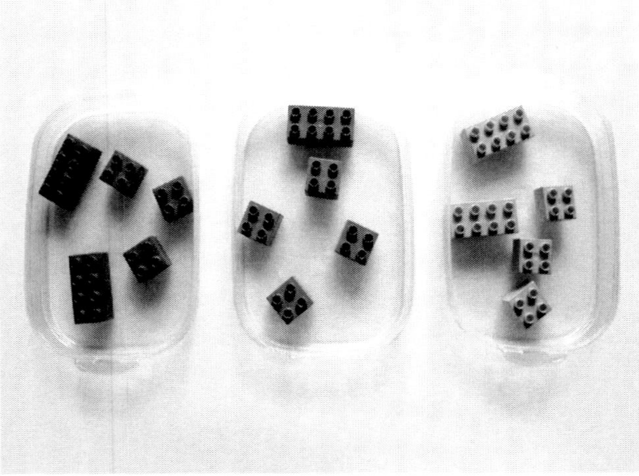

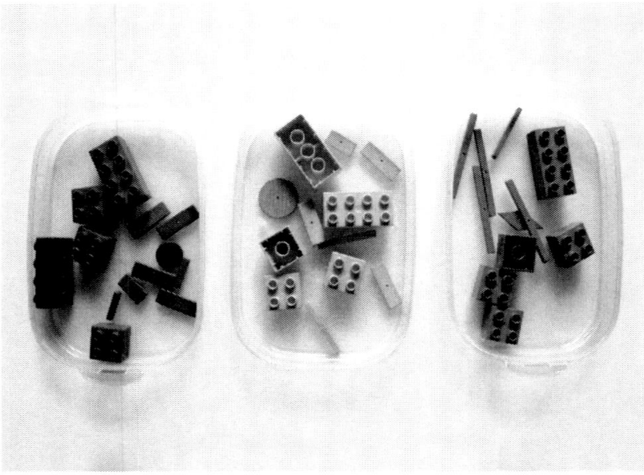

Ejercicio 5. Ordenar por formas

Como el ejercicio anterior, pero el niño deberá ordenar los círculos juntos, los hexágonos juntos, los triángulos, etc.

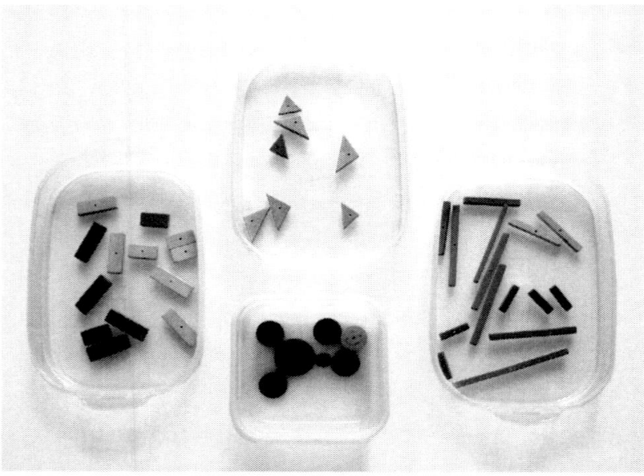

Puedes hacer también una plantilla de encaje con objetos cotidianos:

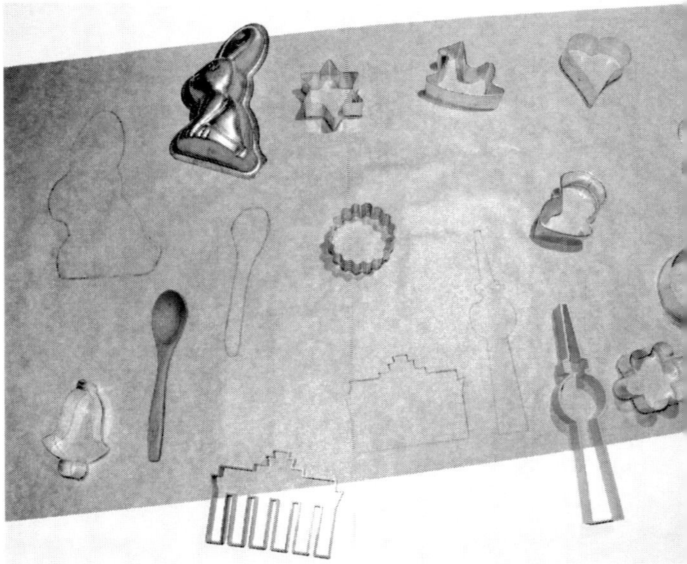

Juego de identificación:

Se trata de preparar diferentes plantillas con pictogramas o fotos de objetos que el niño deberá buscar, identificar y señalar. Puedes hacer una plantilla con objetos de casa, otra con objetos de la calle, otras con objetos del parque, etc.

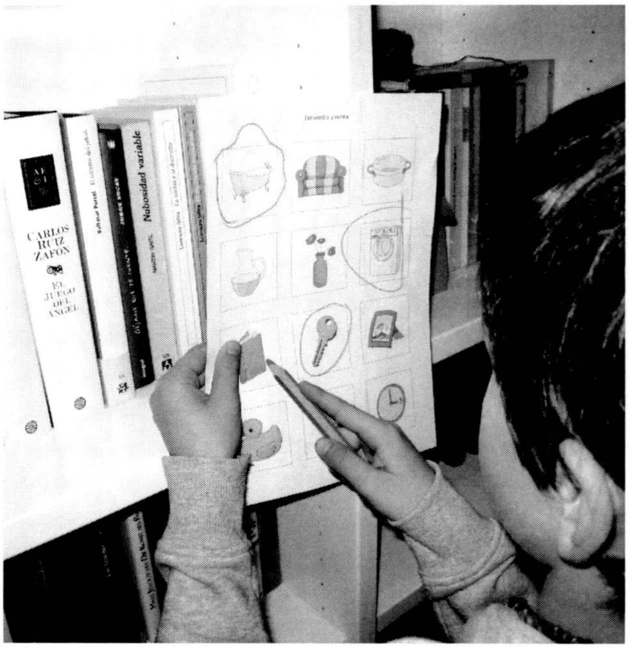

VÍDEO DE UNA SESIÓN NUESTRA DE TRABAJO:

http://elsonidodelahierbaelcrecer.blogspot.com/2009/02/formas-y-colores-ordenar.html#ixzz1xa2T3uty

7.5 Asociaciones

Fomentar los conceptos de asociar, ordenar, distribuir o realizar ejercicios de agrupación de objetos por categorías irán sentando las bases para la futura categorización semántica del niño, y le ayudarán en el desarrollo del lenguaje. Nosotros realizamos muchos ejercicios con Erik, todavía hoy en día seguimos. Con ello, además, logramos una gran interacción y motivación.

Ejercicio 1: Ordenar las cartas de la baraja

Comenzamos este ejercicio cuando Erik ya dominaba los números del 1 al 10. Ya por entonces le fascinaban los números, y decidimos aprovechar ese interés.

Nosotros usamos una baraja americana (con damas, reyes, etc.). Sobre la mesa colocas en serie uno de los palos: as de picas, dos de picas, tres, etc. El resto lo conservas en tus manos. Sacas una carta, la presentas a la altura de los ojos del niño y le pides: *"coloca"*. Si ha salido, por ejemplo, el tres de corazones, pues deberá colocarlo encima del tres de picas. A continuación, confirmas: *"muy bien, el tres de corazones con el tres de picas"*.

Puedes ir complicando el juego colocando las cartas sin que vayan seguidas. Y también ir variando la forma de ordenar: por palos o por números, para mejorar la flexibilidad mental.

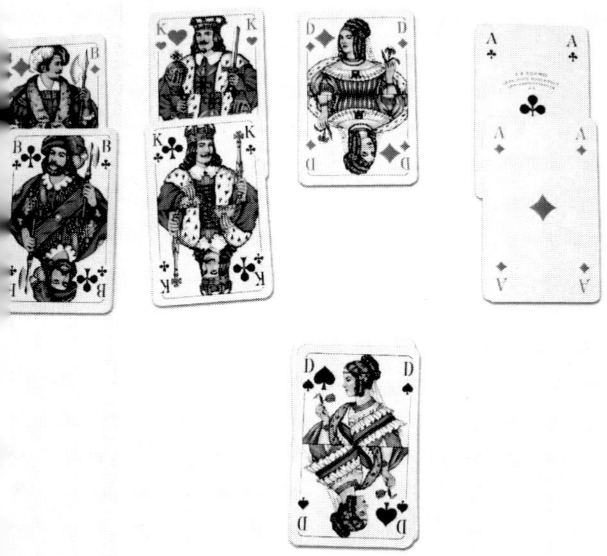

Ejercicio 2: Parejas lógicas con objetos

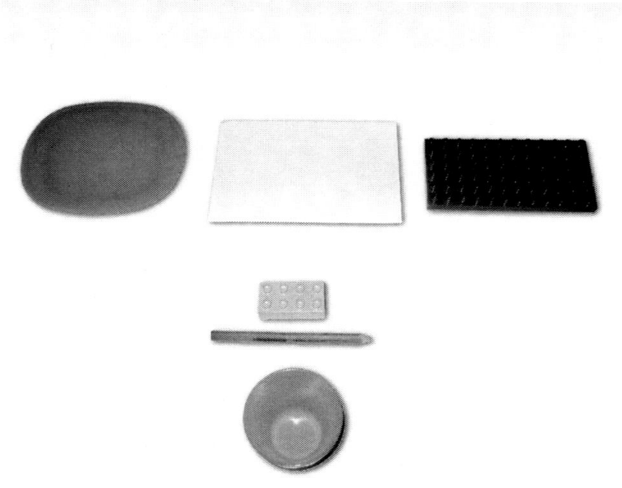

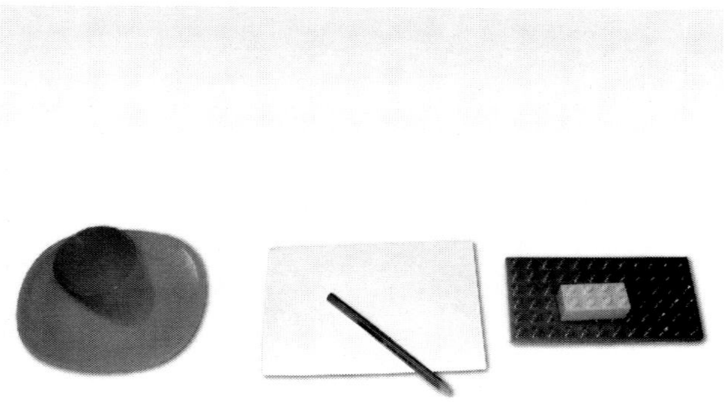

Preparas antes una serie de objetos que tienen su pareja lógica:

Plato – cuchara; camiseta – calconcillo; pintura – papel; botella – tapón de la botella; calcetines –zapatos; cazuela – tapadera de la cazuela; jabón – toalla; etc.

Sobre la mesa colocas una serie de objetos. Después, presentas un nuevo objeto al niño y le dices: *"coloca con su pareja"*. Cuando lo ha hecho, refuerzas: *"muy bien, el plato con la cuchara"*.

Ejercicio 3: parejas lógicas con tarjetas

De la misma forma que el ejercicio anterior, pero con tarjetas con imágenes.

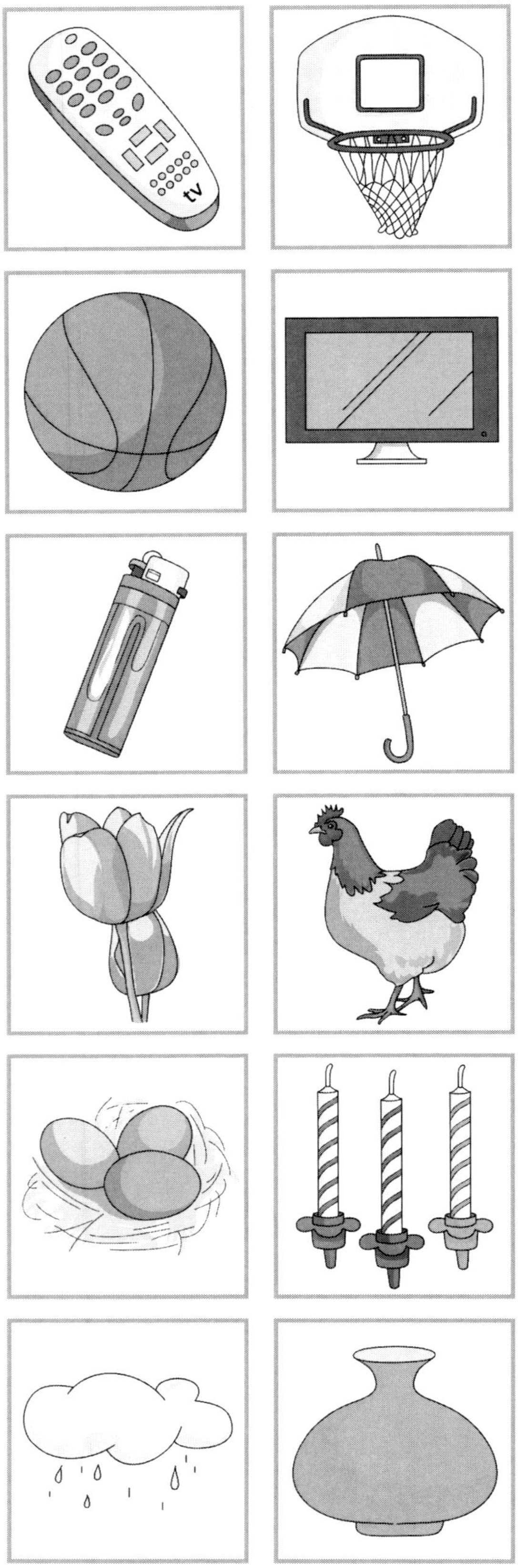

Ejercicio 4: Parejas lógicas con dibujos pintados en un papel

En una hoja grande de papel dibujáis objetos en dos filas (o pegáis fotografías de los objetos). El niño deberá unir con flechas los que están relacionados, uno de cada columna.

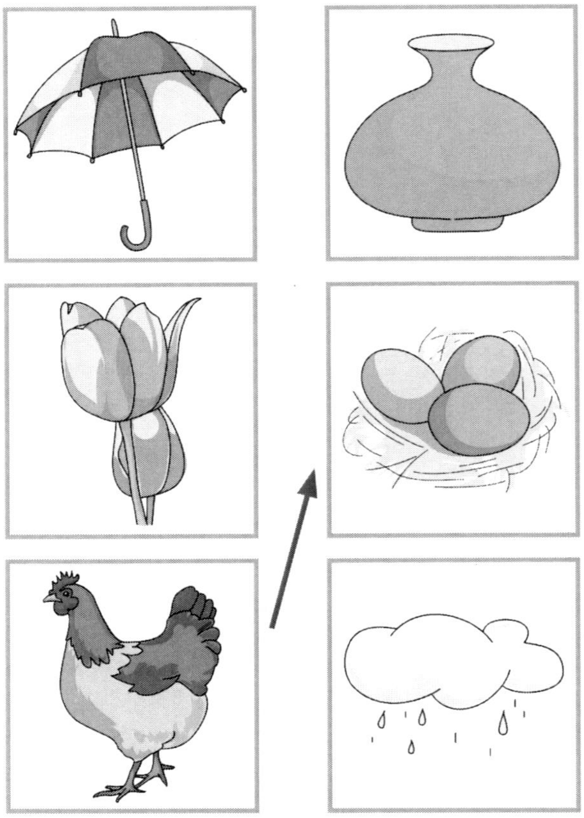

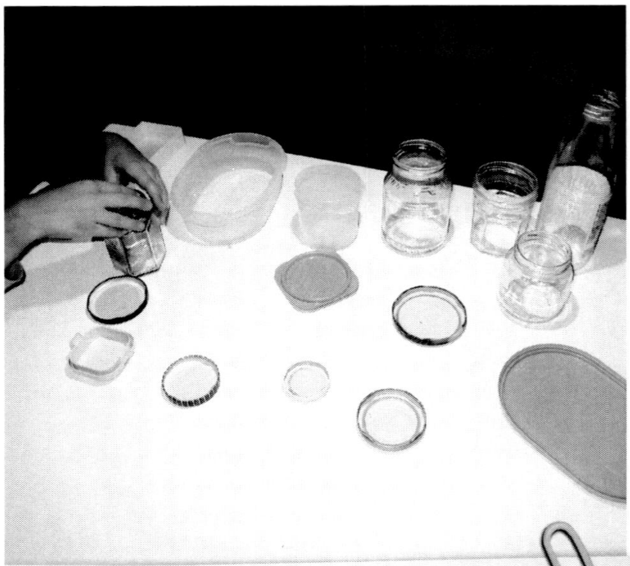

Buscando y encajando la tapa correspondiente: Juego para asociar y para mejorar la motricidad .

7.6 Clasificar y ordenar por categorías

1. Trabajaremos con tarjetas que representen objetos (o con los objetos en sí). Elegiremos dos categorías, por ejemplo: ropas y comidas. Tendremos preparados una cesta y una caja que simule una lavadora. Presentas un objeto al niño: una manzana, le dices *"coloca"* y tendrá que ponerla en la cesta. Otro objeto: un pantalón, pues lo meterá en la lavadora. Con este juego hay montones de posibilidades de categorías. Eso sí, intenta que sea siempre muy claro de comprender y también muy claro el lugar donde tiene que colocar.

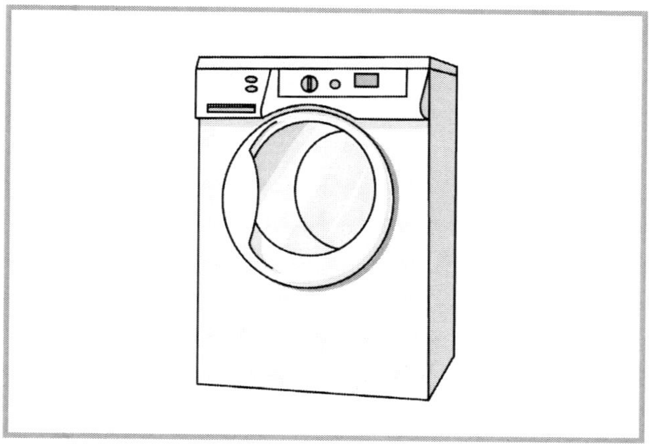

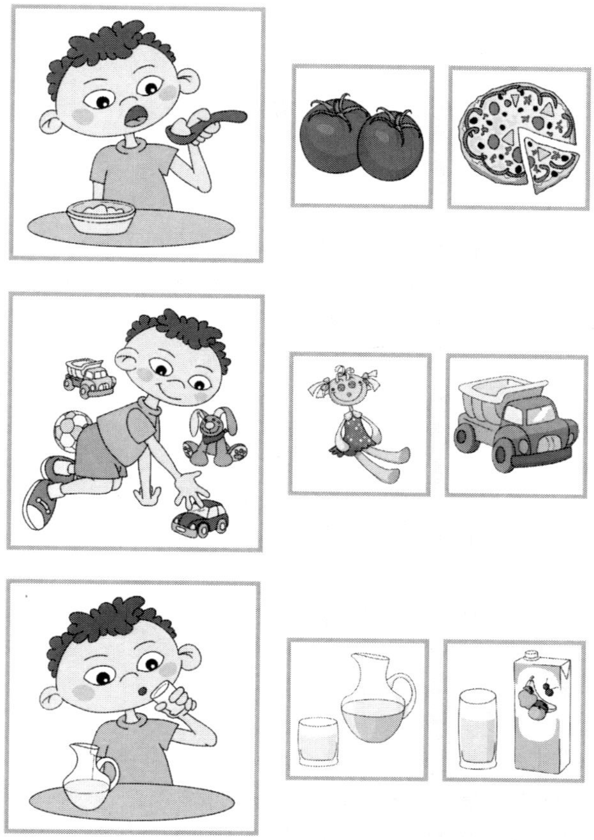

2. La actividad anterior se puede realizar con acciones: Colocas sobre la mesa tres fotos muy grandes. Una representa *"comer"*, otra *"beber"* y otra *"jugar"*, por ejemplo. Después, presentas una tarjeta al niño: manzana, y la colocará sobre la foto *"comer"*. Una tarjeta con un vaso de leche, la colocará en beber, etc.

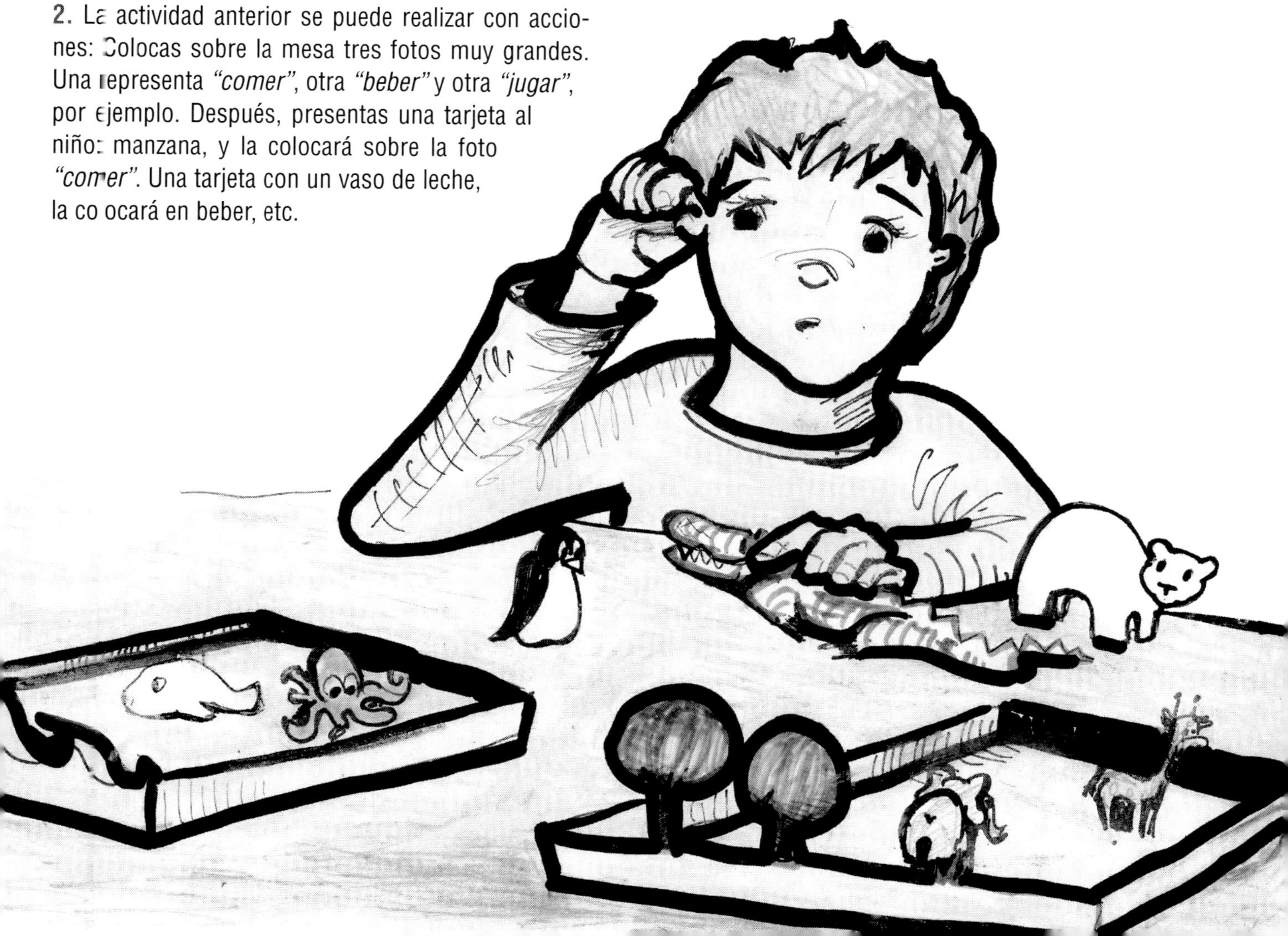

3. El juego de las tiendas: Tenéis tarjetas que representen diferentes tiendas: frutería, panadería, carnicería, etc. y tarjetas con: pan, pasteles, manzanas, peras, carne, salchichón, etc. Colocas sobre la mesa las fotos de las tiendas, y luego el niño irá ordenando las tarjetas que le presentas.

4. Las profesiones. Tenéis tarjetas que representan distintas profesiones: médico, bombero, etc. Y tarjetas con utensilios de esas profesiones. El niño deberá agruparlos.

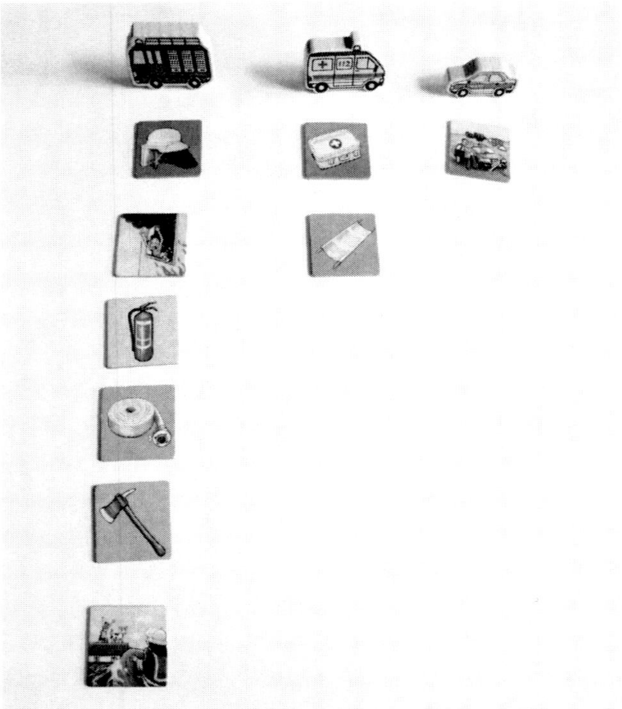

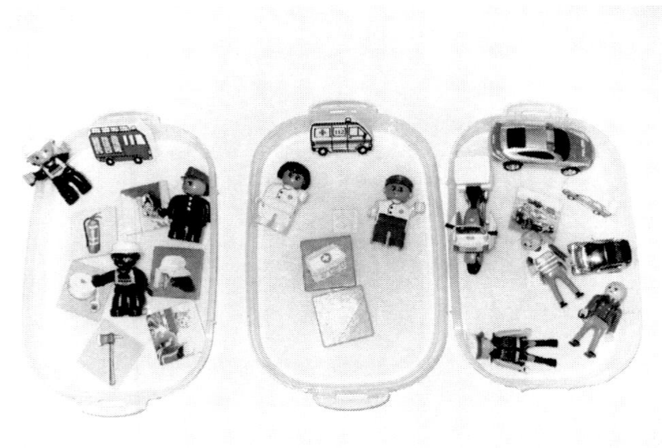

5. Las habitaciones de la casa. Podéis usar una casa de muñecas si la tenéis; le dais al niño diferentes mobiliarios, y deberá colocarlos en la habitación. Si no, lo podéis dibujar vosotros y que el niño vaya colocando o pegando en cada habitación.

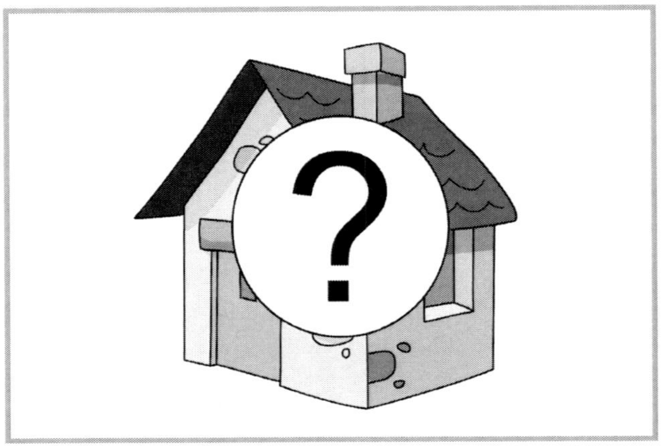

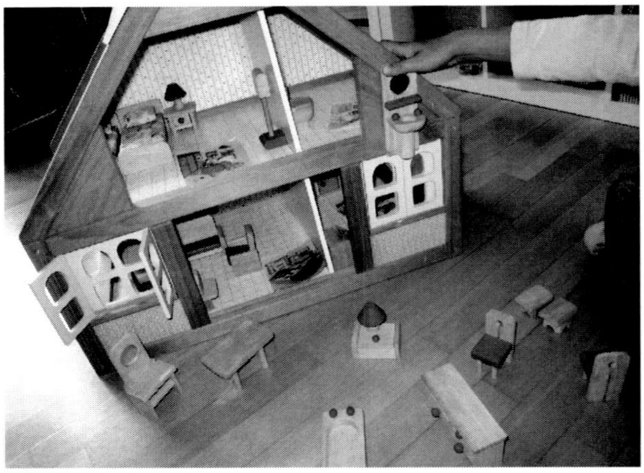

6. Hace frío, hace calor. ¿Qué ropa se pone el muñeco? Podéis hacerlo con muñecos recortables, por ejemplo. O lo dibujáis vosotros. En una hoja muy grande dibujáis un niño y un sol enorme. En otra, un niño y nieve. Tenéis tarjetas con prendas, y el niño deberá colocarlas sobre el recortable o pegarlas en la hoja.

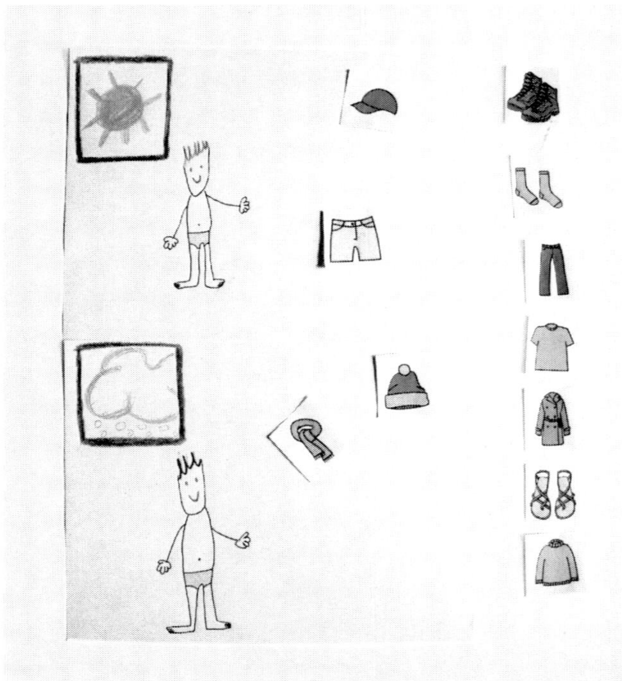

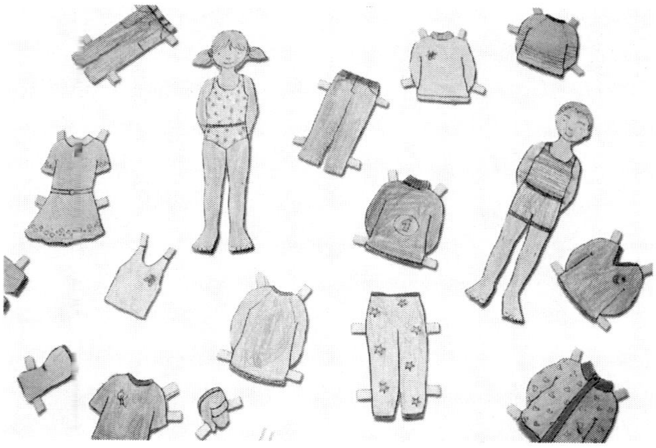

7. Animales de granja, animales salvajes. Aquí podéis dibujar una granja y una selva. O representarla con piezas de lego, o construirla... El niño colocará los animalitos.

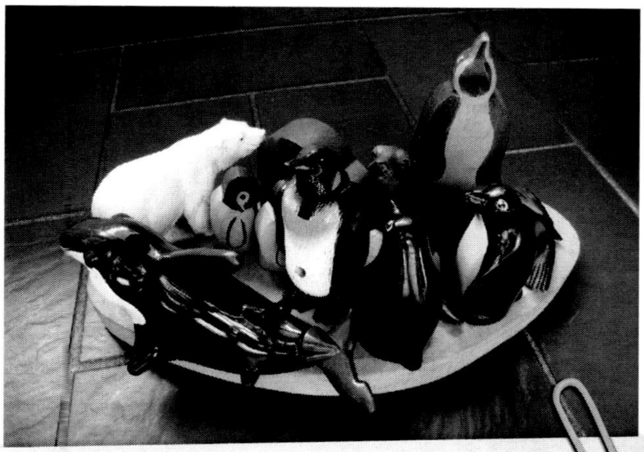

Animales polares.

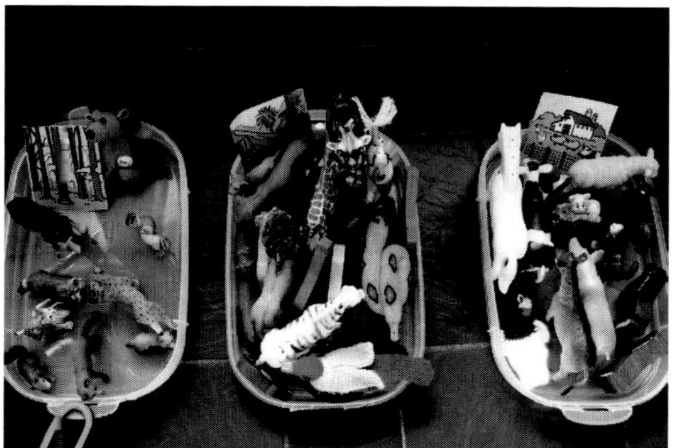

Animales del bosque, de la selva y de la granja.

VÍDEO CON SITUACIÓN DE TRABAJO:

http://elsonidodelahierbaelcrecer.blogspot.com/2009/04/parejas-logicas-y-otras-asociaciones.html#ixzz25aNzSwAC

Capítulo 8

El juego con juguetes

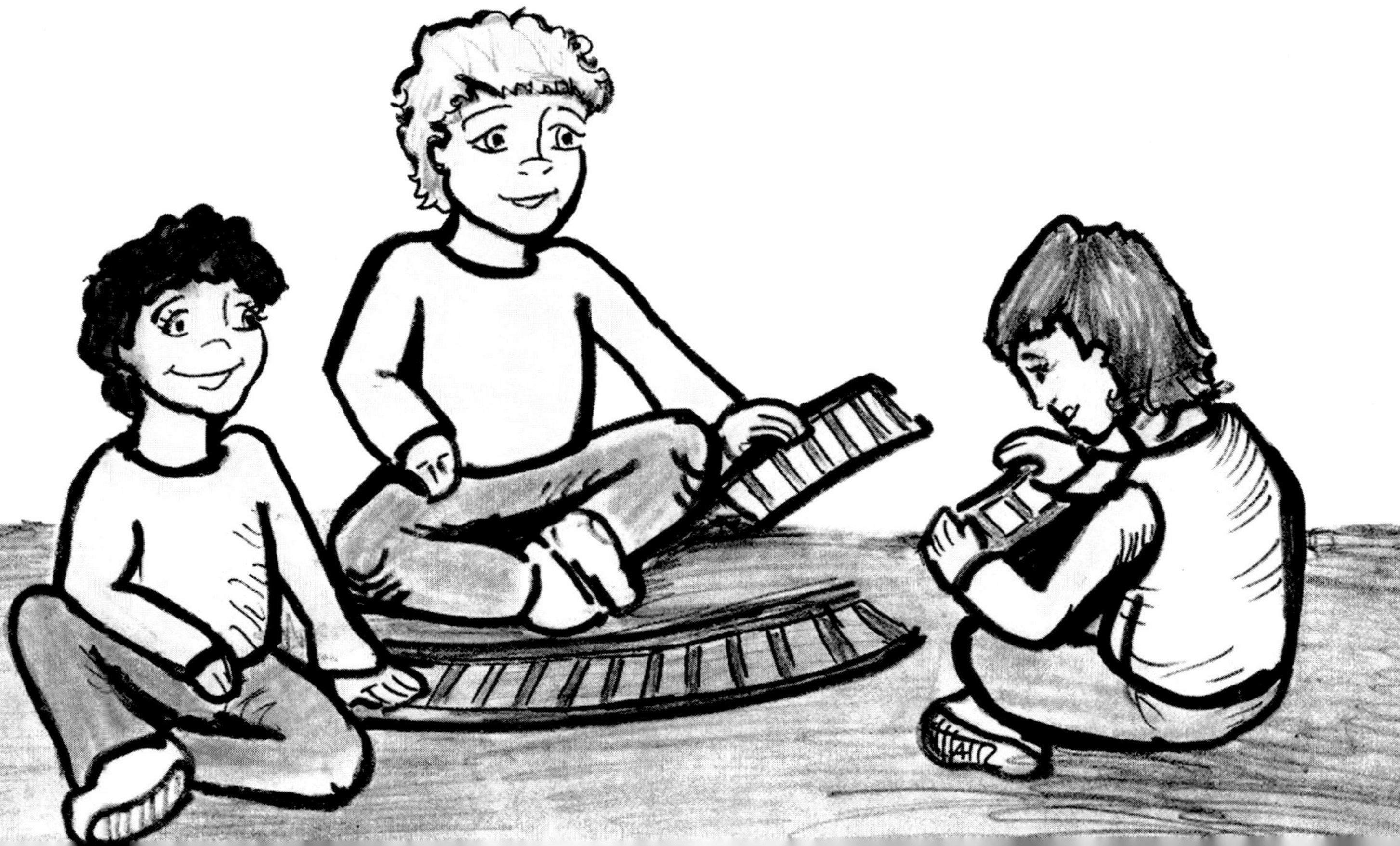

8.1 Juguetes con causa-efecto

La primera etapa del juego con juguetes es aprender a utilizar los juguetes con *"causa y efecto"*.

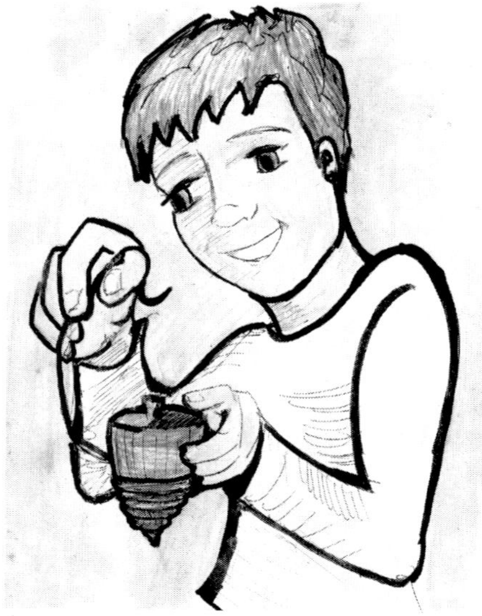

Esa acción puede ser muy simple, como agitar un sonajero, o puede ser más complicada como darle cuerda a un juguete que tiene movimiento. Estos juguetes enseñan a los niños que sus acciones pueden causar algo observable y mostrarán más interés por los juguetes cuando aprendan que pueden hacer con ellos cosas divertidas.

Elige siempre al principio juguetes que requieran movimientos fáciles: un botón muy grande donde apretar para que *"pase algo"*. Y la motivación será mayor si la acción del juguete es placentera para el niño (por ejemplo, si le gusta la música, juguetes que suenen al apretar un botón).

TENDREMOS EN CUENTA:

- **¿Cómo enseñarles a hacerlo?** Es necesario demostrar varias veces cómo usar el juguete, y después dirigir la mano del niño con nuestra manos hasta que lo aprende.
- Por imitación: tú lo haces y pides al niño que lo repita. En el caso de que no lo haga, coges sus manitas y le orientas para hacerlo.
- Bajo orden: pides al niño que coja el juguete y lo maneje.
- Con apoyo visual.
- Si el niño tiene un interés especial por alguno de estos juguetes, lo usarás también para practicar el gesto de señalar.

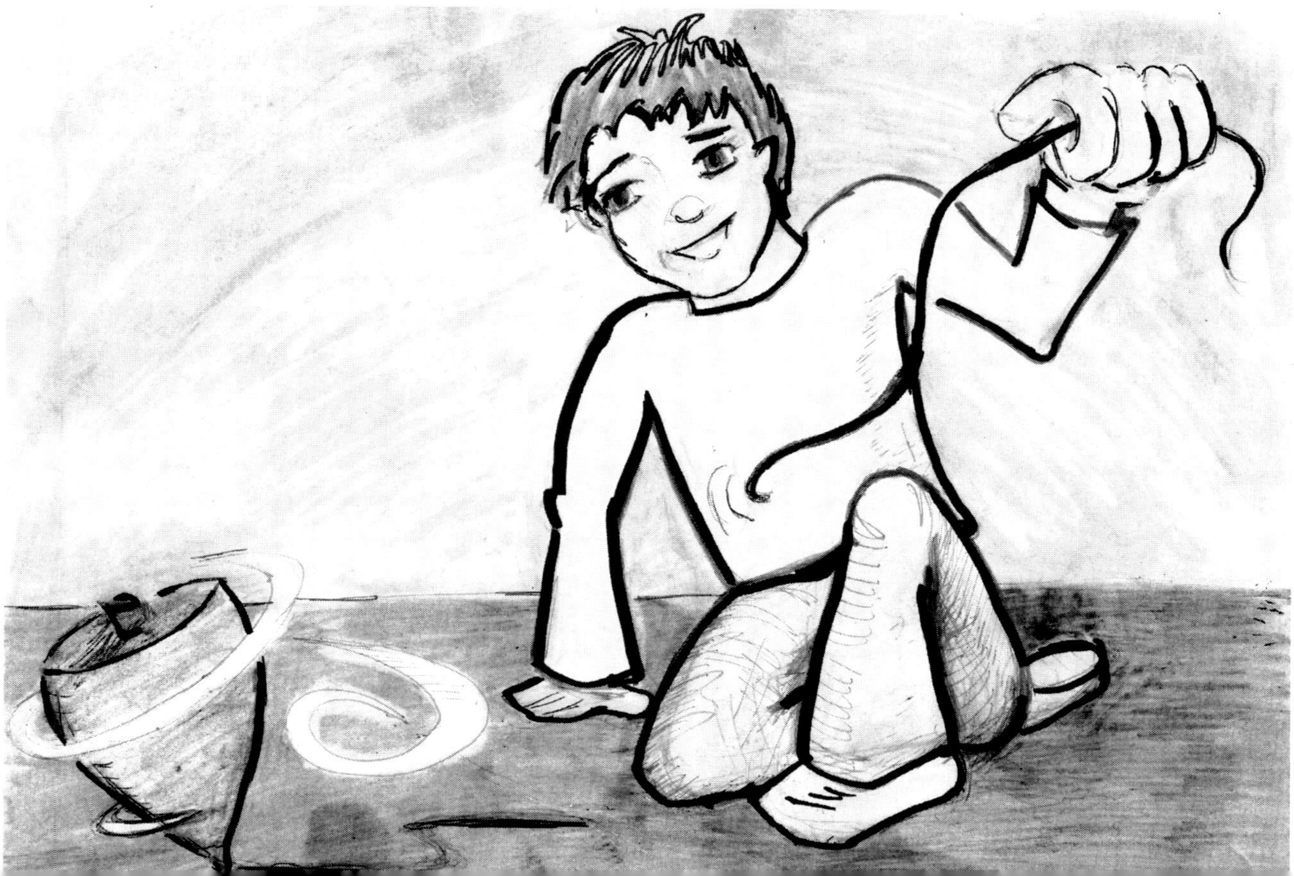

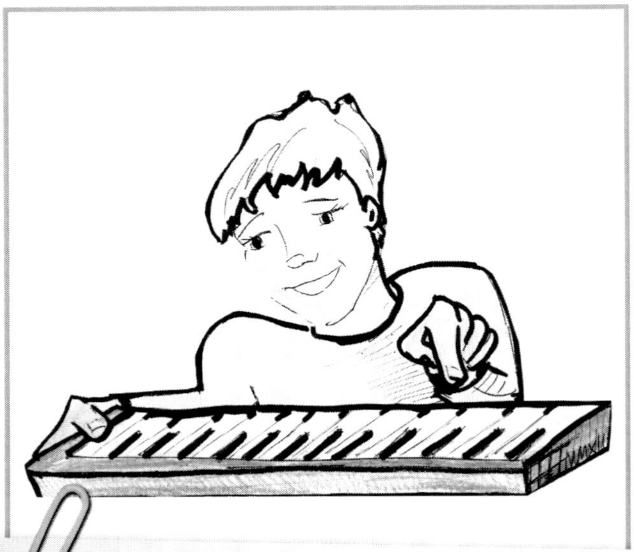

Ejemplo de juguete musical

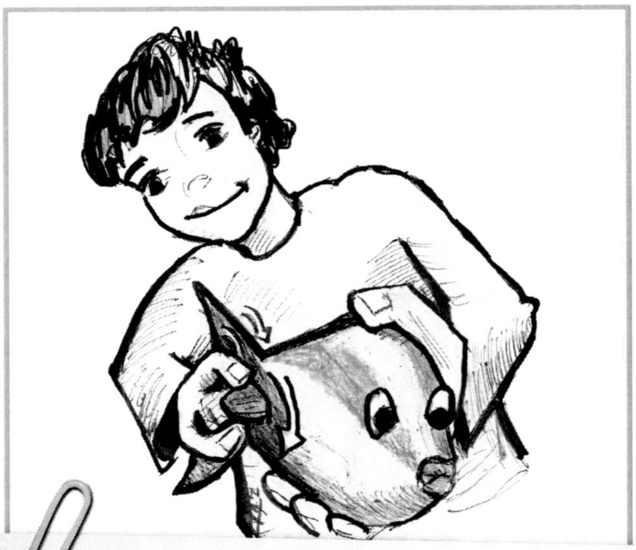

Ejemplo de juguete de cuerda

Juguetes musicales

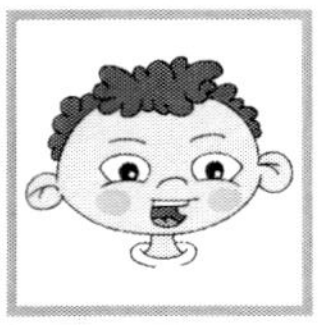

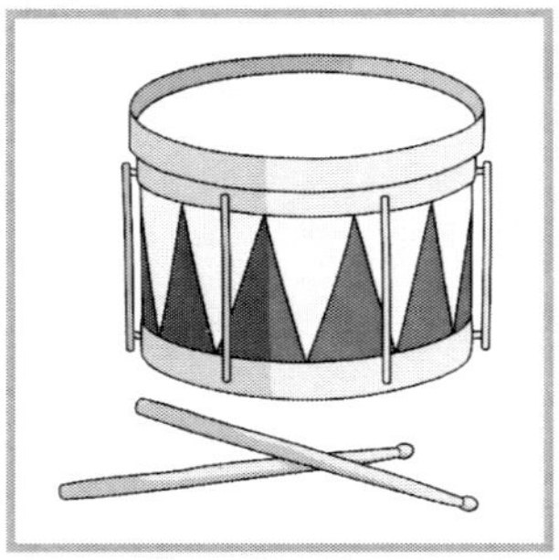

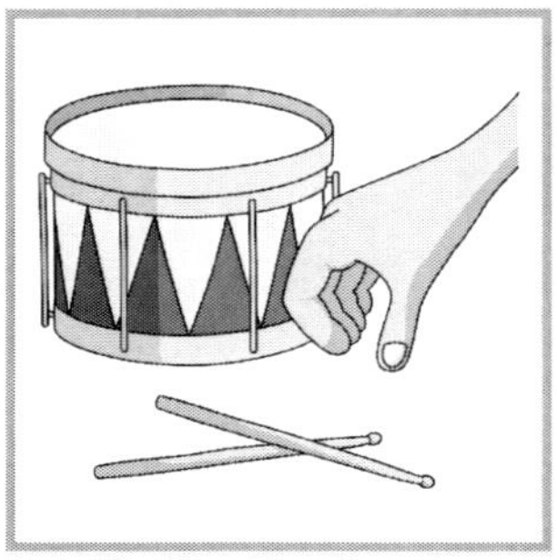

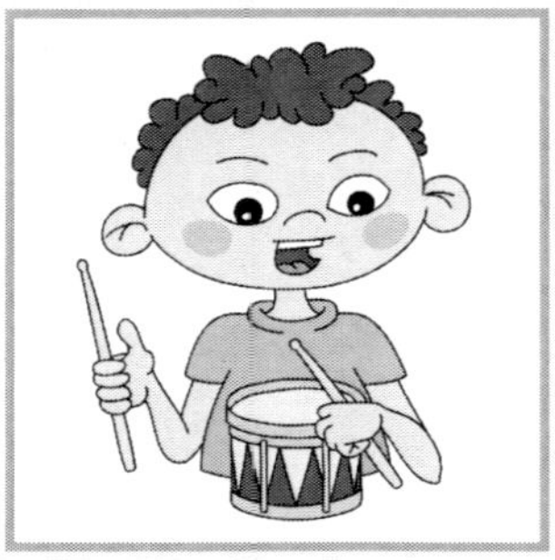

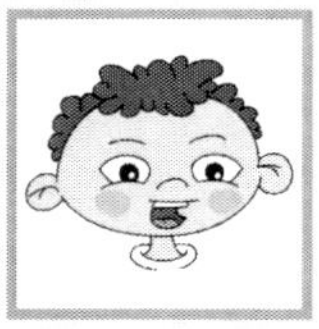

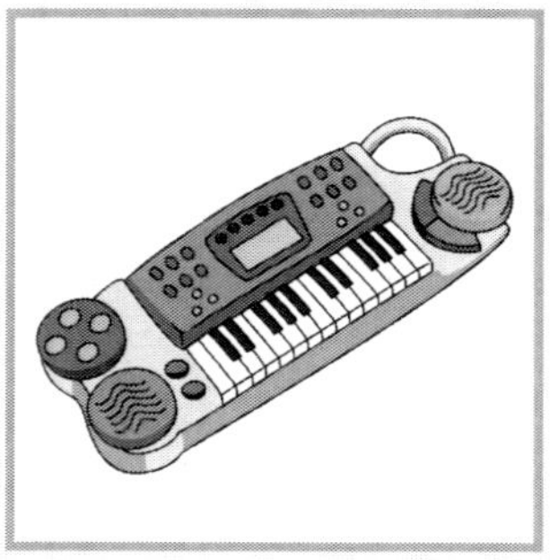

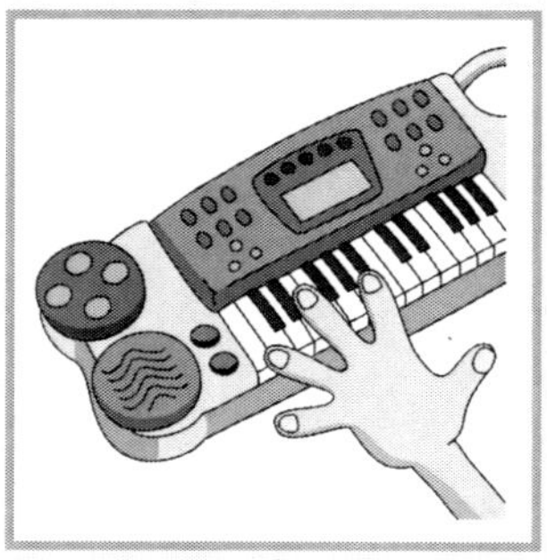

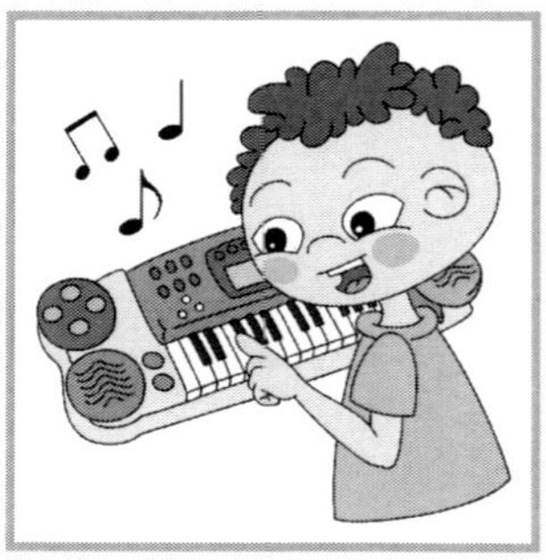

Juguetes que suenan al agitarlos

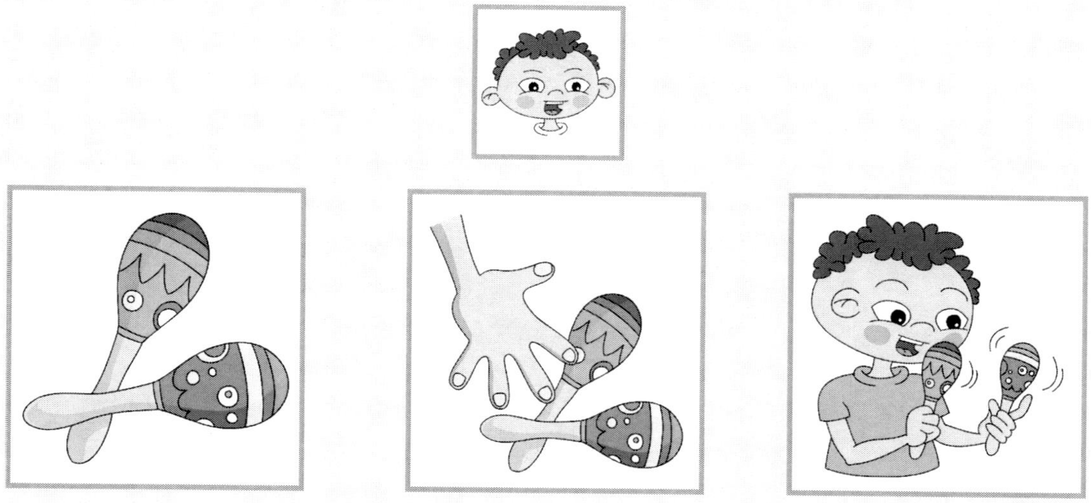

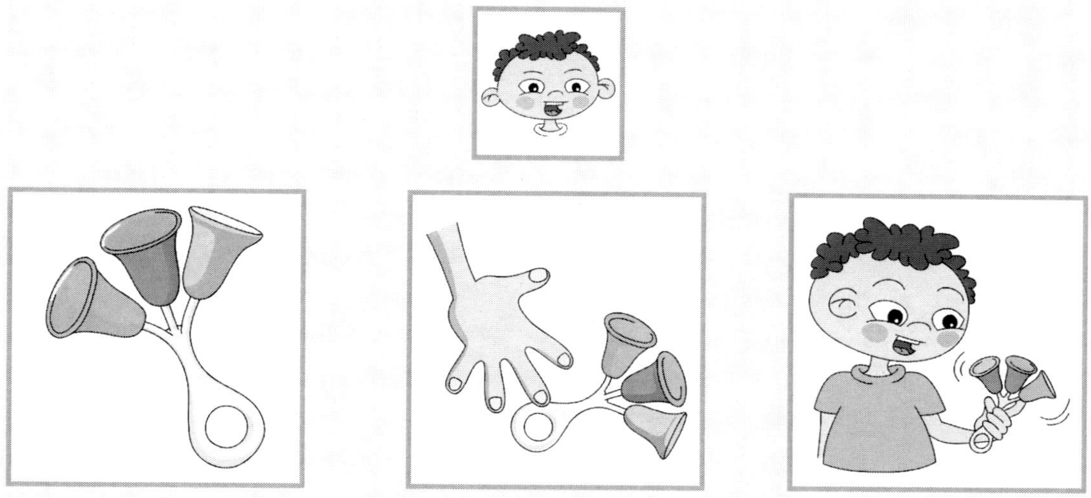

Juguetes de cuerda

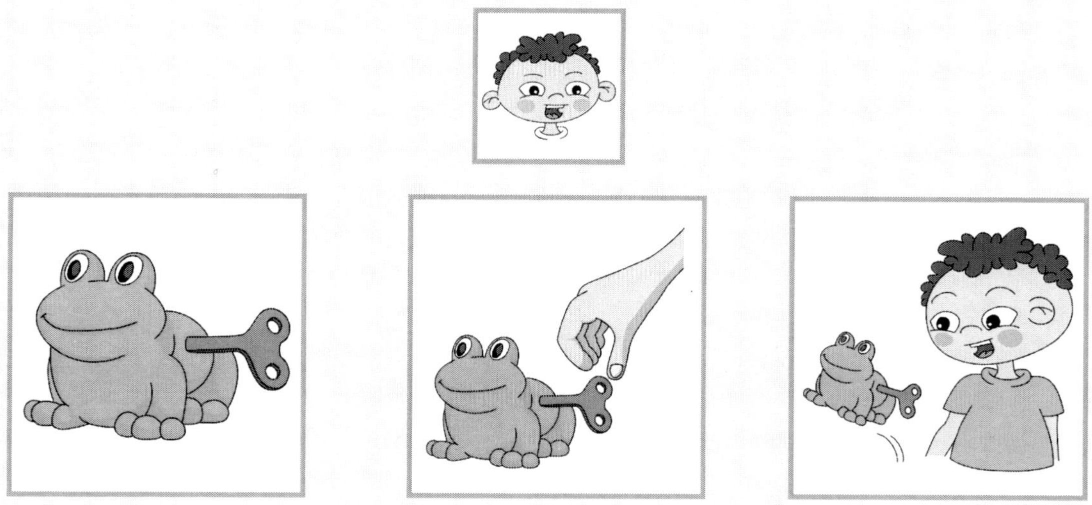

Juguetes de acción

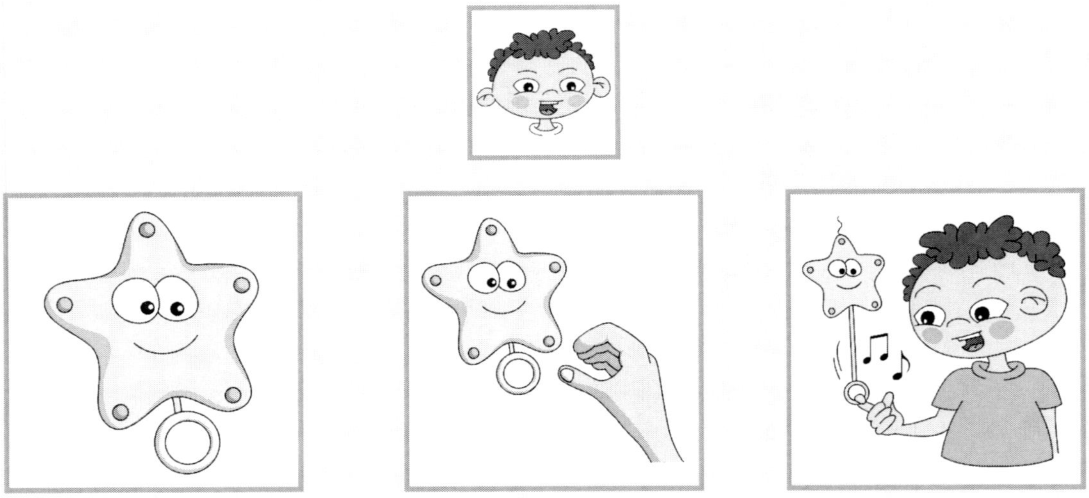

Juguetes de arrastrar

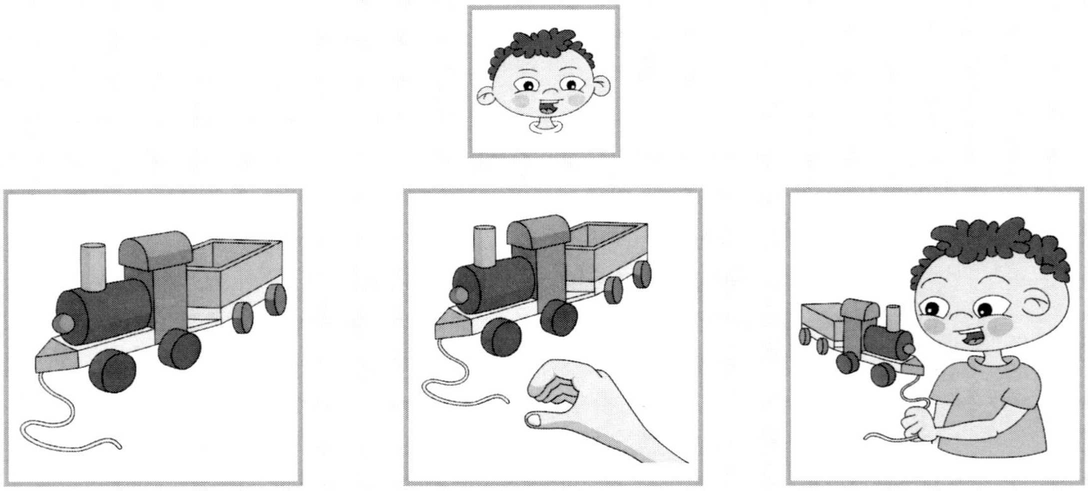

Juguetes de manipular o apretar botones

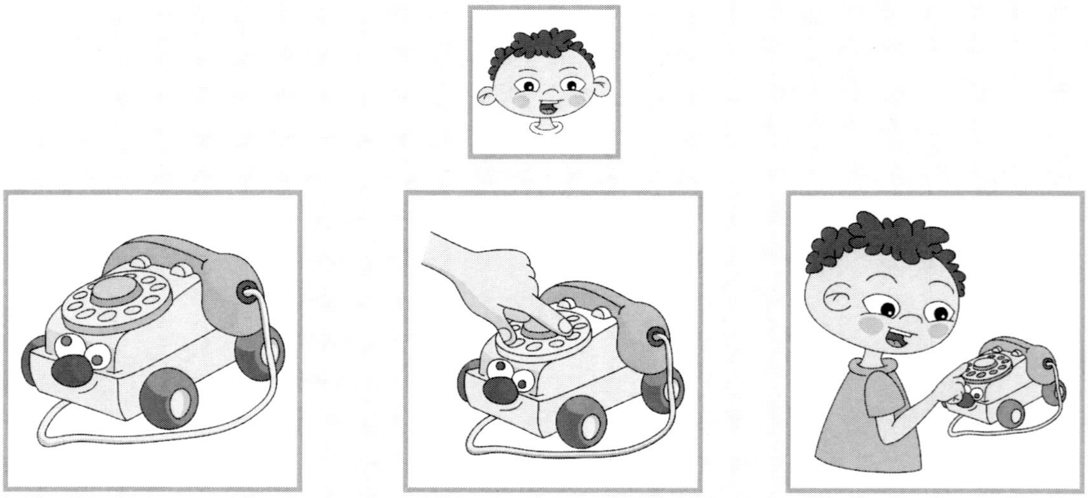

Juguetes de abrir

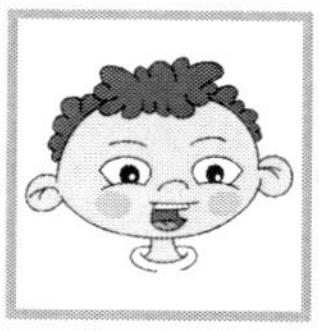

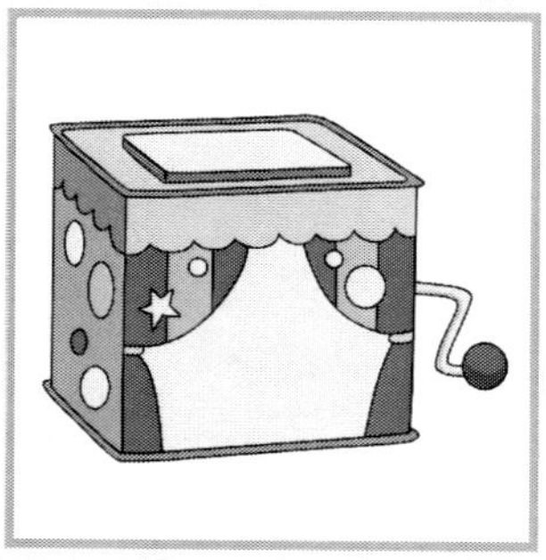

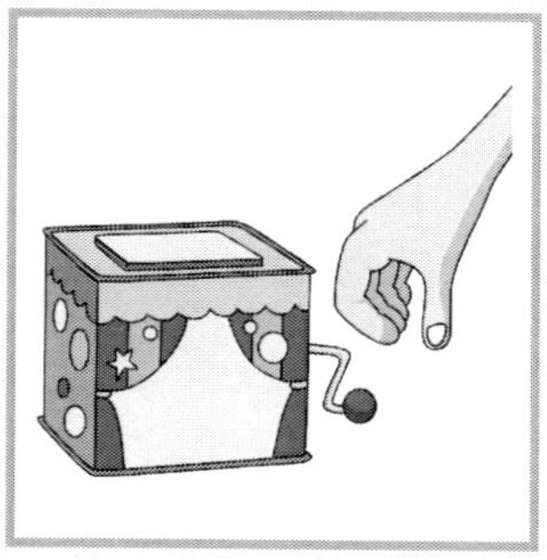

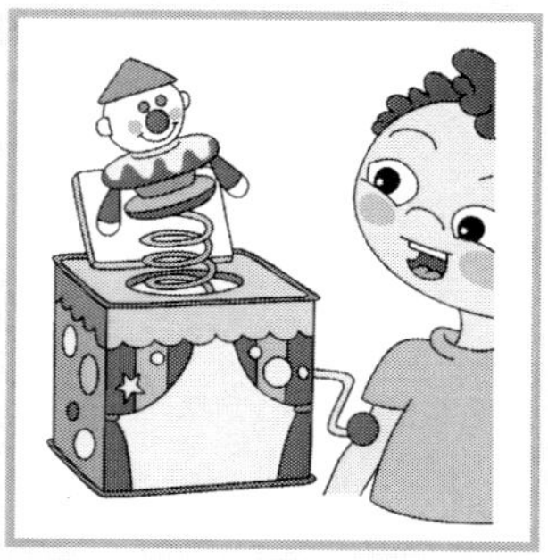

8.2 Aprender a usar juguetes que no tienen una utilidad clara

Aunque con estas actividades se comienza a construir la conducta de juego de forma estructurada y un tanto mecánica, el objetivo es crear lo antes posible una atmósfera normal de juego; es decir, ir poco a poco consiguiendo juego funcional, alejado de estereotipias, para pasar a juego simbólico y fomentar la imaginación y la fantasía. Además, se pretente rebajar los niveles de frustración y aumentar la tolerancia. Una vez que el niño *"aprende"* a jugar se reduce su desorientación y será capaz de mantenerse activo y entretenido cada vez más tiempo solo.

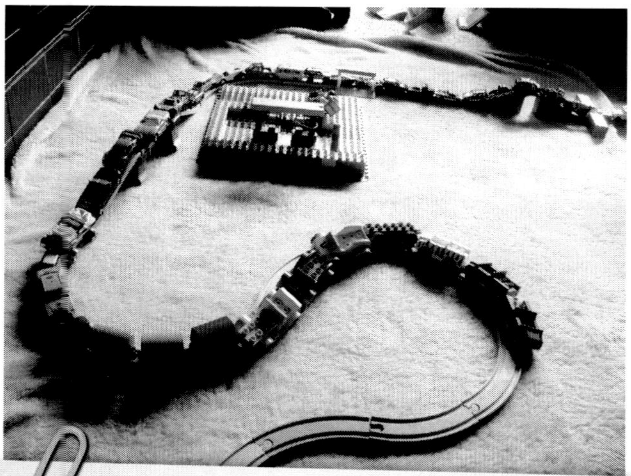

Las fotos muestran un antes (colocar todas las piezas en línea)...

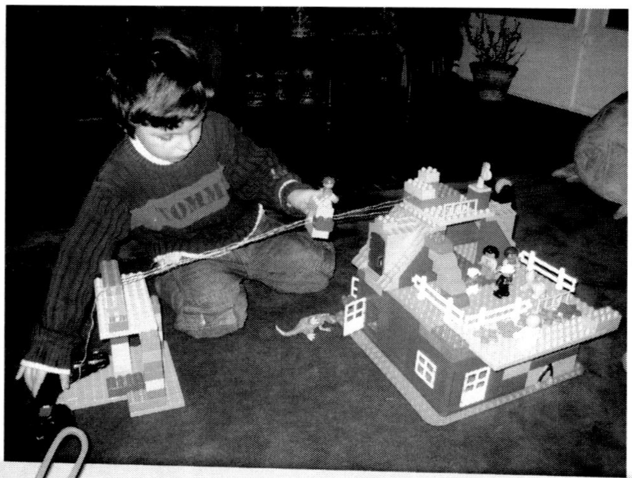

... y un después en el juego de Erik (la casa la ha construido él solo, pero su padre le ha ayudado con el teleférico).

TENDREMOS EN CUENTA:

– En los juegos en el suelo, conviene delimitar el espacio con una alfombra o una manta.

Nuestros primeros juguetes aliados

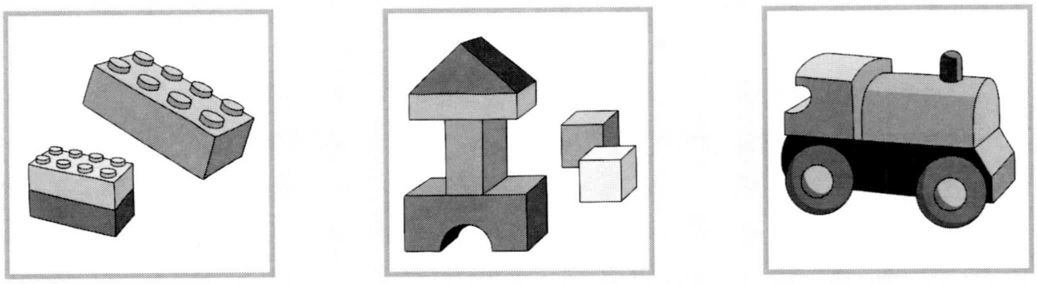

Lego, bloques de construcción, construcción con trenes (Brio-Bahn).

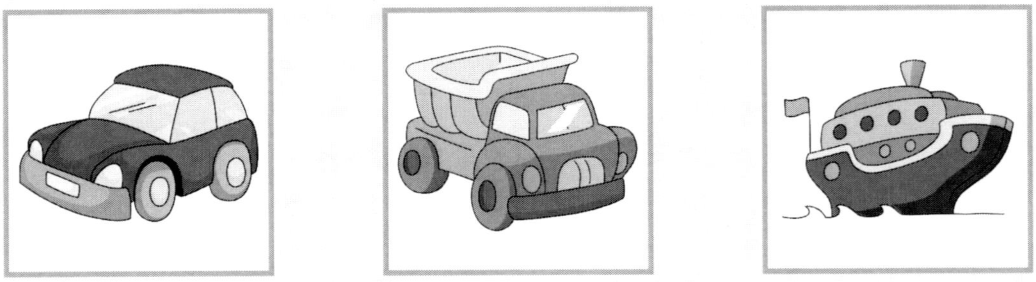

Coches, camiones, helicópteros, barcos, etc.

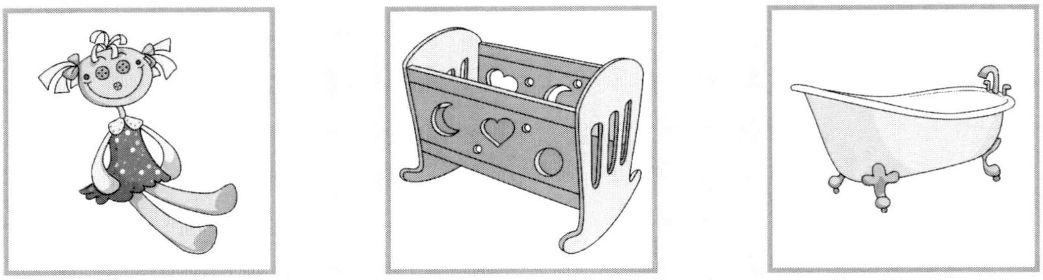

Muñeca y muchos complementos: cuna, carrito, vestiditos, bañera, equipo de médico.

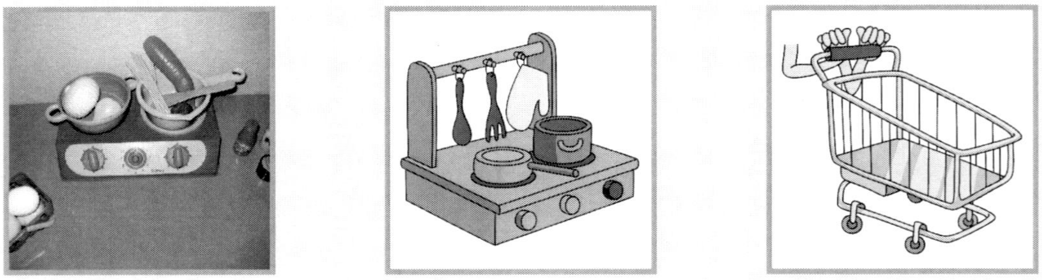

Cocinita y muchos complementos: pucheros, platitos, comidas de plástico, etc.

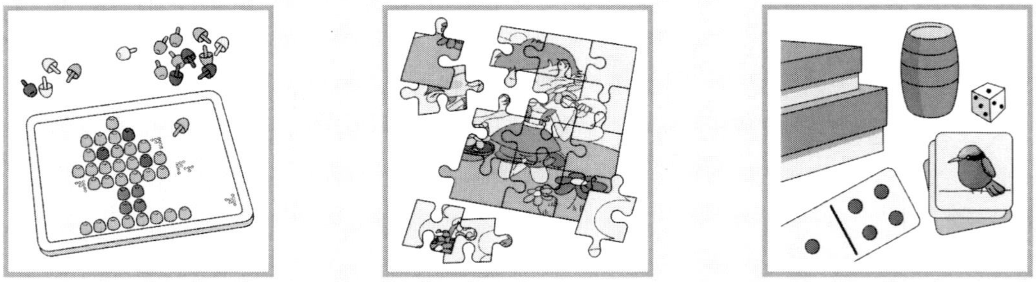

Mosaico, puzzle, loterías, memory, dominó y otros juegos de reglas sencillas.

TENDREMOS EN CUENTA:

– Con algunos de los juegos, por ejemplo, con la muñeca, con los coches, cocina o jugar a las compras, es bueno **prepararse un guión previo**, e ir haciéndolo paso a paso con el niño. En el siguiente capítulo veremos varios guiones sencillos.

Legos y bloques de construcción

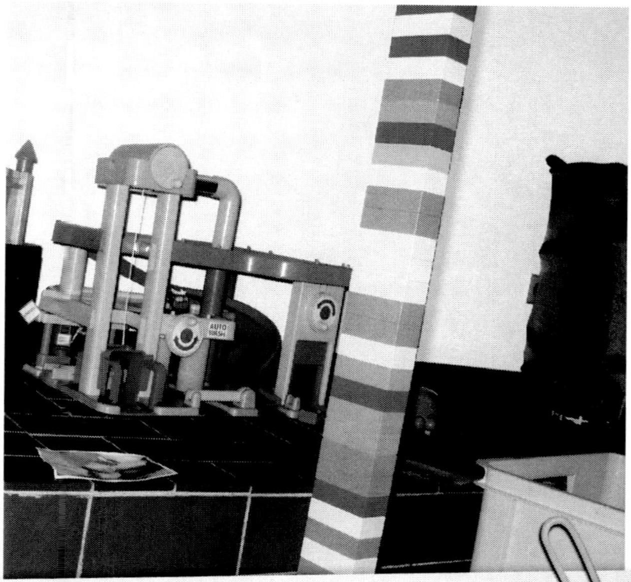

Torres de Lego interminables o todo en fila.

Un ejemplo simple de este tipo de juguetes son los coches y los bloques de construcción. Estos juguetes tienen una utilidad obvia desde nuestra perspectiva, sin embargo, los niños con autismo podrían tener dificultades para ver esa utilidad. Por eso muchas veces ellos les dan un sentido a su manera, como alinearlos en fila, por ejemplo.

La primera *"forma de juego"* de Erik, con unos dos añitos y poco, consistía en sacar las cucharas (las de mango amarillo) de un cajón, de una en una. La tomaba, se iba a la mesa de la cocina, y la colocaba bien recta. Después cogía otra, y la alineaba de forma paralela a la anterior. Seguía con más, y todas colocadas de forma equidistante. Incluso se agachaba y miraba para ver si estaban todas perfectamente alineadas.

Así que me uní al juego. Si el cogía una cuchara, yo cogía otra, y la colocaba. Conforme él iba aceptando mi participación, cogía entonces una cuchara de palo negro, o de las pequeñas, o de plástico... Después, en vez de crear líneas, formaba cruces, círculos. Mi intención era ofrecerle más posibilidades, y pronto lo aprendió. Sus creaciones con las cucharas y otros cubiertos eran, digamos, de lo más armoniosas.

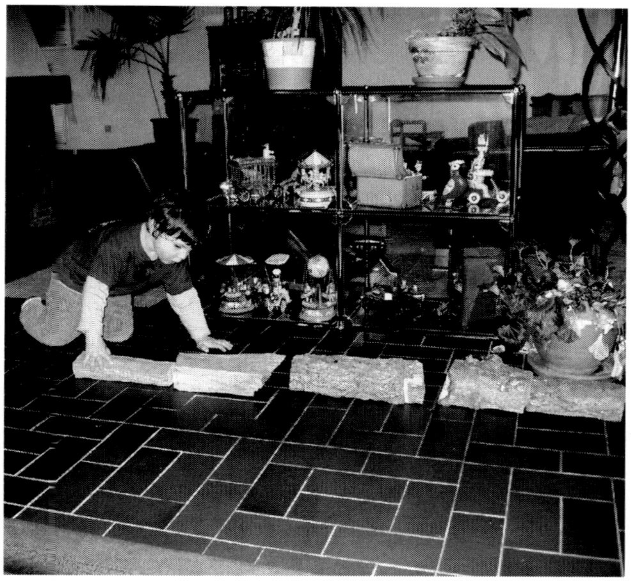

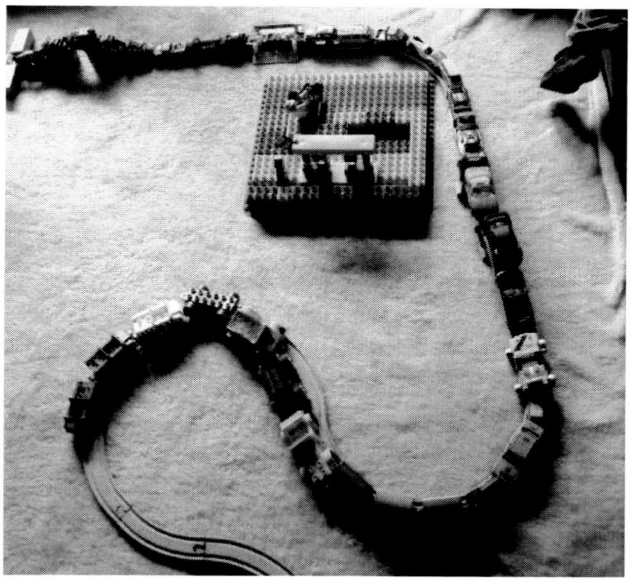

TENDREMOS EN CUENTA:

—En un principio lo que hicimos fue alinear también los juguetes con él para fomentar la interacción. Y después fuimos variando poco a poco las líneas por cruces, por círculos, por... Sin embargo, la habilidad de juego la logramos paso a paso trabajando de forma estructurada.

Ejercicio 1: Construir (con los Lego o con bloques):

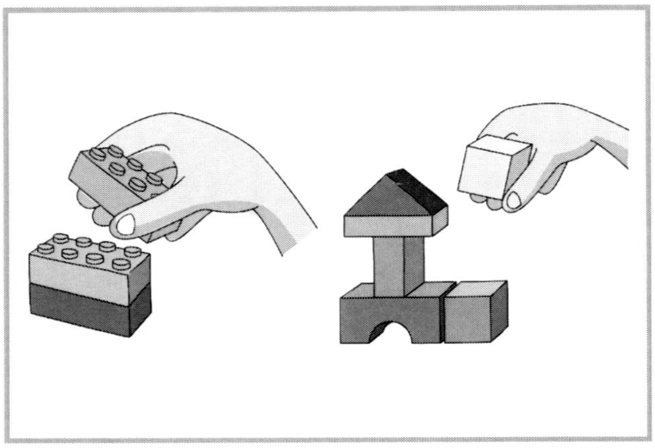

Los ejercicios de construcción se pueden hacer con bloques o con Legos. Nosotros optamos por los lego porque encajan, y es más difícil que se caigan al construir.

Material: piezas de Lego y una plataforma para colocar las piezas de Lego. Deberás usar piezas grandes, pues serán más fáciles de manipular par el niño, y utilizar muy pocas piezas para que no tenga sensación de caos. Nosotros teníamos preparadas el número de piezas que íbamos a utilizar; otra idea es tenerlos guardados en una caja e ir sacando cada pieza de una una.

Lo primero que suelen hacer muchos niños con los Lego es alinearlos. Así que nosotros le enseñaremos que hay otras cosas que hacer: una torre, una valla, un puente, etc.

La última meta de todo juego es que el niño tome la iniciativa para hacer lo que quiera con los juguetes. Por eso poco a poco iremos introduciendo opciones dentro del jugo tan pronto como el niño haya desarrollado algunas habilidades básicas, e iremos retirando la estructura de acuerdo a sus necesidades.

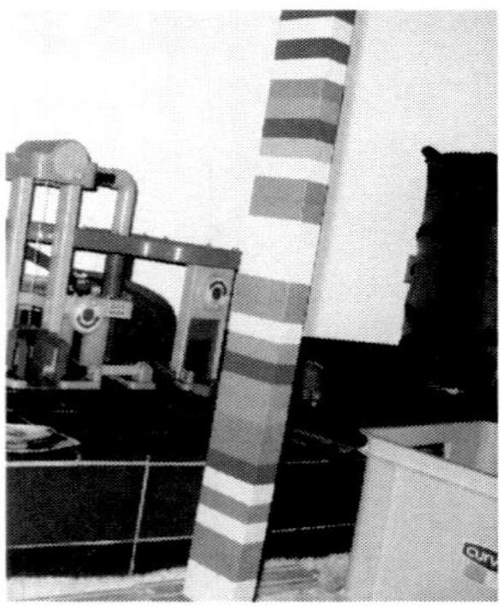

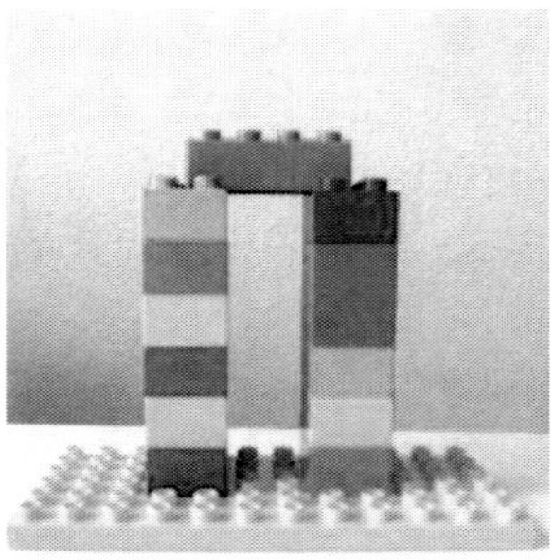

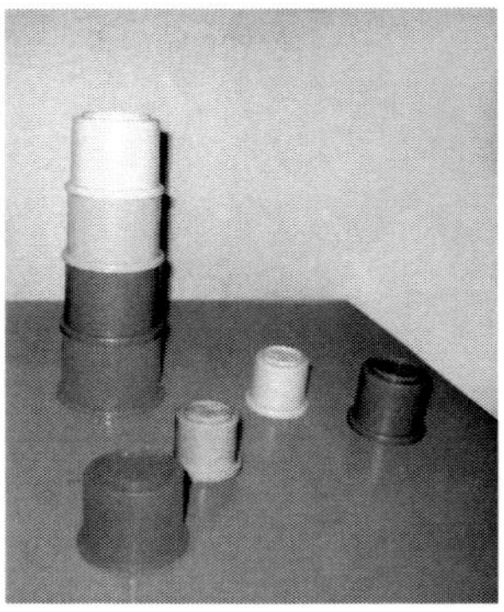

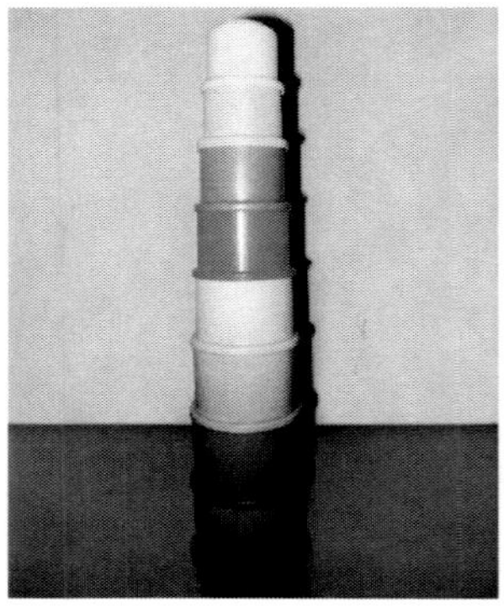

TENDREMOS EN CUENTA:

— Veréis que muchas de las construcciones que hacemos al principio ya las hemos practicado antes con imitación y con órdenes verbales; sin embargo, ahora el objetivo es "construir = jugar" juntos.

—Es muy importante trabajar "una pieza yo, una pieza tú" para ir introduciendo el sistema de turnos.

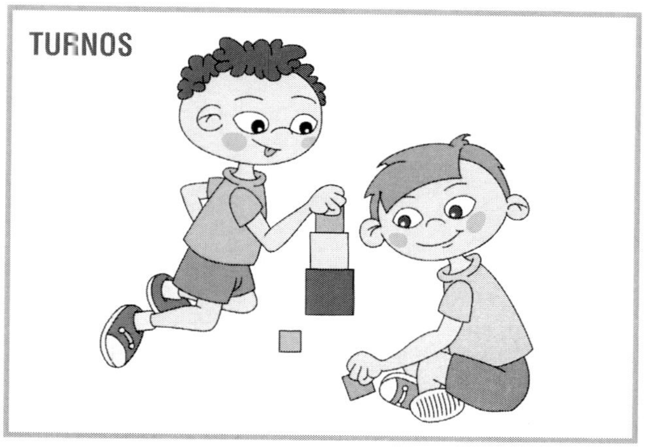

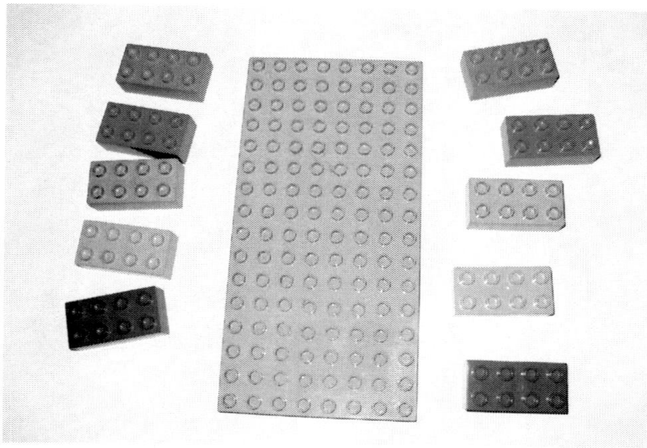

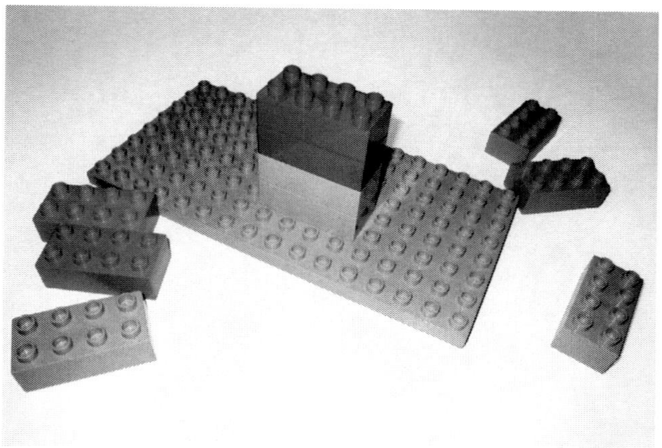

Algunas de las actividades de juego que se proponen a continuación –sobre todo conforme se van complicando– deberían ir en el capítulo siguiente: *"Aprender a poner dos o más tipos de juguetes juntos en la misma actividad"*, no lo he diferenciado para dejar las ideas con Legos y coches todas juntas.

Construimos una torre – en mesa

Sobre la mesa tenemos preparadas el número de piezas que vamos a utilizar. Nosotros comenzamos con una torre de tres piezas por persona, luego fuimos subiendo.

Después de decir *"contruimos una torre"*, colocas la primera pieza del Lego sobre la plataforma y el niño tiene que colocar la siguiente. Así sucesivamente, para fomentar interacción y que el niño aprenda a esperar su turno. Si el niño no lo hace por iniciativa propia, se le coge la manita y se le ayuda a colocar la pieza. De inmediato, recompensa y le dices: *"bravo, has colocado la pieza"*. Después no hace falta recompensar cada pieza, sino cuando esté construido del todo. La torre puede tener todas las piezas que queráis, con cuidado de que mantenga el equilibrio.

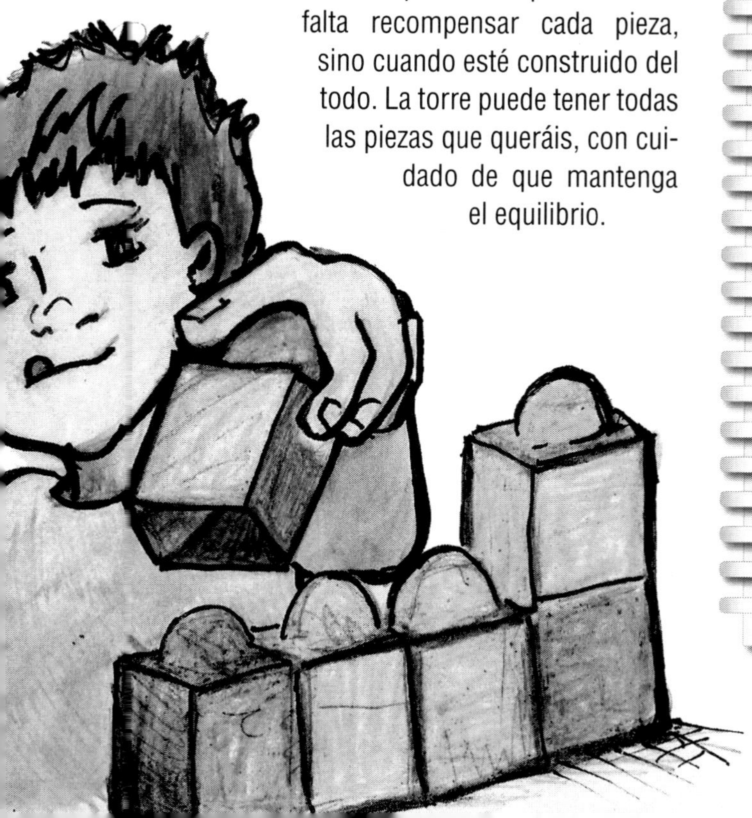

TENDREMOS EN CUENTA:

- Al principio, si la torre se caía, ya teníamos rabieta de Erik asegurada, pues su tolerancia a la frustración era bajísima. Con mucha tranquilidad, cogíamos su manita para ayudarle a coger la pieza y volverla a colocar para empezar una nueva torre, al tiempo que decíamos: "no pasa nada, Erik, ¿ves? Se pone la pieza". Con el tiempo, tirábamos nosotros la torre como sin querer... y volvíamos a hacer lo mismo: "no pasa nada...", etc. De esta forma fuimos rebajando los niveles de frustración.

Otras construcciones sencillas – en mesa

Con este mismo sistema se harán otras construcciones sencillas: un puente, un vallado, una casa... Y se irán complicando: un robot, un tren, un coche... Siempre diremos previamente qué vamos a construir y tendremos las piezas preparadas.

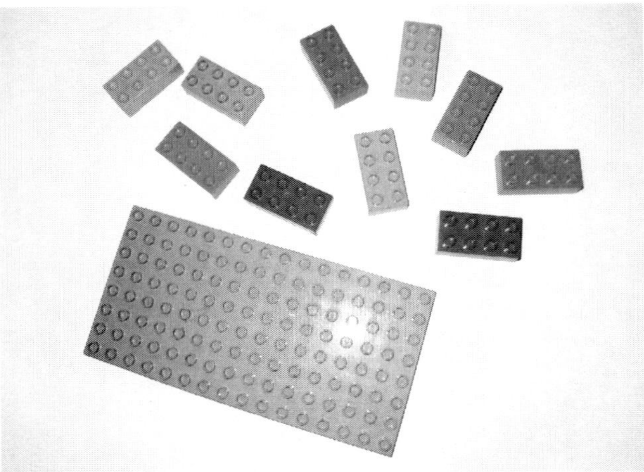

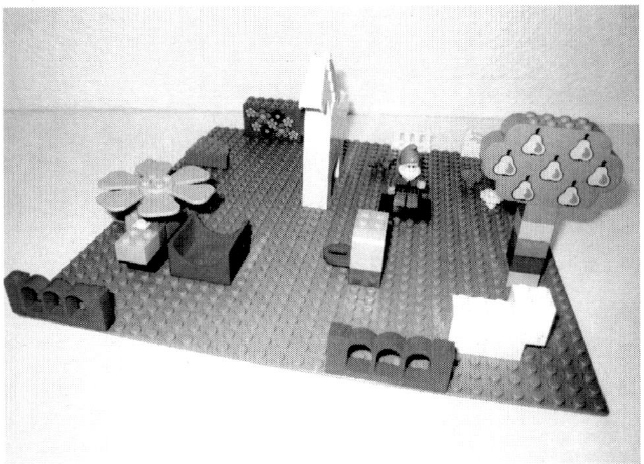

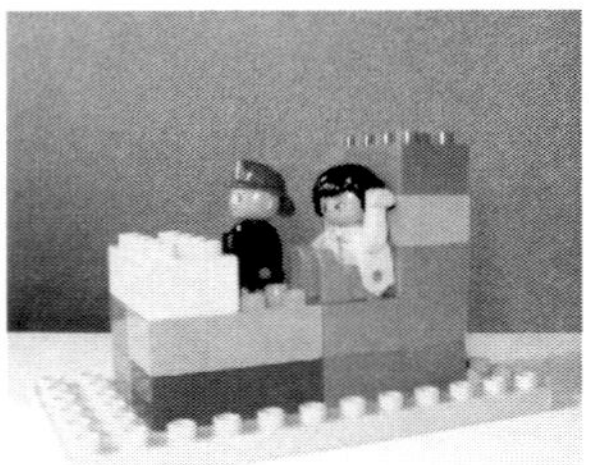

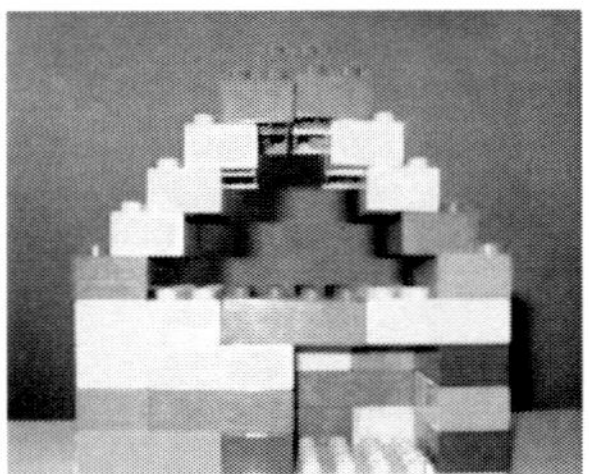

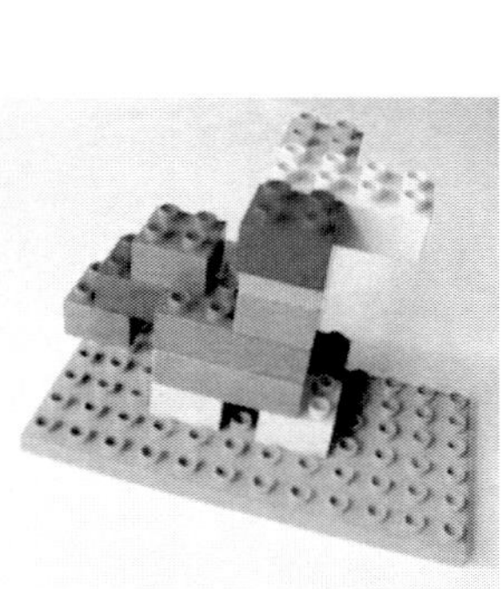

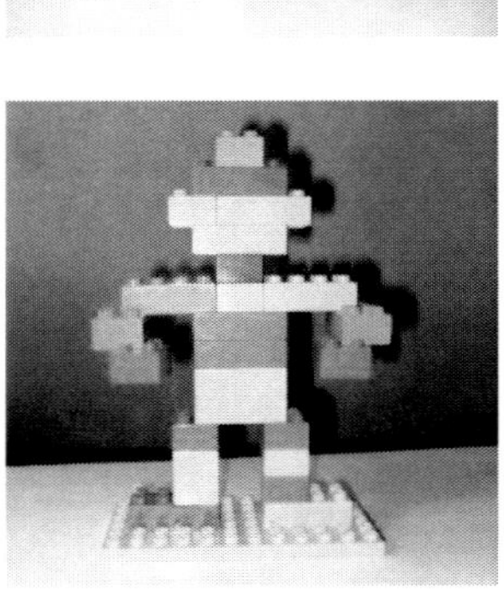

Construcciones más complicadas – en el suelo

... y complicando más: un aparcamiento para coches con una carretera (esto fue idea de Erik), un bosque con río, una granja con animalitos, etc. Diremos con antelación qué vamos a hacer, y ya no seguiremos la rigidez de una pieza tú, una pieza yo.

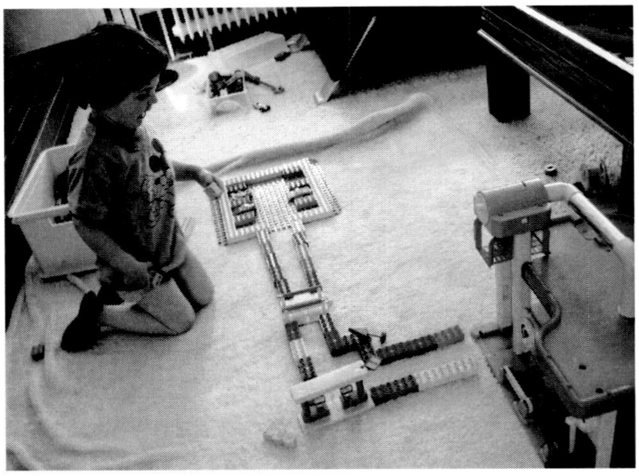

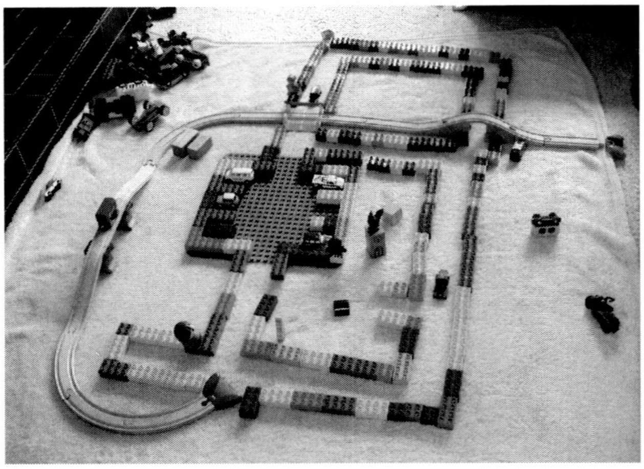

En ocasiones, déjabamos estas construcciones un par de días para poder seguir jugando con ellas. Luego ya tocaba desmontar y recoger.

TENDREMOS EN CUENTA:

- Como tampoco sabremos cuántas piezas vamos a usar, lo mejor es tenerlas dentro de una caja e irlas sacando, en vez de todas tiradas por el suelo.

TENDREMOS EN CUENTA:

Si le decimos al niño "recoge", lo más probable es que se pierda con esta instrucción tan genérica. Nuestro truco fue: "recoge las piezas rojas", "recoge las piezas amarillas", etc., e irlo haciendo junto con él.

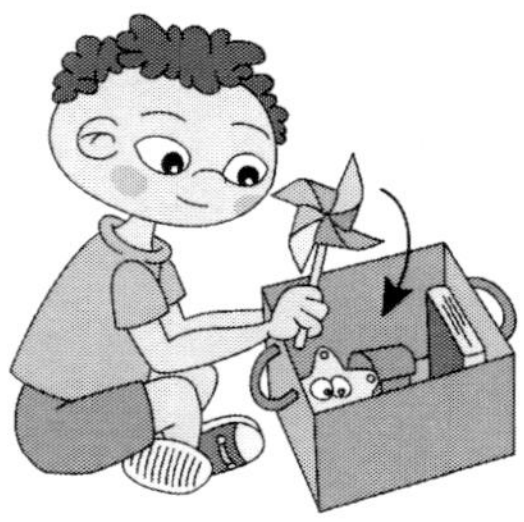

Hoy en día, Erik es un maestro del Lego. Le encanta jugar y construir, tanto a solas como con nosotros o con otros niños.

Durante mucho tiempo su especialidad era construir casas, y tomaba la nuestra de modelo. Pero fue ampliando construcciones: zoos, huertos, parques...

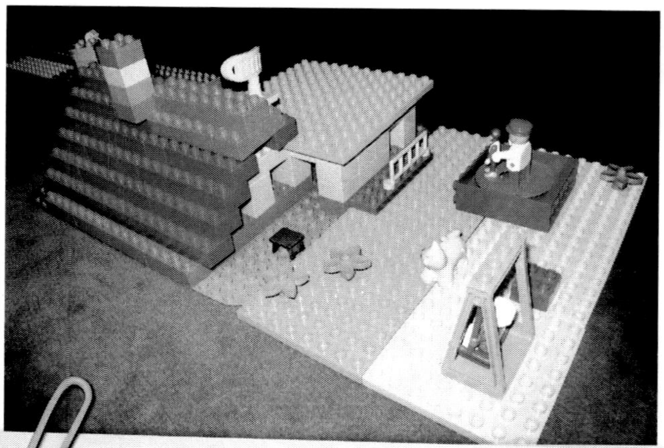

Saltando en el trampolín.

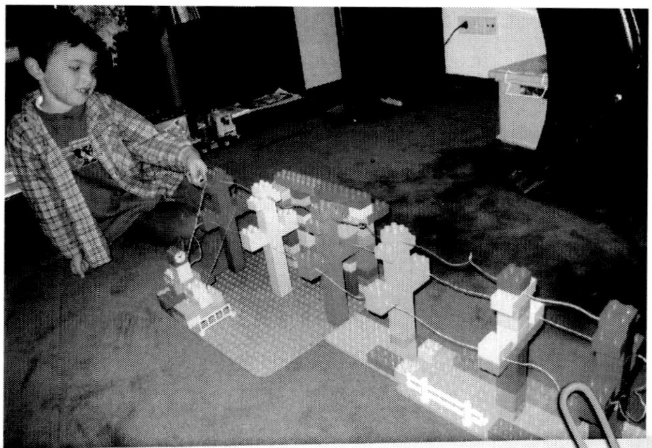

Postes de la luz.

Ahora ya los Duplo se le han quedado pequeños, y juega con las piezas pequeñas, además de con Lego Technik que le encanta. No sólo construye, sino que crea sus propias historias:

Erik con 7 años y medio. Se ha inventado que el camionero, al dar marcha atrás, ha caído en un río con el camión. Los bomberos acuden al rescate.

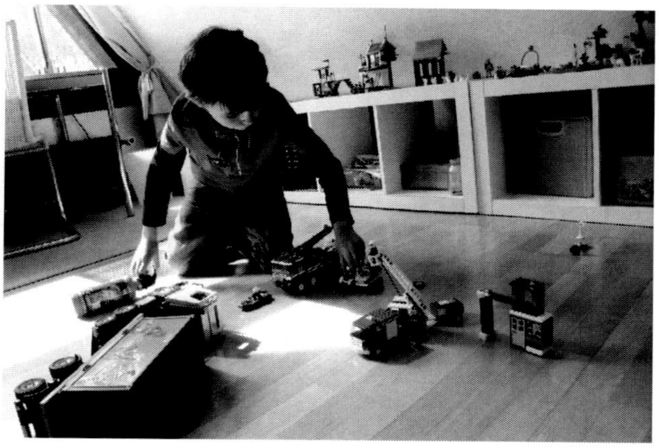

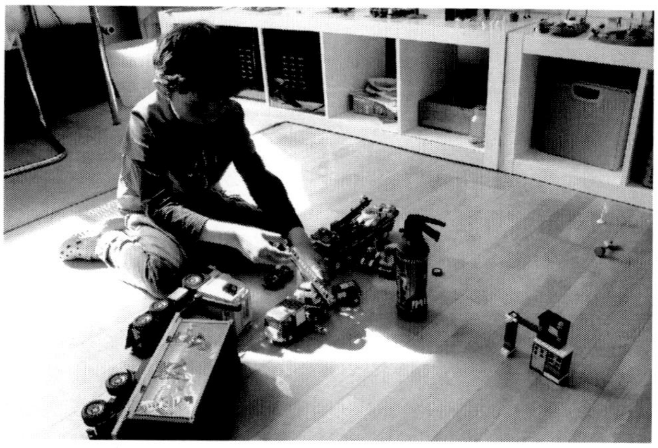

TENDREMOS EN CUENTA:

– A partir de las construcciones nos inventamos y seguimos muchas historias. De hecho, las figuritas de Lego han sido también grandes aliados para pequeñas historias sociales con las que trabajar las conductas y la teoría de la mente.

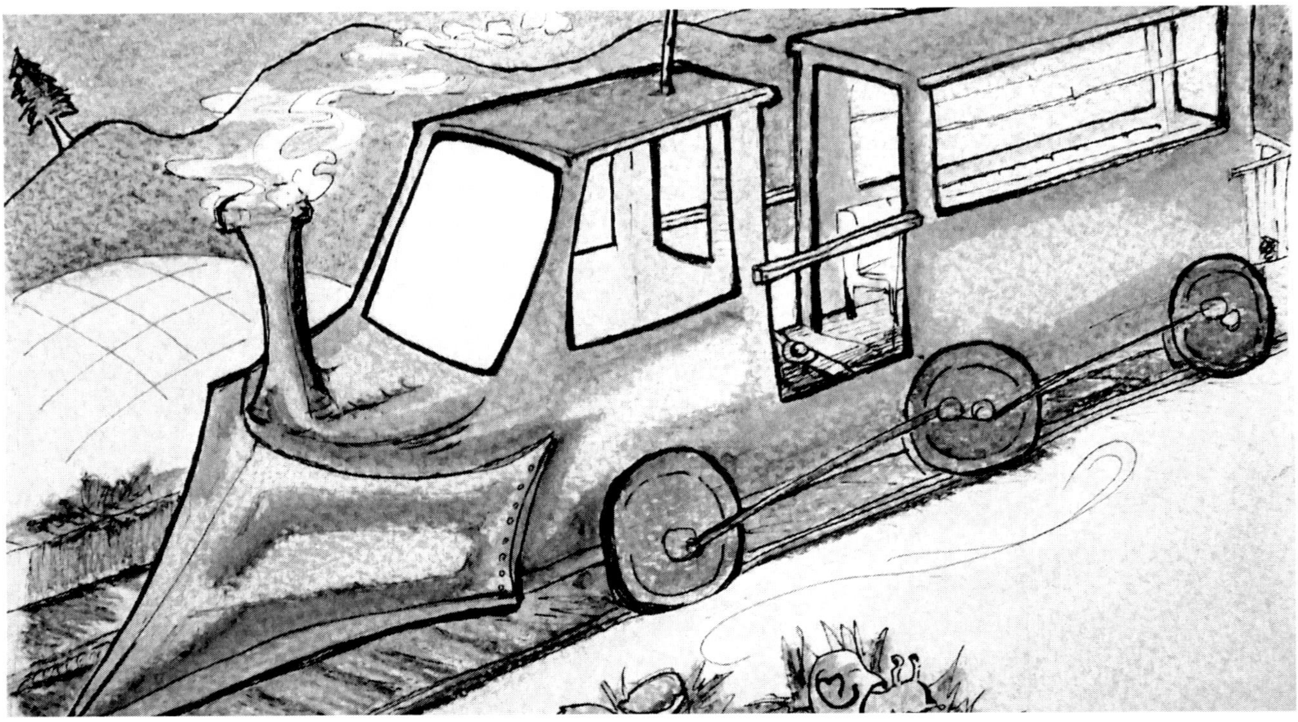

Ejercicio 2: Construimos vías

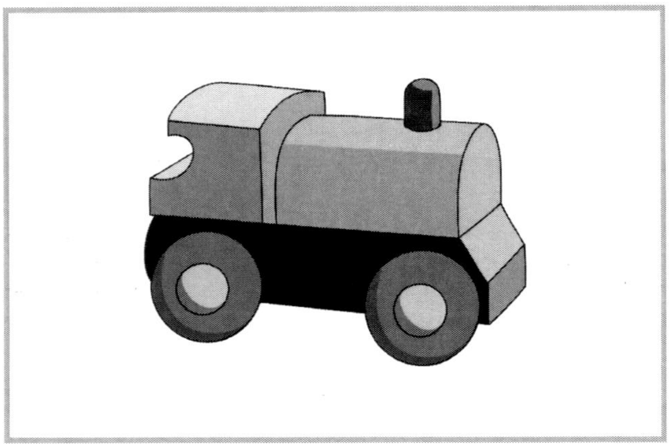

Nosotros utilizamos el sistema de trenes de Brio Bahn, que son piezas de madera que se engarzan para construir circuitos. Después pueden circular los trenes. Desde un principio, Erik mostró gran interés por este juego, al ver todas las posibilidades de encajar las vías. Por eso nos resultó muy sencillo trabajarlo con él.

- **"Construimos un círculo":** se engarzan las vías para hacer un círculo. Una pieza tú, otra el niño.
- **"Construimos un óvalo", "Construimos un círculo/óvalo con puente", "Construimos un círculo con barrera"...** hasta que se van complicando los circuitos.
- **"Hacemos rodar el tren"**, y guías con tu mano su manita si él no lo hace solo.

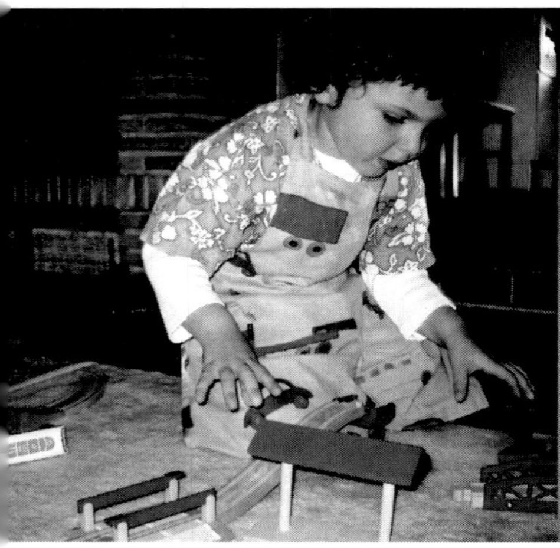

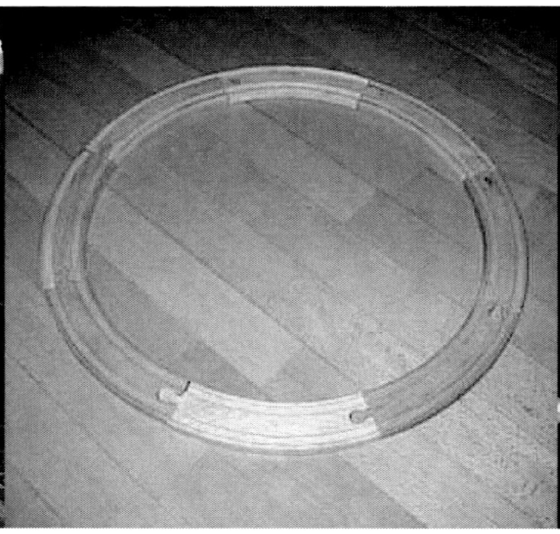

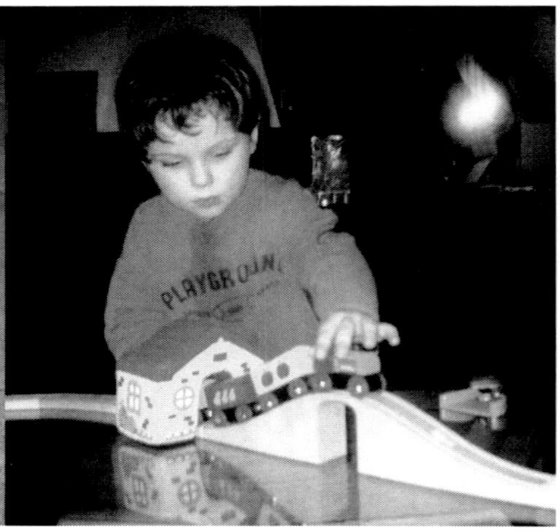

Apoyo visual (secuencias)

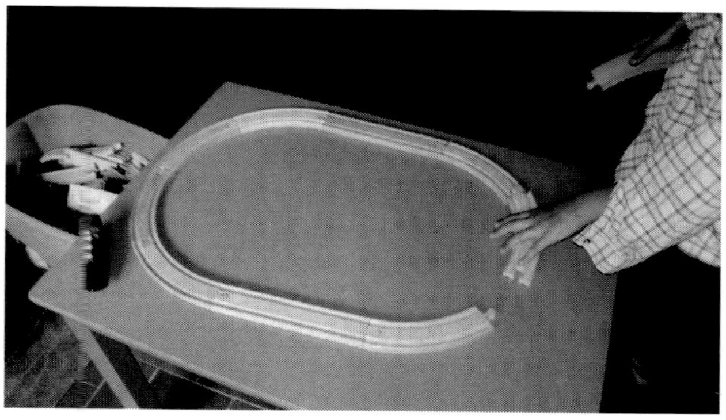

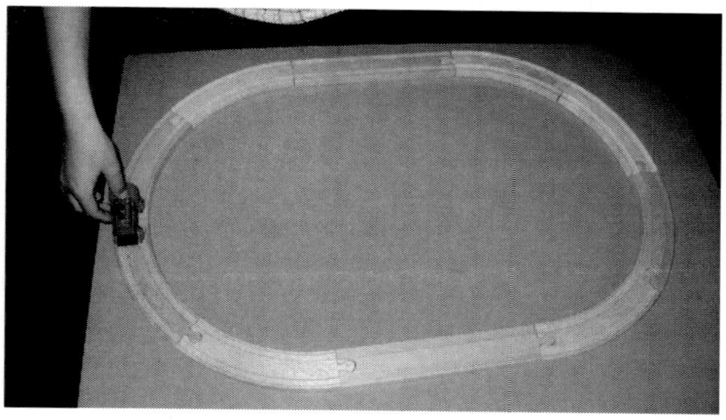

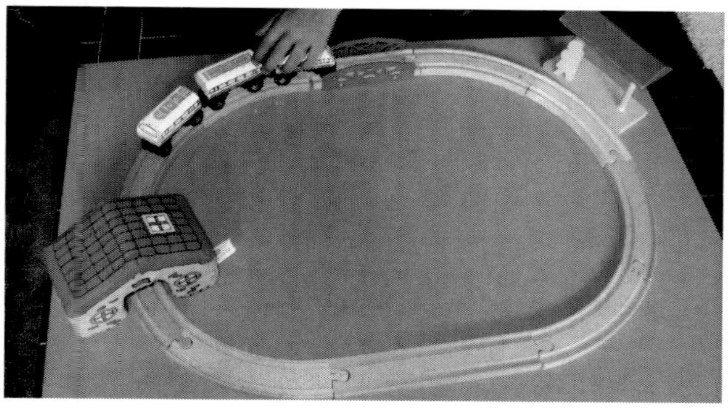

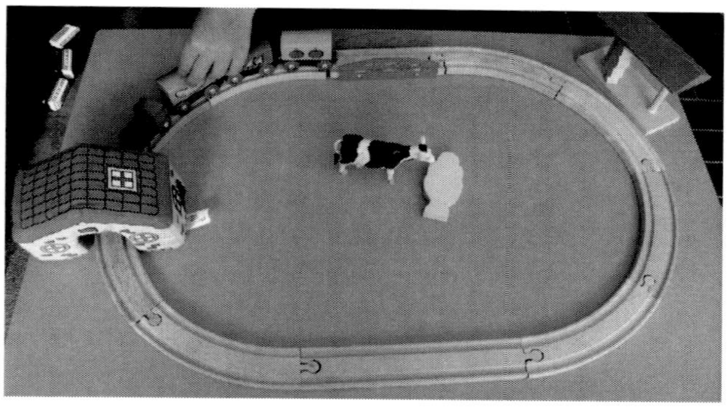

Hoy en día éste sigue siendo uno de los juegos favoritos de Erik, y es impresionante ver los circuitos que es capaz de construir.

Después combinamos los circuitos de trenes con los Lego u otros juguetes. Las posibilidades son infinitas: desde viajes, a suministro de carbón al pueblo pasando por una excursión al Zoo que comienza en tren.

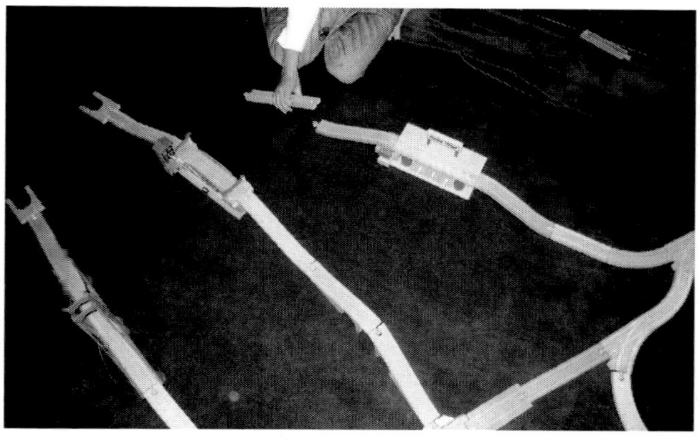

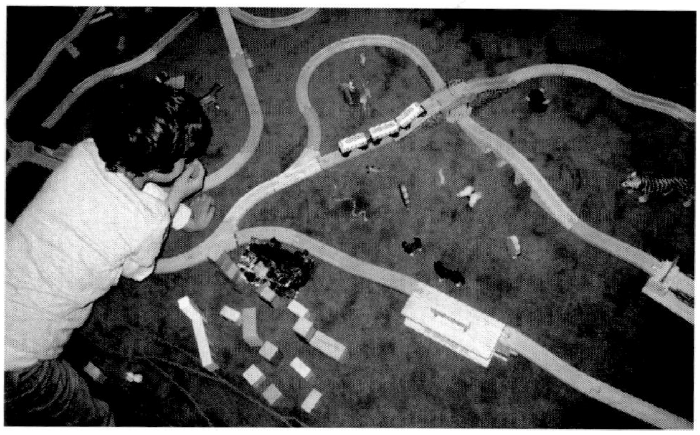

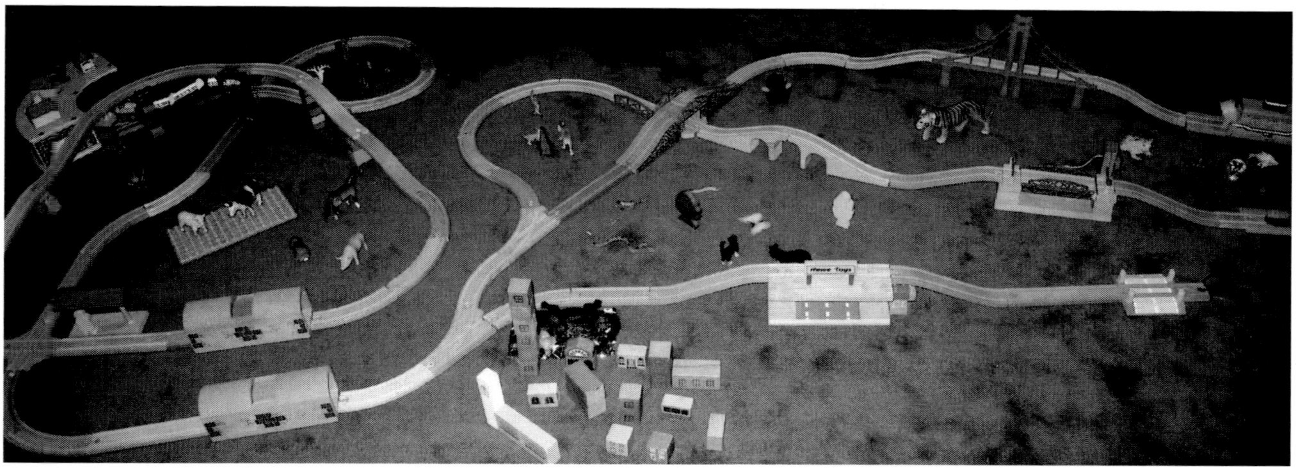

Ejercicio 3. Jugamos con los coches

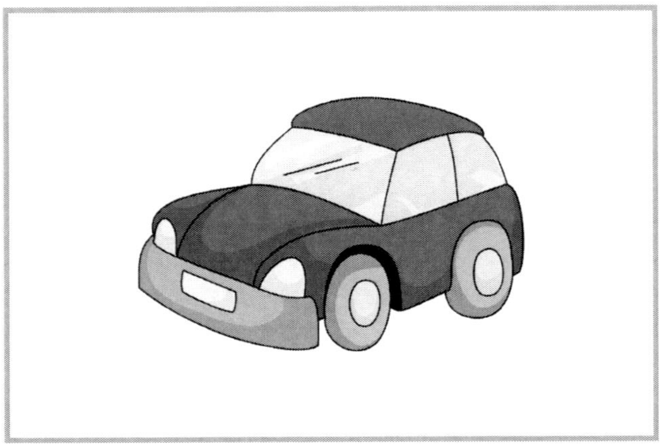

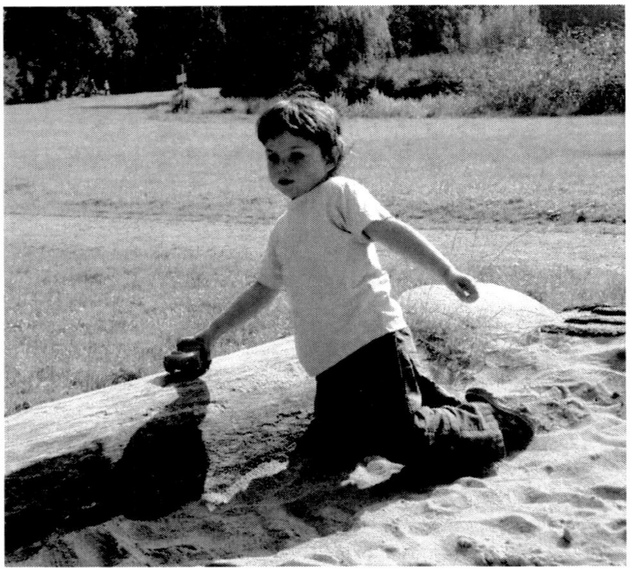

A Erik, del coche le interesaban las ruedas y el tubo de escape. Así que cogía un cochecito de juguete y con sus dedos hacía rodar las ruedas una y otra vez. Si paseábamos, señalaba los tubos de escape de los coches con un interés inusitado (cuando meses después comenzase a dibujar, todos los coches tenían tubo de escape). Así que nos pusimos manos a la obra para que aprendiera a jugar con un coche. Y para ello seguimos las orientaciones que publicó Kerry Hogan, TEACCH Psychology Fellow.

Demuestra al niño que los coches parten de un lugar y se van moviendo hacia la meta y que eso se consigue haciéndolos rodar sobre la carretera.

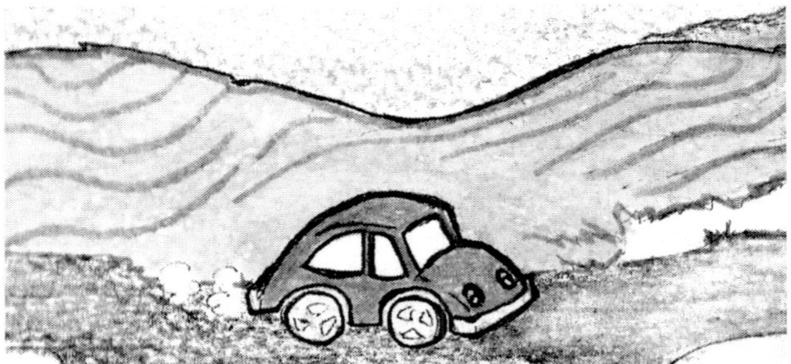

SALIDA ⟶ **DESTINO**

Nosotros utilizamos este sistema:

Coloca tu mano sobre la mano del niño que tiene el coche y guíalo para que lo ruede por la carretera, haz el sonido del coche de forma divertida *"run run"*. Más adelante puedes mover un coche tú, y otro coche el niño.

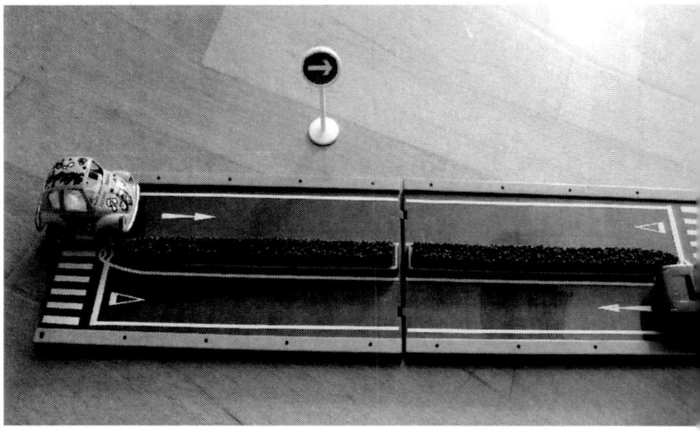

Una vez que el niño es capaz de imitar el movimiento del coche sobre una carretera simple, puedes usar carreteras más complicadas, por ejemplo, con curvas .

TENDREMOS EN CUENTA:

– Por ejemplo, haz una carretera sencilla sobre una pieza de cartulina. La carretera tendrá una salida que haremos evidente, así como la silueta del coche y una meta igualmente evidente (más adelante podrás colocar una "cajagaraje" donde los coches van a desaparecer dentro).

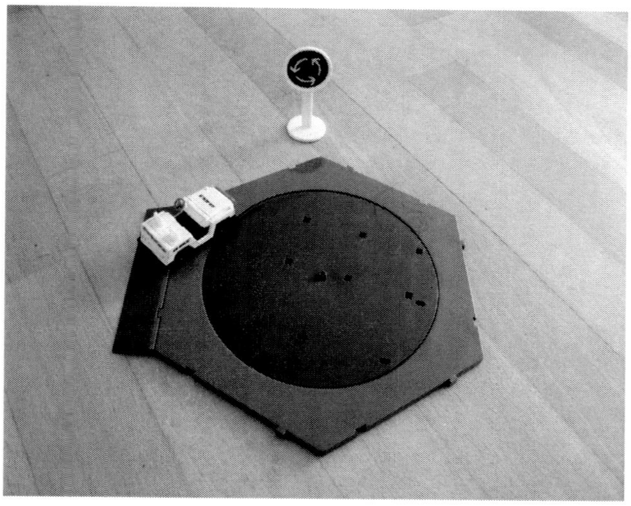

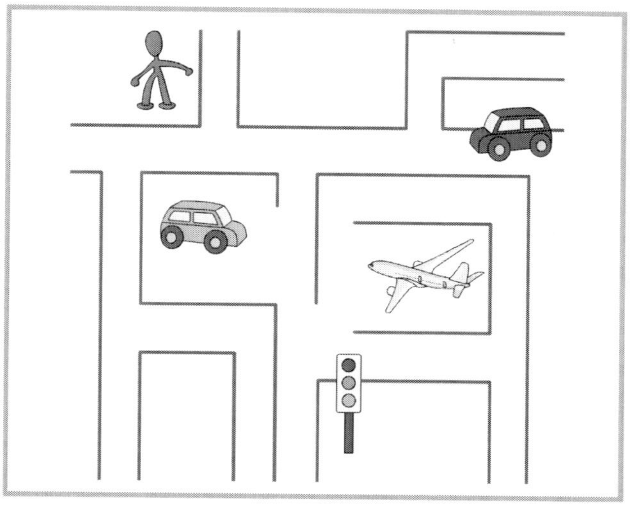

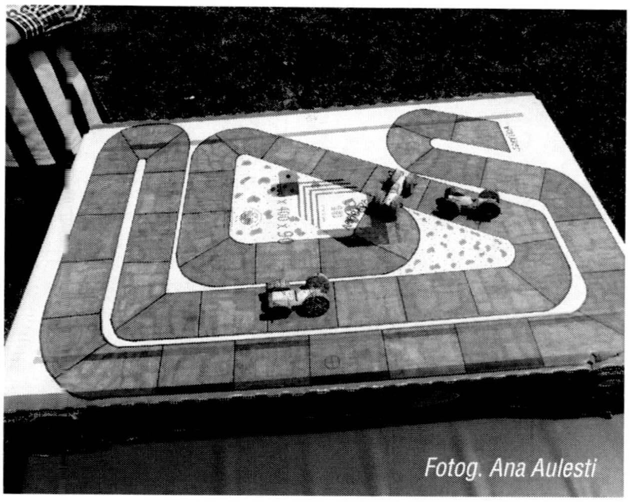
Fotog. Ana Aulesti

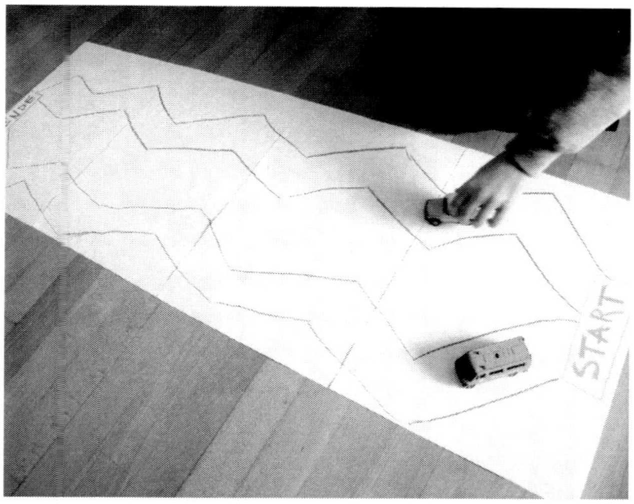

Cuando el niño esté utilizando este tipo de carreteras, deberás colocar señales a lo largo de ella, así como una casa o una gasolinera y enseñarle a seguir cada señal.

También puedes construir construir carreteras con más de una dirección, de manera que el niño pueda elegir qué dirección tomar.

Otros juegos con los coches:

Teníamos un garaje, gasolinera, coches, un camión de carga, pasas y otras comiditas, una granja y animales, helicóptero, etc. Y nos servíamos de guiones previos. Aquí un par de ejemplos, pero lo veremos con detalle en el capítulo siguiente.

"Conducir, echar gasolina, aparcar": El coche va por la carretera (se puede hacer delimitada con piezas de lego), llega a la gasolinera, se le echa gasolina y se aparca. Aquí podéis echarle imaginación, con todos los complementos que queráis. Poco a poco vas ampliando las cosas que pasan en el juego (el coche tiene una avería, hay que llamar a la grúa, por ejemplo).

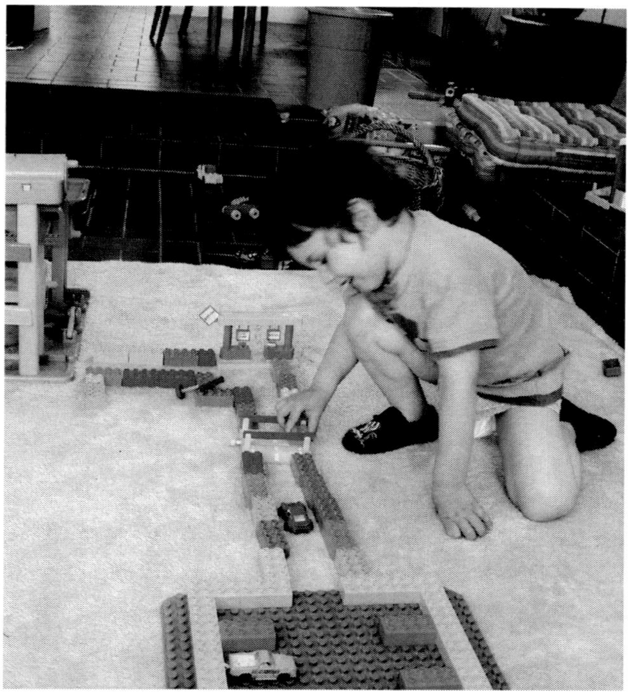

"Llevamos comida a los animales de la granja": Se cargan las pasas, etc. en el camión, se conduce, se lleva a la granja, se descarga y se les da comida a los animalitos. Poco a poco podéis ir ampliando las *"comiditas"*: cacahuetes, trocitos de zanahoria, hierbitas, etc. y cada animal come un tipo de comida distinto.

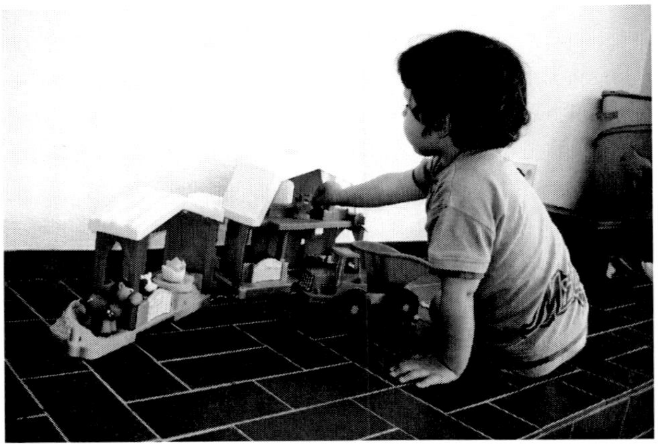

Practicamos con las señales de tráfico:

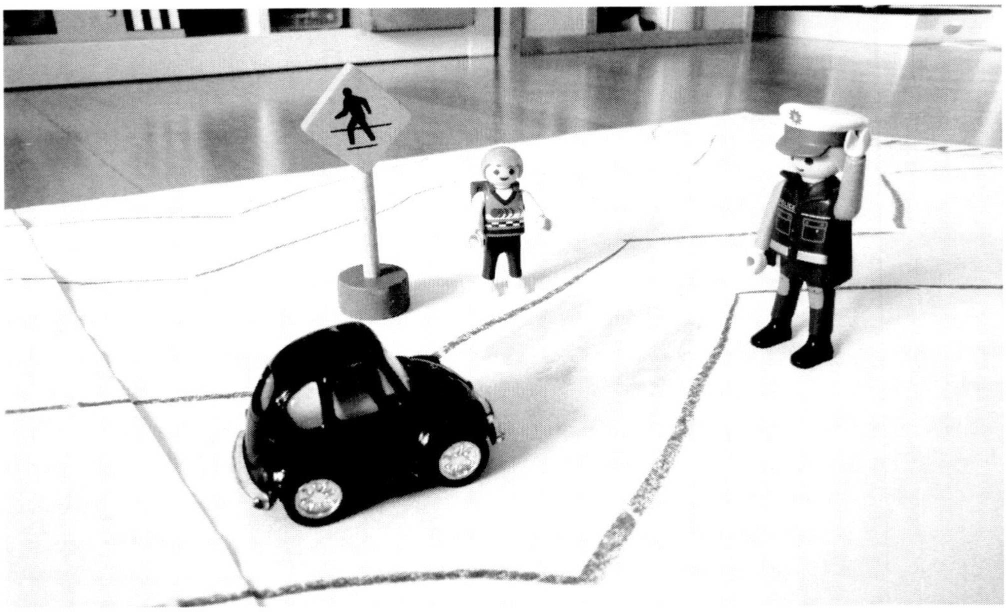

Y dejamos volar la imaginación:

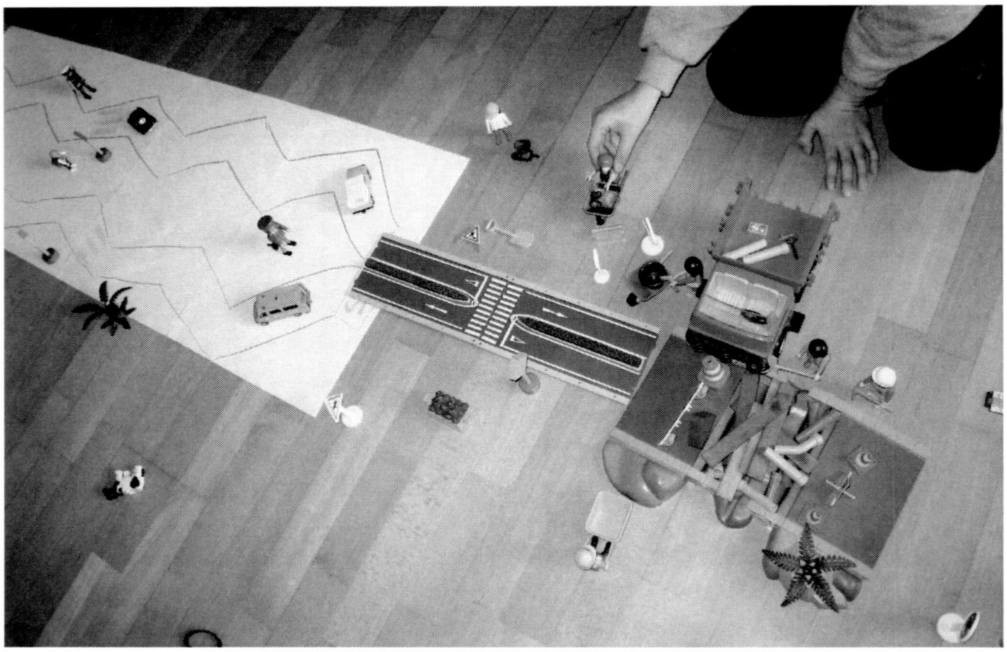

Otros medios de transporte:

De la misma forma que has trabajado el coche, puedes hacerlo con otros medios de transporte.

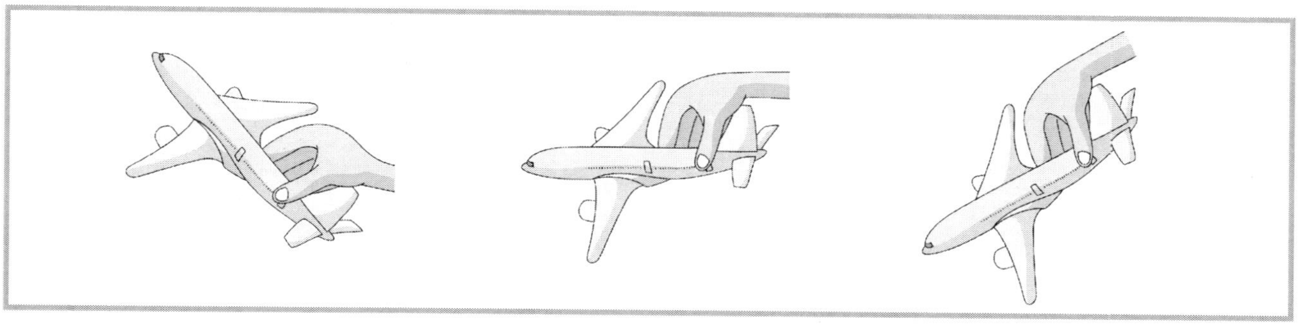

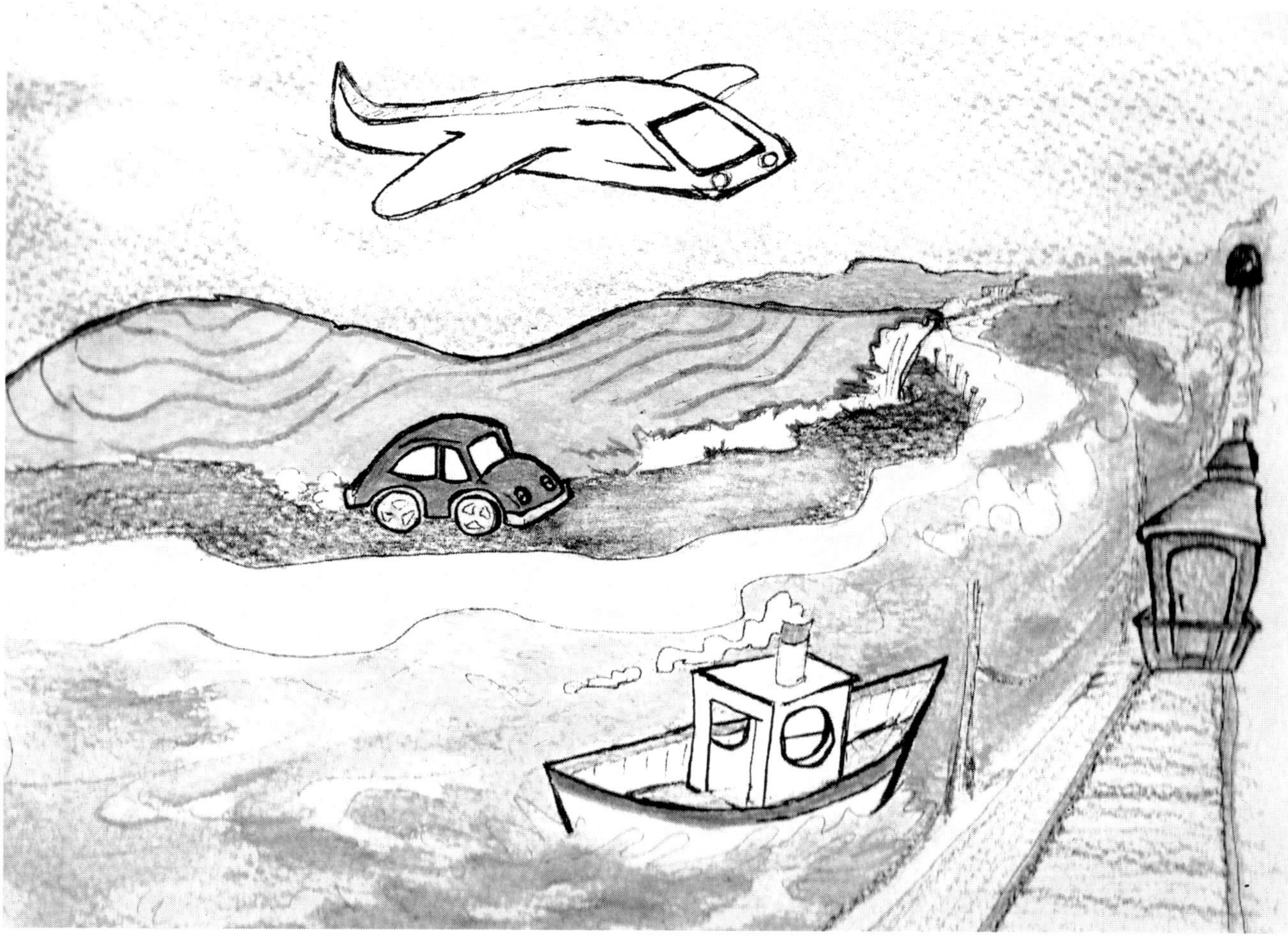

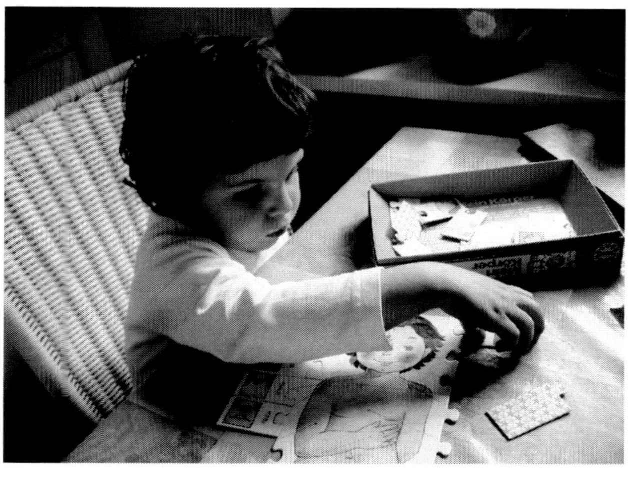

Ejercicio 4: Hacemos un puzzle – en mesa

Aunque un puzzle no es un juguete en sí mismo, utilizamos el gran interés de Erik por ellos y lo aprovechamos para fomentar el aprendizaje de los turnos.

Empieza con un puzzle de muy pocas piezas para evitar frustraciones. Ten preparado todo encima de la mesa, con todas las piezas bocarriba, antes de empezar a hacerlo junto con el niño. Promueve al principio el sistema de turnos: una pieza tú, otra pieza el niño.

Más adelante podréis subir el número de piezas y hacer el puzzle de forma libre, es decir, quien encuentra una pieza la coloca.

TENDREMOS EN CUENTA:

– Enséñale al niño a que coloque primero las cuatro piezas esquineras. Después, a reconocer las piezas de los bordes, que son las que tienen líneas rectas en uno de sus lados.

Puzzle casero

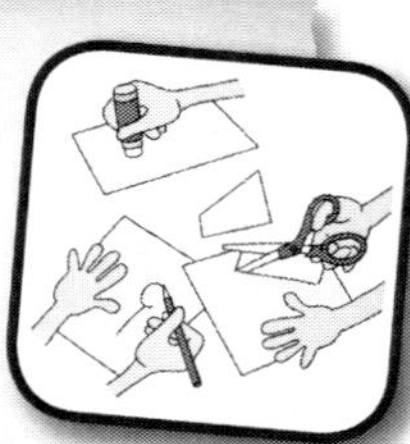

Recorta con el niño una caja de pizza en tarjetas cuadradas, y ya tienes un puzzle casero.

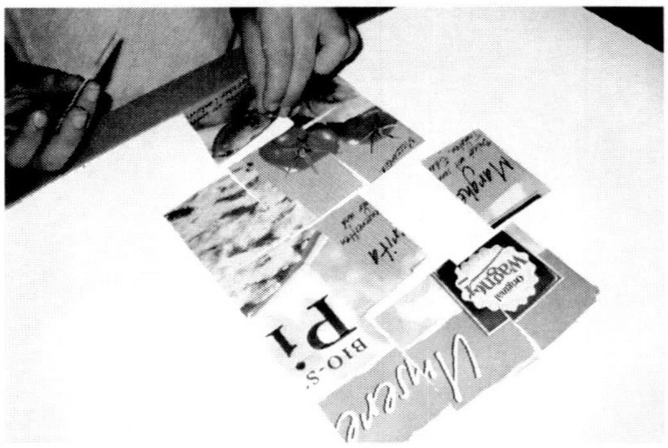

8.3 Dos o más juguetes diferentes en la misma actividad. Los guiones de juego

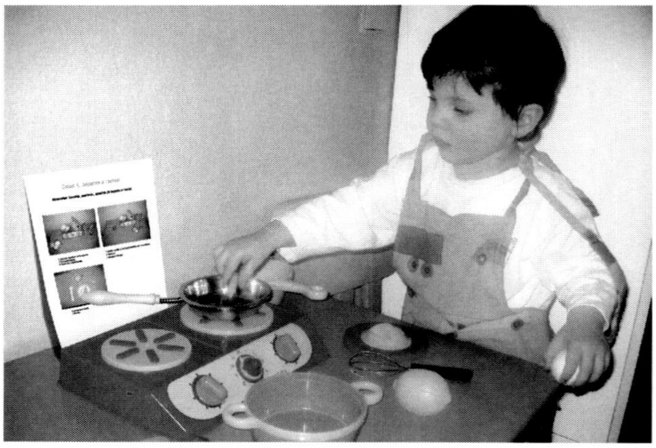

Aunque en los juegos con Lego, bloques y coches ya hemos ido uniendo con el tiempo diferentes tipos de juguetes en una misma actividad –por ejemplo, poner una persona en un coche para que lo conduzca-, iremos ahora avanzando con otros juegos en los que los guiones tienen un papel fundamental.

Comenzaremos usando modelos visuales, limitando el número de materiales y estimulando al niño a imitar. Veamos ejemplos concretos con guiones de juego y diferentes formas de llevarlos a cabo.

Guión 1. Jugamos a cocinar

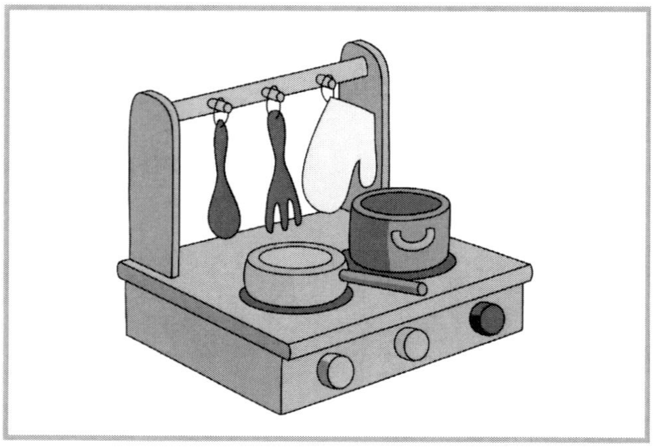

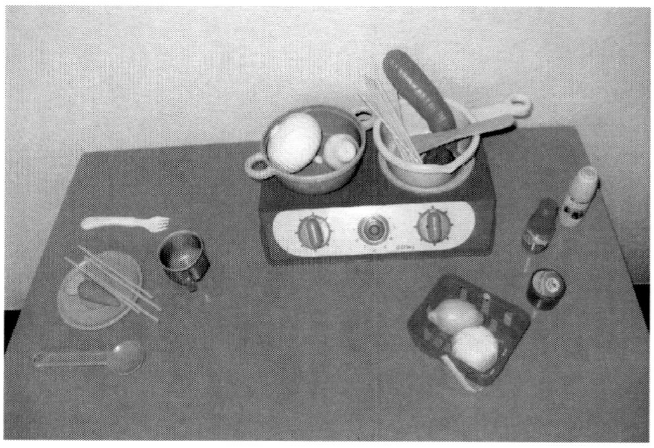

Materiales: Cocinita, pucheros, comidas de juguete o reales.

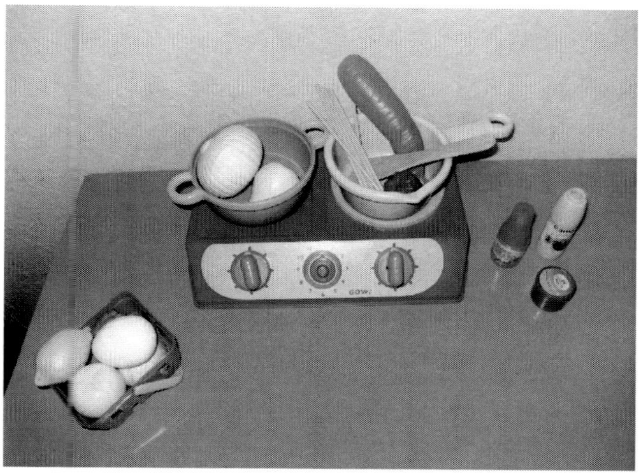

1. Colocar puchero en la cocina.
2. Encender fuego.
3. Poner los ingredientes.

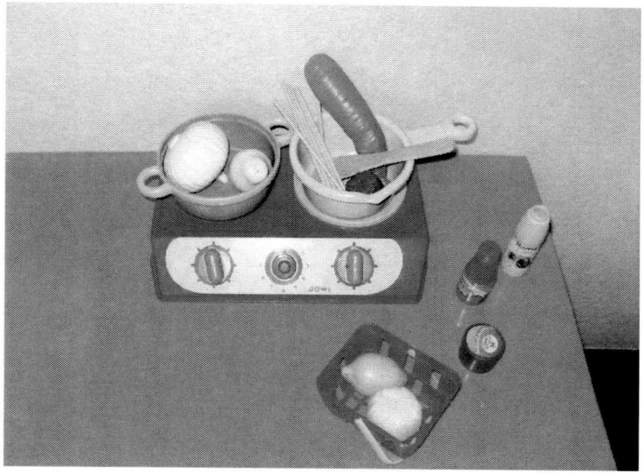

1. Darles vuelta a los ingredientes con la cuchara.
2. Sazonar
3. Apagar el fuego

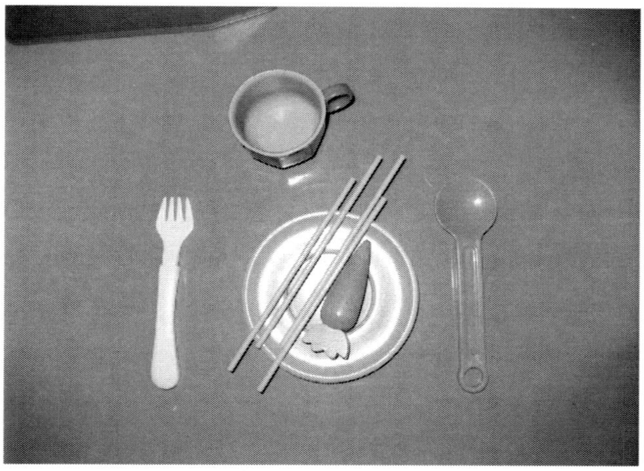

1. Servir en el plato.
2. Comer.

TENDREMOS EN CUENTA:

– Si ves que el niño tiene dificultades para realizar este juego con guión, puedes tener los materiales dobles, y que el niño vaya imitando paso a paso lo que tú haces. En nuestro caso, al principio, utilizamos sólo una cocinita, pero teníamos dos pucheros (uno delante de Erik, otro delante de mí) y cada uno teníamos dos ingredientes para "cocinar". Muy pronto ya no nos hizo falta la imitación, pues hacíamos el juego juntos.

Guión 2: Jugamos con la muñeca

"La muñeca tiene hambre", "la muñeca tiene sed".

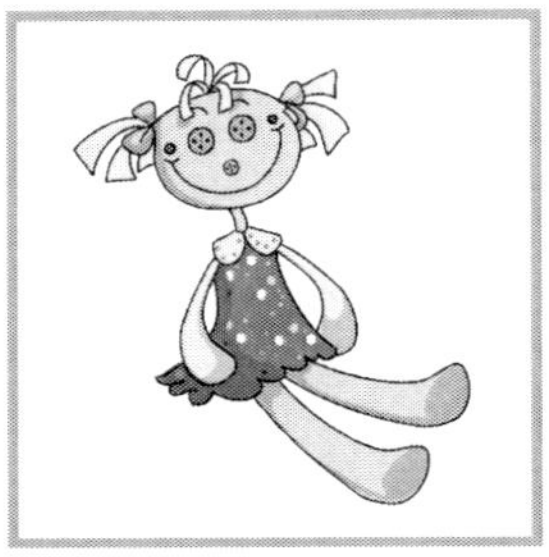

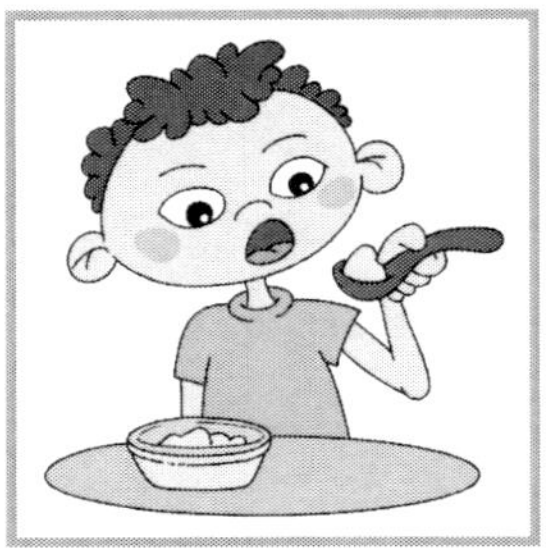

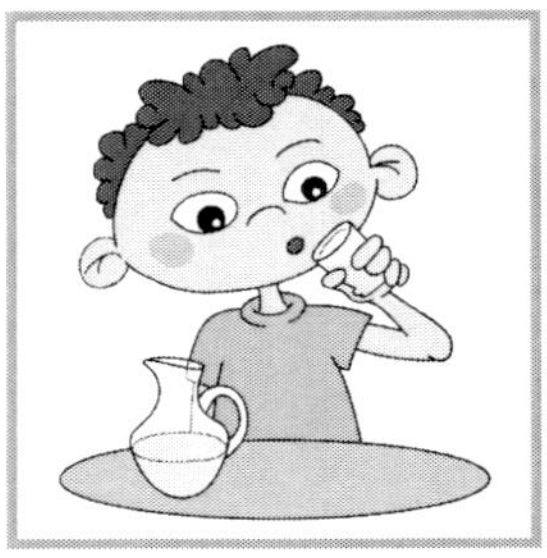

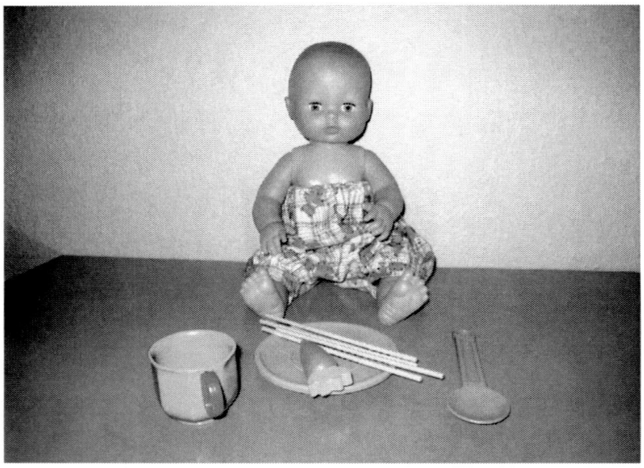

En un principio, sentados en la mesa frente a frente, el niño con una muñeca y tú con otra. Tenéis también cada uno un plato, una cuchara, un vaso.

Empieza el juego por imitación. "Mi muñeca tiene hambre", le das de comer con la cuchara. Después, le dices al niño: "Tu muñeca tiene hambre", y esperáis a que el niño le dé de comer con la cuchara. Si no lo hace, le ayudas tú cogiendo su manita y dirigiendo la acción.

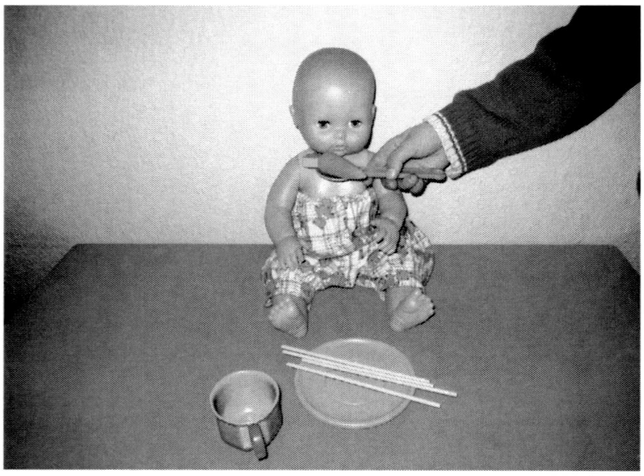

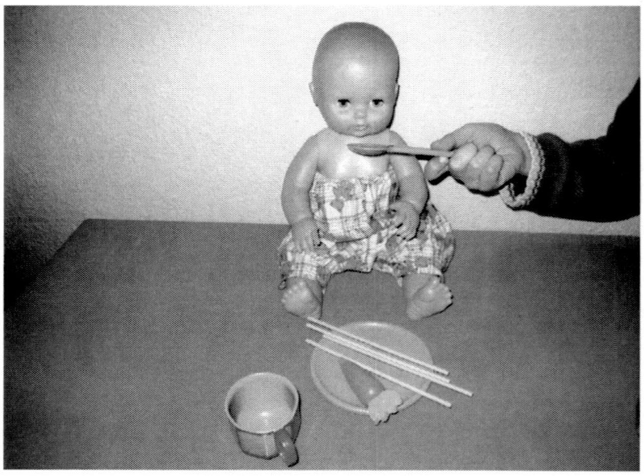

NOTA: *Primera página del guión, el resto de páginas están incluidas en el CD adjunto al libro.*

Guión 3: Jugamos con los coches

"Conducir, echar gasolina, aparcar"

El niño tiene que hacer circular el coche por la carretera, echarle gasolina, seguir circulando y aparcarlo en el garaje.

Materiales: Piezas de Lego para construir el aparcamiento inicial y la carretera, coche, gasolinera, garaje.

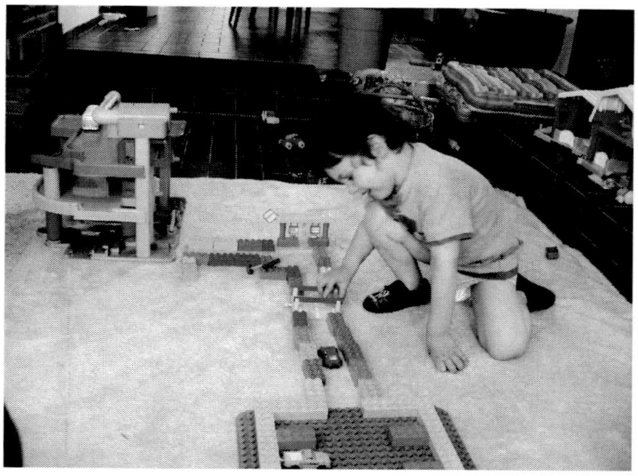

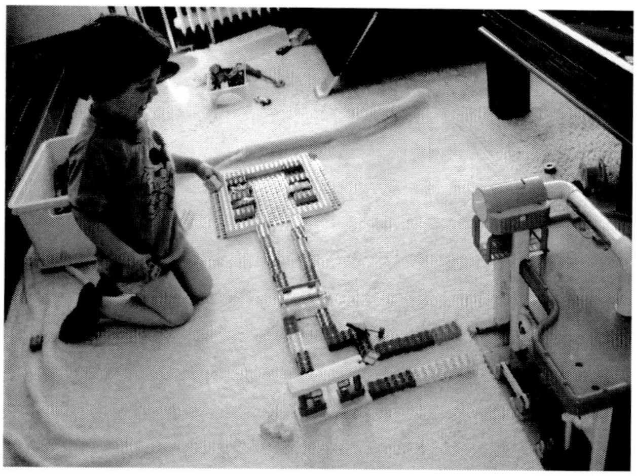

El coche va por la carretera (se puede hacer delimitada con piezas de lego), llega a la gasolinera, se le echa gasolina y se aparca. Aquí podéis echarle imaginación, con todos los complementos que queráis. Poco a poco vas ampliando las cosas que pasan en el juego (el coche tiene una avería, hay que llamar a la grúa, por ejemplo).

"Llevamos comida a los animales de la granja"

Materiales: Un camión de carga, pasas y otras comiditas, una granja y animales, helicóptero, etc.

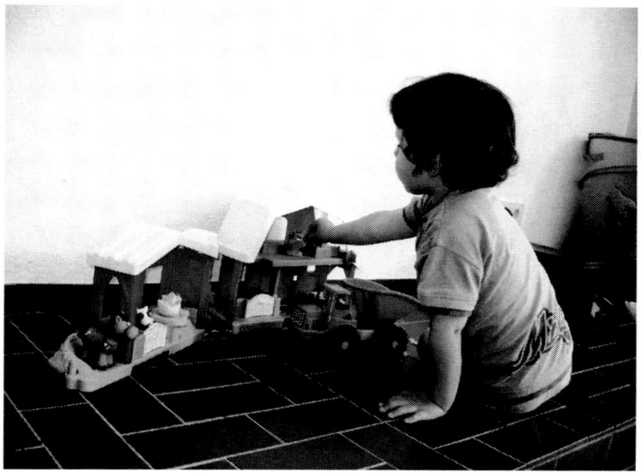

Se cargan las pasas, etc. en el camión, se conduce, se lleva a la granja, se descarga y se les da comida a los animalitos. Poco a poco podéis ir ampliando las "comiditas": cacahuetes, trocitos de zanahoria, hierbitas, etc. y cada animal come un tipo de comida distinto.

***NOTA:** Primera página del guión, el resto de páginas están incluidas en el CD adjunto al libro.*

Guión 4: Jugamos a rescatar al gatito

"Rescate del gatito"

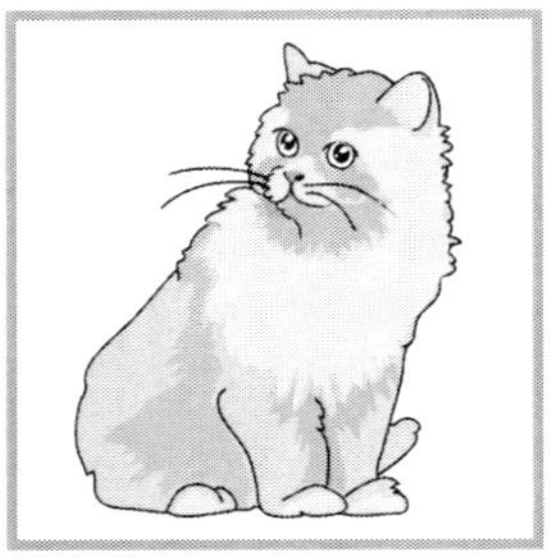

El juego consistirá en que el indio rescate al gatito que está al otro lado del río.

Materiales:

- Figurita humana de Lego (nosotros usamos un indio).
- Figurita de un gato.
- Una "casa", puede ser con una caja de cartón (nosotros usamos un tipi).
- Un río, con papel de aluminio.
- Una canoa (puedes usar un taperware).
- Árboles o lo que quieras para hacer la escena más atractiva, pero sin recargar, que esté muy clara para el niño.

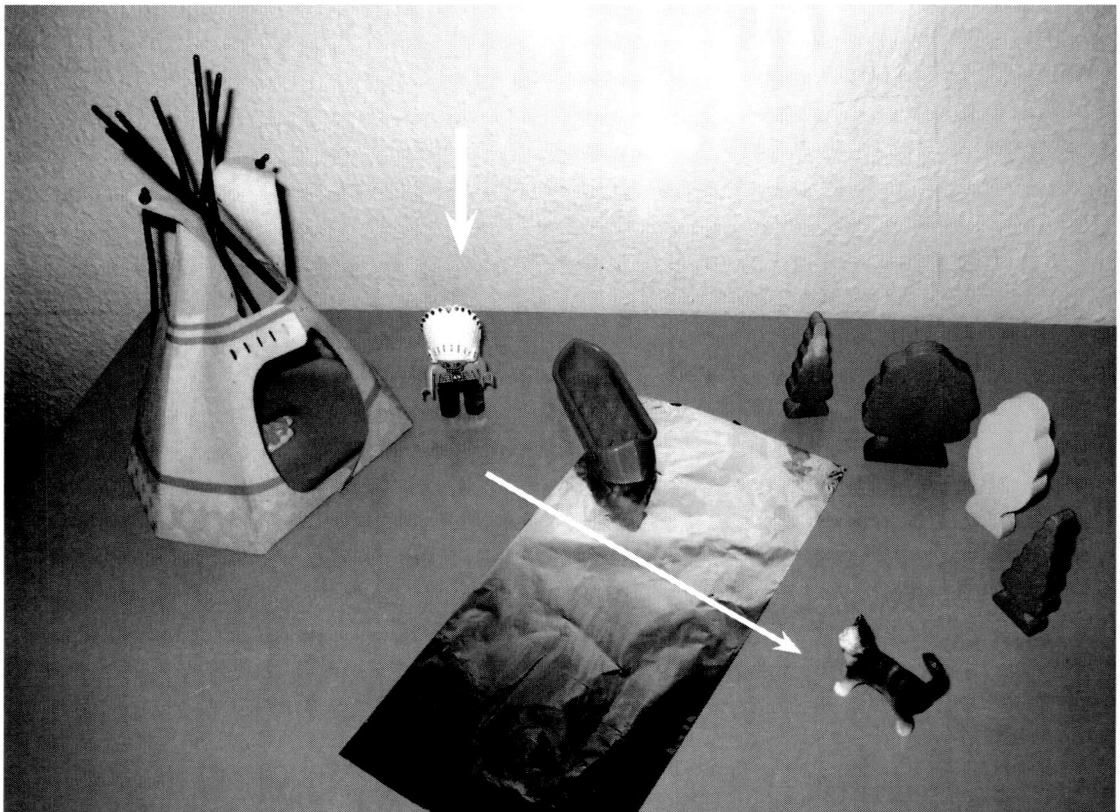

NOTA: *Primera página del guión, el resto de páginas están incluidas en el CD adjunto al libro.*

Guión 5: En el zoo

"El niño juega a visitar a los animalitos del zoo"

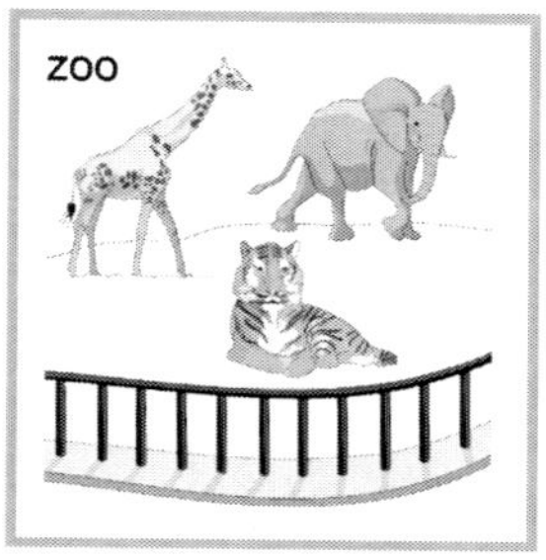

Materiales:

- Figuritas humanas de Lego o Playmobil: nosotros usamos un nene y su mamá.
- Figuritas de animales: puedes establecer diferentes categorías, nosotros usamos "animales peligrosos", "animales de la granja", "animales de los Polos".
- Diferentes plataformas para colocar a los animalitos. Nosotros usamos un plato de cartón para la "sabana", una plataforma verde de lego para la "pradera", un trozo de madera que simulaba el hielo y papel de aluminio para el agua.

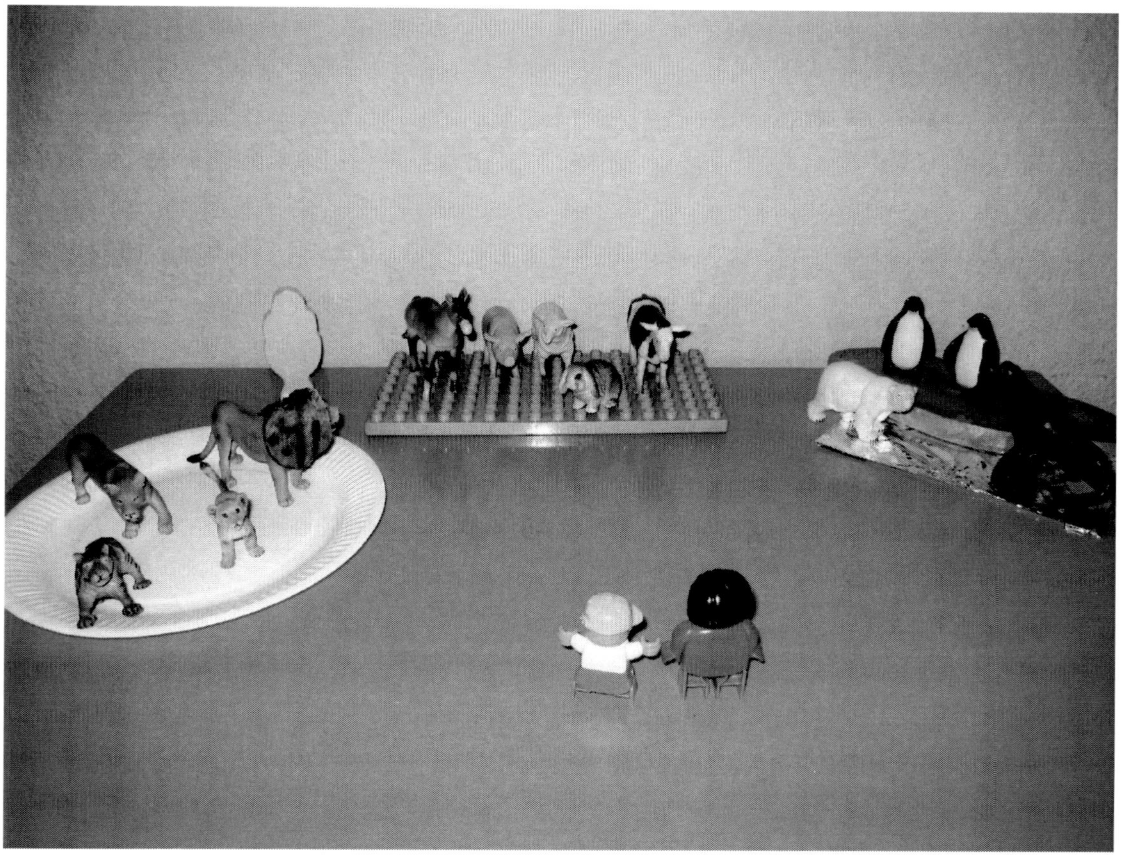

NOTA: *Primera página del guión, el resto de páginas están incluidas en el CD adjunto al libro.*

Guión 6: Jugamos a comprar - vender

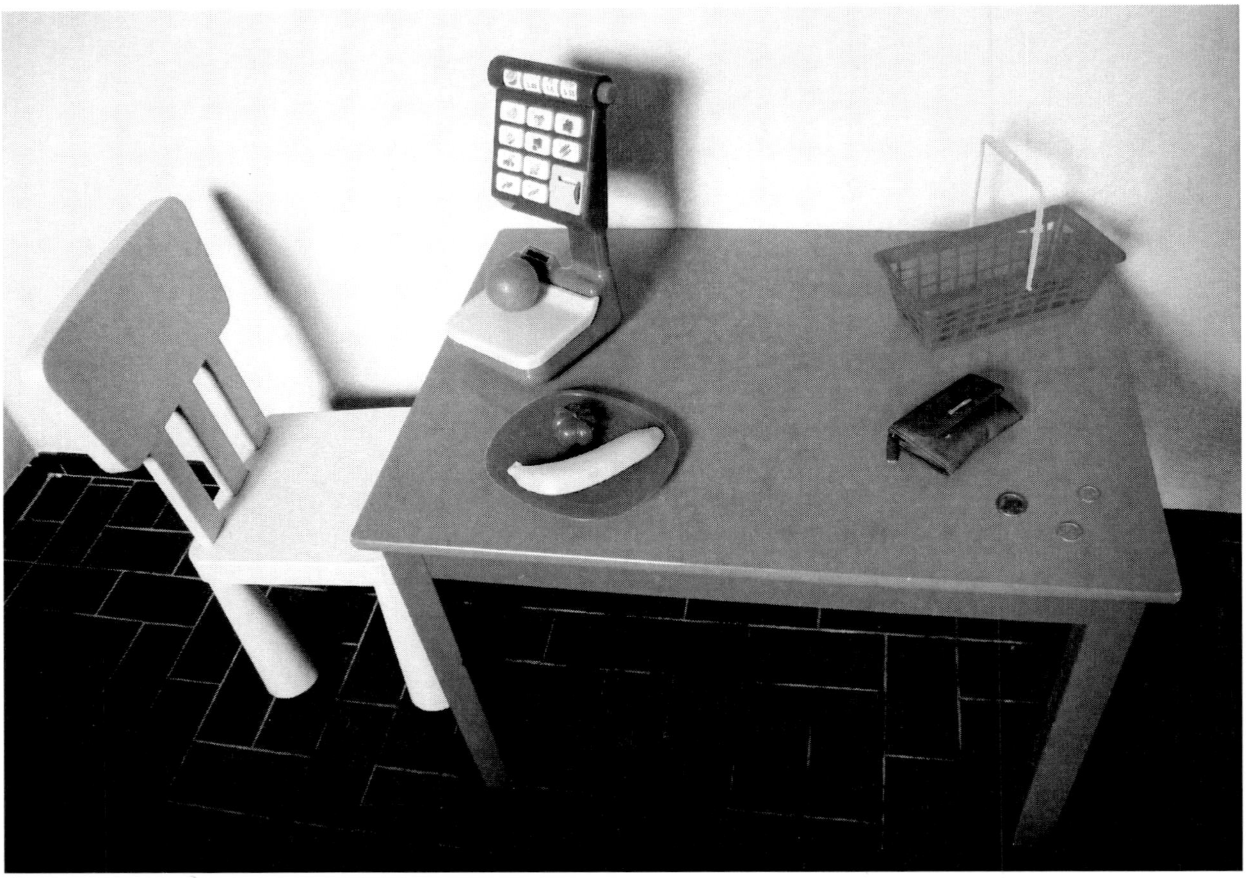

Materiales:

Necesitaremos como material figuritas de alimentos, una cesta de la compra, y opcional, una caja registradora, báscula, "dinero", etc.

En un principio el niño es el vendedor y la mamá la compradora

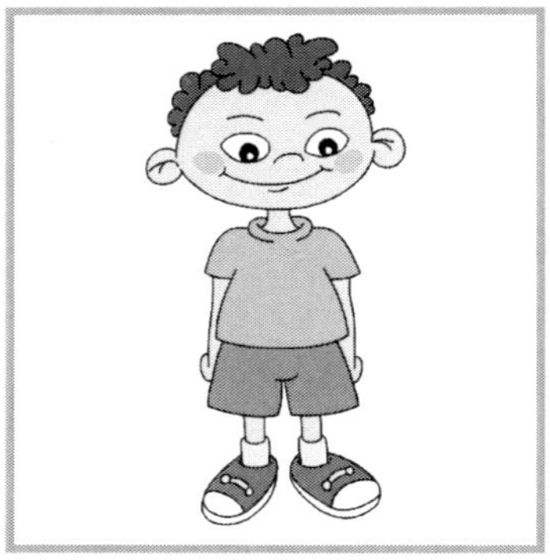

Niño vendedor

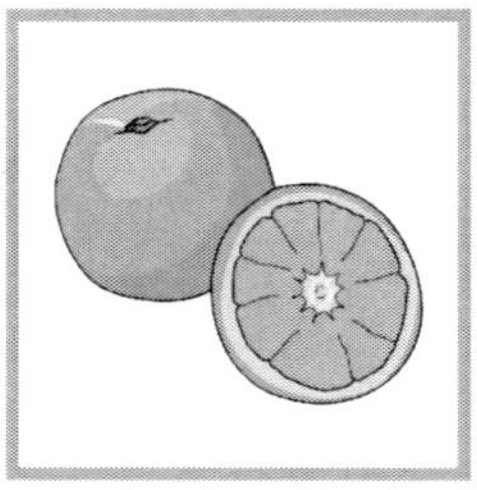

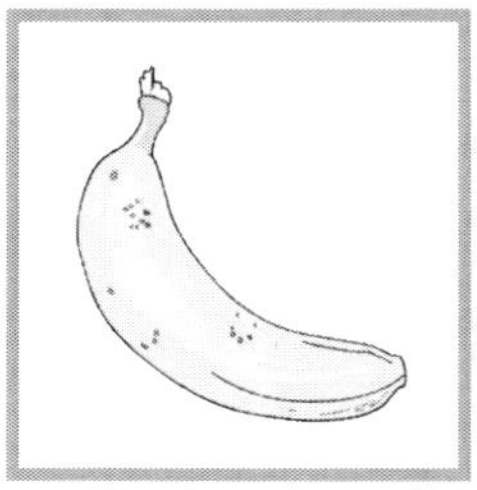

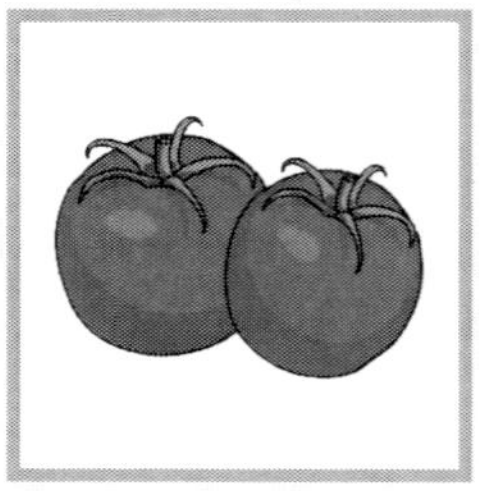

NOTA: *Primera página del guión, el resto de páginas están incluidas en el CD adjunto al libro.*

8.4 Juegos de reglas sencillas

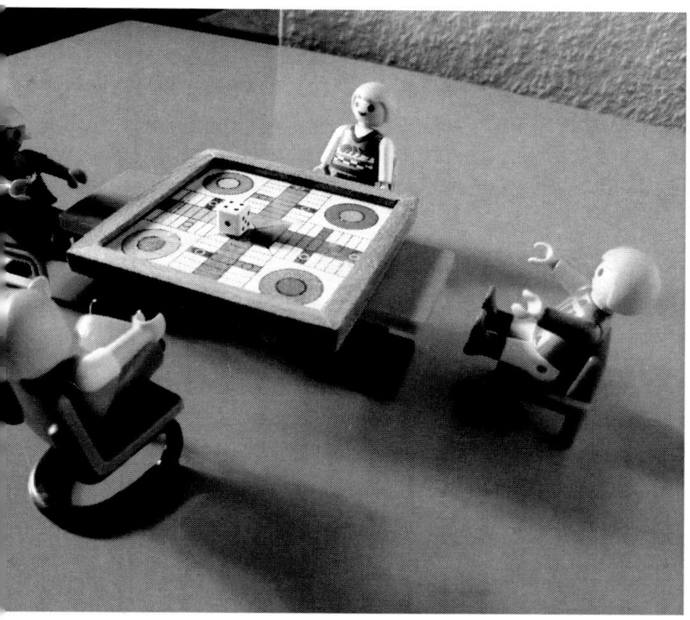

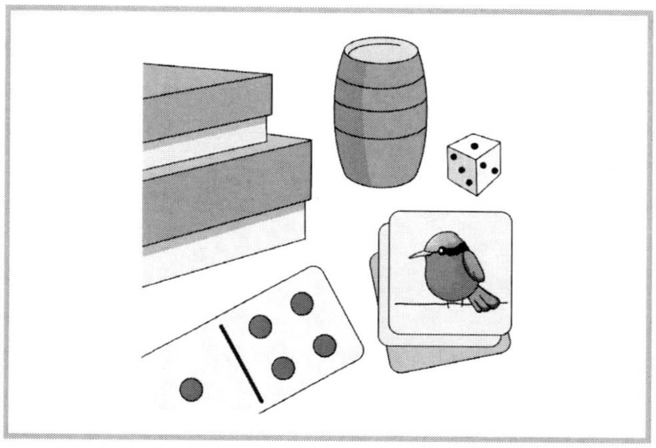

El objetivo inicial es que respete el sistema de turnos: una vez tú, otra vez el niño. Pero después que poco a poco vaya comprendiendo las reglas del juego: tirar el dado, avanzar una pieza, etc. Con el tiempo se irán introduciendo los conceptos *"ganador"* y *"perdedor"*.

Los juegos de reglas sencillas son fundamentales en el desarrollo de las habilidades sociales y de la conducta de juego.

Es importante que el niño conozca y tenga claro el objetivo del juego, por lo que las reglas e instrucciones serán pocas, claras y concretas. Es conveniente que estos juegos sean ejecutados previamente en un contexto estructurado y con una intervención directa del adulto, con objeto de entrenar al niño en la organización o fases del juego. Esto nos permitirá trabajar las normas, consignas verbales y destrezas físicas implicadas en el mismo.

Entre otros beneficios, el juego de reglas aporta:

- Es un elemento socializador.
- Mejora conductas, pues se enseña a ganar y perder, a respetar turnos y normas y a considerar a los otros compañeros de juego.
- Fomenta el aprendizaje de conocimientos y habilidades.
- Favorece el desarrollo del lenguaje.

Utilizamos dominós, loterías, memorys y otros juegos infantiles adecuados a su edad.

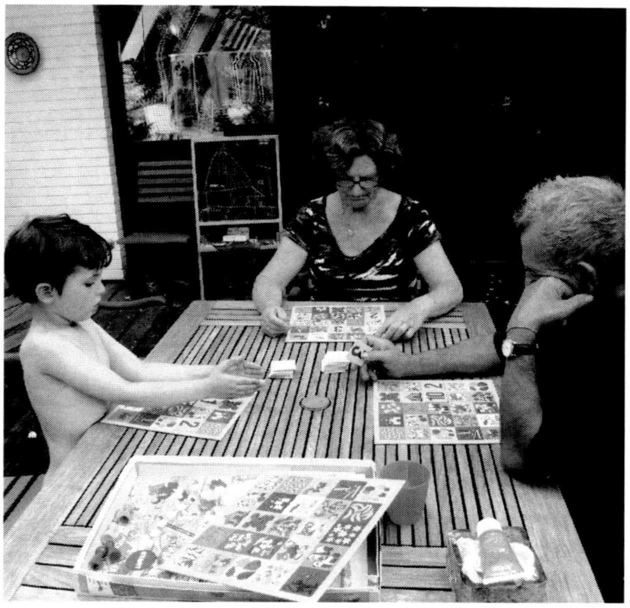

Nosotros nos servimos también de los Lego y de los Playmobil para representar las reglas de diferentes juegos que Erik tenía que practicar en deporte, como el balón prisionero. Una vez representado con Erik, hacía fotografías que nos servían de apoyo visual. Aquí un ejemplo:

VÍDEO CON SITUACIÓN DE TRABAJO:

http://elsonidodelahierbaelcrecer.blogspot.com/2009/02/el-juego-1.html

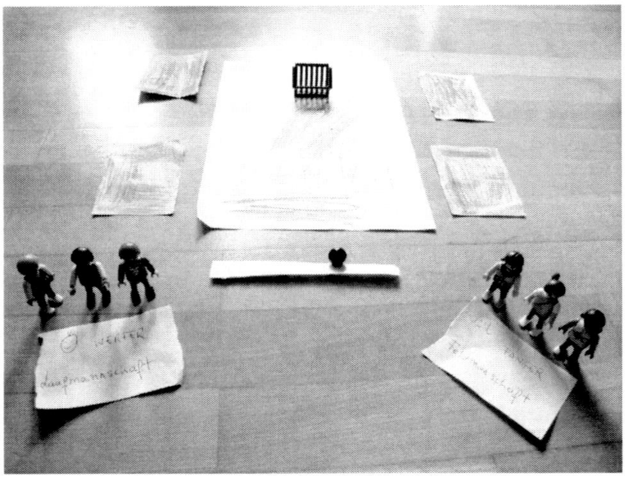

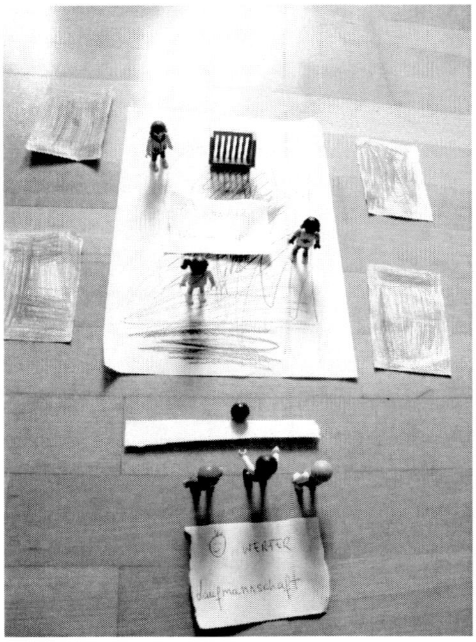

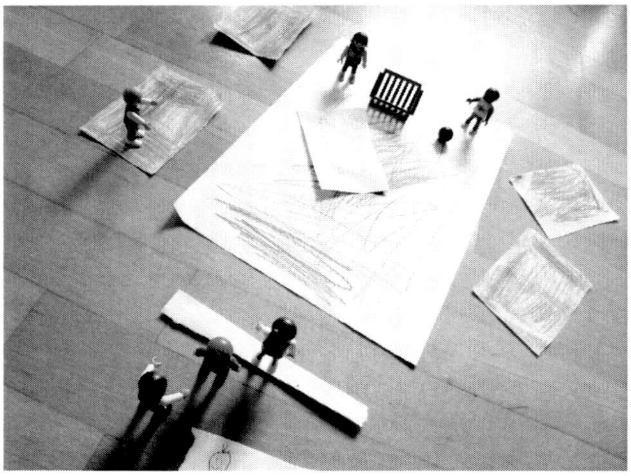

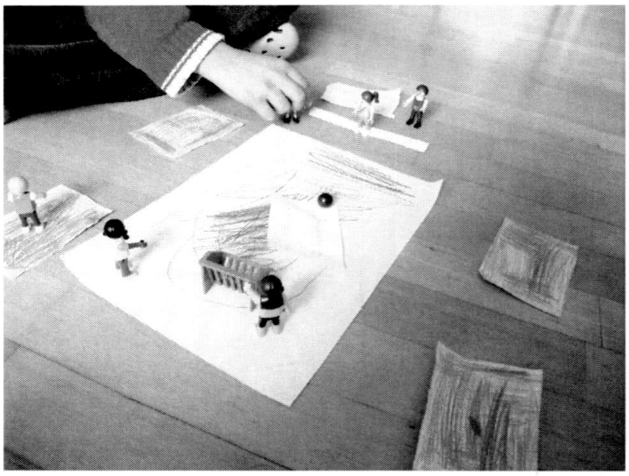

8.5 Cómo ayudarle a que comience solo un juego. Tableros de comunicación

Cuando el niño ha aprendido a jugar con una variedad de juguetes diferentes, puede surgir que le resulte difícil a él solito comenzar una actividad. Para ayudarlo:

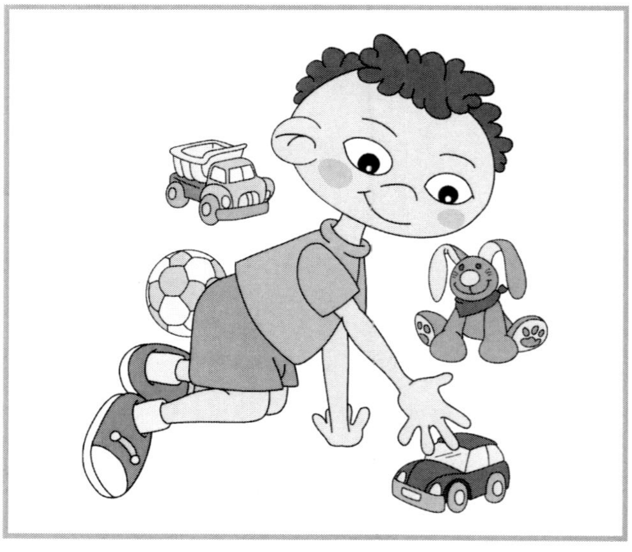

- Ten delimitada la zona de juego (una alfombra o una manta sobre el suelo sirven de referencia visual y espacial). Mejor que no sea muy grande al principio, luego ya se irá ampliando el espacio, y con el tiempo tampoco será necesario delimitarlo.

- Ten preparados tableros de comunicación o cartulinas con fotografías de juegos que servirán de apoyo para que el niño elija. (Aquí un ejemplo, y en el CD los encontrarás todos).

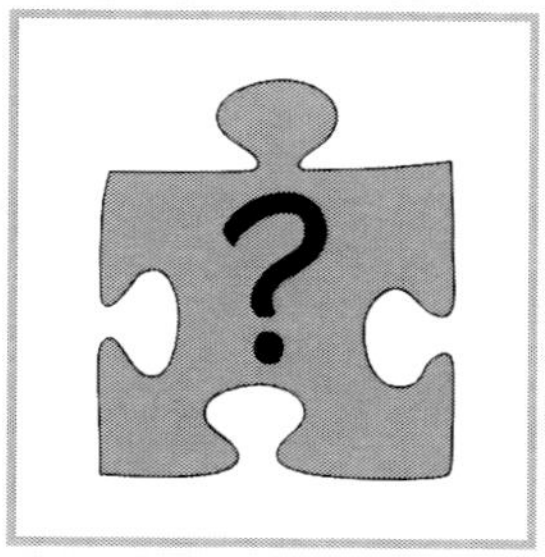

¿A qué jugamos hoy?

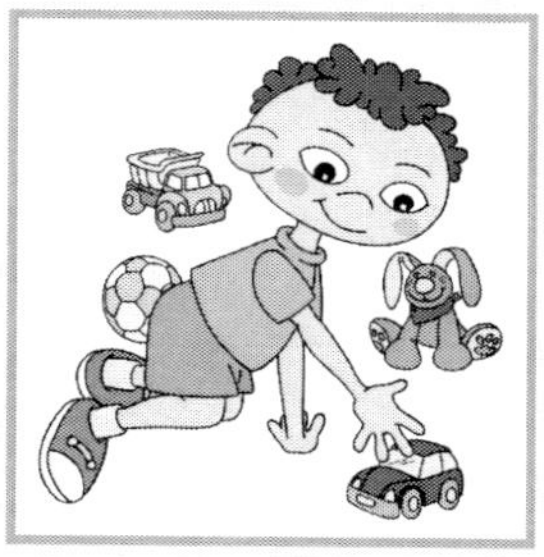

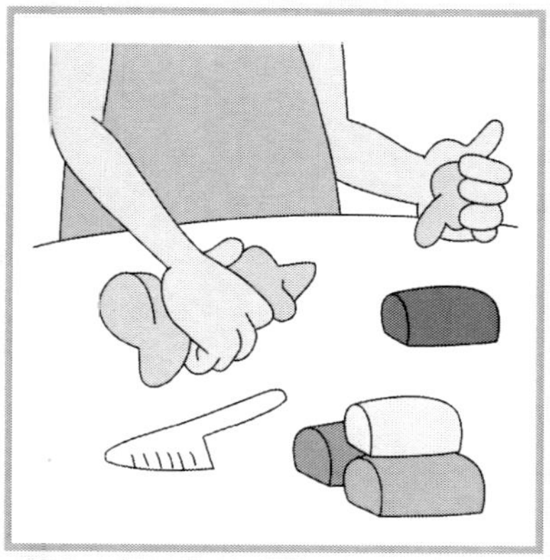

Plastilina

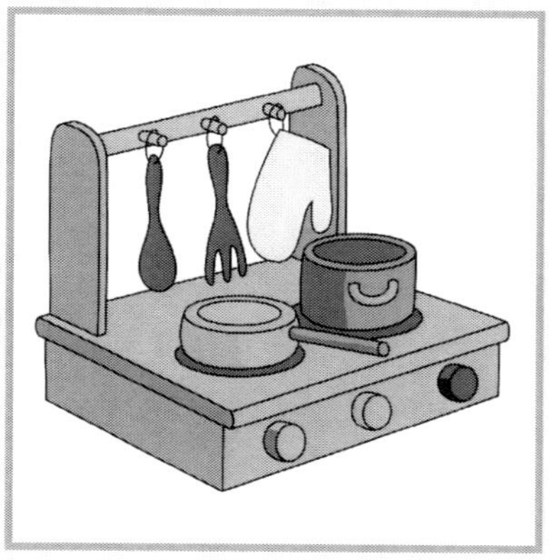

Cocinilla

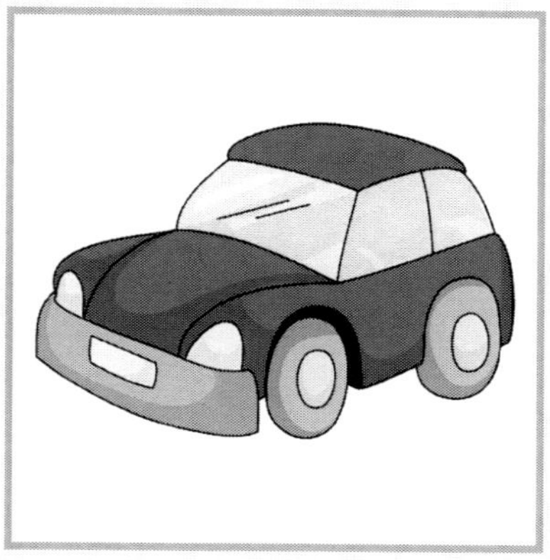

Coches

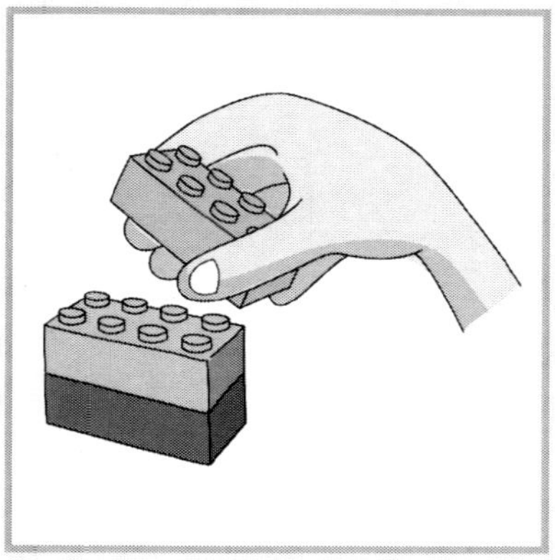

Lego

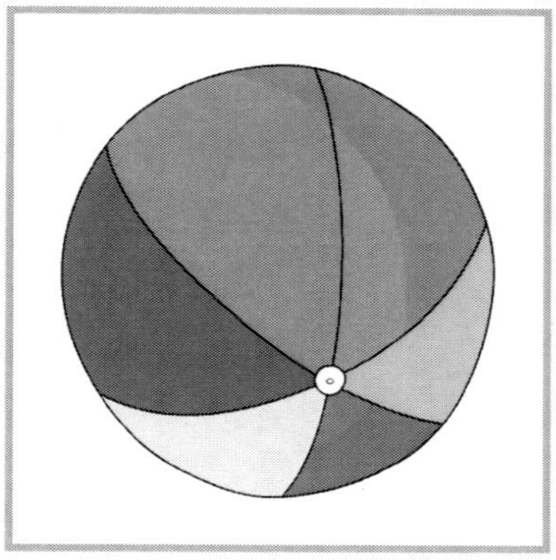

Pelota

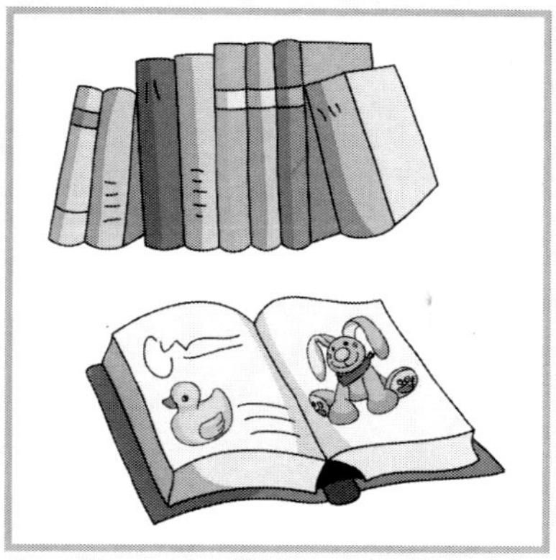

Leer cuentos

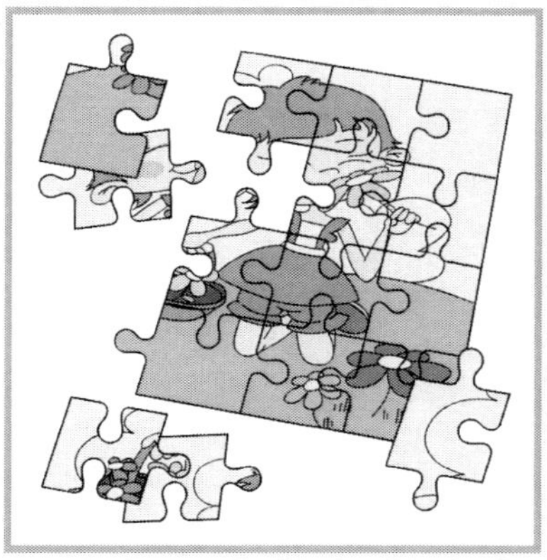

Puzzle

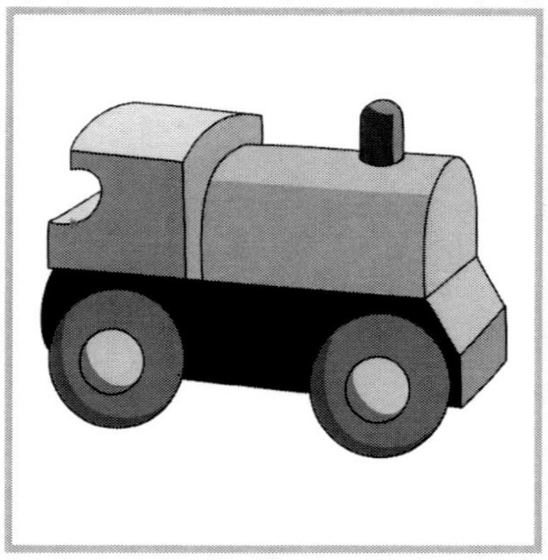

Briobahn

Ten lo juegos y juguetes agrupados en cajas con una fotografía que refleje lo que hay dentro.

Ten plantillas numeradas con 1 y 2 (luego podrás subir el número) para que el niño entienda a qué puede jugar primero y qué viene después, sin olvidarnos del picto de recoger los juguetes:

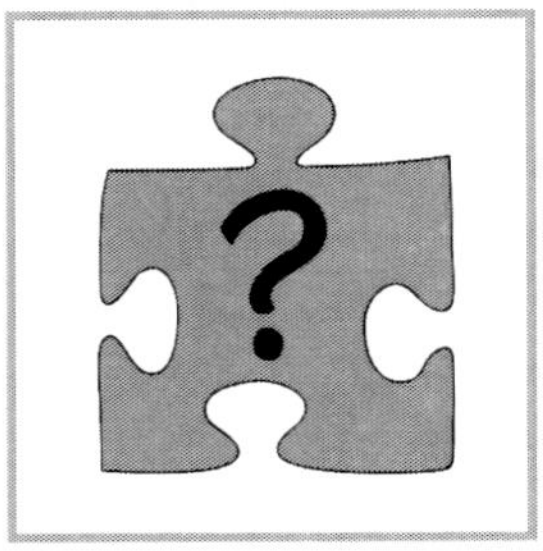

¿A qué jugamos hoy?

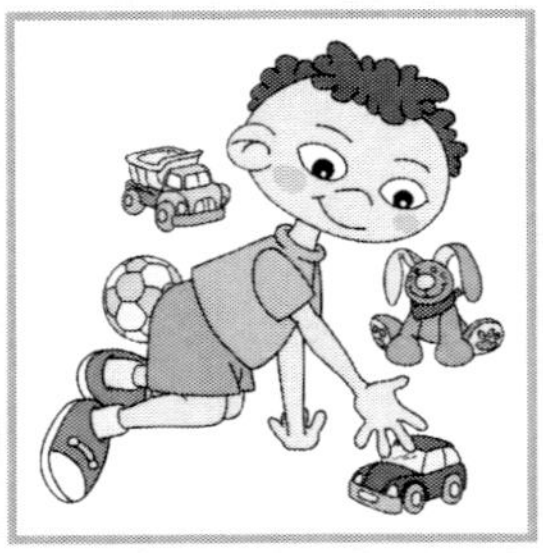

1 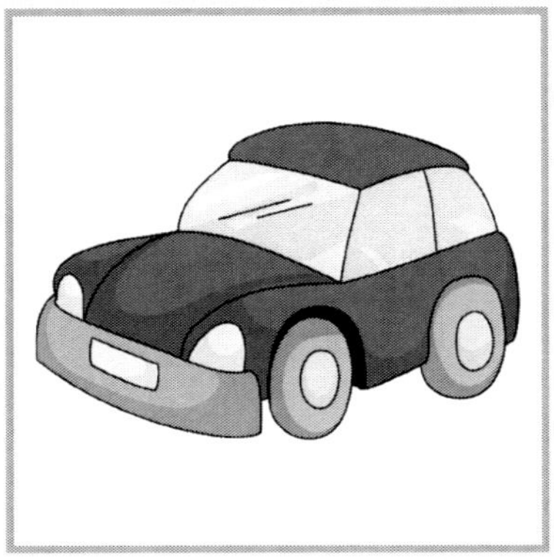

2 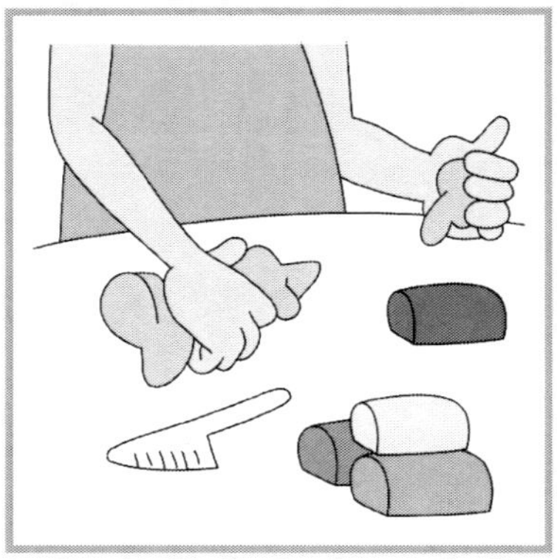

3 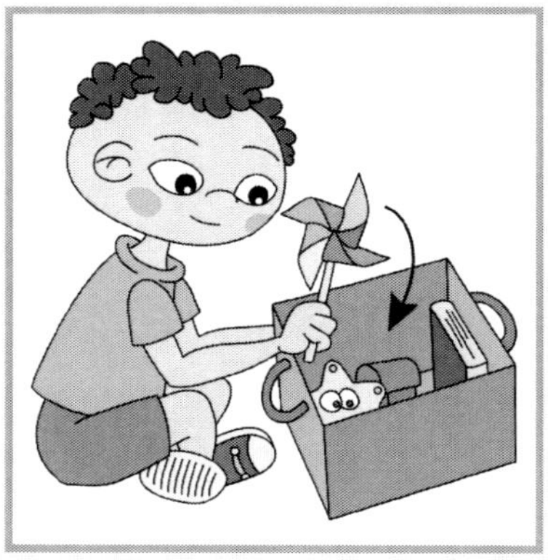

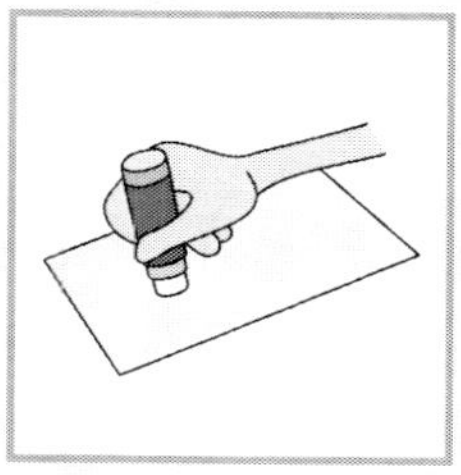

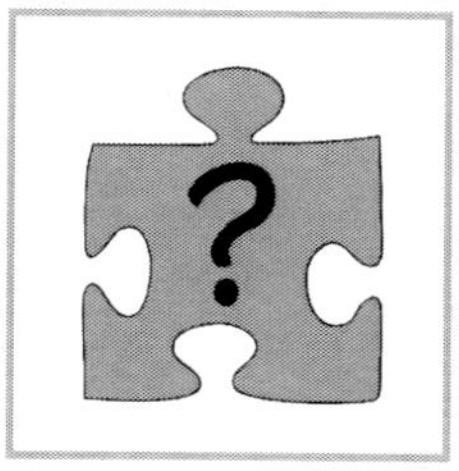

¿A qué jugamos hoy?

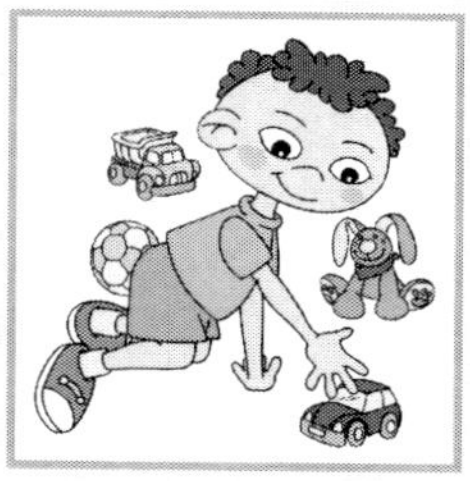

1

2

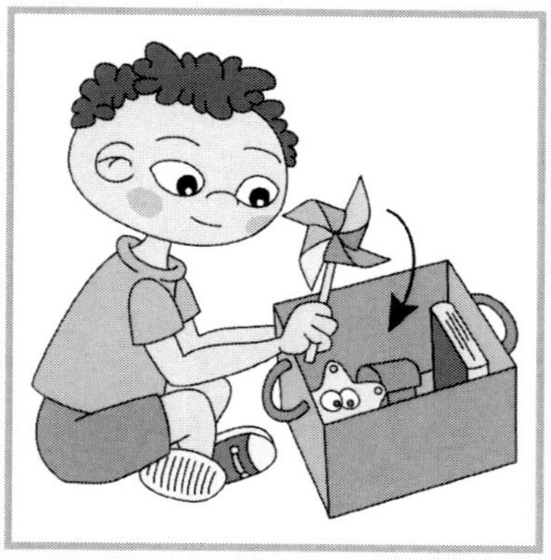

Utiliza también tableros para que el niño decida dónde jugar:

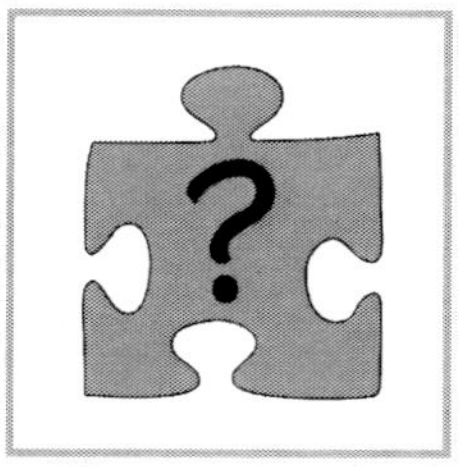

¿Dónde jugamos?

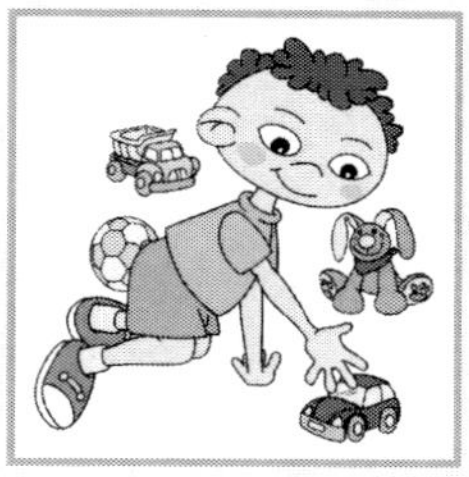

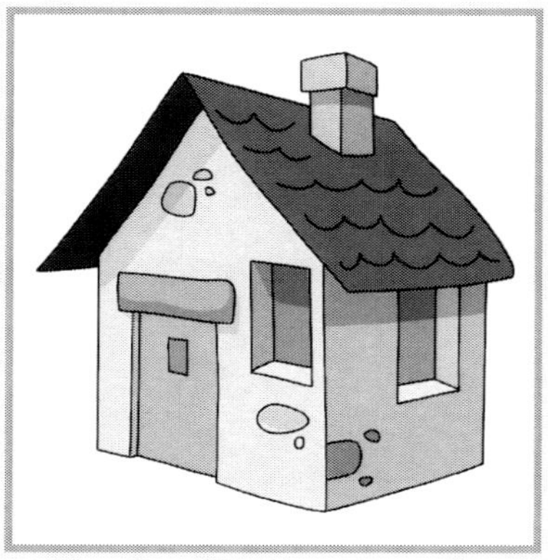

En casa

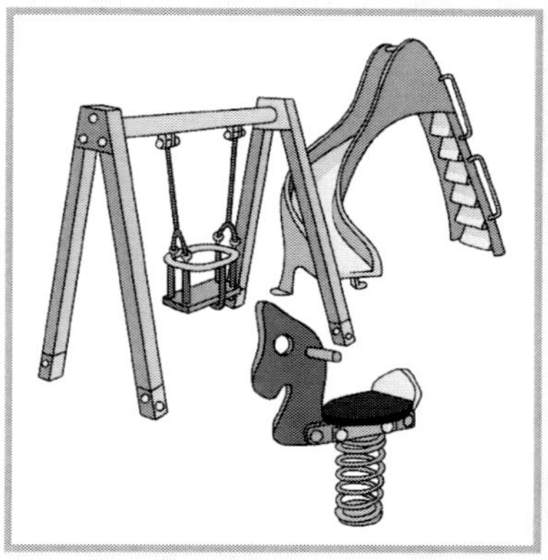

En el parque

Capítulo 9

Actividades para trabajar los soplos y la respiración

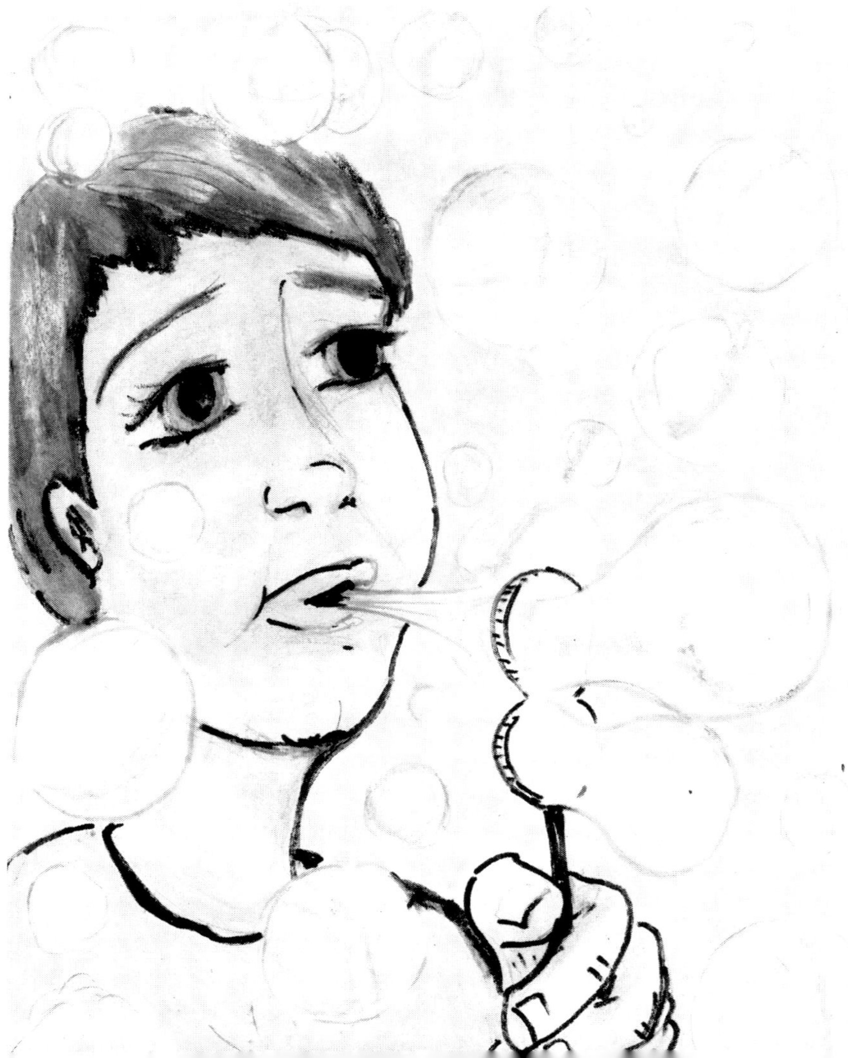

9.1 Ejercicios de soplos.

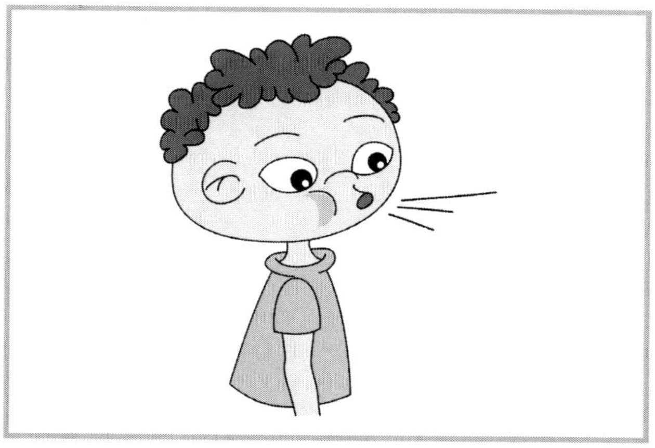

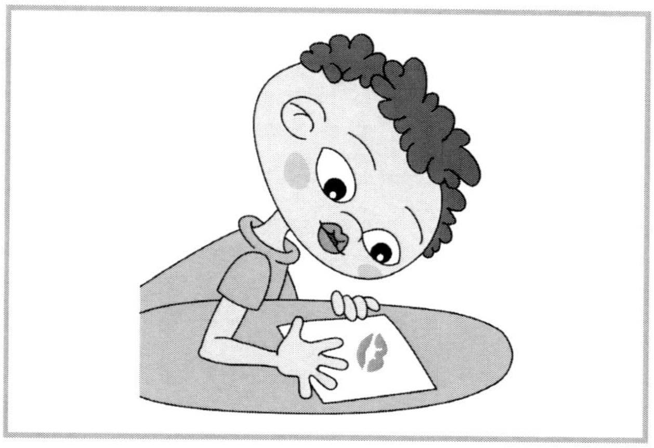

SOPLAR = Sacar aire por la boca. El objetivo no es sólo que el niño aprenda a soplar, sino también que aprenda a controlar el soplo y a modular la boca bien.

Material de trabajo: Espejito de mano, trocitos de comida, pajita, vaso de plástico con agua –u otro líquido que le guste al niño-, globos, bolitas de papel, algodón, plumas, pompas de jabón, confetti, velas, caja de cartón, piezas de lego... y matasuegras, flauta, armónica, pitos... todo por donde se pueda soplar.

Ejercicio 1: Coger trocitos de comida con los labios (ayuda para la modulación)

Se pueden coger de la mano, de un platito, de un circuito que hayamos hecho con el niño. Usaremos un trocito de galleta, saladitos, chocolate, pasas, etc. Juegos de competición entre tú y el niño: A ver quién es el más rápido, a ver quién coge más. Se puede usar un cronómetro o un reloj de los de cocer huevos y marcar un tiempo, etc.

Ejercicio 2: Juegos con los labios (ayuda para la modulación)

Es bueno tener un espejo para que el niño se mire y se divierta con su imagen.

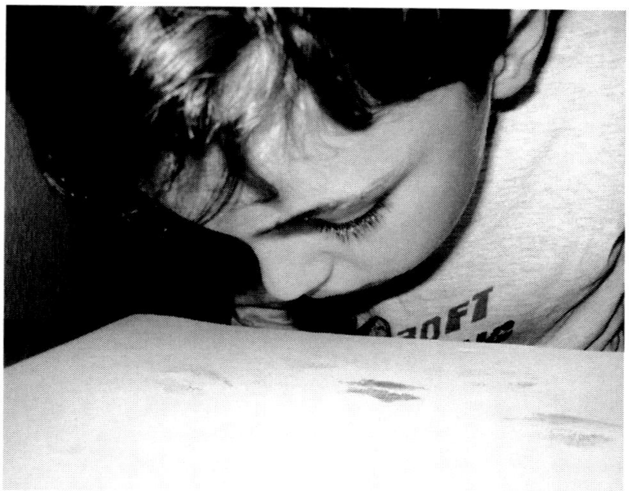

- Pintarse los labios y estampar un beso sobre un papel, un espejo, etc.

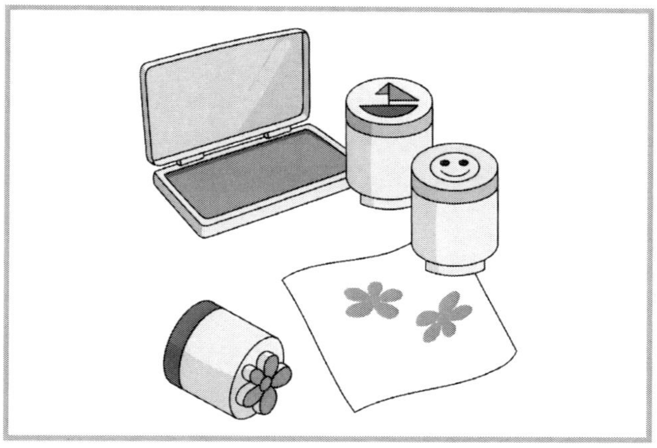

TENDREMOS EN CUENTA:

– Al principio será conveniente que soples con él ya que él todavía quizás no sepa hacerlo. De esta forma pensará que tiene éxito y se animará a seguir probando.

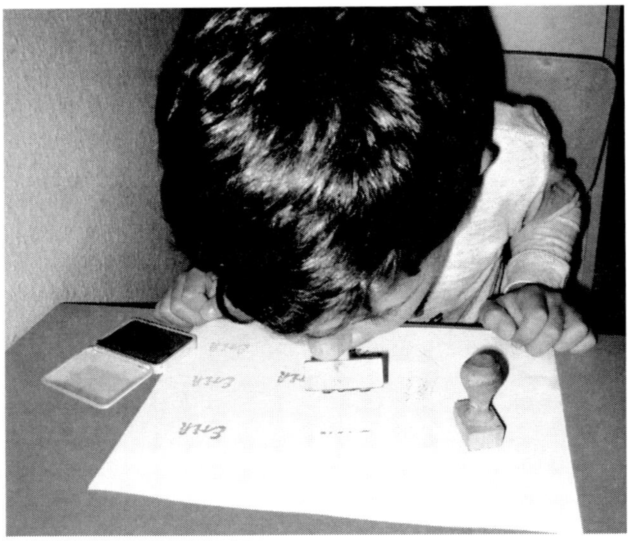

- Colocarse entre los labios un corcho-tampón de los que llevan calco con un motivo y marcar el motivo sobre un papel, espejo, etc. Si por ejemplo el motivo del corcho-tampón es un pez, pues se dibuja un acuario. Si es una flor, pues se dibuja un jardín.

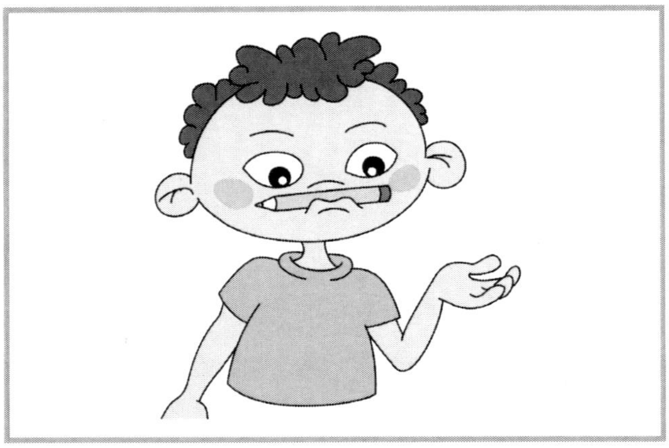

- Sujetar un palito entre el labio superior y la nariz. Mantenerlo lo máximo posible. Si el niño no puede solito, pues se le ayuda con nuestros dedos. Erik tardó mucho en lograrlo, así que dejamos este ejercicio para mucho más adelante y así evitar frustraciones.

Ejercicio 3: Ayudarle a moldear la boca para que sople

Siéntate junto al niño y sujeta entra tus manos un espejito de mano en el que os podáis mirar los dos. Sopla con fuerza, que el niño lo vea, incluso coloca su manita delante de tu boca para que sienta el aire que sale por ella. Luego, dile: *"sopla tú"*, y colócale su mano delante de la boca para que note el aire. Refuerza con un *"bravo, soplas"*. Si en un principio no sopla, moldéale la boca con tus manos mientras tú soplas con fuerza. Repítelo varias veces hasta que el niño sepa expulsar el aire por la boca.

Ejercicio 4: Soplar como los animales

Eugenia Romero publicó en El Blog de los Maestros de Audición y lenguaje (http://blogdelosmaestrosdeaudicionylenguaje.blogspot.de/) unos ejercicios de soplos que ella llamó "soplar como los animales". Me parecieron muy buenos para seguir practicando soplos de forma divertida, y además lograr nuevas formas de moldear la boca. El niño tiene que inspirar por la nariz y soltar el aire por la boca. Como siempre, primero lo haces tú y luego le pides al niño que te imite. Hazlo delante de un espejo y utiliza los pictos como apoyo visual.

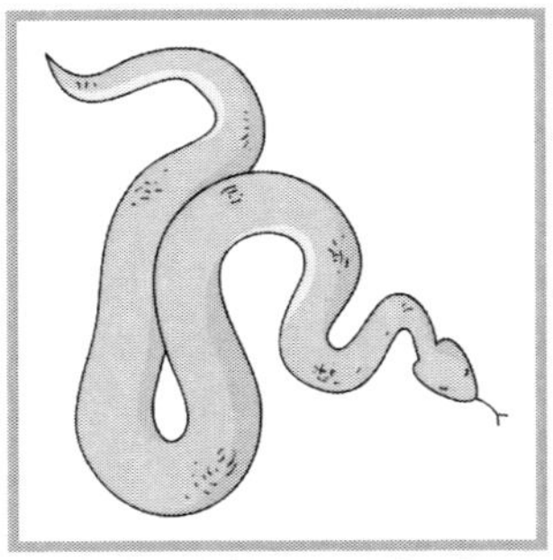

Serpiente: Sopla con la lengua fuera.
Expulsa el aire con el sonido *"zzzzzz"*.

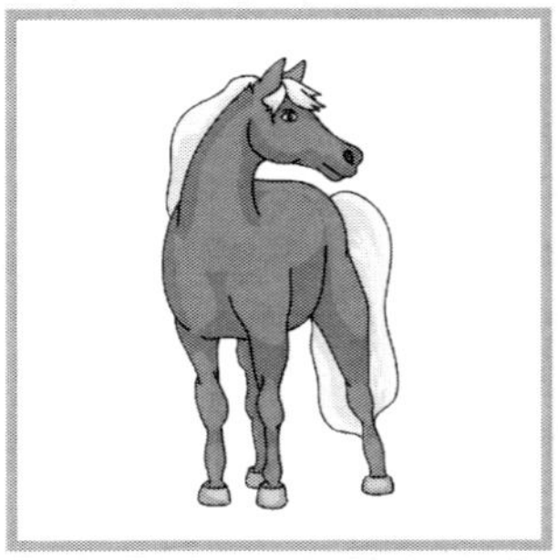

Caballo: Expulsa el aire haciendo vibrar sus labios.

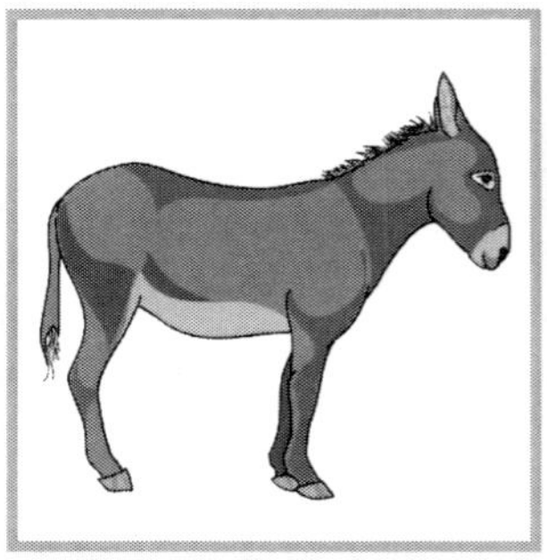

Burro: Deja la lengua fuera y exhala el aire haciendo vibrar no sólo los labios, sino también la lengua.

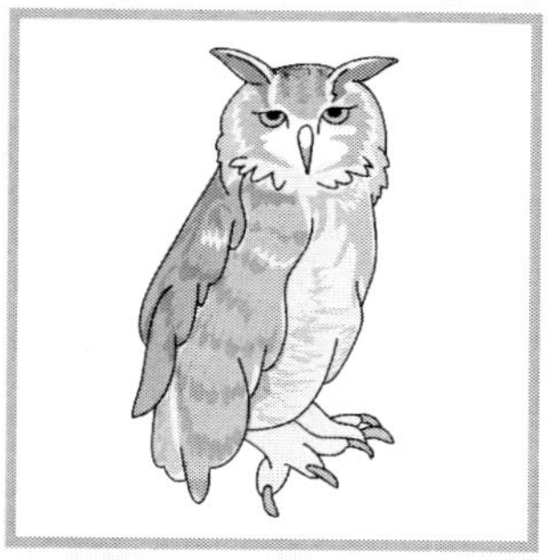

Búho: Sopla cerrando el pico (los niños los dientes) y deja escapar el aire alargando el sonido del fonema *"ssss"*.

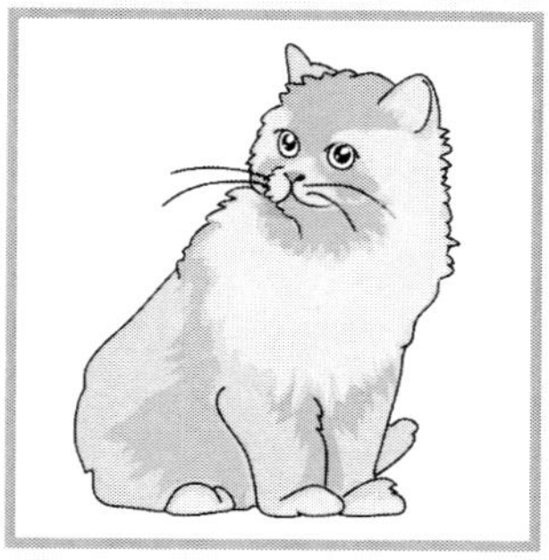

Gato: Sopla mordiéndose el labio inferior con los dientes, y produce el sonido *"ffffff"*.

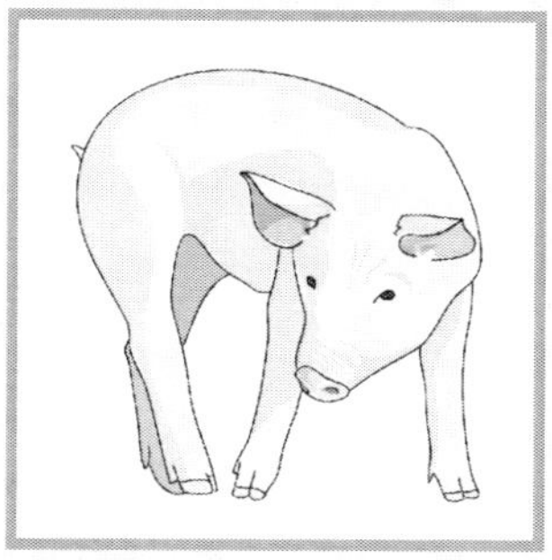

Cerdo: Cierra los morritos (los niños la boca) y espira por la nariz.

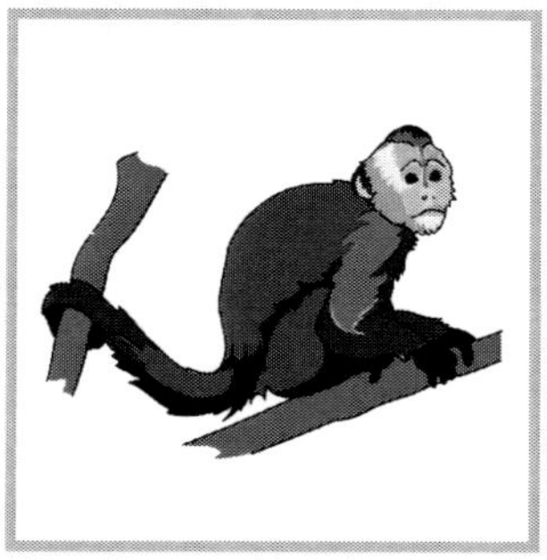

Mono: Sopla con fuerza, hinchando bien de aire los dos carrillos.

Ejercicio 5: Soplar pelotitas de papel o confettis o algodones o plumas, etc

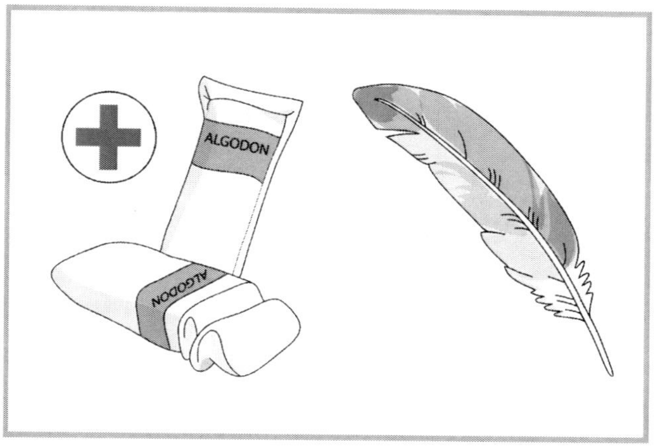

Empezamos con juegos de soplos en los que el niño debe *"empujar"* pequeños objetos con el aire que expulsa.

- Soplar lo más lejos posible.
- Hacer carreras soplando.
- Hacer un circuito, un laberinto: puente con los legos, etc. y soplar para que pasen por arriba, por abajo, etc.
- La caja de cartón - túnel: soplar y meter ahí los algodones, etc. Se pueden variar los destinos, y hacer una *"portería"* de fútbol, por ejemplo.
- Soplar a través de la pajita.
- Soplar e intentar mantener la pluma en el aire.

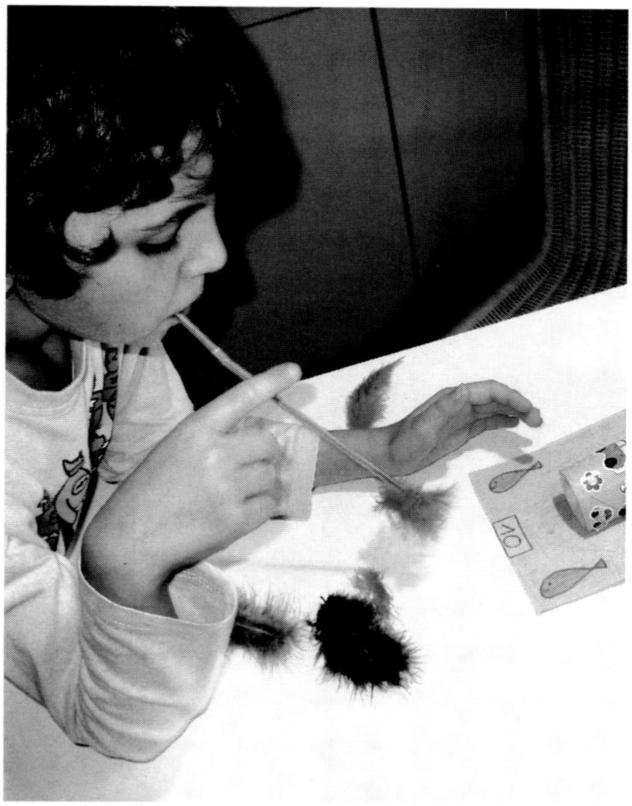

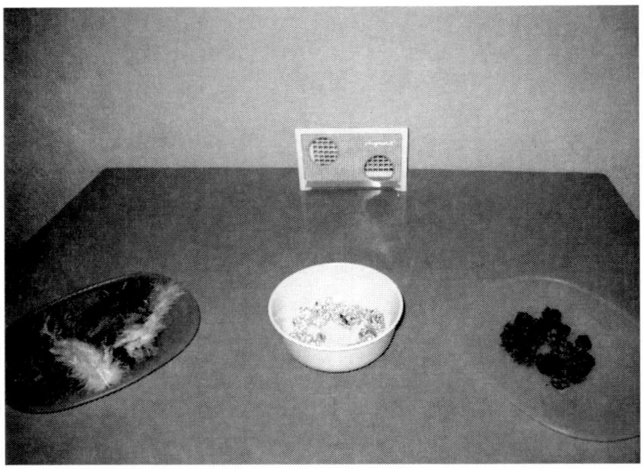

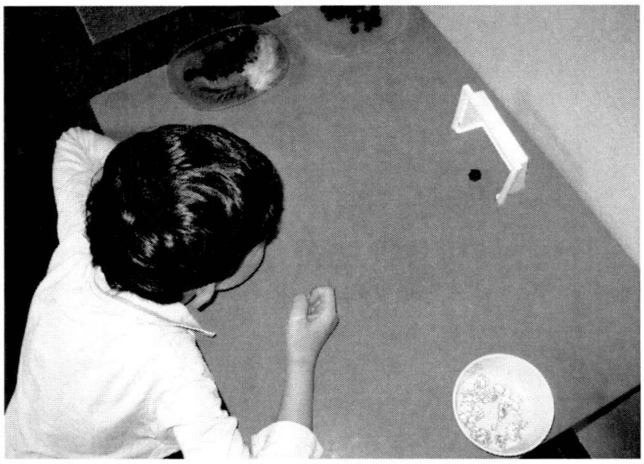

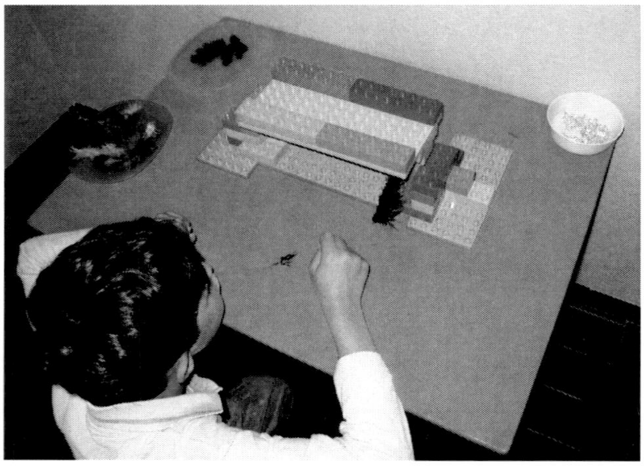

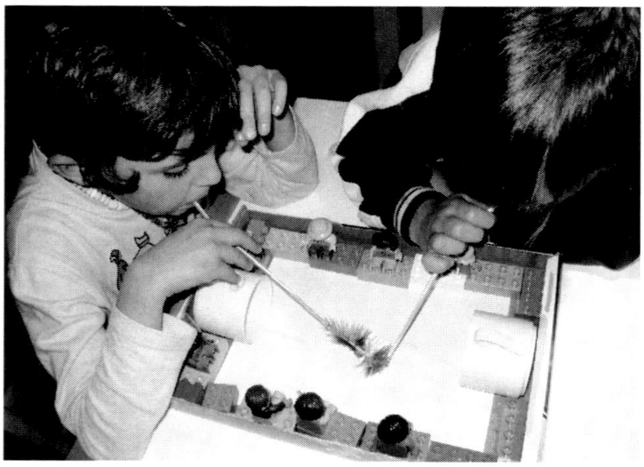

Barquitos

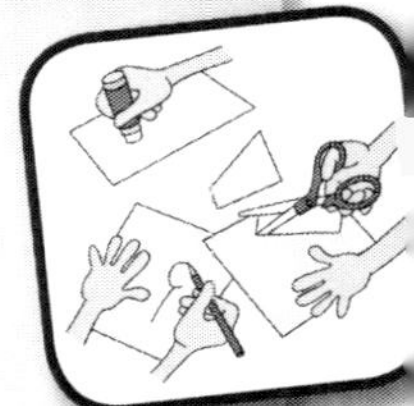

Los barquitos están hechos con un tapón de botella y un trocito de esponja pegada para poder pinchar la vela de papel insertada en el palillo.

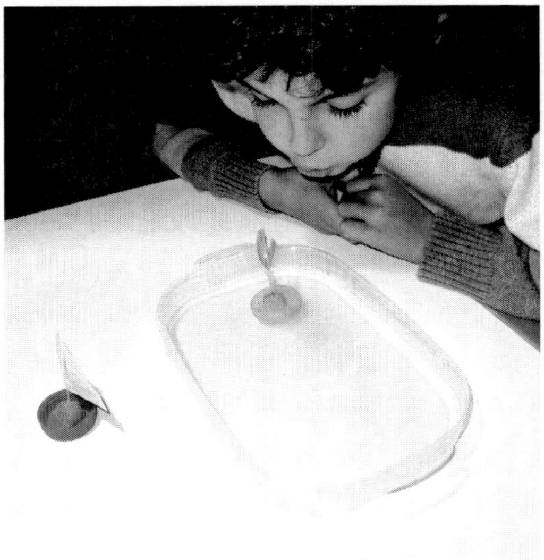

Ejercicio 6: el soplador

Aparatito donde se coloca una bolita de papel y al soplar sube hace arriba. Mientras se sopla, se mantiene en el aire.

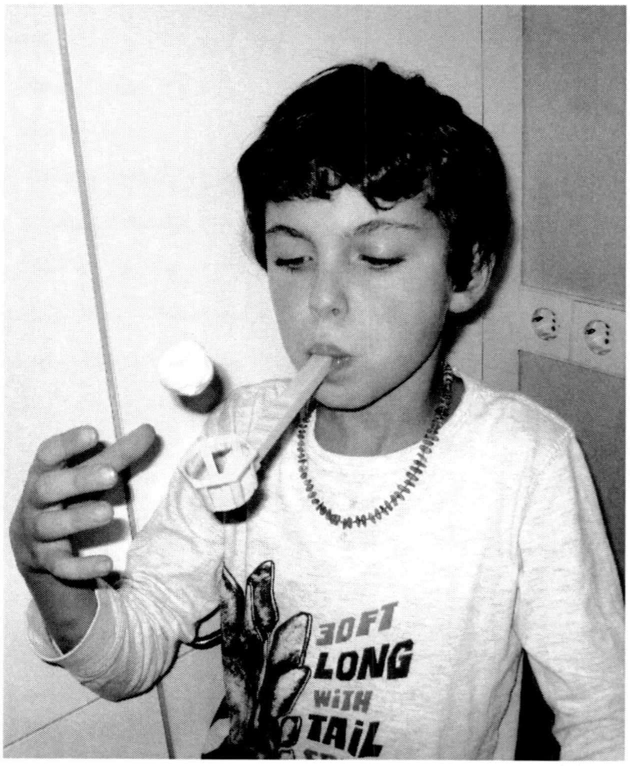

Ejercicio 7: Soplar velas

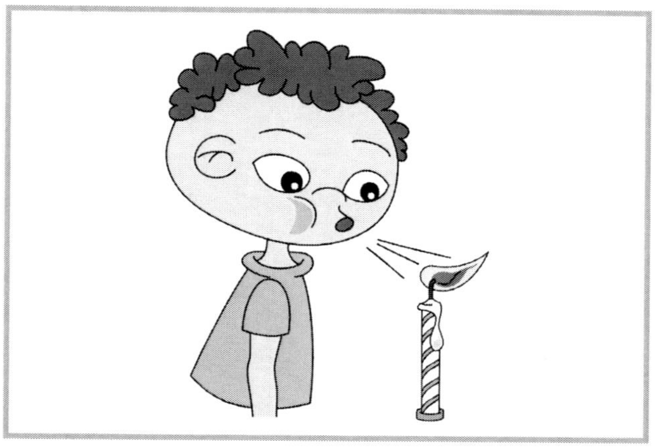

- Encender una vela y soplar hasta apagar.
- Encender varias velas y soplarlas.
- Encender varias velas y soplarlas con ritmo.
- Encender una vela y apagarla a través de una pajita.

Si el niño no sabe soplar, soplar con él. Que vea que tiene éxito. La velas se pueden poner sobre diferentes superficies, arriba, abajo, todo lo que se os ocurra para hacerlo divertido. Circuitos con velas, etc.

Ejercicio 8. Pompas de jabón

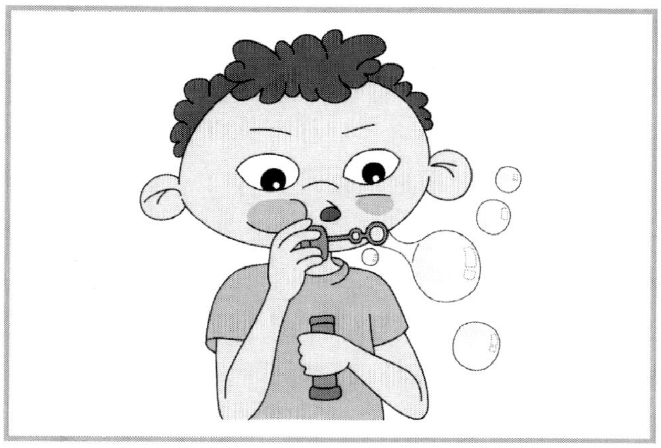

Utilizamos muchas posibilidades: pompas pequeñas y grandes, las que hacían música al salir, las que hacían girar un pez... Uf, hay mucha variación. Como Erik no sabía soplar, pues intentamos estimularle con todo lo que encontramos. Además, a él le encantaban las pompas de jabón.

- Haces pompas y el niño tiene que aplastarlas palmeando sobre ellas. Luego se cambian los papeles. El niño sopla, etc.
- Haces pompas, el niño las alcanza con la pajita para que se posen o se rompan. Luego se cambian los papeles. *"Tenis"* con pompas. Tú soplas una pompa hacia el niño, el niño la sopla hacia ti.
- Se coloca una caja de zapatos, que antes se ha decorado. Sería como un *"túnel"*. Tú haces pompas y el niño las sopla para meterlas en el túnel. Se pueden hacer puentes con los legos, circuitos, etc.

Si al principio el niño no puede soplar, no os desaniméis. De repente, nos sorprenden y lo hacen. Al finalizar cada juego, le dices siempre: *"Bravo, qué bien, lo haces muy bien"* y sopla un matasuegras, un pito, lo que sea. Si el niño ya sabe soplar, pues que pite él también. Intentad divertiros mucho y lograr una gran interacción.

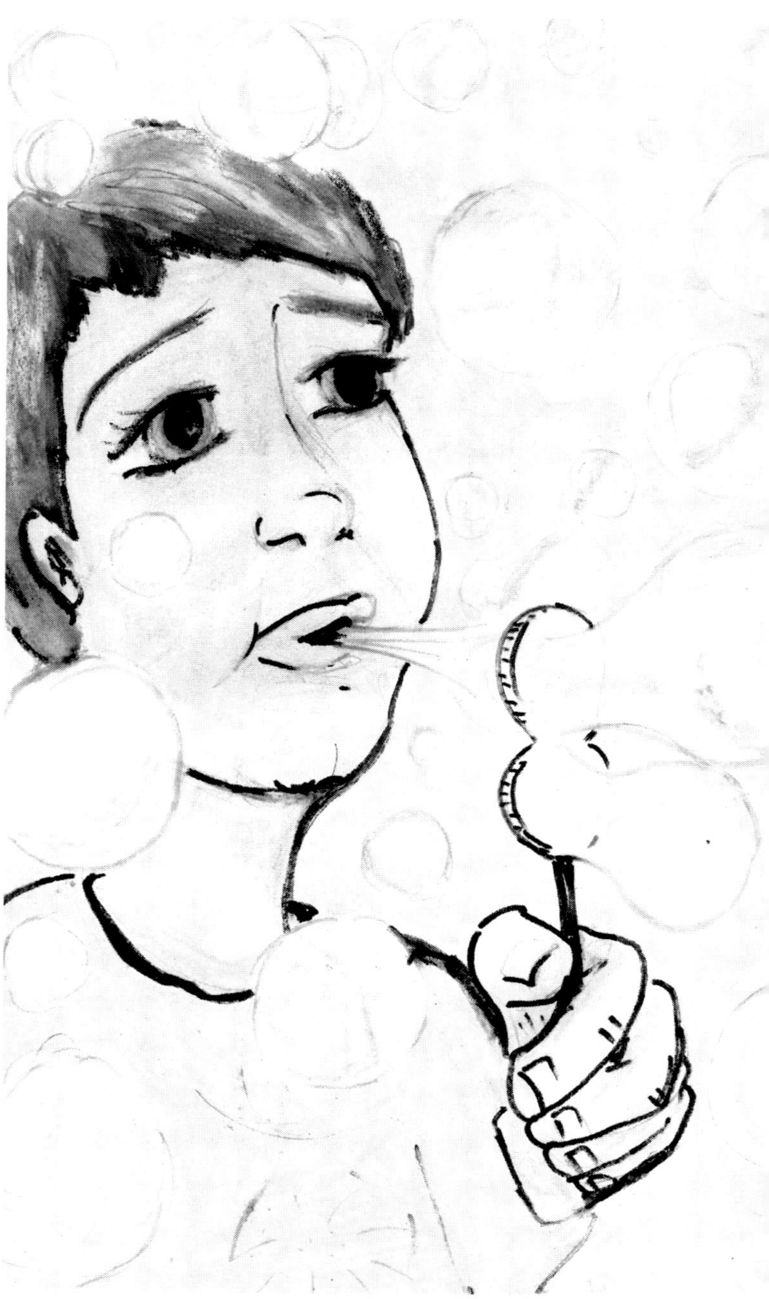

Ejercicio 9: Inflar globos

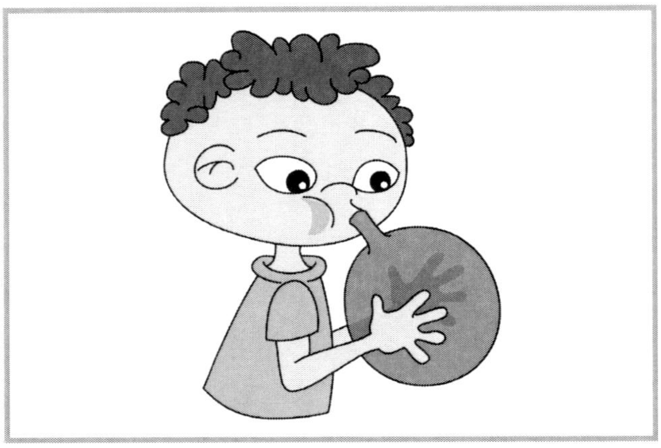

Soplar e inflar globos. Prueba antes que los globos sean de inflado fácil, incluso haberlos estirado e inflado antes para que sea más fácil para el niño. Hay globos con los que se pueden hacer figuras también. Usa la fantasía e imaginación.

Ejercicio 10: Soplar / sorber con la pajita

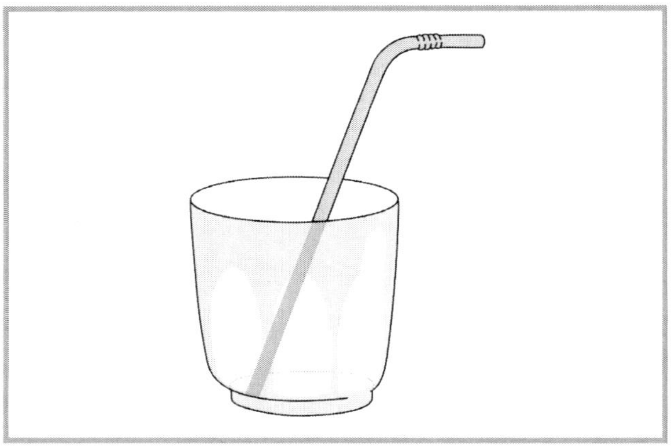

Tener vasos de colores y líquidos que le gusten al niño: agua, zumo de naranja (a Erik le encanta exprimirse él las naranjas). Que el niño abra primero la botella o se exprima el zumo, que sea él quien lo eche al vaso. Y luego, a practicar con la pajita soplar/sorber.

- Soplar plumas, confettis, algodones... con la pajita. Carreras, circuitos, etc.
- Sorber con la pajita un trocito de papel para que quede pegado y mantenerlo lo máximo posible. Con el cronómetro, a ver quién lo mantiene más tiempo, etc.
- Soplar con la pajita dentro de un vaso con líquido.
- Sorber el líquido con la pajita.

Ejercicio 11: Matasuegras, pitos, flauta, armónica...

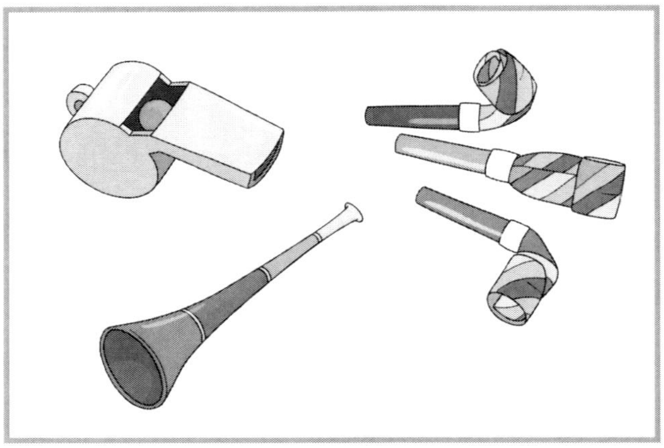

A soplar todos estos utensilios. Que sea todo un concierto.

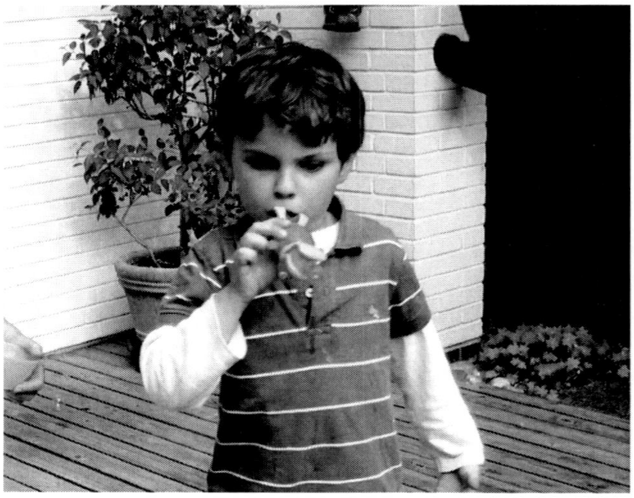

VÍDEO SORBER CON PAJITA:

http://elsonidodelahierbaelcrecer.blogspot.de/2009/03/cuando-erik-aprendio-sorber-por-la.html

VÍDEO EJERCICIOS DE SOPLOS:

http://elsonidodelahierbaelcrecer.blogspot.com/2009/03/ejercicios-de-soplos.html#ixzz1xg4E4ms0

9.2 Ejercicios de respiración.

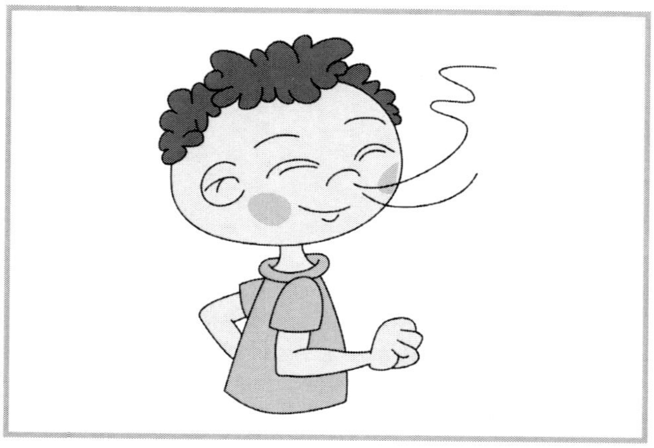

Fuente: Estimulación del lenguaje oral en educación infantil. Departamento de Eduación, Universidades e Investigación del Gobierno vasco.

Ejercicio 1: Vivenciar la propia nariz

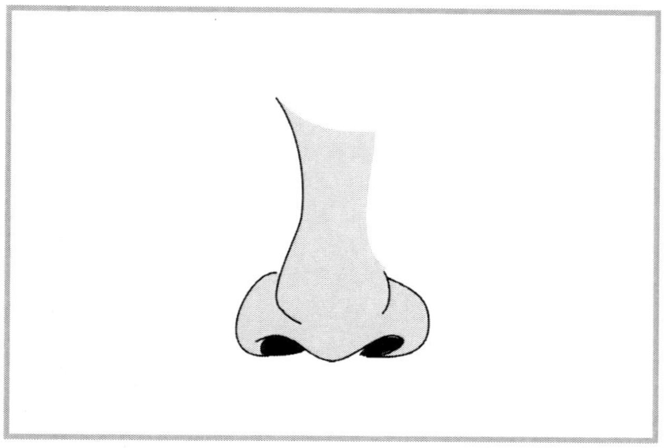

Te sientas frente al niño, le preguntas: *"¿dónde está la nariz?: ¡Aquí!"*. Te la tocas y le pides al niño que haga lo mismo. La exploráis y realizáis actividades del tipo:

- Dar pequeñas palmaditas en la nariz del niño.
- Con los dedos índices tapar los agujeros alternativamente.
- Tocar el suelo, la mesa… con la nariz.
- Colorear con pintura de dedos la nariz, frente a un espejo.

Ejercicio 2: Descubrir y experimentar la nariz de otras personas (la tuya)

- Te sientas frente al niño, le preguntas: *"¿dónde tengo la nariz?"* Que el niño la señale, la toque, la acaricie.
- Con las manos hacia atrás, chocad vuestras narices saludándose como los gnomos.
- Deja al niño colorear tu nariz.
- Tocar alternativamente las narices: tu nariz, mi nariz.

Ejercicio 3: Vivenciar la función respiratoria de la nariz

- Utiliza un espejito de bolsillo: Ponlo bajo las narices, inspirad aire con la boca cerrada y expulsadlo: el espejo quedará manchado de vaho tras la buena ejecución del ejercicio.

Ejercicio 4: la inspiración

Oled un frasco de colonia, por ejemplo, e imaginad que huele bien o mal para poner las muecas pertinentes. Arrugad las cejas e ir olfateando como hacen los perros. Inspirad por una fosa nasal, luego por la otra y por último por las dos a la vez.

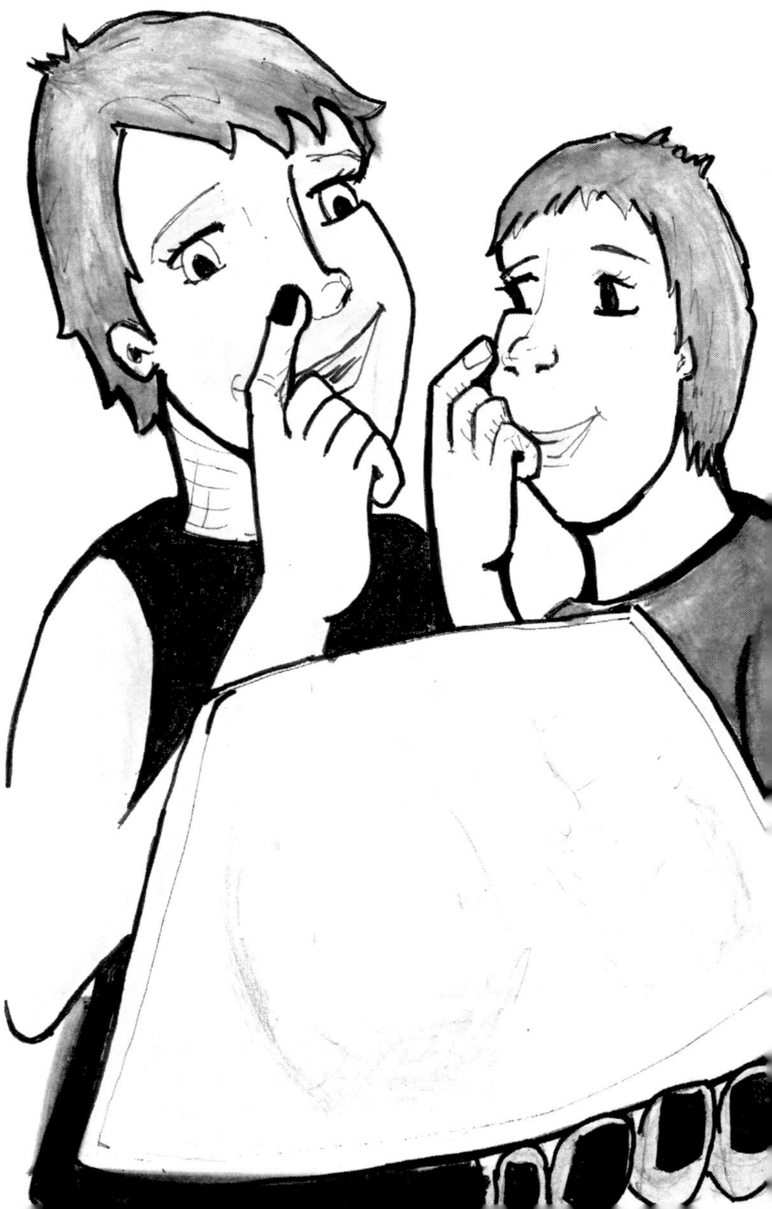

Ejercicio 5: APRENDER A SONARSE

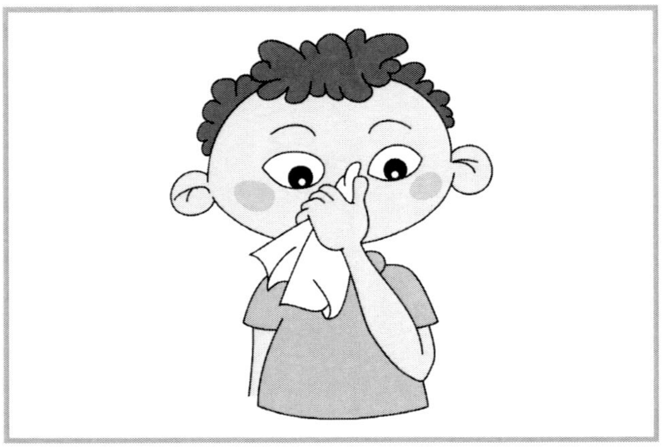

Erik tuvo bastantes dificultades para sonarse la nariz. En vez de expulsar los mocos, pues los sorbía hacia adentro. Hasta que María Cristina Piras Cocco nos propuso este juego que ella practica con los niños:

Me siento frente al niño y pongo una bola de algodón (o plumas colorad) sobre la mesa. Despues tomo una respiración profunda, poniendo mi mano sobre mi boca, soplo aire por la nariz e intento que la bola vaya más y más. Claramente el niño tiene que *"defender"* la bola de algodon haciendo lo mismo. Cada vez que el niño tendrá que sonarse la nariz le pido que use la misma técnica.

Actividades

- Vamos a jugar a taparnos cada vez un agujero de la nariz. Te tapas alternativamente cada uno de los orificios con los dedos pulgar e índice, y a la vez cantas: cua cua cua y provocas que lo imite el niño.
- Les das un pañuelo al niño, quien se tapará un agujero con el pulgar mientras se suena con el otro agujero.
- Lo mismo pero con el otro lado, enseñándole a recoger las mucosidades en el pañuelo.

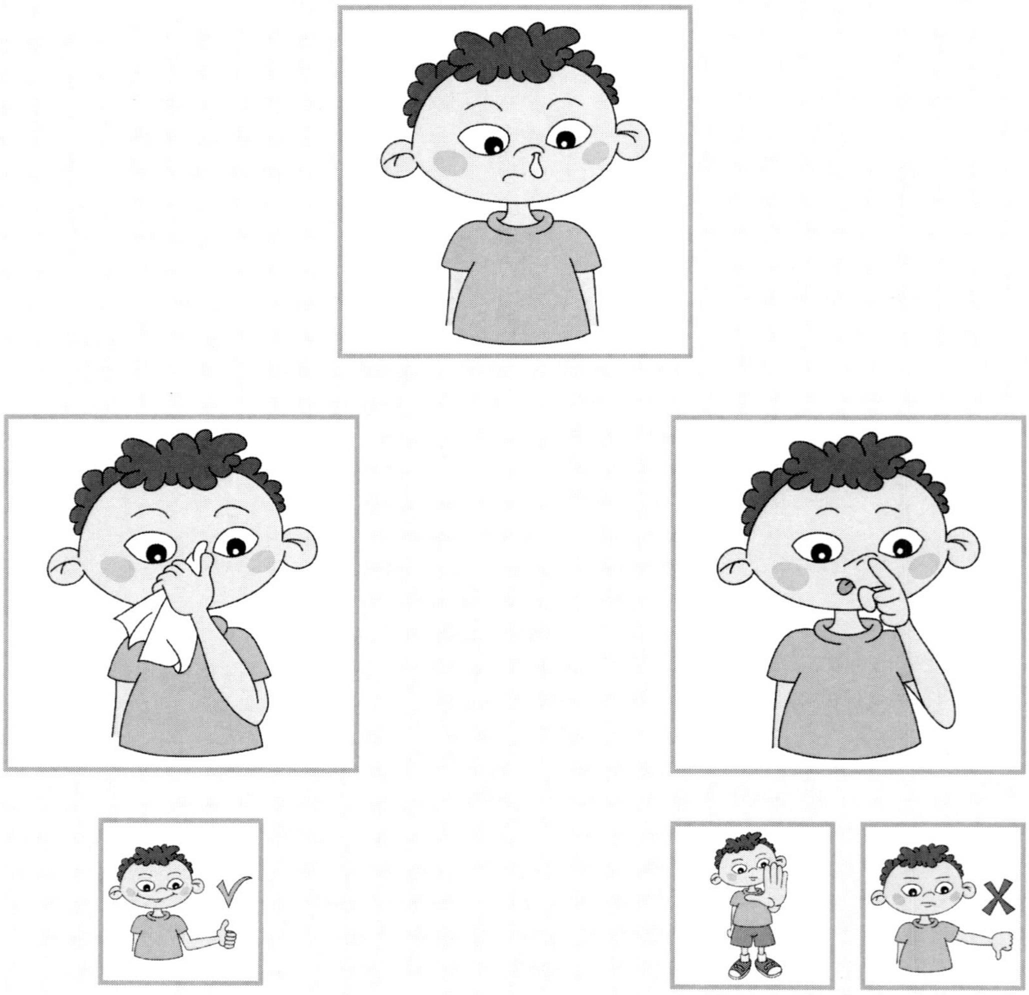

Historia social "me sueno la nariz solito"

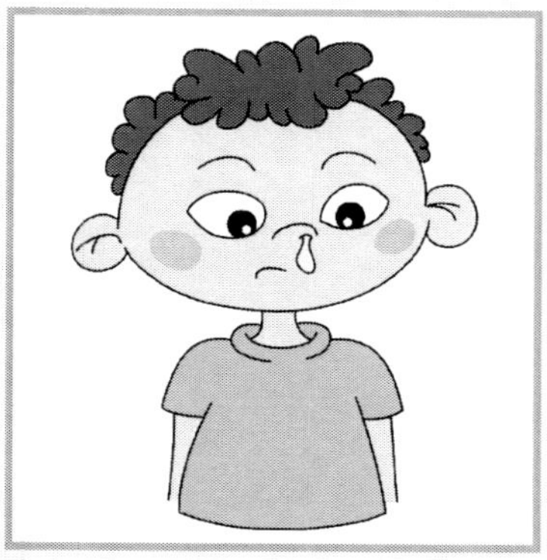

Tengo mocos

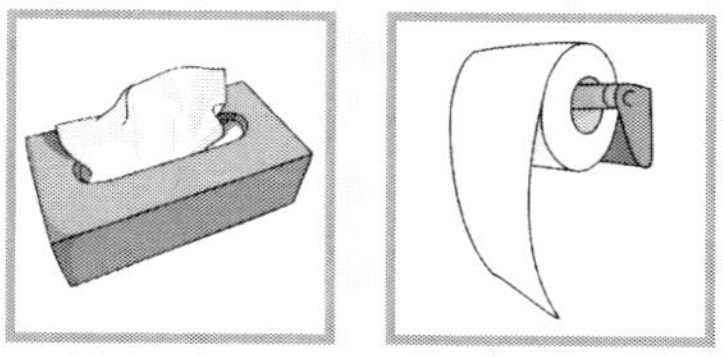

Cojo un pañuelo
o papel higiénico

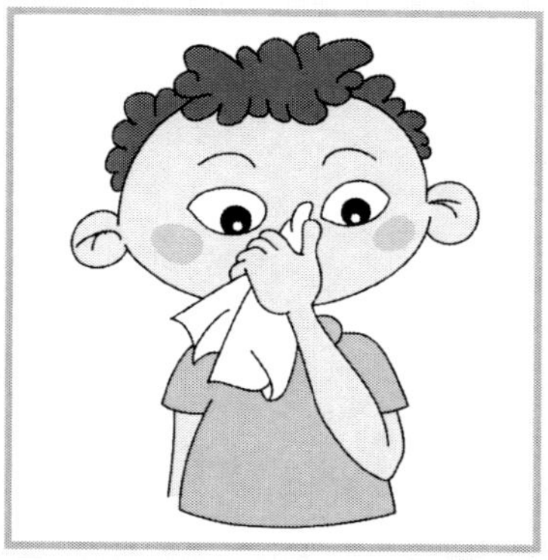

Me sueno

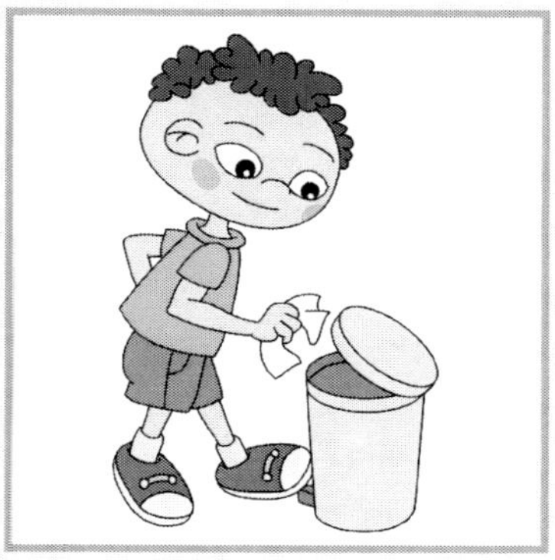

Tiro el papel

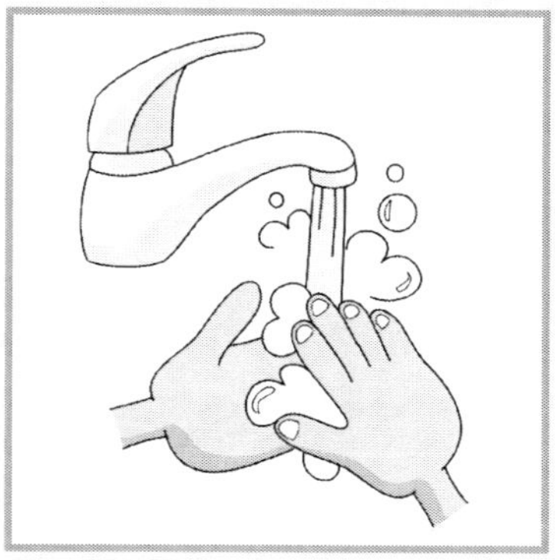

Me lavo las manos

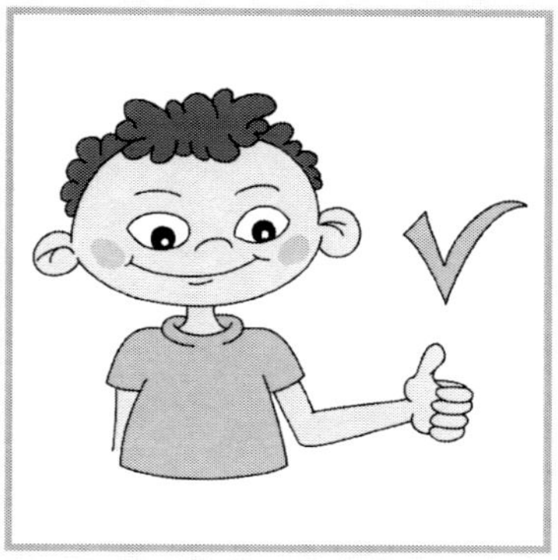

Lo he hecho GENIAL

Ejercicio 6. La respiración abdominal

Tumbados sobre el suelo, boca arriba, con los brazos y las piernas ligeramente separados,el niño respira hinchando el abdomen.

- Dile al niño que vais a meter el aire por la nariz y la tripa se hinchará como un globo. Después expulsáis el aire por la boca hasta vaciar la tripa.
- Puedes colocar tu mano encima del vientre del niño, enseñándole que cuando realiza bien el ejercicio la mano sube y baja, y que él mismo puede experimentarlo con su propia mano.

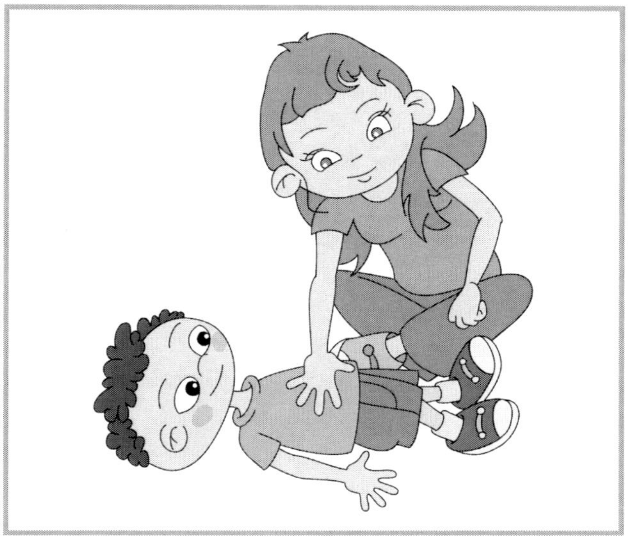

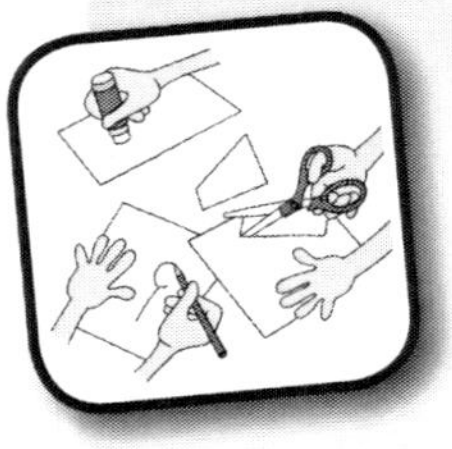

Creativos con soplos

Necesitas una superficie donde pintar (una caja grande de cartón abierta, por ejemplo), pelotitas de papel, pintura acrílica y pajitas.

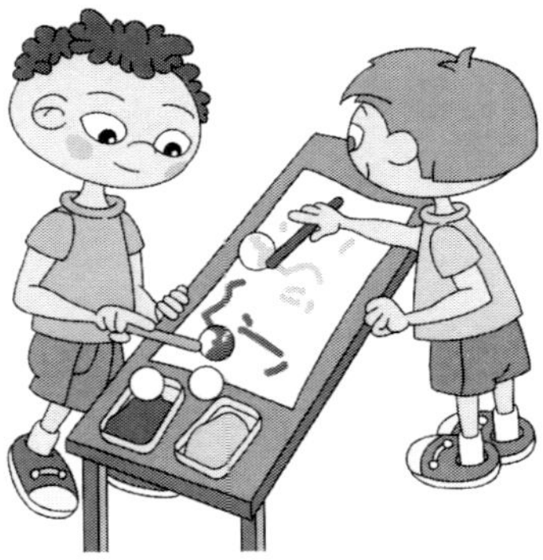

Coloca unas gotas de pintura de diferentes colores sobre la superficie. Pon un par de bolitas. El niño (o los niños) sopla por la pajita, de forma que la bola se mueve en distintas direcciones sobre las manchas de pintura. Es un juego divertido y creativo.

Ejercicio de relajación

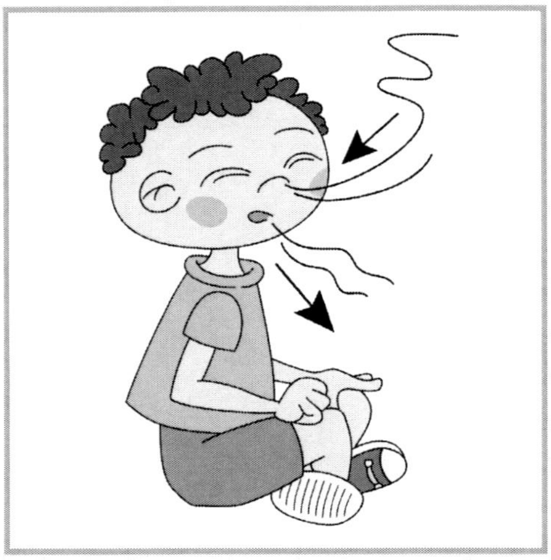

Sentado con ojos cerrados, tomo y suelto aire

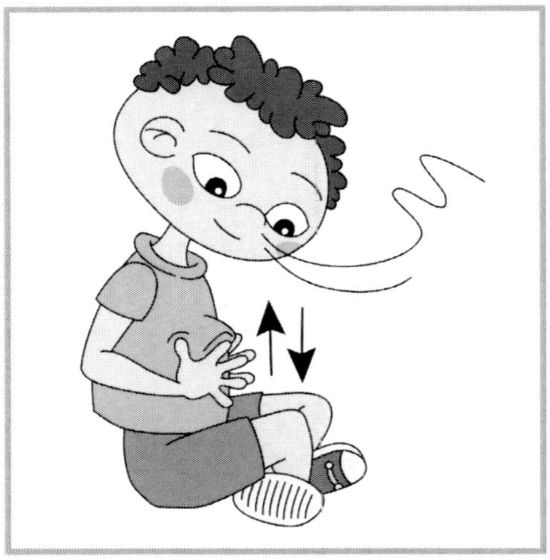

Noto como sube y baja mi barriga

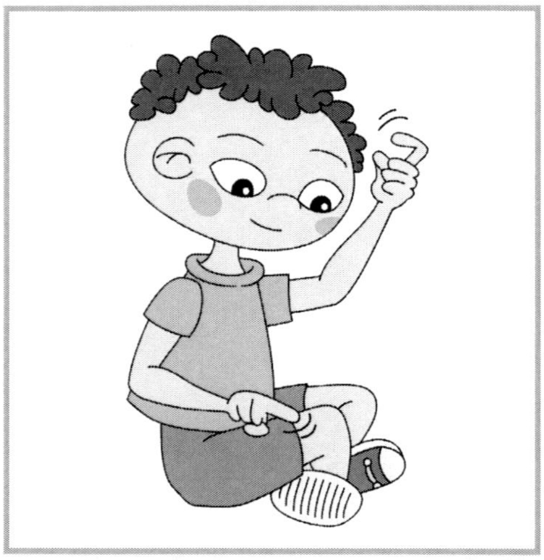

Recorro mi cuerpo con la punta de los dedos, desde los pies a la cabeza

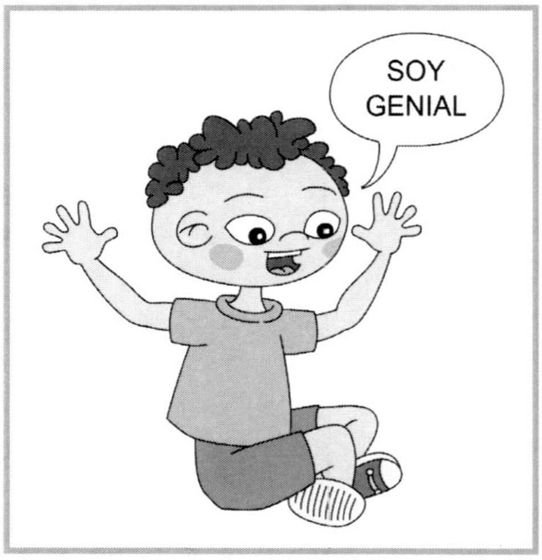

Me digo o pienso: Soy genial

Trucos que me ayudan a calmarme

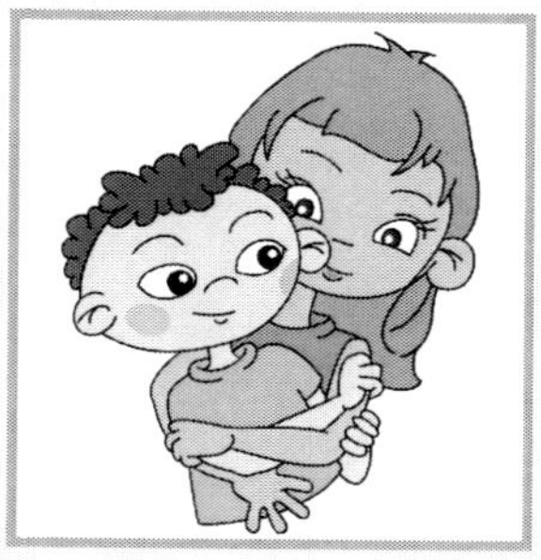

Abrazo de oso desde atrás

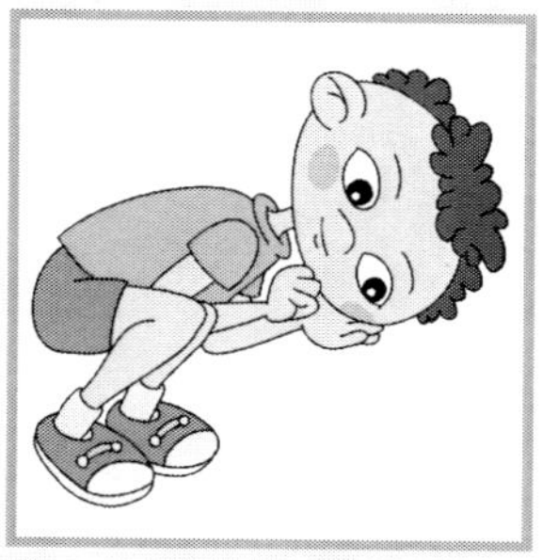

Huevito: posición fetal

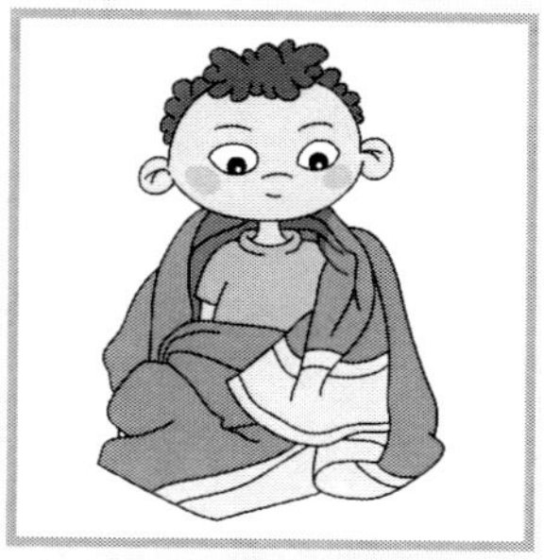

La momia: envuelto con toalla

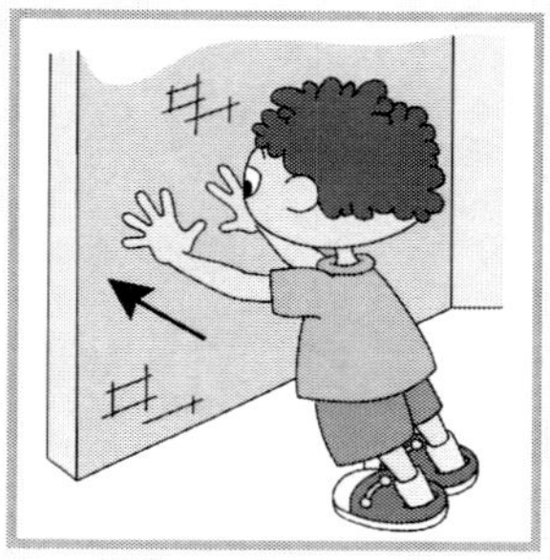

Empujar la pared

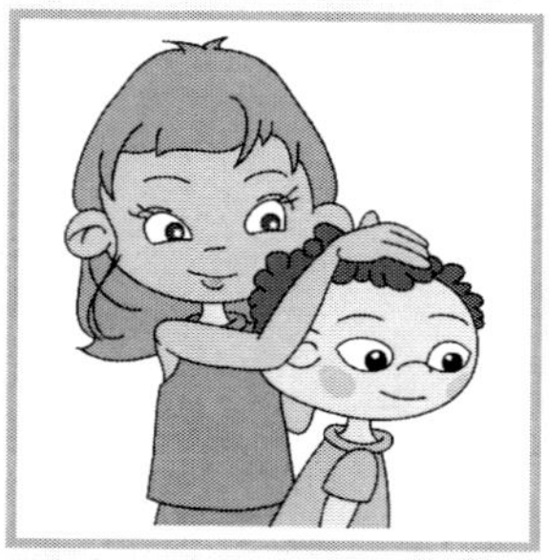

La mano sobre mi cabeza

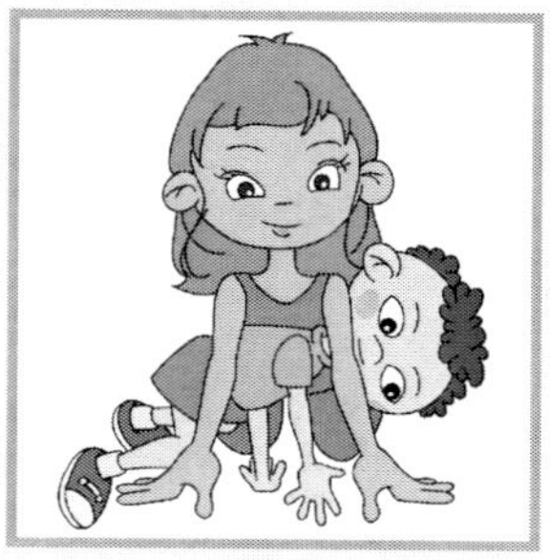

El puente bajo cuerpo de mamá

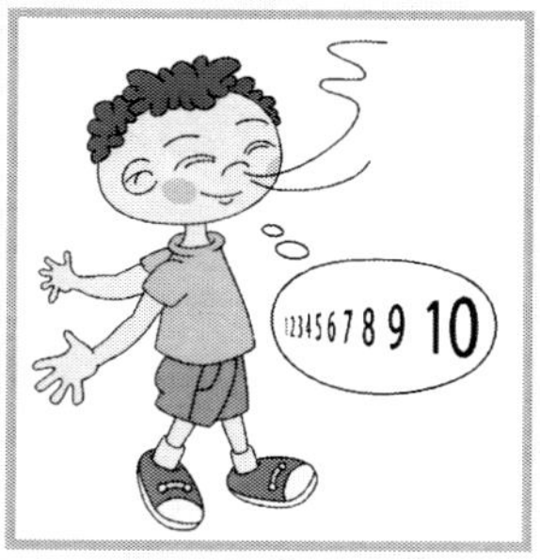

Respirar hondo contando 10

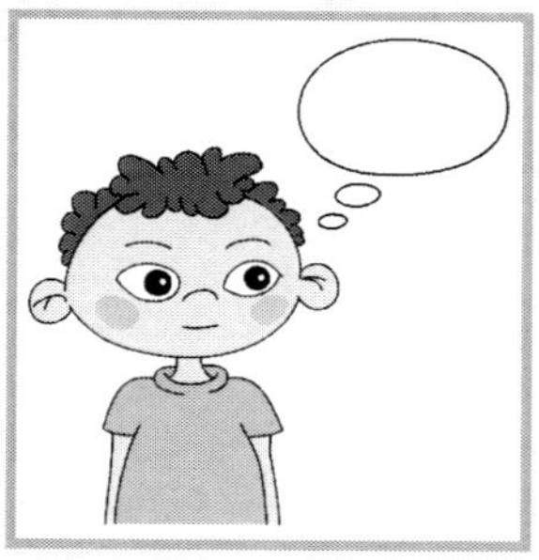

Pensar en cosas bonitas

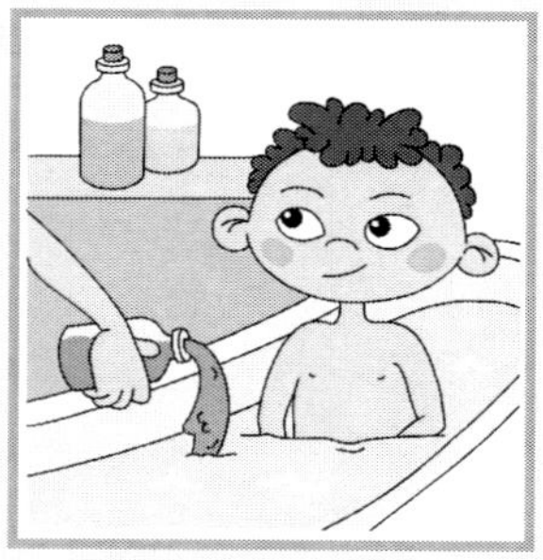

Un baño de olor

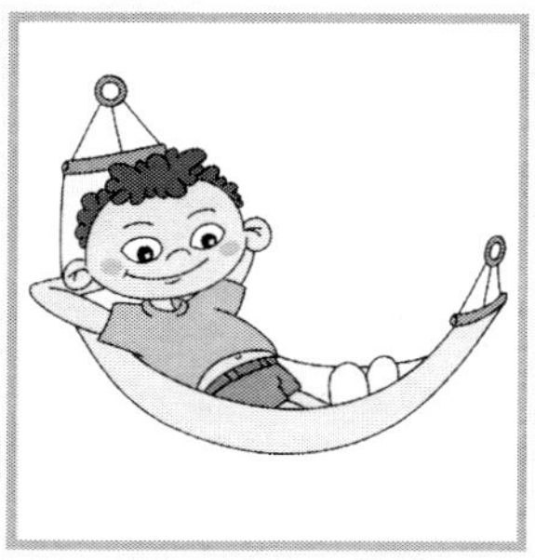

Tumbarme tranquilo

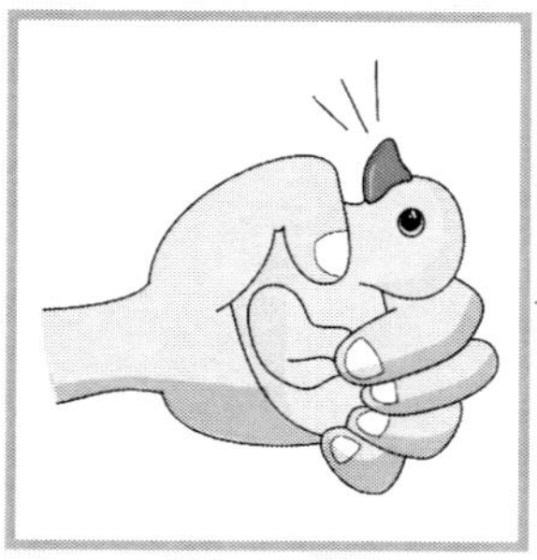

Apretar algo

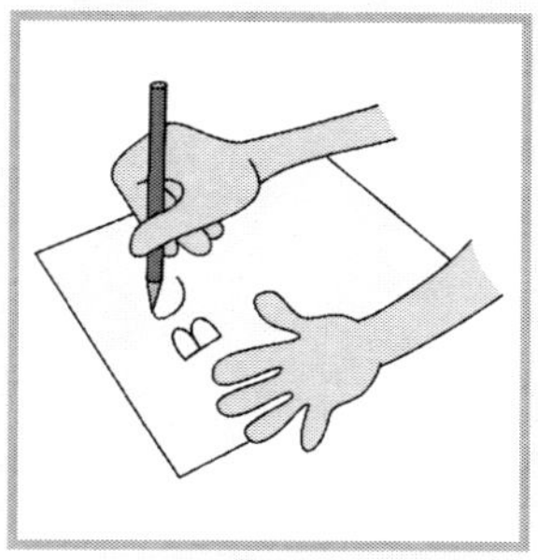

Escribir o dibujar

Capítulo 10

La atención compartida (Joint-attention)

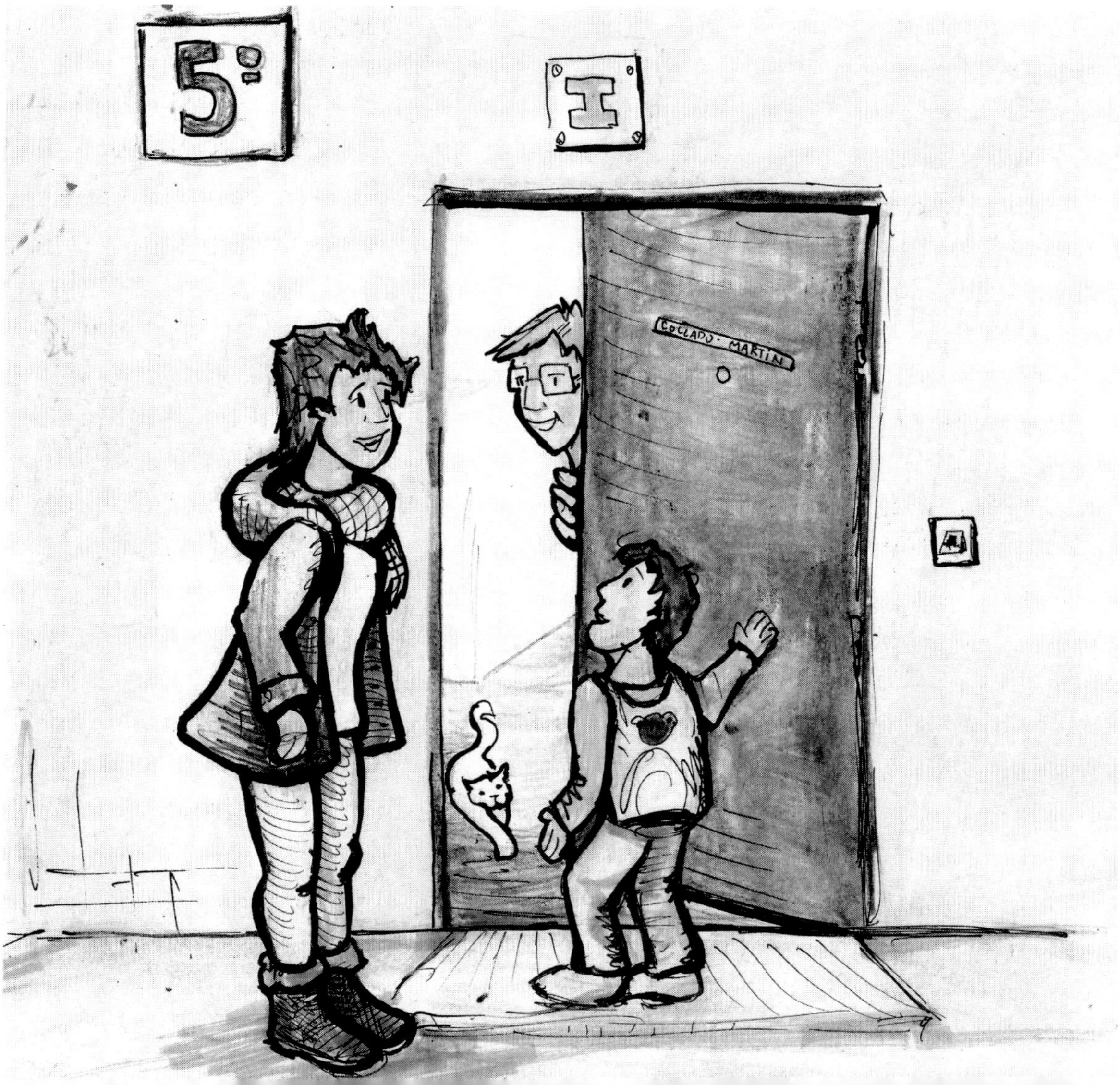

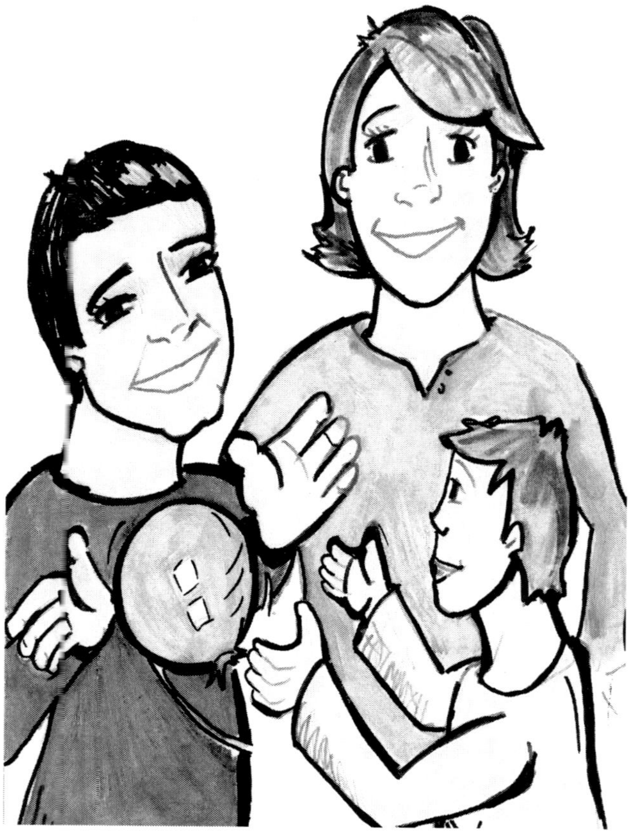

Respuesta, es decir, el niño muestra interés (verbal o no verbal) hacia las vivencias, actividades o situaciones de juego de otras personas –por ejemplo, participa en una conversación o en el juego de otros.

Iniciativa, es decir, el niño comparte, muestra o interesa a otra persona en la actividad que está realizando –por ejemplo, muestra el dibujo que acaba de hacer, le dice a su mamá con quién ha jugado o se muestra orgulloso por algo que acaba de hacer, buscando la mirada.

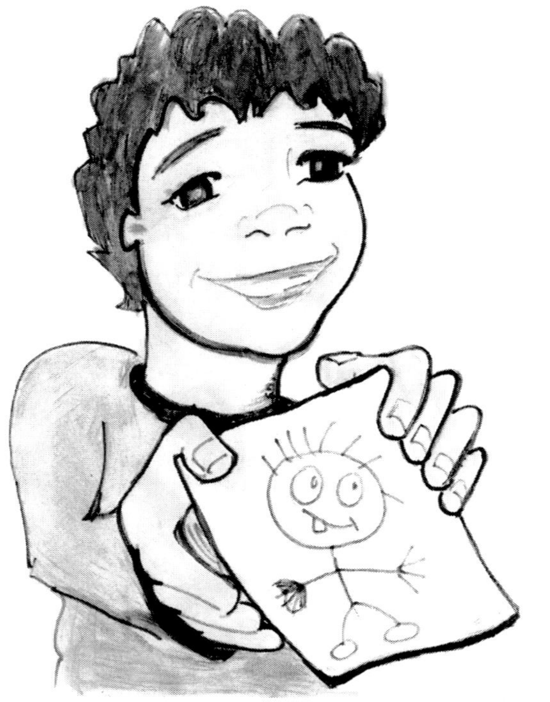

Un aspecto muy importante para trabajar con un niño con autismo es la atención compartida (o atención conjunta o joint-attention), es decir, la habilidad para compartir atención con otra persona mientras ambos están prestando atención al mismo objeto o realizando una actividad.

Distinguiremos dos aspectos en la atención compartida:

10.1 Juegos para fomentar la atención compartida

Veamos algunos ejemplos sencillos para provocar atención compartida:

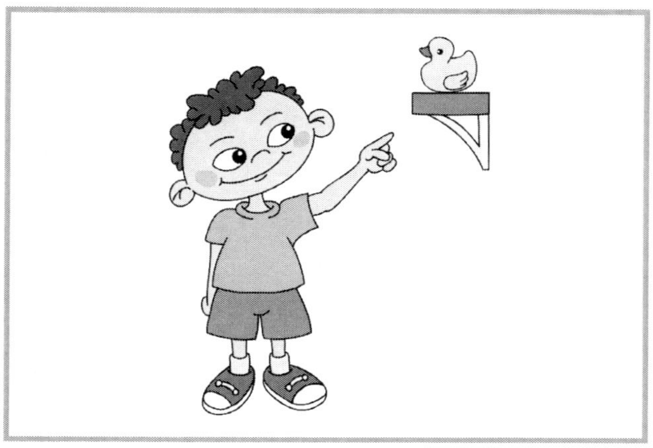

Señalar:
Señalar un objeto de interés es atención conjunta. Es bueno crear al principio situaciones en las cuales sea probable que ésta ocurra. Por ejemplo, ver libros de dibujos. A la vez que veis el libro, señala la imagen y nómbrala. Esto demostrará al niño una forma de atención conjunta que puede copiar.

En el capítulo 2 vimos paso a paso cómo enseñar al niño a señalar.

La caja de las sorpresas:
Crear sorpresa también promoverá la atención conjunta. Hay diversos modos de hacer esto. Puedes poner

distintos juguetes que sean atractivos para el niño en una bolsa o caja e ir sacándolos por turnos, mientras se nombran y se colocan a la altura de los ojos.

Esconder juguetes:
También puedes esconder esos juguetes en distintos lugares de la casa y jugar a buscarlos. Cuando encuentre el juguete, exagera tu reacción, mira al niño, señala el objeto y haz una declaración verbal simple como *"¡Mira, hemos encontrado un helicóptero"*.

Colocar objetos o juguetes en sitios insospechados:
Hay montones de posibilidades: poner una zapatilla en la maceta, colocar la mesa con los platos y vasos del revés, poner al peluche sentado en el wc, leer un libro del revés, ponerse los calcetines de guantes, poner una cacerola en la estantería de los libros, etc.

Escondites con sorpresa:
Jugamos al escondite papá, mamá y el niño. La mamá se esconde. El niño y el papá van a buscarla. Ven las zapatillas que asoman tras la cortina. Papá dice: *"**creo** que mamá está aquí, mira"*. Abren las cortinas y descubren que sólo son las zapatillas. Papá reafirma: *"oh, mamá no está aquí, vamos a seguir buscando"*.

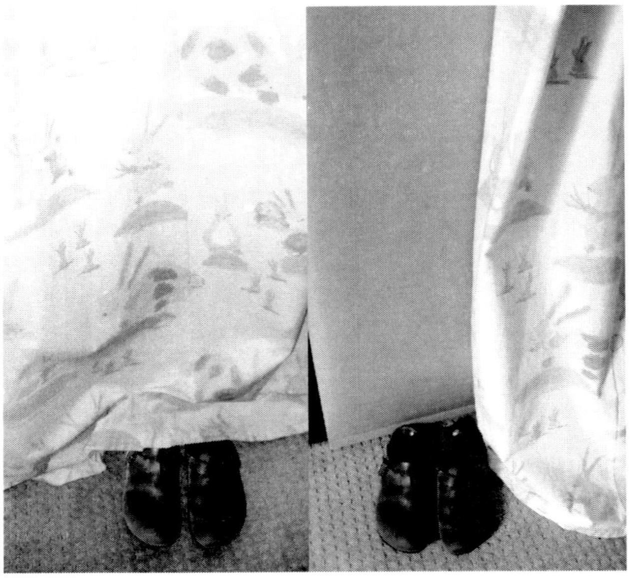

Crear situaciones en las que ocurra algo inesperado:
También puedes crear situaciones en las que suceda algo inesperado. Utiliza la imaginación para hacerlo. Por ejemplo, si tiene un juguete a control remoto, puedes activarlo cuando el niño no esté pendiente de él. De nuevo, creando este tipo de situaciones, ofrece oportunidades para practicar la atención conjunta, antes que esperar que esas circunstancias aparezcan de forma natural.

10.2 Cómo lograr la mirada social

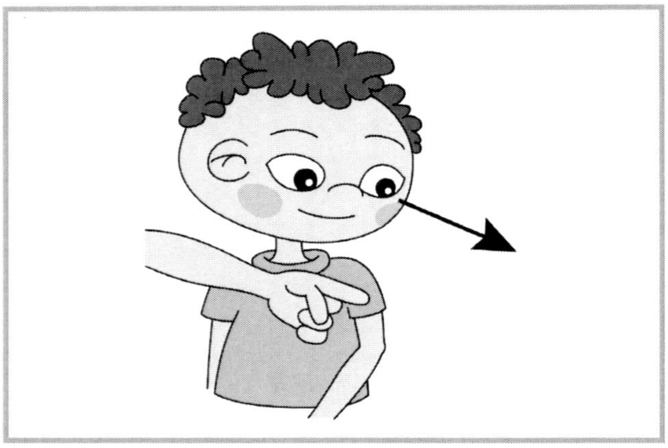

Veamos nuestro programa de trabajo para estimular el seguimiento con la mirada unido al gesto de señalar:

Material de trabajo:

- Juguetes favoritos, objetos dentro de la casa y objetos en el exterior.
- Dibujos/ fotos de niños y adultos que miran hacia algo en concreto.

TENDREMOS EN CUENTA:

- Si el niño habla todavía muy poco, utilizad siempre objetos y situaciones que el niño sea capaz de expresar con lenguaje. Si el niño todavía no habla, el programa se podría hacer con el objetivo de incentivar contacto visual, mirada y gesto de señalar, pero sería siempre el adulto quien daría respuesta a los objetos señalados reforzándolo con pictos.

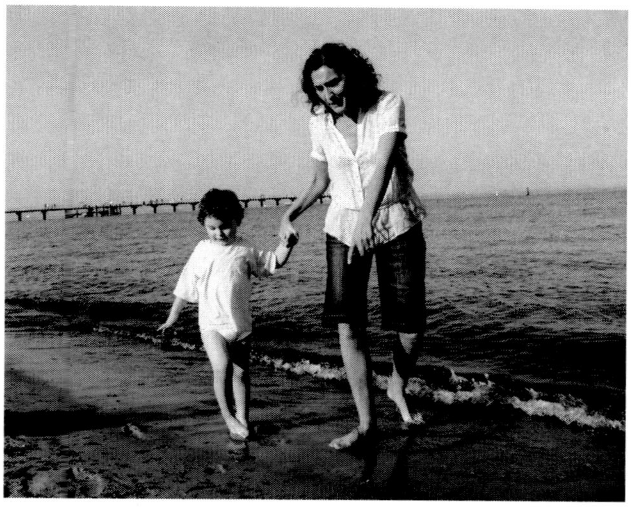

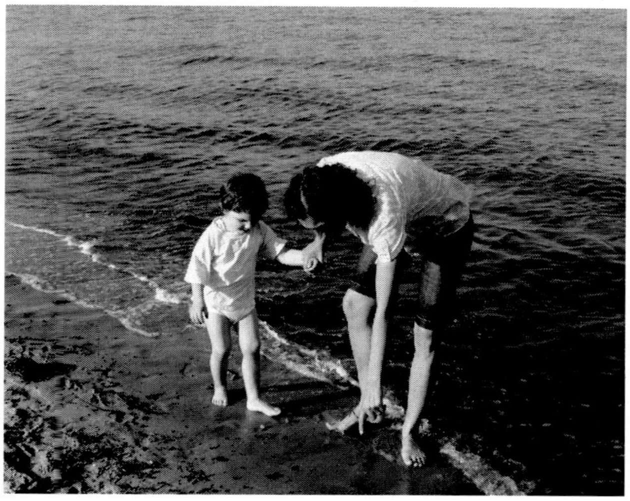

Serie de ejercicios 1: Tú señalas objetos

Orden: *"(nombre del niño), ¿qué es esto?, ¿qué señalo?"* (conforme el niño domine, útiliza tan sólo el *"¿qué señalo?"* como orden)

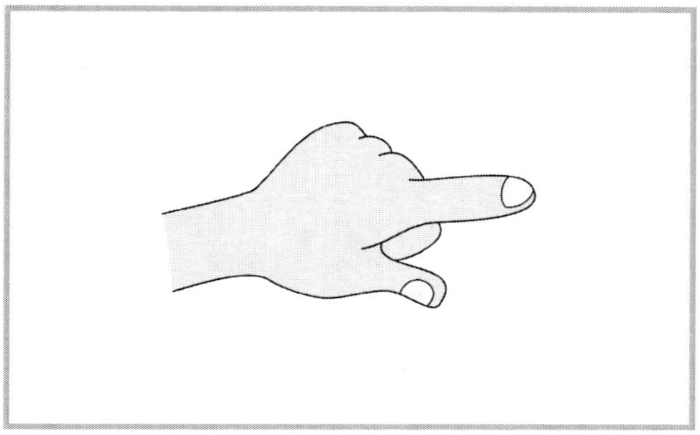

Ejercicio 1:

Sobre la mesa se colocan distintos objetos. Tú señalas uno (al principio, coloca el dedo índice encima del objeto, después lo señalarás a poco distancia). Pregunta: *"(nombre del niño), ¿qué es esto?, ¿qué señalo?"*. El niño responde con el nombre del objeto. *"Es un coche"*. Refuerzas de inmediato: *"bien, bravo, es un coche"*, y le das la recompensa.

TENDREMOS EN CUENTA:

– Es muy importante que el niño siga con la mirada tu dedo índice cuando señalas.

Ejercicio 2:

Se distribuyen una serie de objetos a uno o dos metros de distancia del niño.

Ejercicio 3:

Se colocan una serie de objetos detrás del niño. El niño tiene que volverse cuando señalas.

Ejercicio 4:

Objetos situados en el exterior. Por ejemplo, se mira por la ventana, o estáis en la calle o en la puerta de casa. Intentad siempre que sea muy claro el objeto que se señala.

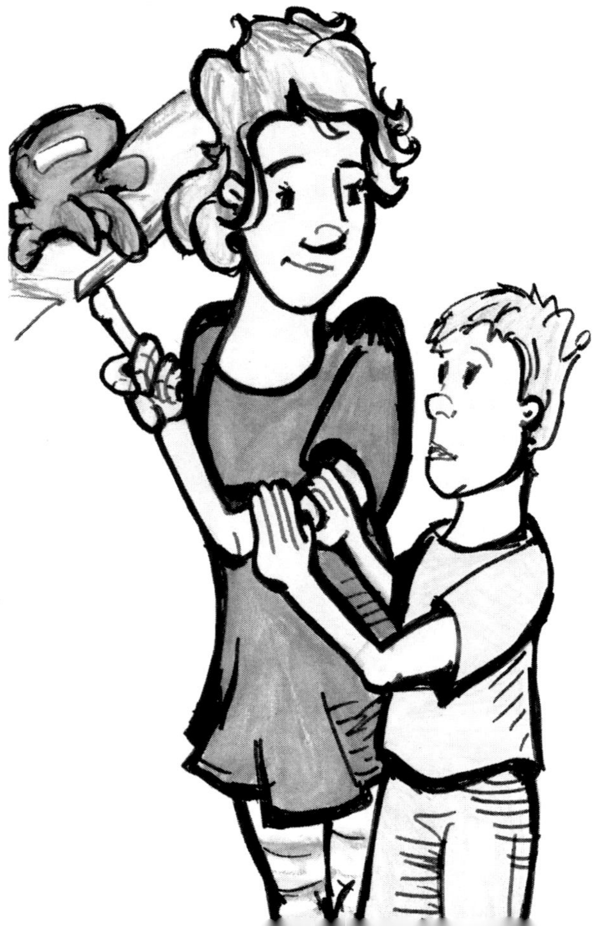

Serie de ejercicios 2: El niño señala

Orden: *"(nombre del niño), señala X".*

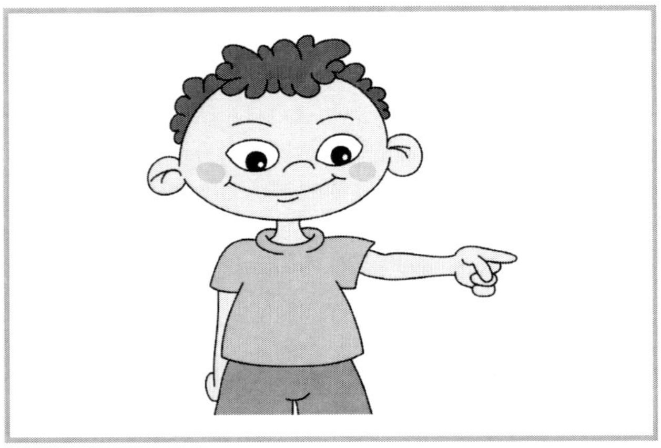

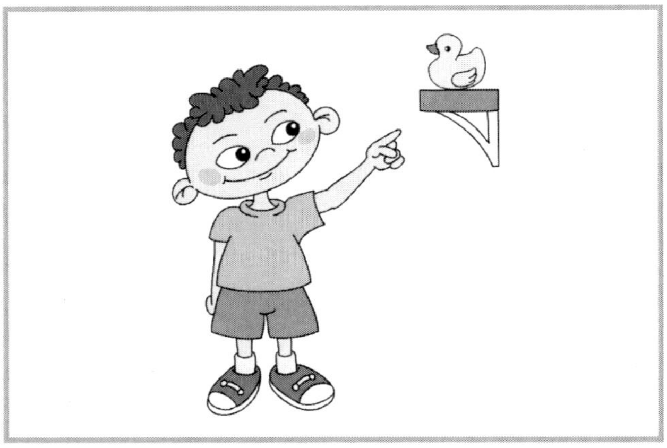

Ejercicio 1:

Se colocan una serie de objetos en la mesa. Dices: *"(nombre del niño), señala el coche".* El niño lo señala. Refuerzas: *"bien,bravo, has señalado el coche"*, y recompensa. Si el niño no lo hace por sí mismo, se le coge la manita y se le ayuda a hacer el gesto de señalar. Como recompensa también siempre se le deja jugar con el objeto.

Ejercicio 2:

Se colocan una serie de objetos a uno o dos metros de distancia.

Ejercicio 3:

Se colocan una serie de objetos en la mesa. Dices: *"(nombre del niño), señala lo que quieres".* Si la pregunta es muy abierta, puedes dirigirlo con *"¿quieres el coche o quieres la pelota?, señala".*

Ejercicio 4:

Se colocan una serie de objetos a unos 2 metros de distancia. Dices: *"señala lo que quieres".* Si la pregunta es muy abierta, puedes dirigirlo con *"¿quieres el coche o quieres la pelota?, señala".*

Ejercicio 5:

En el exterior (por ejemplo, delante de un columpio, de un tobogán, de la pelota, etc.). Dices: *"señala lo que quieres".* Cuando el niño señala, por ejemplo., el columpio, pues se le columpia. Si en un principio en el exterior el niño está un poco confundido, le das la orden más concreta: *"señala el columpio".*

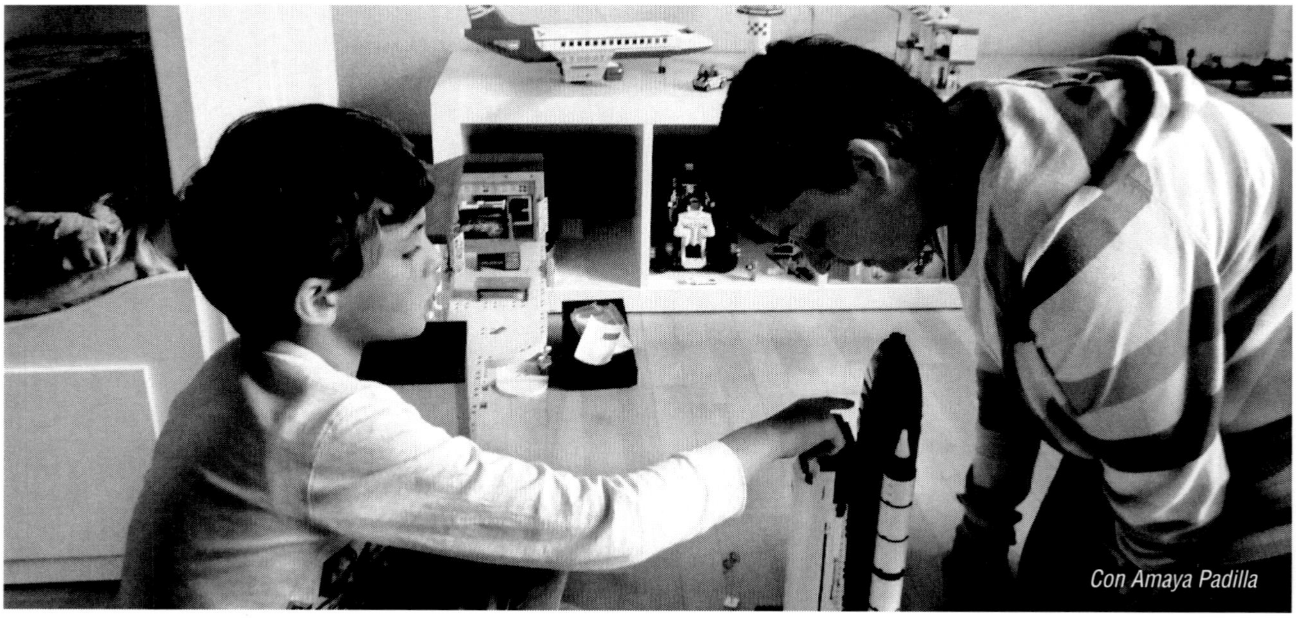

Con Amaya Padilla

Serie de ejercicios 3: Seguimiento con los ojos.

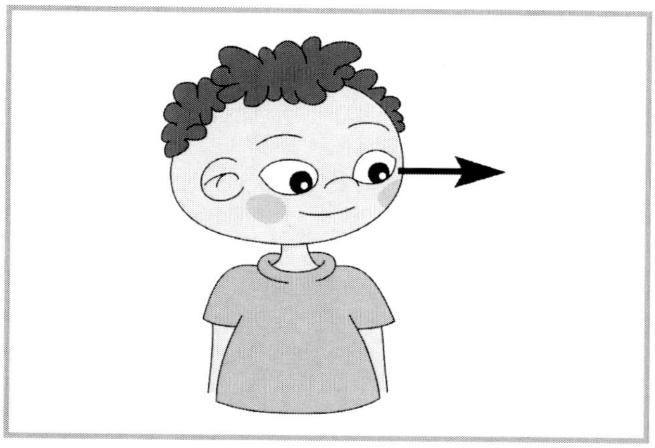

Ejercicio 1:

Orden: *"(nombre del niño), mira X"* (sin que hagas el gesto de señalar).

El niño tiene que mirar el objeto o a la persona nombrada. Cuando lo hace, refuerzas: *"bien, has mirado el coche o bien, has mirado a papá"*. Si el niño no mira, se le coge la cabecita con las manos y se le ayuda a dirigir la vista hacia el objeto/persona mencionado. Recompensa en todos los casos.

Ejercicio 2:

Se colocan una serie de objetos encima de la mesa. Miras a uno de ellos de forma muy clara. Dices: : *"¿qué estoy mirando?"*. El niño dice: *"(miras) el coche"*. Refuerzas: *"bravo, bien, sí, estoy mirando el coche"*. Y recompensa.

Ejercicio 3:

Igual que el anterior, pero con objetos situados a entre uno y dos metros.

Ejercicio 4:

Igual que el anterior, pero con objetos situados en el exterior.

Ejercicio 5:

Para este ejercicio se utilizan fotografías, donde un niño/adulto mira algo en concreto. Por ejemplo, un niño mira un acuario, o la televisión o un libro, etc. La pregunta es: *"¿qué mira el niño?"*. Las fotos pueden irse complicando poco a poco: por ejemplo, un niño mira un escaparate donde hay un helicóptero. Se pregunta: *"¿qué mira el niño?, ¿qué quiere el niño?"*. Poco a poco la pregunta se queda en: *"¿qué quiere el niño?"*. También se podría trabajar con cortas secuencias de vídeo.

Ejemplos:

¿Qué mira el gato? ¿Qué quiere el gato?

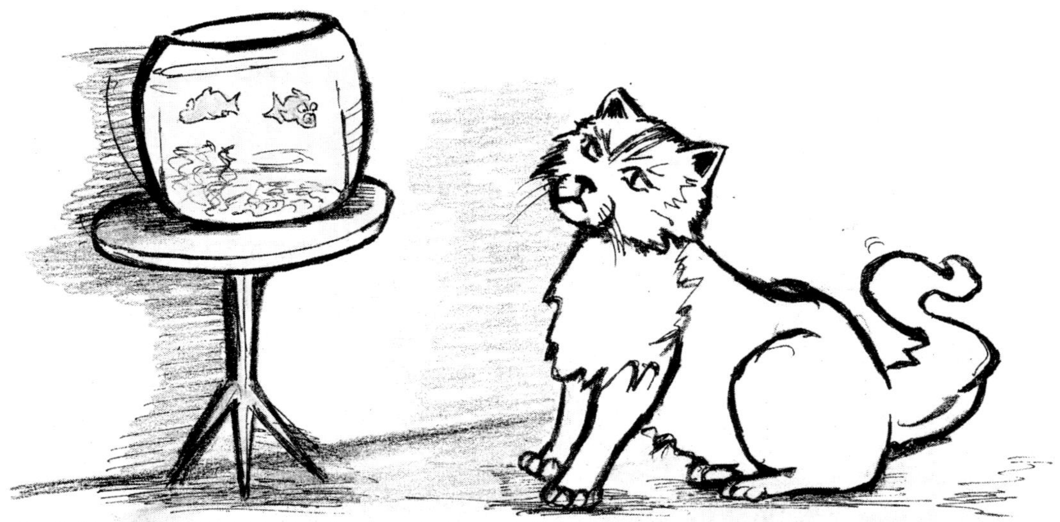

¿Qué mira la niña?
¿Qué quiere la niña?

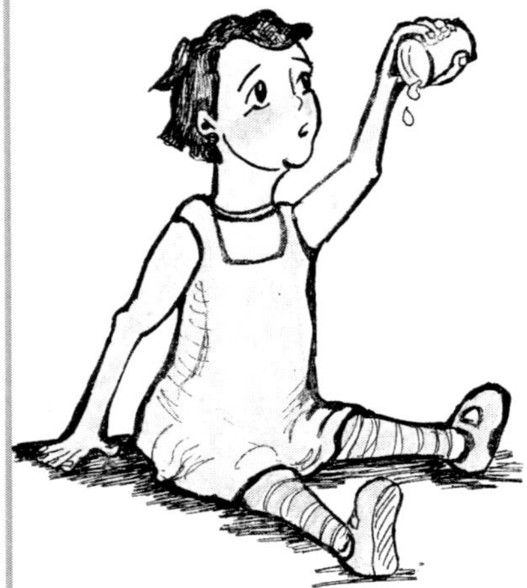

¿Qué mira el niño?
¿Qué quiere el niño?

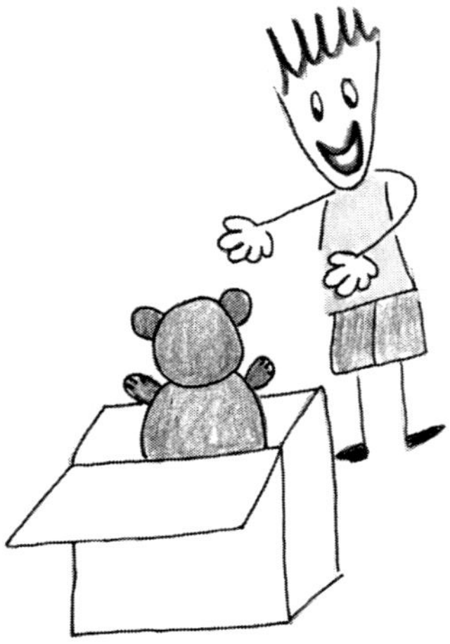

¿Qué mira el niño?
¿Qué quiere el niño?

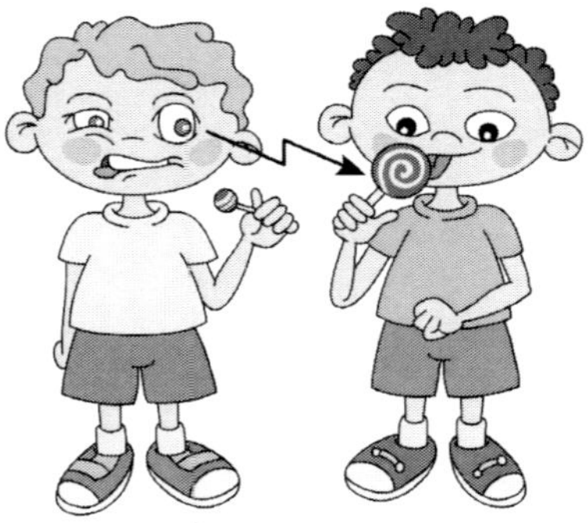

¿Qué miran el papá y el niño?

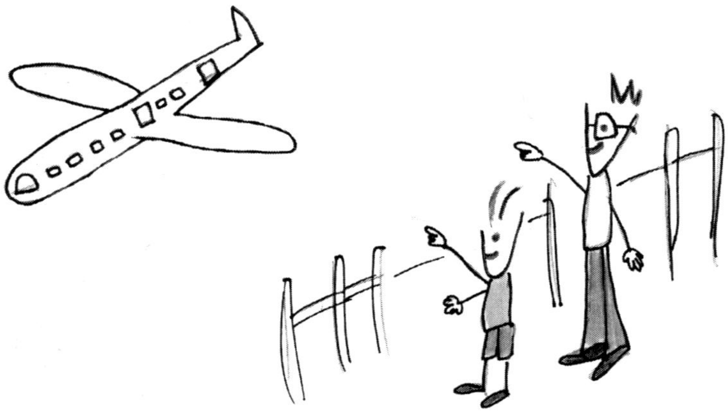

¿Qué mira el niño?

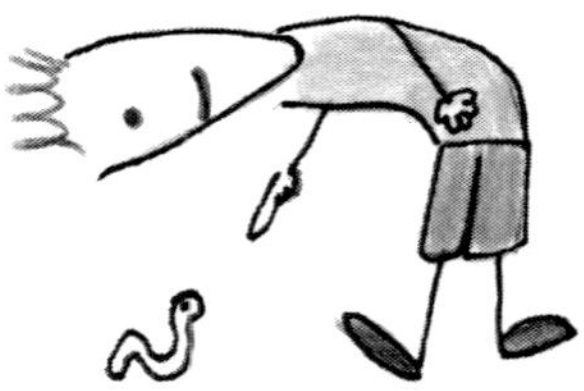

¿Qué miran la mamá y el niño?

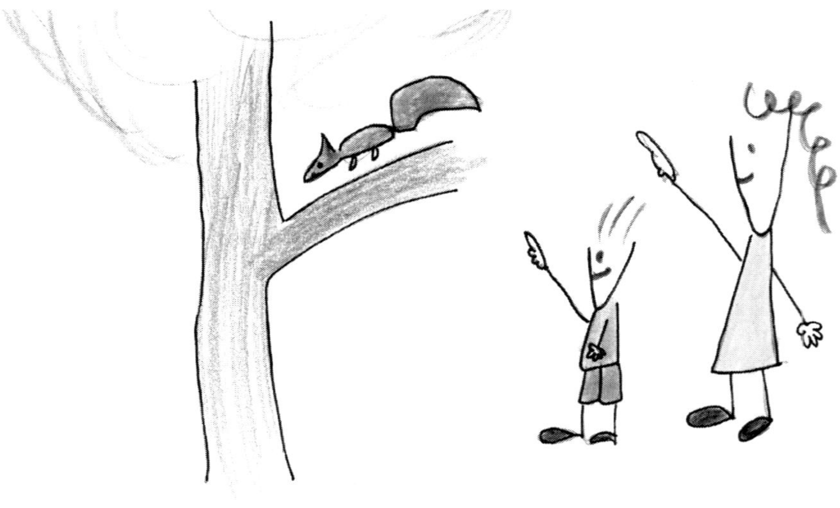

Serie de ejercicios 4 – Reacción a la mirada de otra persona

Ejercicio 1:

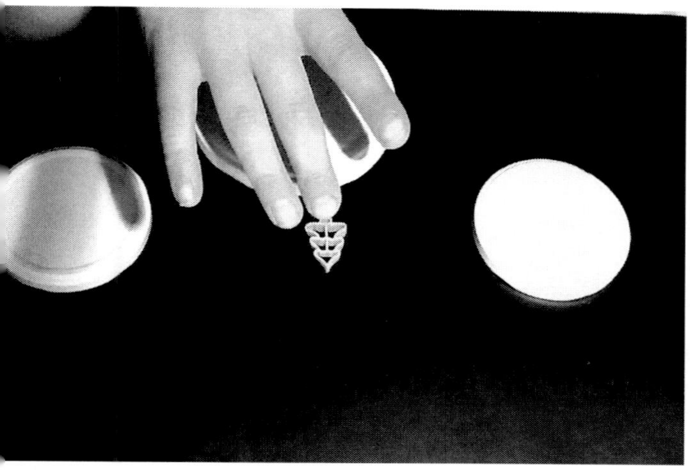

Orden: *"(nombre del niño), busca X"* (se podría sustituir por: *"¿dónde está X?"*).

Sobre la mesa se han colocado cuatro cubiletes bocabajo. En uno de ellos se ha escondido algo (una gominola, una pieza de puzzle que falta para completarlo, una tiza, etc.).

Miras con intensidad al cubilete donde está la cosita escondida y dices: *"busca X"* o *"¿dónde está x?"*. El niño tiene que adivinarlo siguiendo tu mirada.

Ejericicio 2:

Orden: "Busca la otra tarjeta".

Se hace con el juego del memory. El niño ha levantado una tarjeta y necesita encontrar la pareja. Tú miras una de las tarjetas que están bocabajo (y es justo la pareja) y dice: *"busca la otra tarjeta"*. El niño tiene que levantar la tarjeta donde miras guiándose por tu mirada.

Ejericicio 3:

Orden: *"Busca X"*.
En la habitación se ha escondido un objeto. El niño tiene que adivinar dónde está guiándose por tu mirada.

Ejercicio 4:

Orden: *"¿Dónde está?"*

Esconde algo en una de sus manos. El niño tiene que adivinar dónde está guiándose por la tu mirada.

Ejercicio 5:

Orden: *"Busca a (una persona)"*.

Una persona se ha escondido. El niño tiene que encontrarla guiándose por tu mirada.

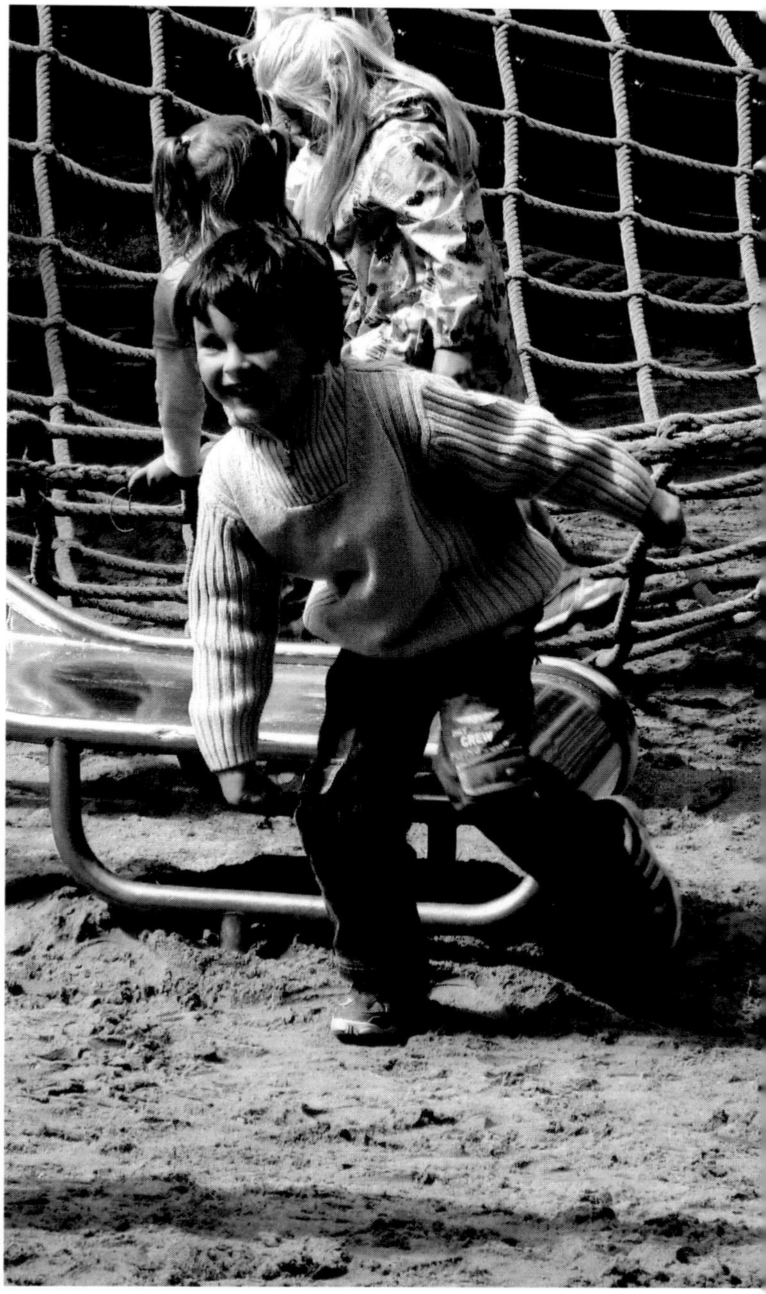

Esta fotografía muestra la mirada social de Erik: acababa de lanzarse por un tobogán muy alto él solito, nosotros estábamos sentados en un banco. Y nos buscó la mirada bien sonriente y orgulloso para compartir lo que acababa de lograr.

10.3 Pasos para desarrollar la atención compartida

En nuestro caso, trabajamos la atención compartida también de forma estructuada y éstos son los pasos que seguimos:

1. El niño se interesa por el objeto de otra persona:

Para ello se utilizan dos objetos (un coche pequeño y un camión muy grande, por ejemplo). Le das el coche al niño para que empiece a jugar, en un momento tú coges el camión, y empiezas a jugar con el camión de forma divertidísima, exagerando los gestos y las palabras: *"Run-run, uau, este camión es genial"*, etc. El objetivo es que el niño deje su coche y comience a interesarse por tu camión, te pregunte y se ponga a jugar contigo.

Sarah, una de nuestras coterapeutas, realizó el trabajo fin de carrera sobre atención compartida. Gran parte de ese trabajo está basado en su experiencia con Erik. Su forma de despertar el interés de Erik en este paso fue la siguiente:

Después de haber realizado un actividad en mesa con el niño, te levantas sin decir nada, sacas un cordel de uno de tus bolsillos, lo examinas con gran interés, tomas una hoja de papel, un lapicero, algo que te sirva de apoyo (una carpeta, por ejemplo) y te sientas en el suelo. Durante este proceso, harás cada paso muy despacio, observando si el niño mira qué estás haciendo. En el caso de que el niño no mire, dices verbalmente lo que estás haciendo: *"Oh, me saco un cordel del bolsillo del pantalón"*, etc.

Una vez sentada en el suelo, miras el cordel, lo tocas, haces un lazo, sueltas el lazo… y otras figuras. Al final, dibujas una de las formas del cordel en la hoja de papel.

El objetivo es que el niño muestre interés por lo que estás haciendo y manifieste también sus ganas por hacer lo mismo:

- El niño pide un cordel para él (tendrás otro preparado en el bolsillo).
- El niño te pide tu cordel.
- El niño pregunta ¿qué haces?.
- El niño te pide que hagas otras figuras con el cordel.

Podemos controlar los progresos anotando los siguientes datos:

- El niño muestra interés preguntando.
- El niño muestra interés mirando.
- El niño se sienta en el suelo por iniciativa propia junto a ti.
- El niño expresa su deseo de hacer lo mismo.
- El niño participa en el juego, te pide que hagas nuevas figuras, él pide un cordel…

2. El niño te incluye en una actividad

El niño está jugando (o quiere jugar) y el objetivo es que te incluya en su juego de forma activa, es decir, te pide algo o necesita tu ayuda.

Puedes provocar esta situación teniendo preparados juegos, partes de un juego o material que le gusten mucho al niño pero que el niño no pueda alcanzarlos sin tu ayuda (por ejemplo, colocado en una estantería alta).

Apoyo visual que se puede ensayar antes:

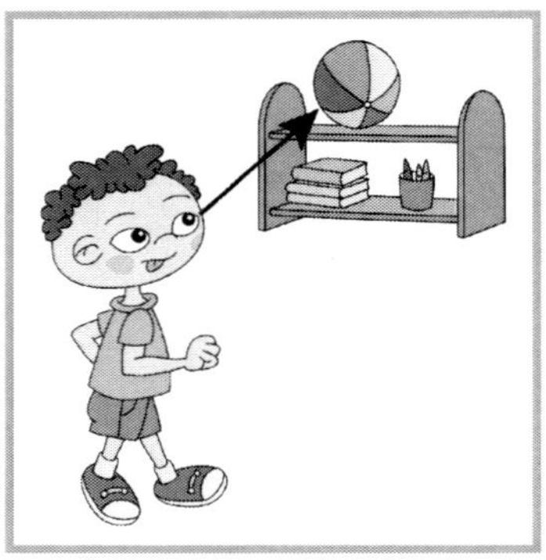

¿Qué quiere el niño?
- la pelota.

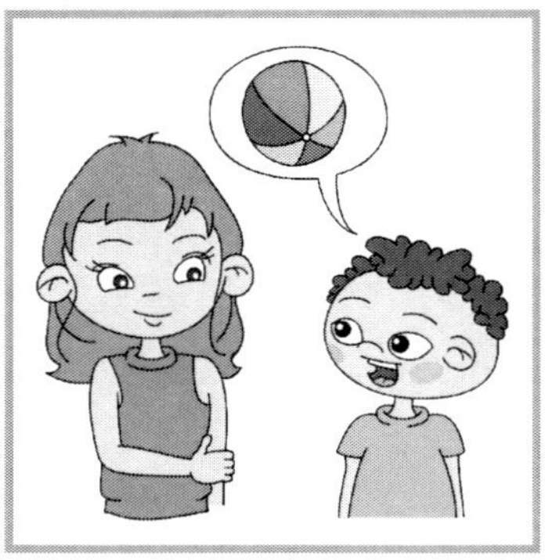

¿Qué pide el niño?
- la pelota.

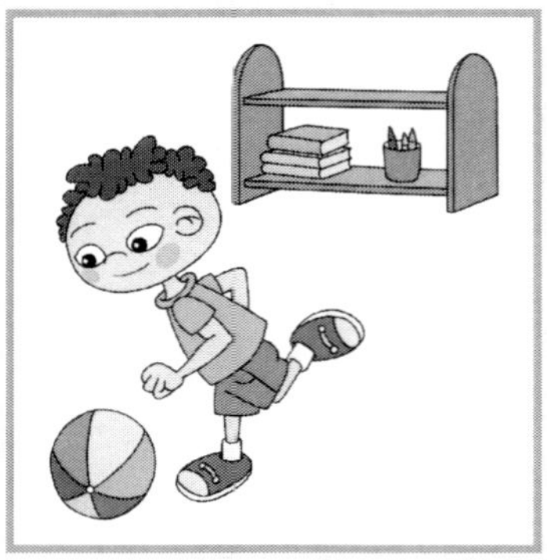

¿Qué consigue el niño?
- la pelota.

Plantilla general para trabajar peticiones

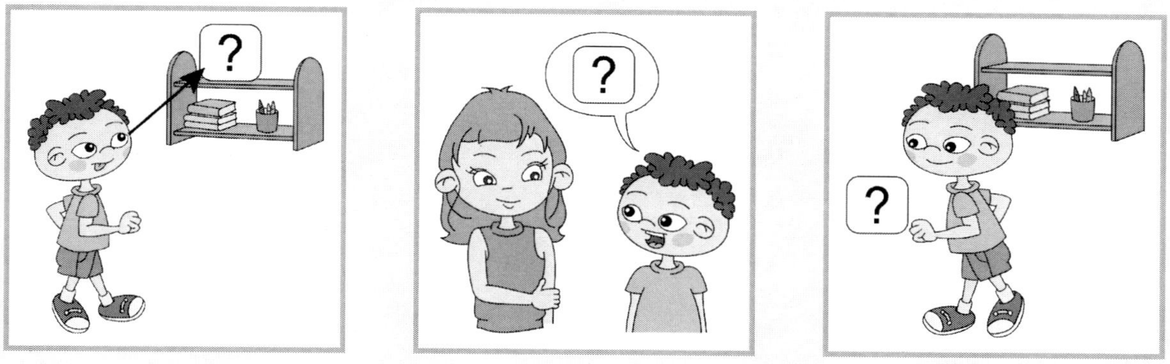

O puedes provocar también cambios en un juego: el niño está jugando con los Lego, y te sientas con él y propones una nueva construcción (faltará alguna pieza importante, que estará a la vista del niño pero no puede alcanzarla; así te pedirá ayuda).

Veamos un ejemplo continuando con el programa que desarrolló Sarah:

"Una vez que has despertado el interés del niño con el cordel y lo tienes sentado a tu lado jugando contigo, dejas tú de jugar, de participar y de hablar durante un minuto. El niño debe darse cuenta de tu actitud y pedirte que continúes. En el caso de que pasado un tiempo prudencial el niño no haya reaccionado, tendrás que ingeniártelas para mostrar que no estás participando (un estornudo, levantarte, tumbarte en el suelo, etc.)".

Otra actividad que se puede realizar, es proponerle al niño que pegue sobre el papel cuatro cordeles formando un cuadrado. El niño deberá pedirte tres cordeles más y pegamento. Una vez pegado el cuadrado, puedes proponer seguir hasta formar una casa: *"mira, podemos hacer una casa. Qué nos falta? – el tejado – claro, falta el tejado"*. Y juntos continuáis con la actividad: ventanas, puerta, etc. siempre mano a mano con el niño.

Controlaremos los progresos del niño anotando:

- El niño se da cuenta de que el adulto ha dejado de jugar.
- El niño pide al adulto que siga jugando.
- El niño pide ayuda para continuar con la actividad .
- El niño presta atención a lo que está continuando el adulto.

3. El niño se da cuenta de cambios o cosas fuera de lugar y así lo indica

El propósito es sorprender al niño con algo inesperado, que él se dé cuenta y que lo indique. Es un juego muy divertido (en línea con las tarjetas de absurdos): ponerse las gafas al revés, un calcetín como guante, colocar una silla encima de la mesa, tirar algo *"sin querer"* y decir *"oh"*, colocar algo fuera de lugar (una zapatilla en un cazo), cambiar el uso de un juguete (peinarse con una pieza de Lego), hacer algo inesperado (meterse la pelota debajo del jersey en vez de seguir con el fútbol), etc.

Controlaremos los progresos del niño anotando:

- El niño se da cuenta de los cambios mirando.
- El niño se da cuenta de los cambios señalando.
- El niño se da cuenta de los cambios diciéndolos.

4. El niño muestra algo que ha visto, ha pasado o ha hecho

Podemos provocar alguna situación: por ejemplo, le pedimos al niño que nos traiga algo de una habitación, previamente en esa habitación habremos dejado algo fuera de lugar de forma muy visible.

Por ejemplo: colgamos unos cazos de un árbol del jardín o colocamos dos sillas encima de la cama o sentamos un peluche enorme en el inodoro o ponemos un lazo al grifo del lavabo, o todo lo que se os ocurra y no sea peligroso.

El objetivo es que el niño venga y nos cuente: *"están*

las sillas encima de la cama" o que nos pida que vayamos con él para verlo.

Avanzando en este aspecto sería que el niño nos muestra los dibujos que ha hecho: tanto que nos llame para verlos o que venga con el papel a enseñarlo, o la construcción con los lego, o su manualidad en el cole, o lo que sea.

Para ello, tanto mi marido como yo comenzamos también a enseñarle y mostrarle cosas que habíamos hecho: *"mira, acabo de colgar el cuadro en el pasillo, ven"*, o *"mira, tengo el pollo en el horno"*, etc; cualquier situación es buena.

Por otro lado, cuando Erik estaba, por ejemplo, dibujando, ir varias veces a verlo: *"jo, qué bonito, este dibujo lo quiero colgar. Avísame cuando termines"*. Más adelante pedirle: *"tráeme el dibujo cuando termines"*. En ambos casos, colgar luego el dibujo con él en un sitio visible y exagerar: *"qué bien, me lo has traído y hemos podido colgarlo"*, etc. Siempre de forma muy motivadora.

También siempre después de una de las sesiones de terapia, la terapeuta le pedía a Erik que viniera a enseñarme lo que hubiera hecho (un dibujo, una ficha, etc.). Un juego que también practicamos para provocar que Erik enseñara lo que acaba de hacer, era sentarnos espalda con espalda en el suelo. Cada uno de nosotros tenía lo mismo delante: una hoja para pintar o unas piezas de lego o plastilina, etc. Utilizábamos un despertador para marcar el tiempo; al sonar, la idea era que cada uno mostrara –dándose la vuelta- lo que había hecho. Poco a poco, a base de turnarnos y de tiempo, logramos que Erik mostrara primero qué había hecho y pidiera a la otra persona que le mostrara lo que había hecho.

5. El niño muestra interés hacia las vivencias de otra persona

Durante la sesión de terapia o al recoger a Erik de la guardería, le preguntábamos siempre cuestiones concretas: ¿qué has comido?, dime dos niños con quienes hayas jugado, ¿has jugado con los Lego?, etc.

Después, bien en mi caso o la terapeuta, narraba algo divertido (exagerar) que hubiera hecho, para provocar el interés de Erik y que siguiera preguntando.

Durante las cenas en común, teníamos siempre un juego: cada uno de nosotros contaba algo que hubiera hecho durante el día, y después preguntarnos detalles unos a otros.

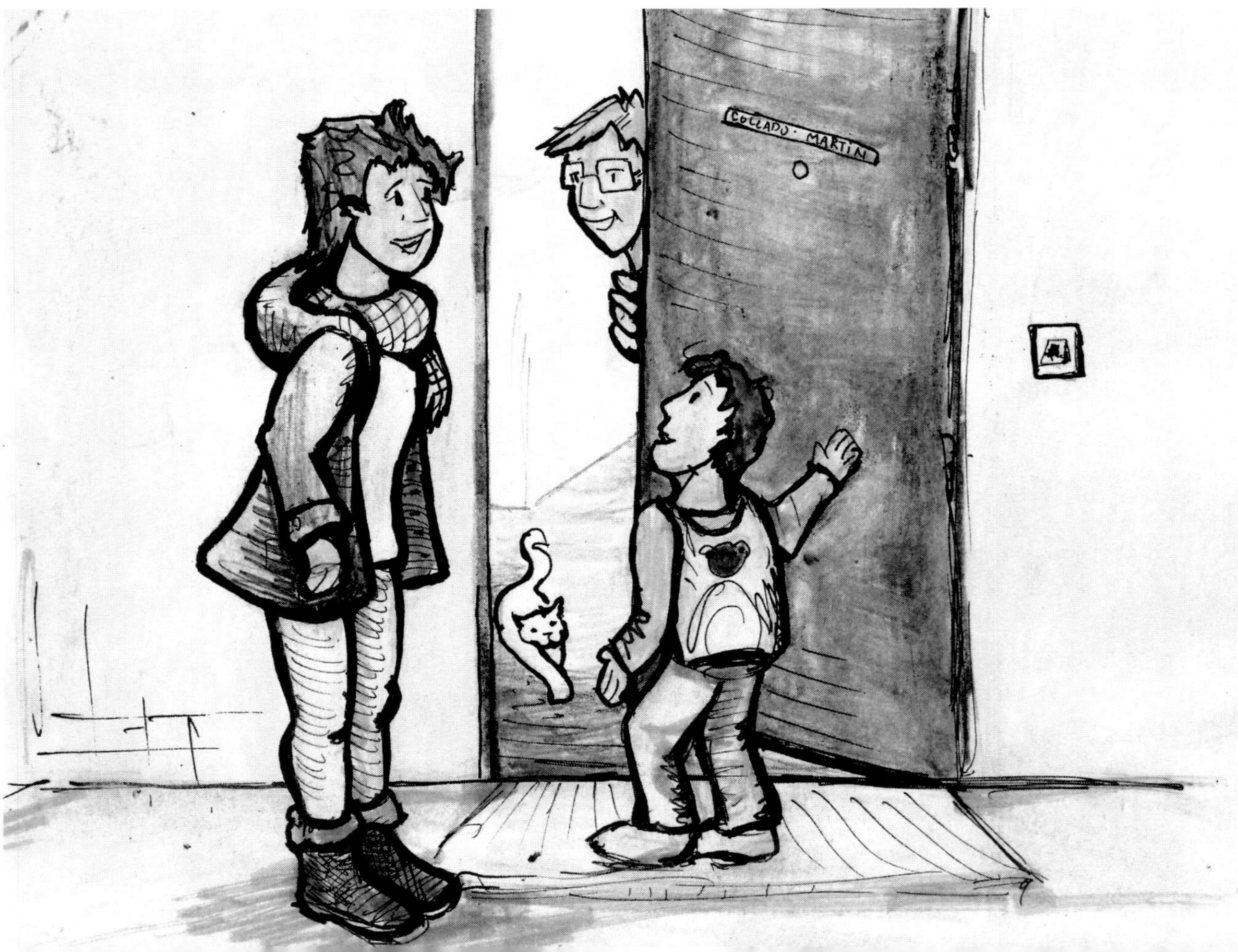

Capítulo 11

El juego simbólico o de ficción

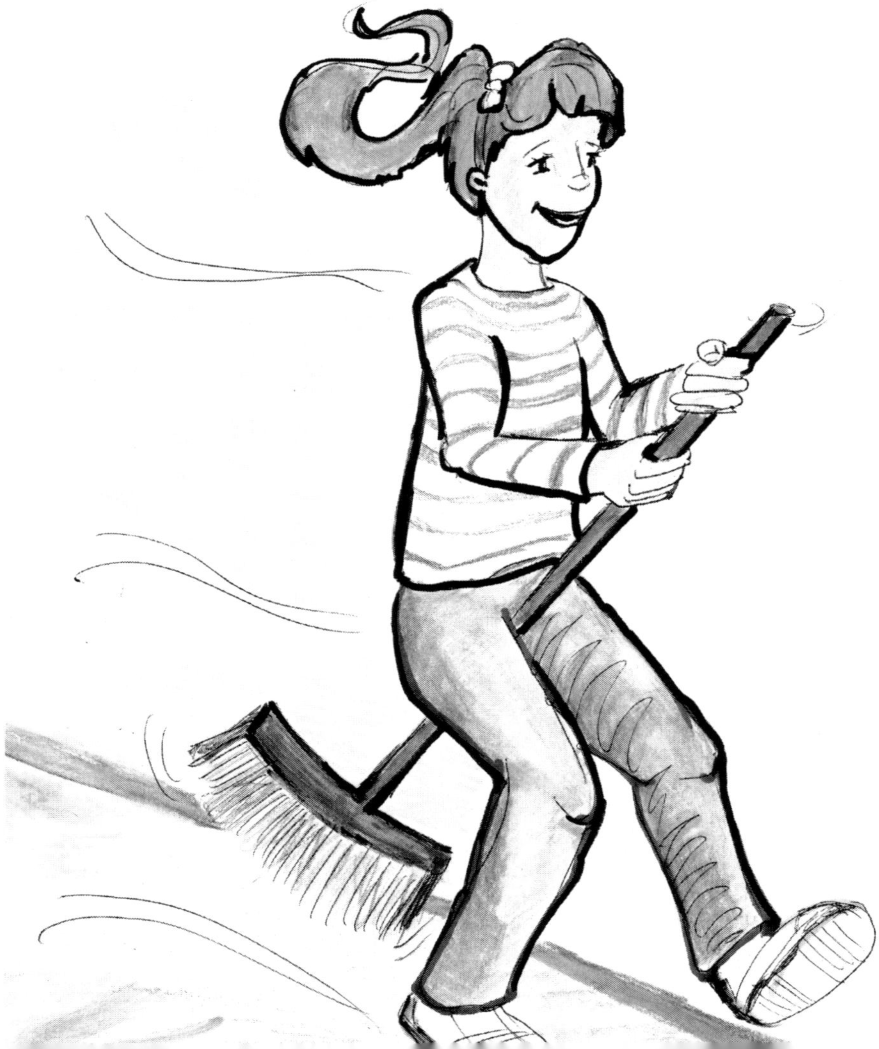

Aunque en algunos capítulos de este libro ya se ha tratado de forma general el tema del juego simbólico y de ficción, me parece fundamental dedicar un capítulo a este tema tan importante. Las personas con TEA presentan alteraciones en el área de la imaginación. Ello conlleva no sólo dificultades para utilizar juguetes apropiadamente, sino también para realizar juegos de representación de roles o imaginativos.

Vamos a repasar, en líneas generales, las etapas de adquisición del juego:

1. Uso funcional de objetos cotidianos y de juguetes sencillos, como coches, trenes, muñecos, etc.

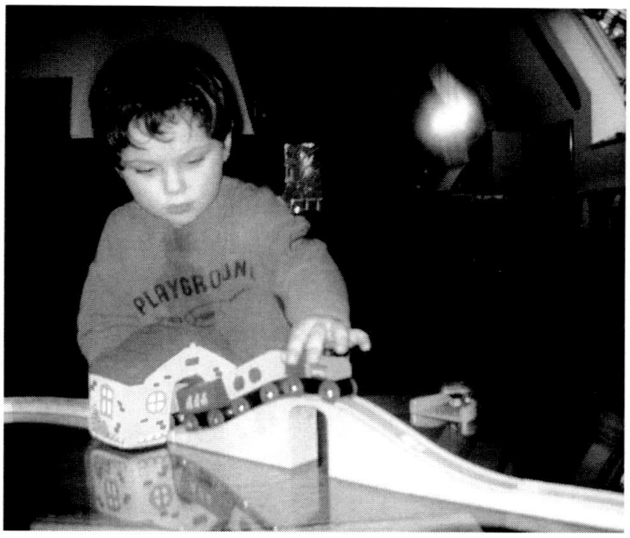

2. Desarrollo de juegos presimbólicos, que supone llevar a cabo pequeñas secuencias empleando los objetos por su uso. Ejemplos: bañar un muñeco o darle de comer.

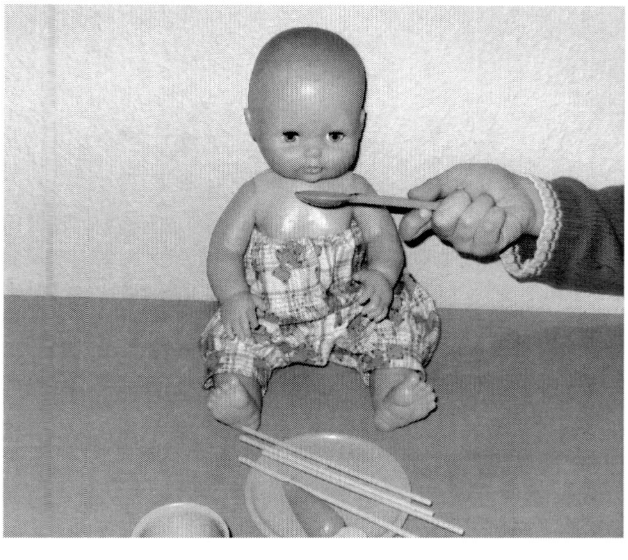

3. Juego de ficción por atribución de propiedades ausentes a objetos o situaciones. Ejemplos: simular hacerse un té con una tetera y una tacita de juguete.

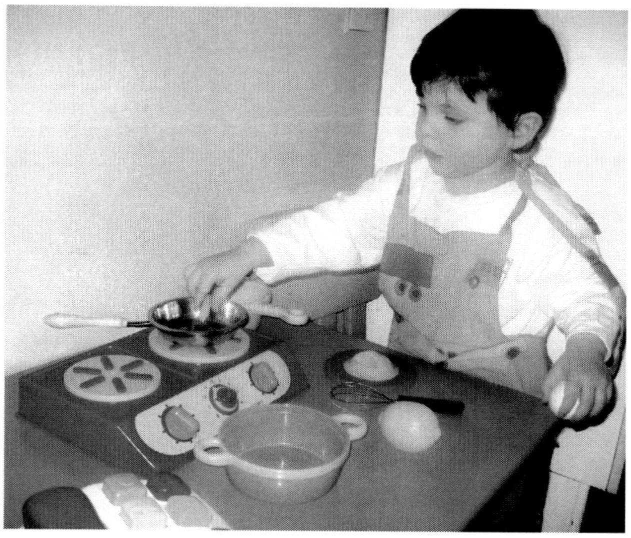

4. Juego de ficción por la sustitución de unos objetos por otros. Ejemplos: emplear una caja como cama para un muñeco o telefonear con un autobús.

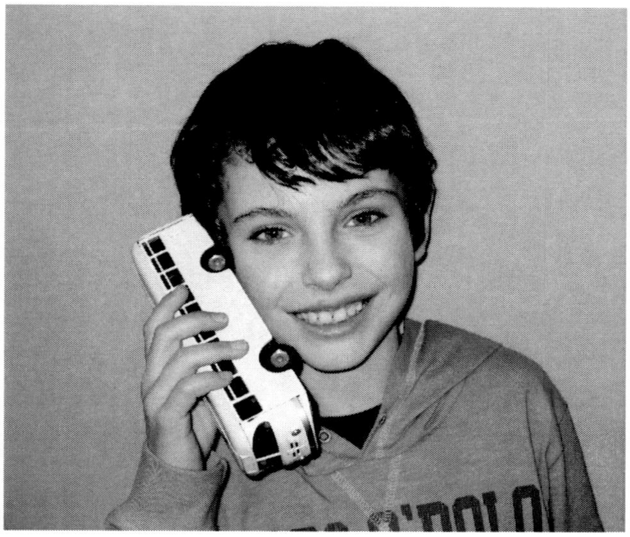

Diremos que el niño ha logrado juego simbólico cuando aparece:

- Juego de ficción sin objetos.
- Sustitución de objetos.
- Atribución de propiedades ficticias.
- Objetos ficticios.

Veamos ahora diferentes juegos que realizamos y que contribuyeron a estimular el juego simbólico de Erik:

Utilizamos los bloques de construcción

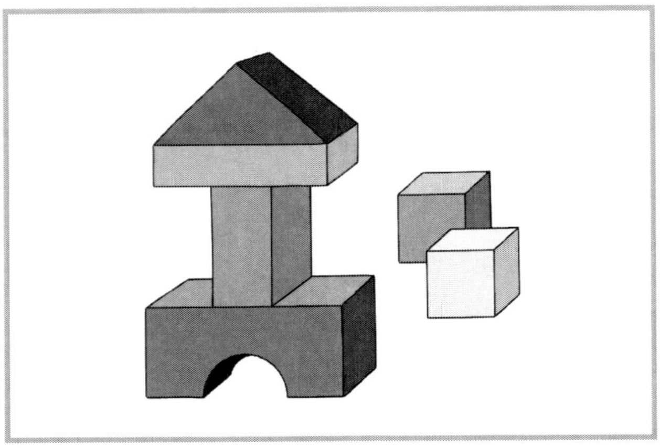

Uno de los juegos que puse en práctica en mis sesiones en la guardería de Erik ha sido construir una carretera con los bloques y un hospital. En lugar de utilizar coches, lo que hicimos fue simularlos con bloques: bloque azul = coche de policía; bloque rojo = coche de bomberos; bloque amarillo = coche familiar; bloque blanco = ambulancia. Encima de cada bloquecoche colocábamos una figurita de Lego.

El juego consistía en representar un accidente, la policía y los bomberos acudían, se trasladaba a los *"heridos"* al hospital. En nuestro "hospital" había camitas y bloques que simulaban aparatos sanitarios, con papel higiénico hacíamos vendajes, etc.

En un principio, repartía los papeles: en la construcción tenía al equipo constructor de carreteras y al equipo constructor del hospital. Y después, cada niño tenía asignada una *"función"* (conductor, policía, médico, etc.). Con el tiempo, entre ellos se lo organizaban todo, y por mi parte me mantenía al margen disfrutando del juego de Erik con sus compañeros.

Los intrumentos musicales

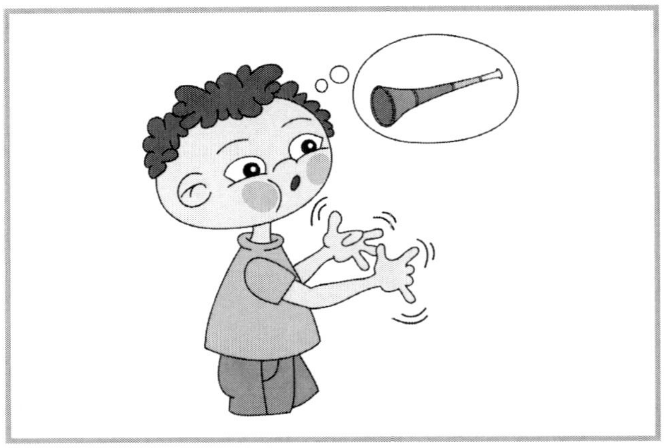

Un juego que siempre ha funcionado genial con Erik ha sido el de simular instrumentos musicales con la ayuda de mímica y de las manos. Ensayamos cómo tocar una trompeta imaginaria –y el sonido-, tambor, guitarra, violín, clarinete, etc. (Quizás algunos conoz-

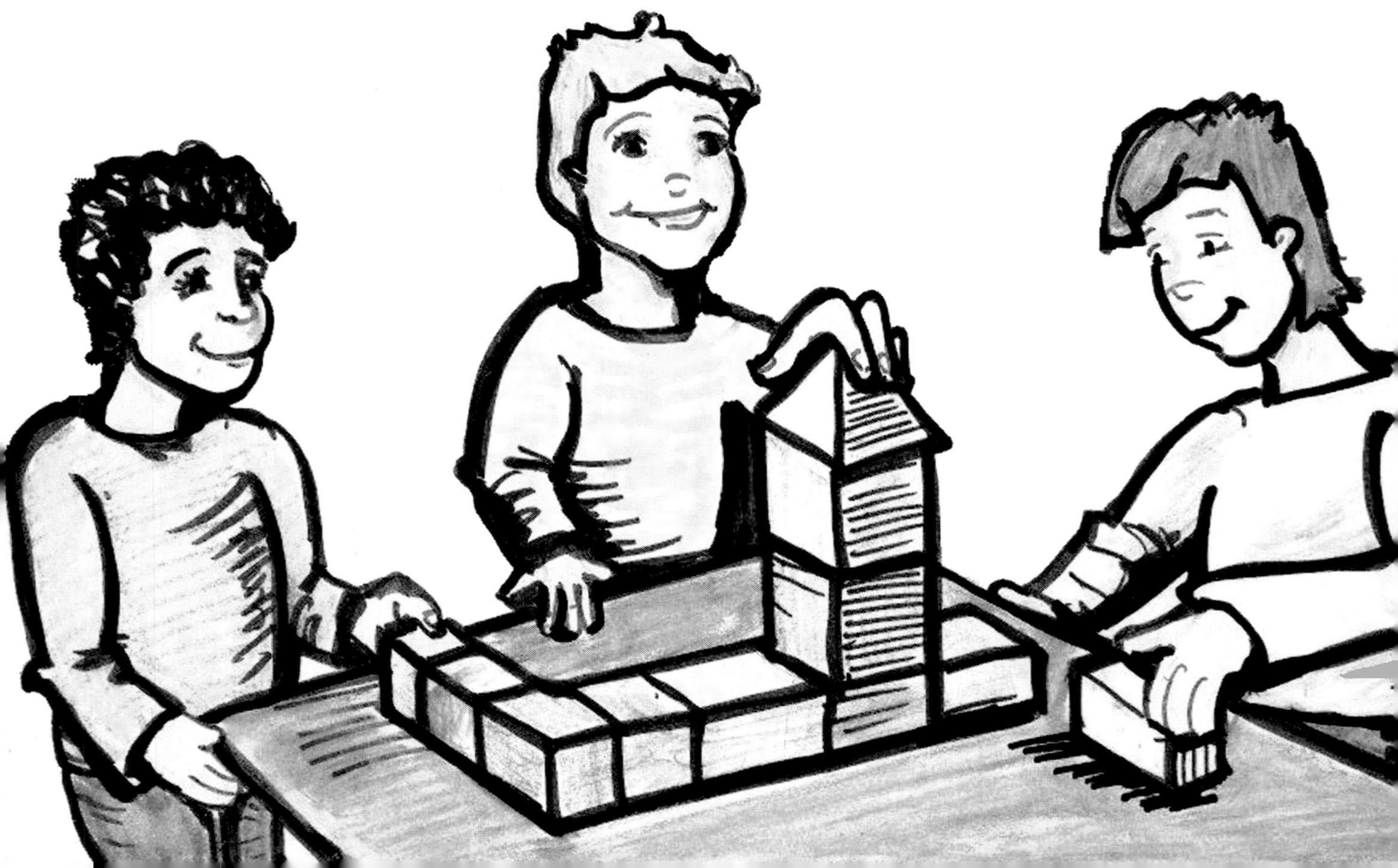

cáis la canción de los payasos de la tele, aquélla que decía: *"Si toco la trompeta, tarataratareta; si toco el clarinete, teretereterete; si toco el violín, tirintirintirin; si toco el tambor, torontororon".*

Y después pasamos a ponerlo en práctica con un grupo de niños:

Nos sentamos en círculo en el suelo. Pregunto al primer niño: *"¿qué instrumento tienes tú?"* – la trompeta – genial, ¿cómo hace la trompeta? – tutututtutú – bien, ahora toca la trompeta". Y así sucesivamente.

Al final, hacemos una orquesta y todos los peques *"tocan"* su instrumento a la vez.

Fichas de trabajo

Son muchas las ideas de juegos simbólicos que podemos ir ensayando con nuestros hijos. Para facilitar su comprensión, podemos servirnos de los siguientes materiales, basados en los que encontré en el libro **En la mente 2** de *Marc Monfort*.

1. Juego de ficción por sustitución de objetos

La botella de plástico que es un cohete

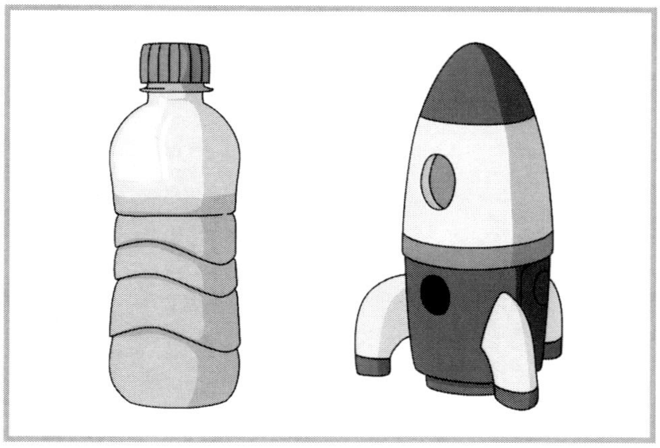

- ¿Qué ves en la imagen? Un niño – Muy bien, hay un niño.

- ¿Qué sujeta el niño en la mano? Una botella de plástico - Genial, el niño sujeta una botella de plástico.

- ¿Qué hace el niño con la botella? La vuela - Eso es, mira, el niño está volando la botella (puedes reforzar teniendo una botella a vuestro lado y haciéndola volar).

- El niño vuela la botella como si fuera un cohete. Hazlo tú también (haz ruido de cohete que vuela brrrrrrr rrrrr – Juego a despegar, a volar, a aterrizar).

- ¿Tiene el niño un cohete en la mano? – No, tiene una botella - Eso es, él niño vuela la botella como si fuera un cohete. (repetís el vuelo de la botella).

- El niño vuela la botella como si fuera un cohete. El niño se imagina que es un cohete.

- ¿Qué imagina el niño que tiene entre las manos? – Un cohete.- Genial, el niño imagina que tiene un cohete. Es sólo una botella, pero ahora para el niño es un cohete.

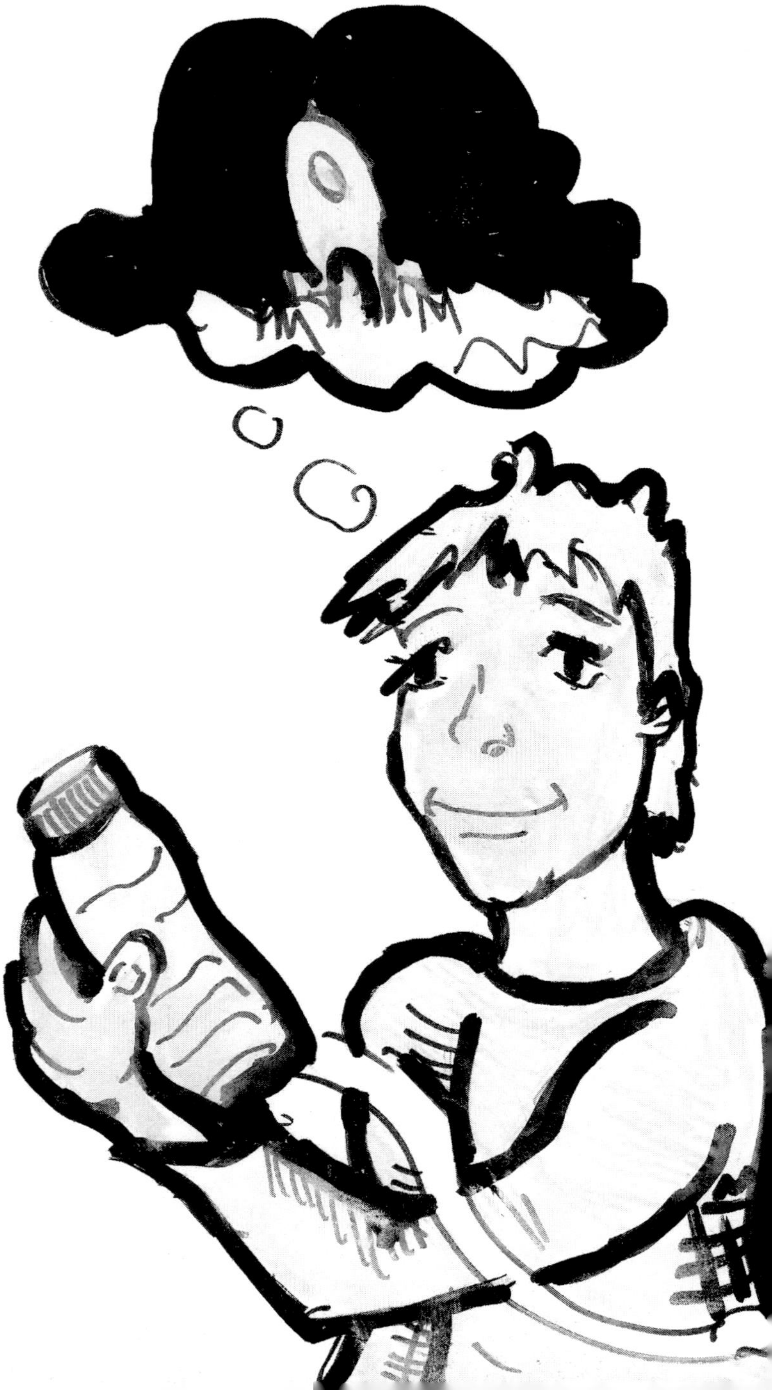

El trozo de madera que es un coche

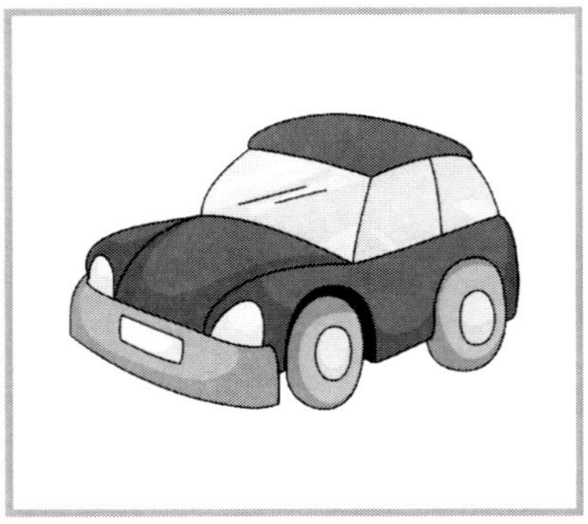

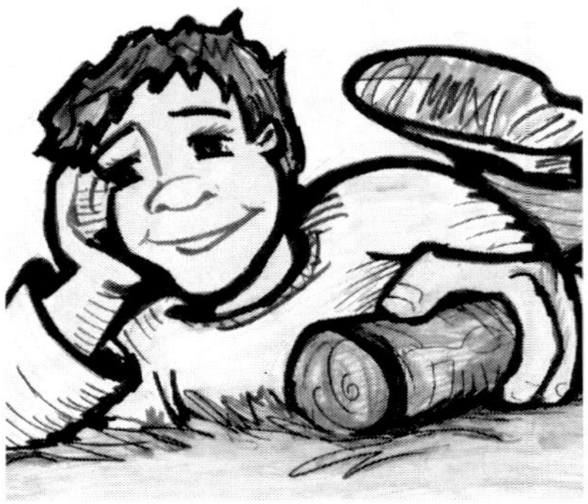

La escoba que es un caballo

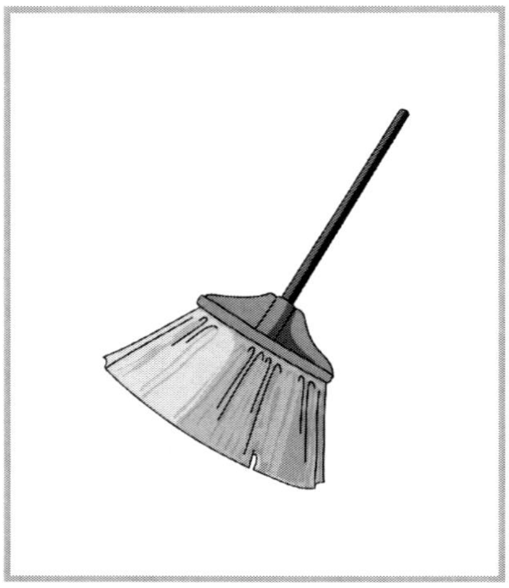

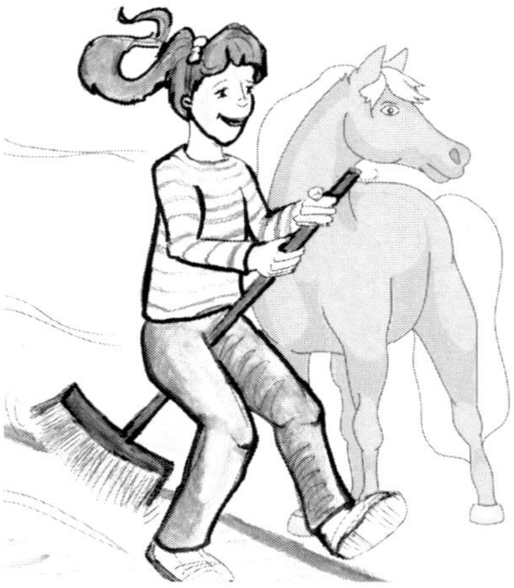

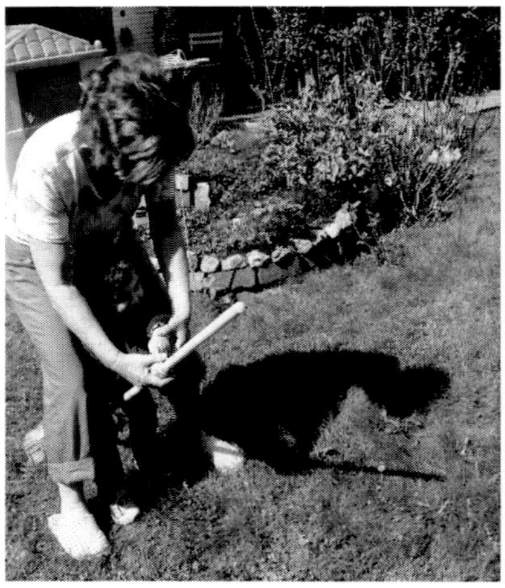

El autobús que es un teléfono

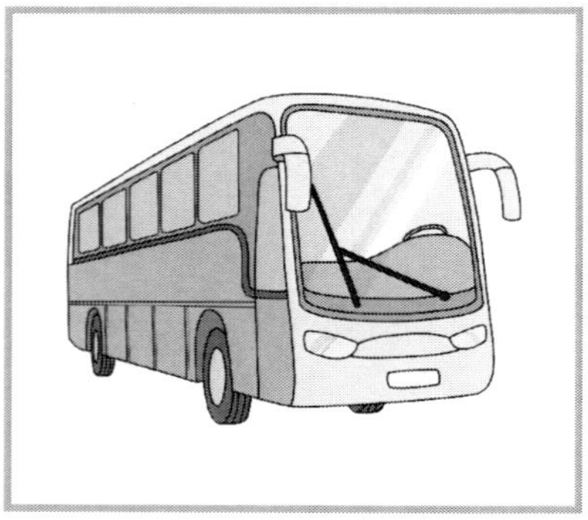

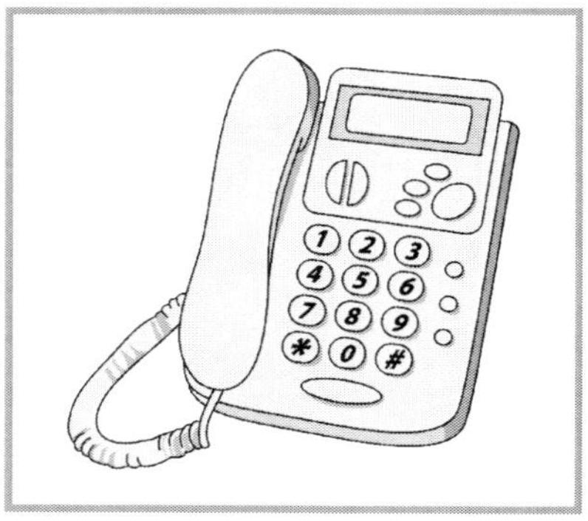

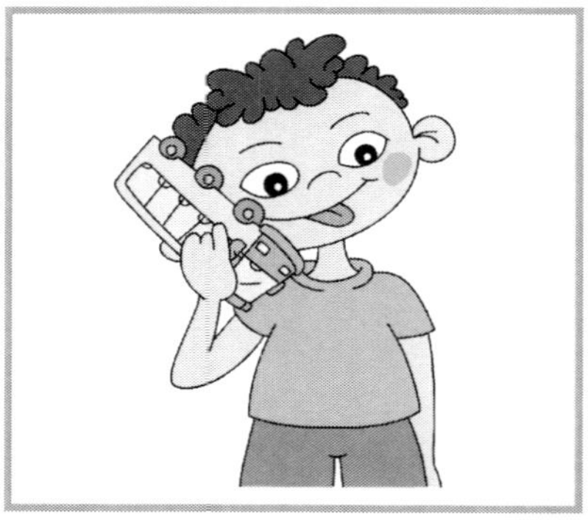

El plátano que es un micrófono

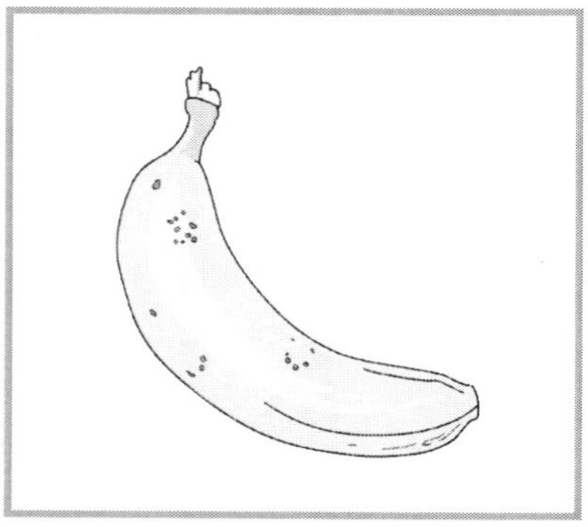

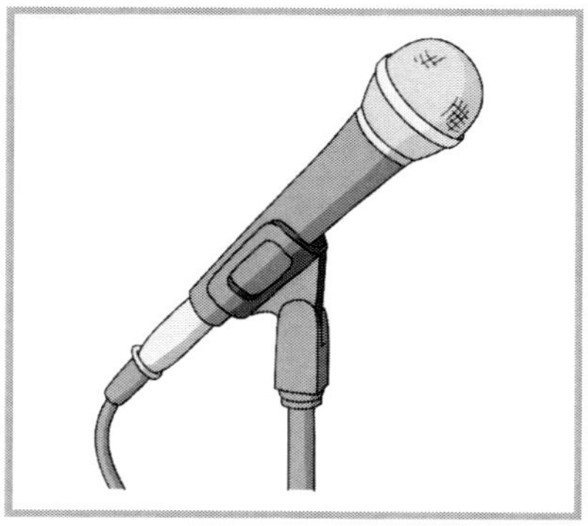

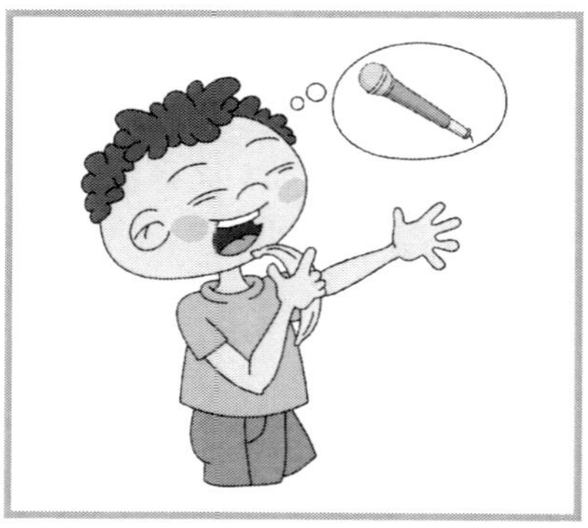

La caja de cartón que es un coche

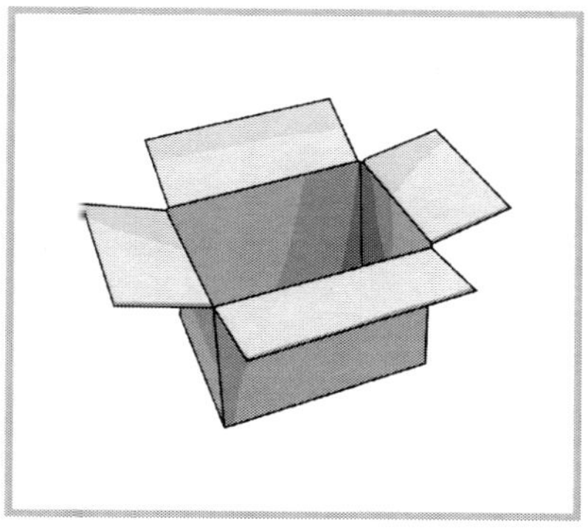

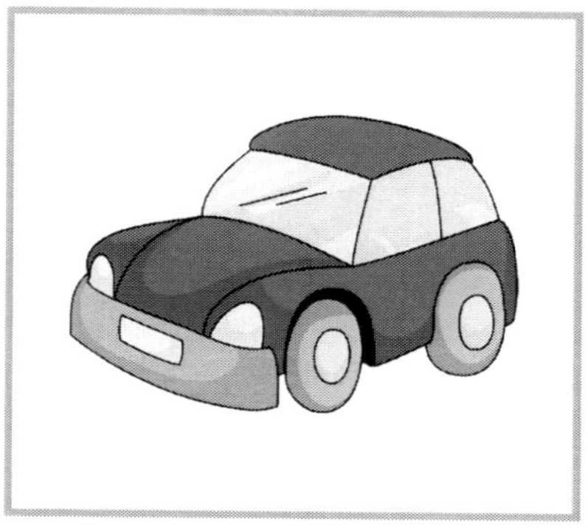

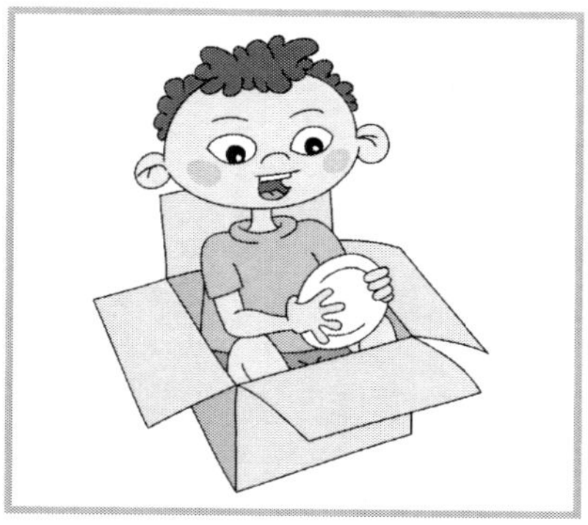

2. Juego de ficción sin el objeto

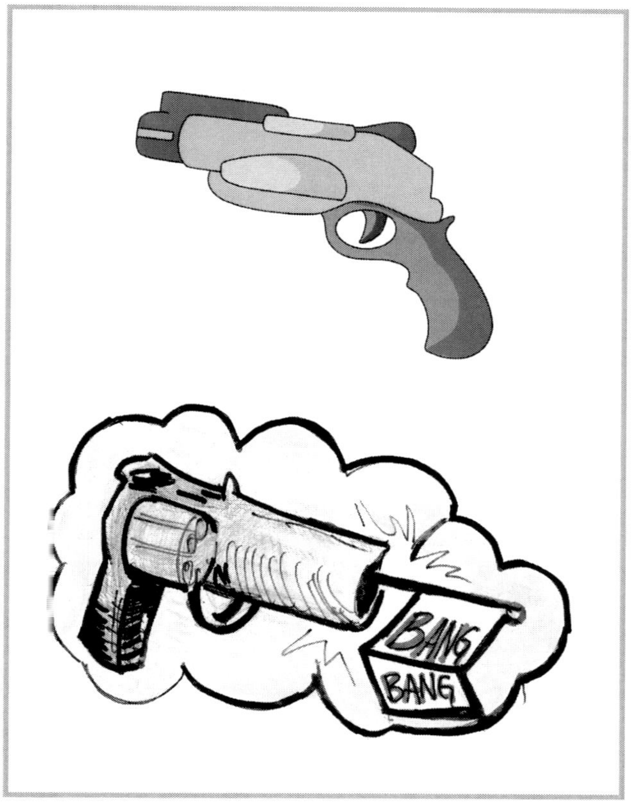

"Bang Bang"

- ¿Qué ves en la imagen? Un niño.

- Fíjate ahora en su mano, mira el gesto que hace (hazlo tú también para reforzar y que le quede claro) ¿Qué hace el niño con la mano? - Apunta con el dedo – claro, apunta con el dedo.

- El niño está apuntanto con el dedo, está jugando. ¿Qué cree que es su mano (puedes hacer bang bang)? – Una pistola – Genial, el niño pone su mano como si fuera una pistola.

- ¿Tiene el niño en la mano una pistola? - - No, el niño no tiene una pistola - Bien, el niño apunta con la mano como si fuera una pistola.

- El niño se imagina que es una pistola (decís juntos bang bang).

- ¿Qué imagina el niño que es su mano? - Imagina que es una pistola.

- Genial. Es su mano pero para el niño es ahora una pistola (ahora volvéis a jugar los dos).

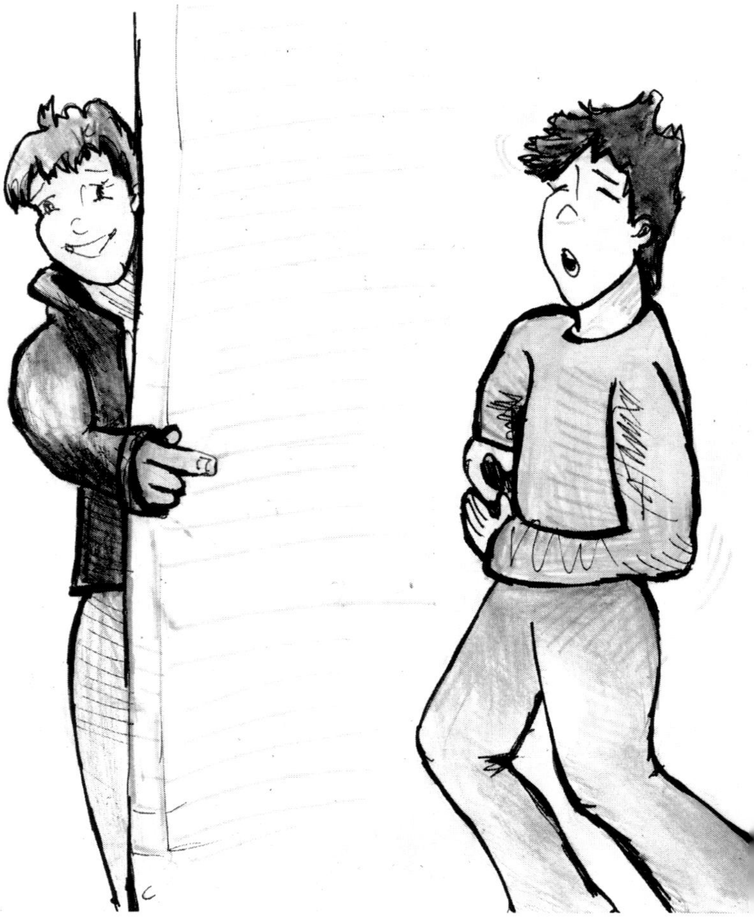

El tigre feroz

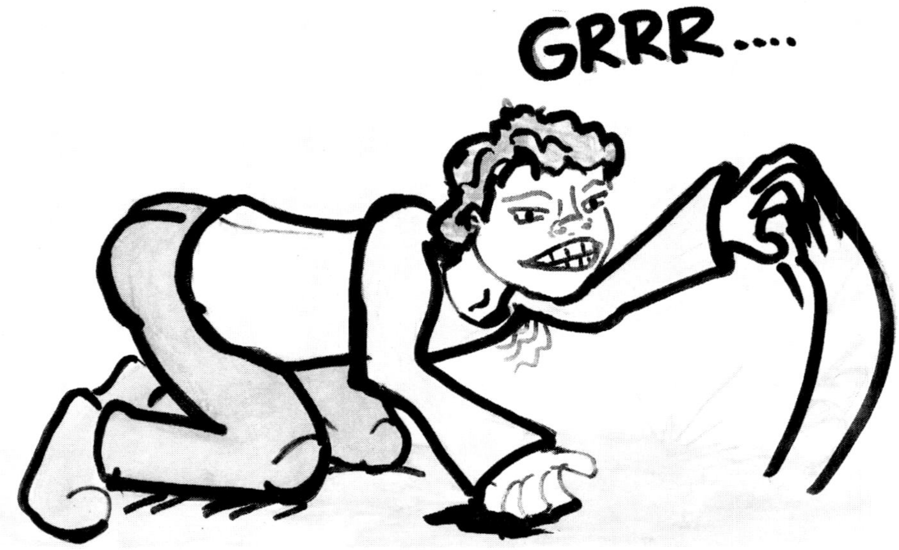

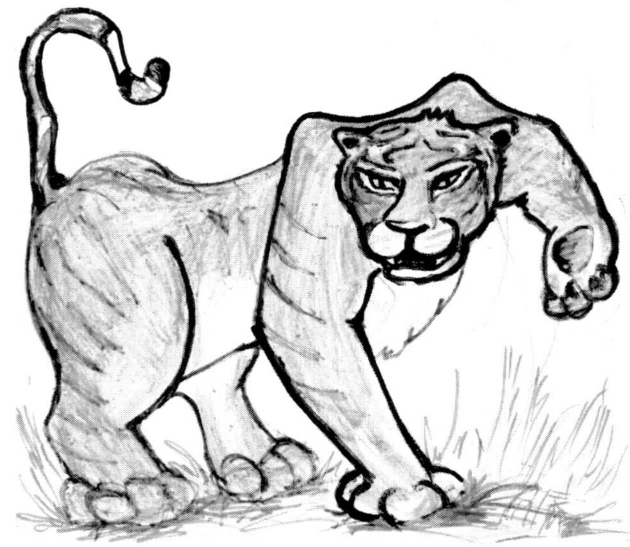

El tambor imaginario

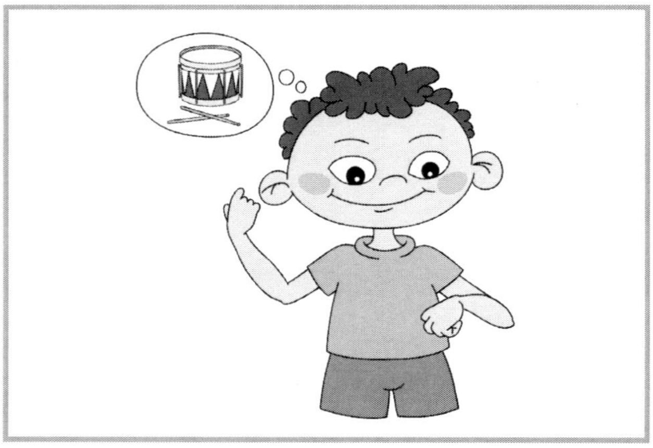

El cocodrilo tragón

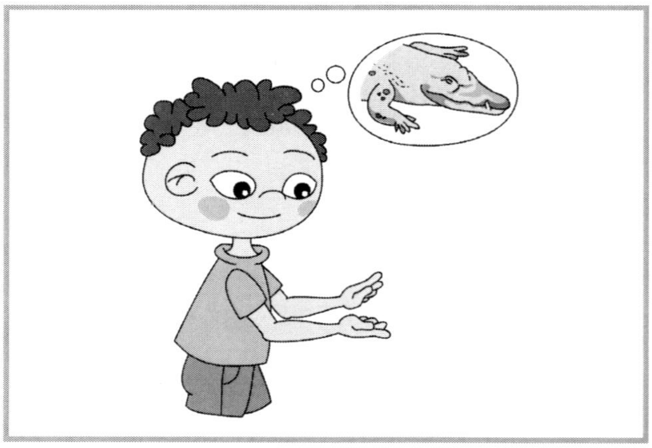

El fantasma asustador

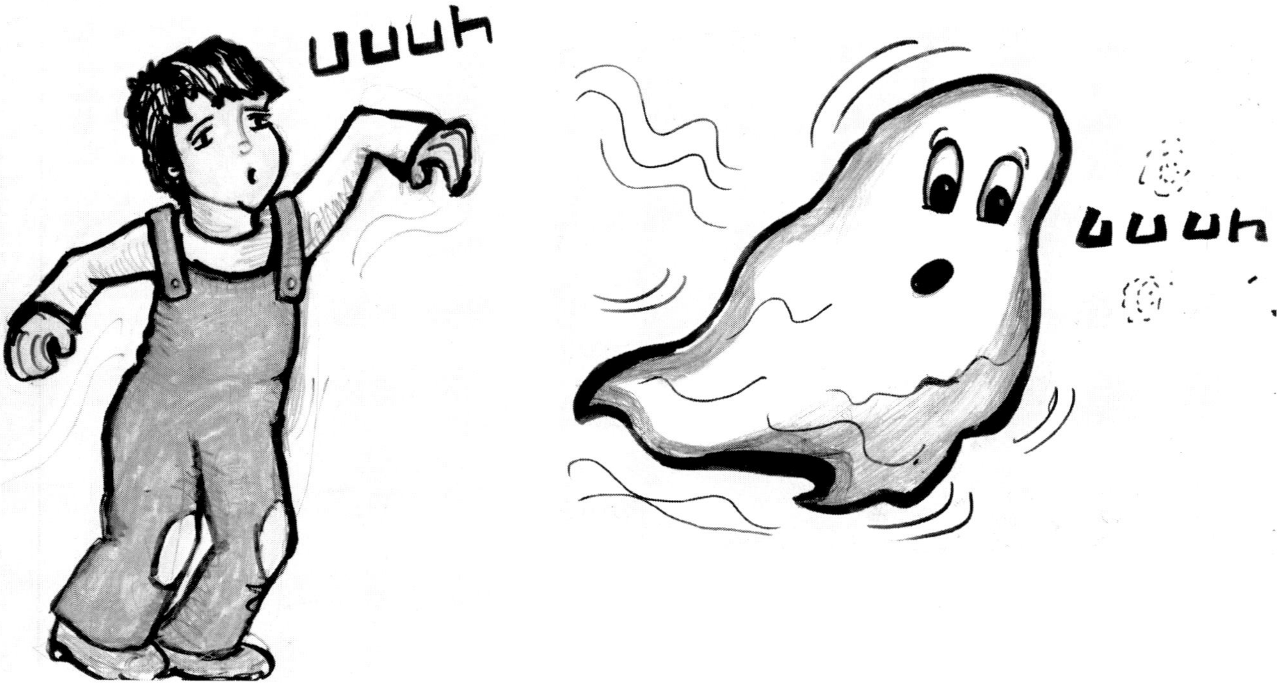

Preparar guiones de juego y representar

La princesa Prota:

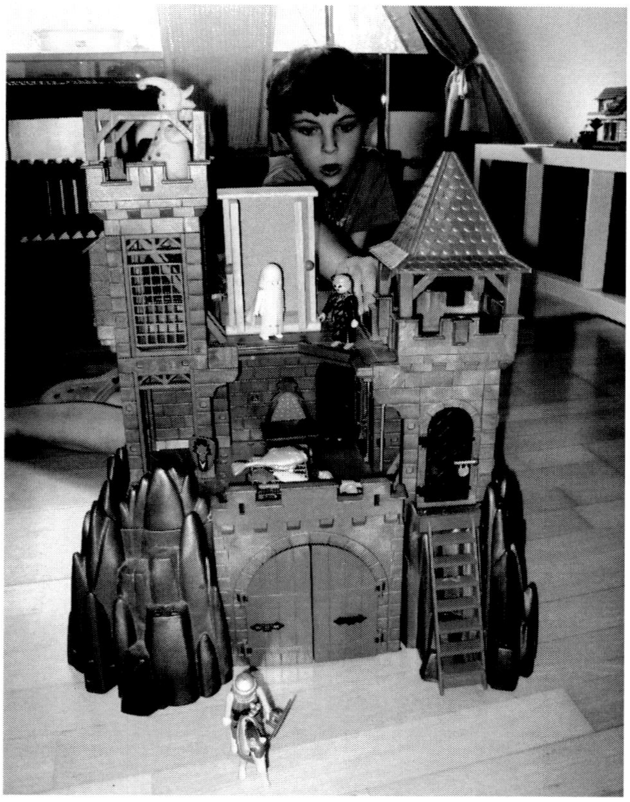

Por ejemplo, si vamos a jugar con el castillo de los Playmobil, tengo preparada una historia previa que cuento a los niños con ayuda de imágenes. Algo muy sencillo: el dragón se ha llevado a la princesa y el caballero debe rescatarla. Después reparto los papeles, uno es el caballero, otro la princesa, otro el dragón. Y escenificamos la historia con los playmobil. Poco a poco voy dejando que los niños tengan más iniciativa, y en el caso de Erik lo oriento con ideas, hasta que él participa con las suyas propias. Y también poco a poco se pueden ir sumando nuevas figuritas y nuevas situaciones.

Este guión más elaborado se convirtió en el cuento *"En busca de la princesa Prota"*, que se puede descargar desde aquí :

VÍDEO "EN BUSCA DE LA PRINCESA PROTA"

http://elsonidodelahierbaelcrecer.blogspot.de/2011/09/en-busca-de-la-princesa-prota-con.html

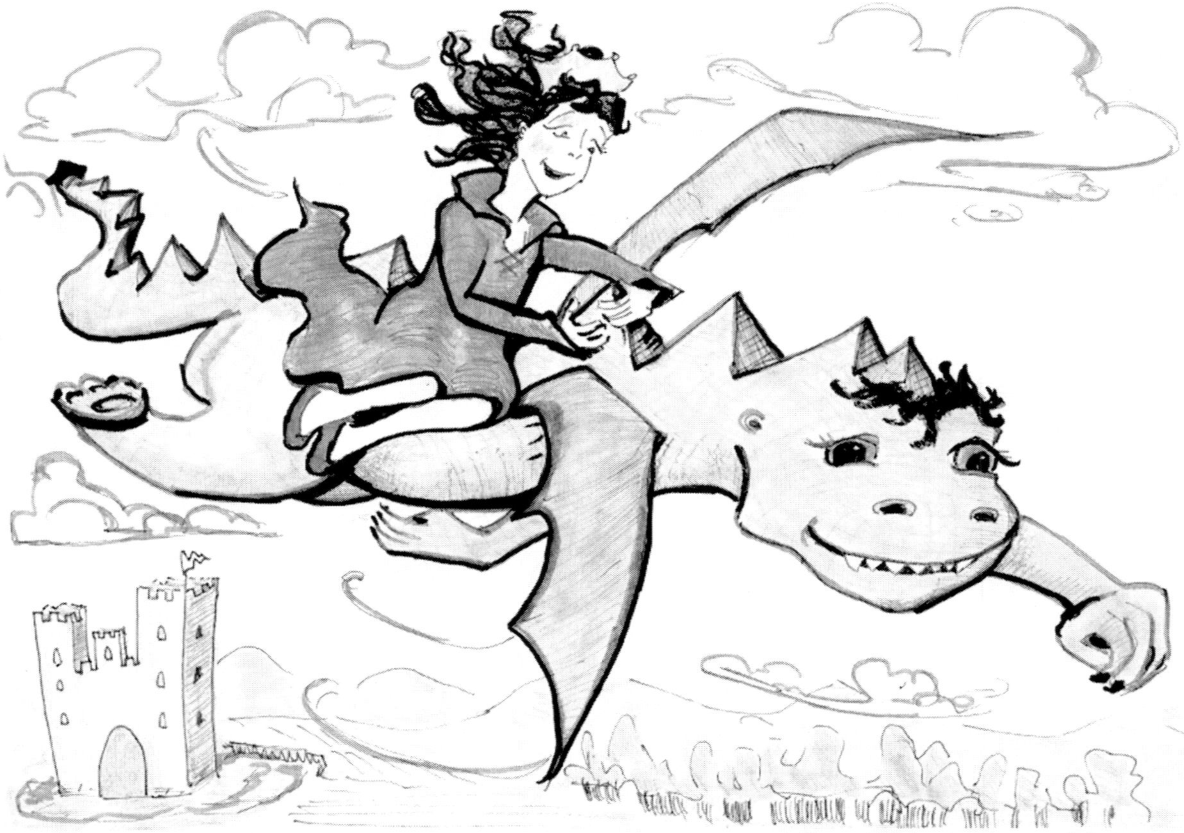

LOS PROTAGONISTAS:

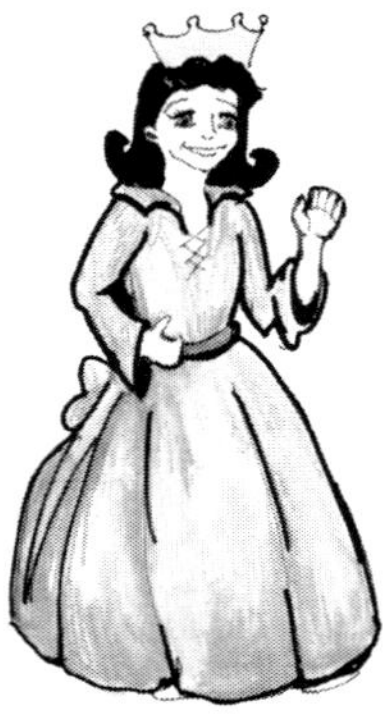

Princesa Prota

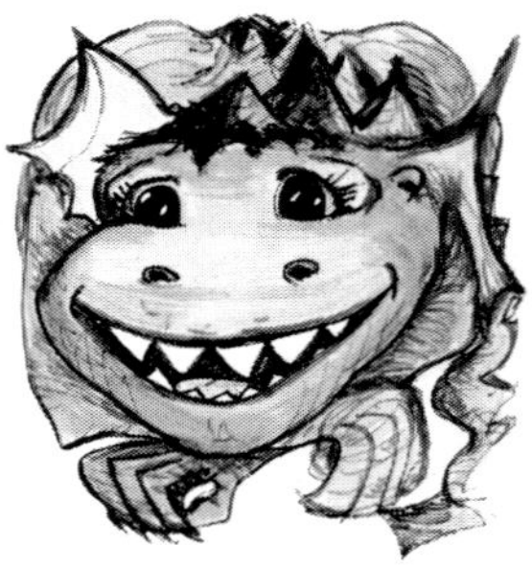

Dragón Fiu

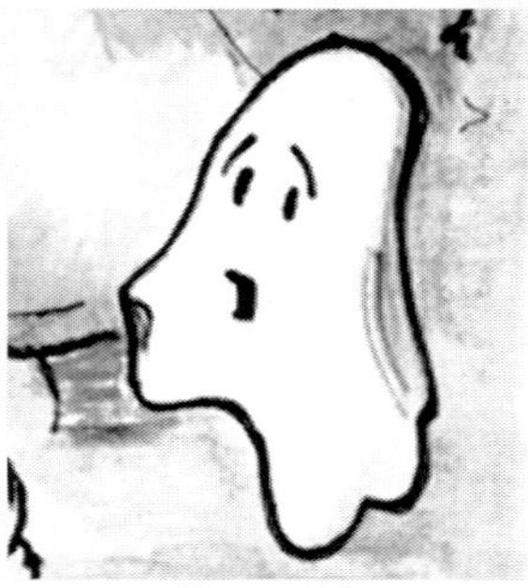

Fantasma Hu

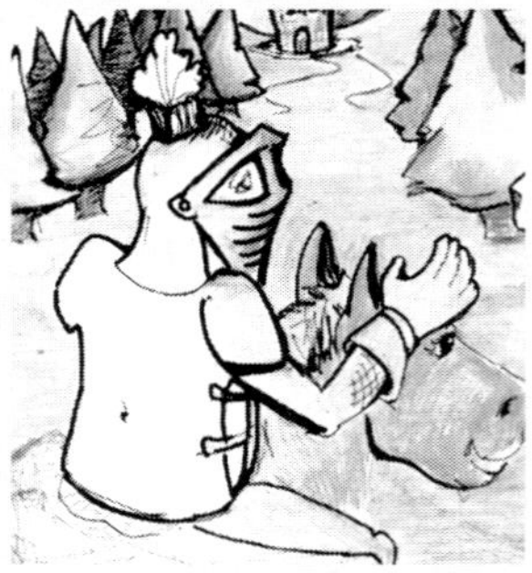

Caballero Rufus

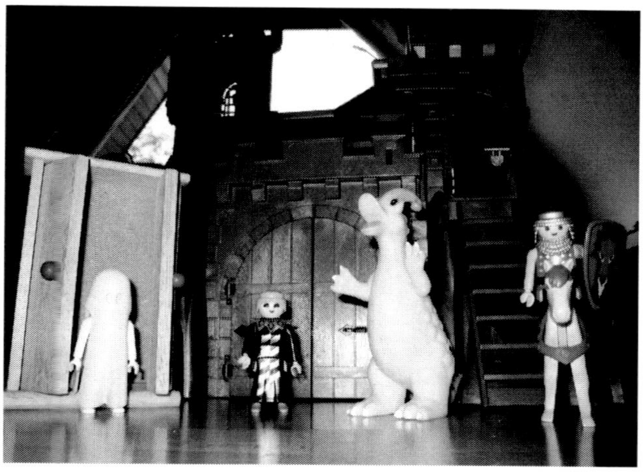

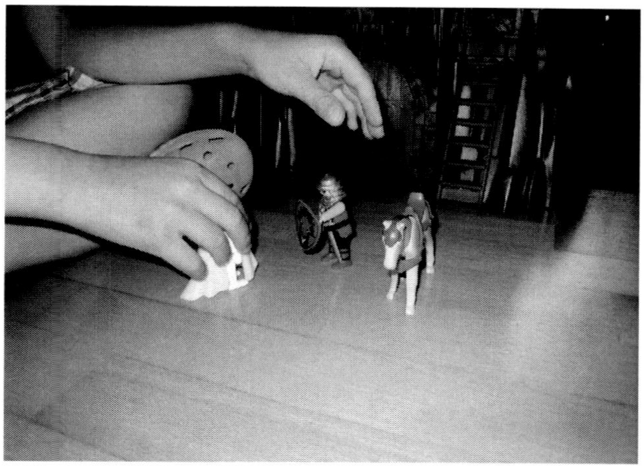

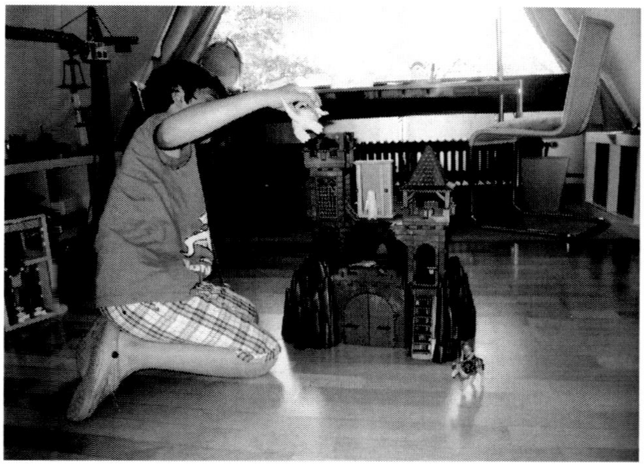

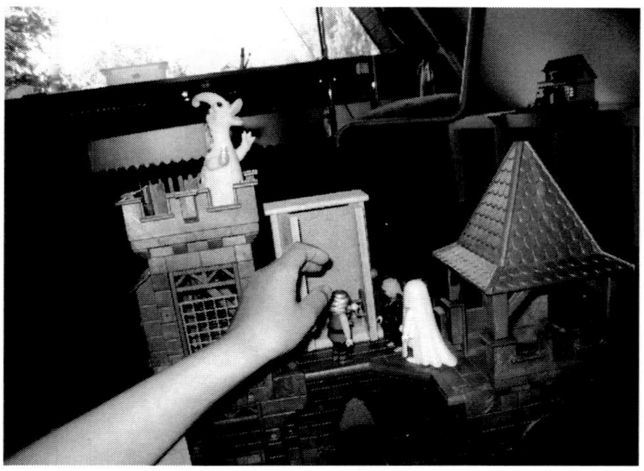

"Somos los conejitos":

En este otro guión esta ocasión utilizamos el interés de Erik por los bosques para idear un juego simbólico: el niño y el adulto son dos conejitos que van al Kindergarten de animales, por el camino les pasarán muchas cosas.

Como material, hicimos unas orejas de conejo con fieltro que nos colocamos en la cabeza.

Preparación del juego:

El niño y el adulto se colocan las orejas de conejo. *"Erik, ahora somos dos conejitos. ¿Cómo es un conejo?, descríbelo".* El niño lo describe.

El adulto describe dónde están. *"Estamos en nuestra madriguera del bosque. Vamos a salir, ¿ves los árboles?".* Los dos describen el bosque y lo que *"ven".*

Empieza el juego:

"Erik, tenemos que ir ahora al Kindergarten de anima-

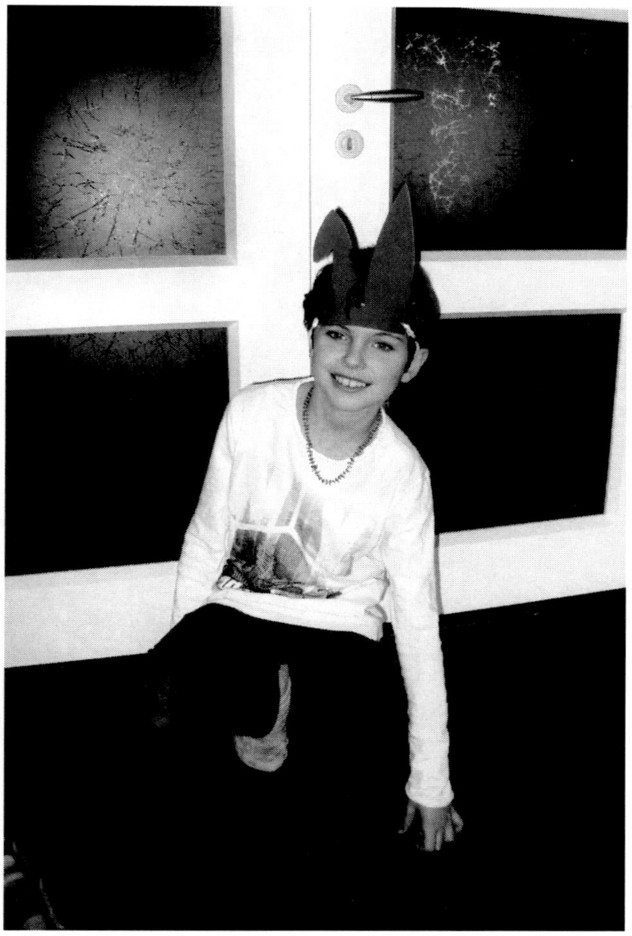

litos. Vamos". De la mano emprenden la marcha imaginaria saltando como conejitos.

"Mira qué flores tan bonitas". Señalan las flores imaginarias, las huelen. *"Qué bien huelen".*

Siguen saltando y empiezan a señalar *"árboles". "Oh (sorepsa), mira, un pino", "¿qué árbol es éste?", "un abedul".*

"Oh, cuidado, hay un zorro detrás del abedul" (gesto de susto). *"Tenemos que tener cuidado del zorro, rápido, vámonos"*, y se alejan saltando.

"Uf (gesto de alivio), el zorro no nos ha visto, qué suerte". "Sigamos al Kindergarten".

Se encuentran por el camino a dos amiguitos: el búho y el caracol. Señalar, saludar con Hola, interactuar con los dos.

Llegan al Kindergarten. La profesora dice que tienen que buscar en el suelo del bosque, a ver qué encuentran.

Agacharse y *"recoger"* diferentes cosas: una flor, una piña, una seta, ramitas, etc.

"Muy bien, ¿qué has encontrado?", el niño enumera. Se provoca que el niño pregunte: ¿qué has encontrado tú?".

"Y ahora vamos a dibujar lo que hemos encontrado", "¡hemos sido unos conejos fantásticos!".

El juego del león:

Mi marido también es ocurrente en sus juegos con Erik. E ideó un juego muy divertido que combina el juego simbólico con engañar:

El niño juega con un adulto. El adulto simula ser un león y quiere atraer la atención del niño. Para ello le dice:

- Oh, mira, me duele, tengo una espina aquí (se señala el pie) ¿Me puedes ayudar?.

El niño va a ayudarlo, y entonces el león se lo *"come".*

También el león puede decir *"soy vegetariano"*, y cuando el niño se acerca, ñan ñam, se lo *"come"* también.

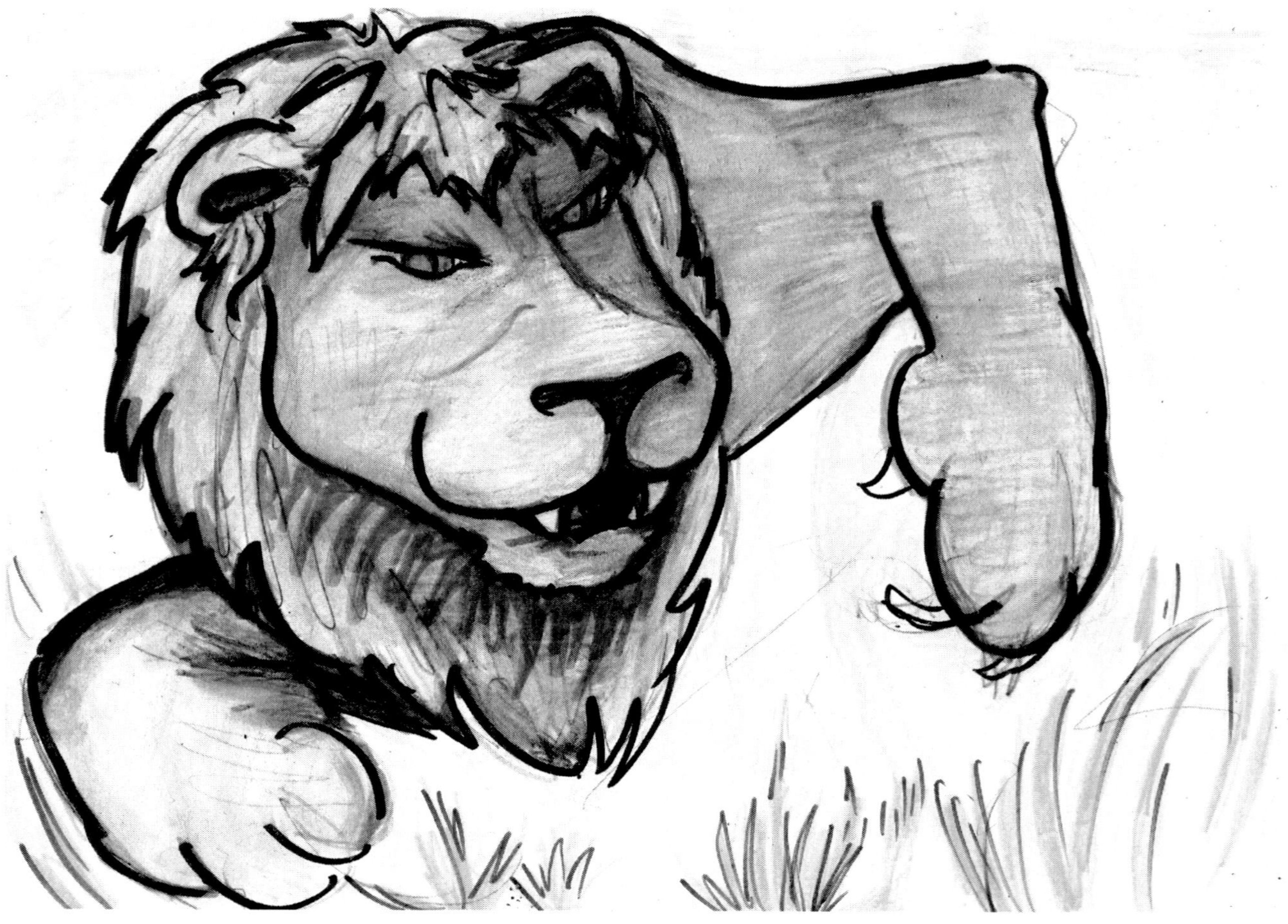

Inventar cuentos juntos

Otra idea que también hemos puesto en práctica ha sido inventarnos cuentos juntos. El dibujo de Erik muestra el nacimiento de los ositos Mekime, Mekiki y Mekimeki, que son los hijos de papá Lollo (su oso gigante blanco que adora) y de mamá Lollo (que era un oso peluche que estaba en su guardería).

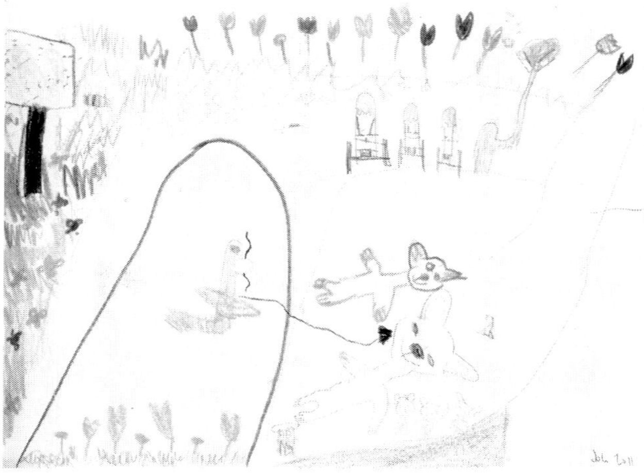

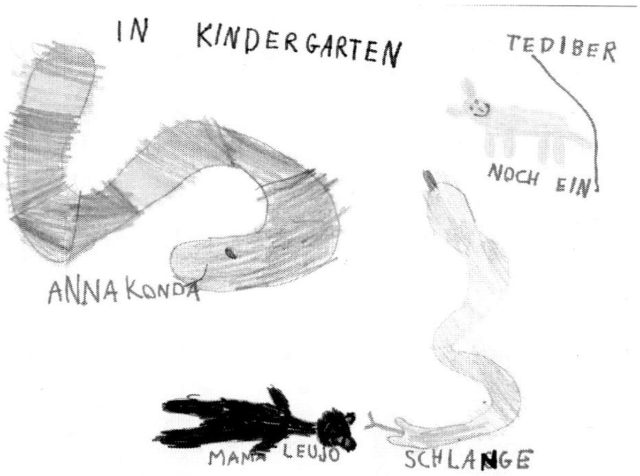

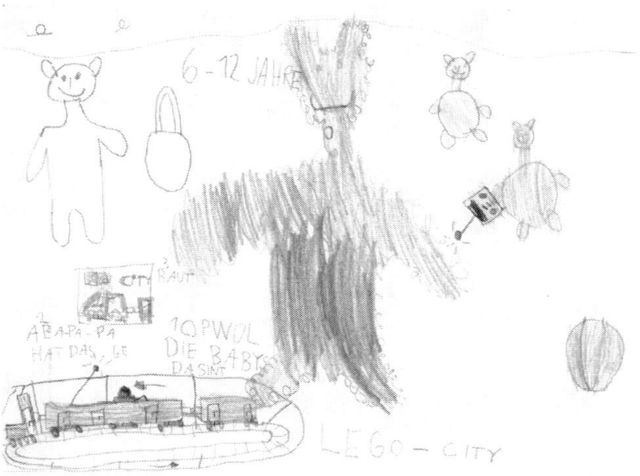

Capítulo 12

Juegos sensoriales

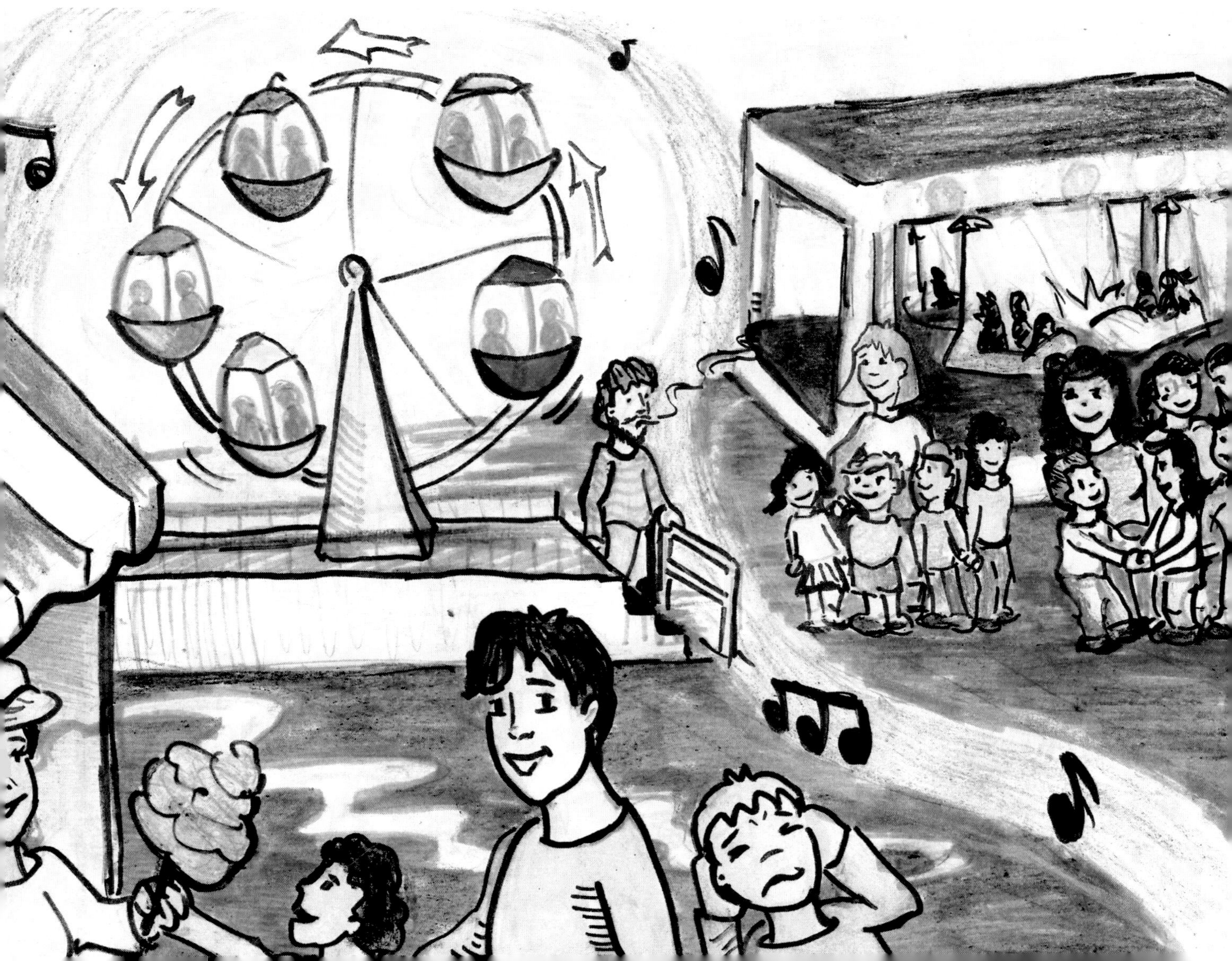

Podemos trabajar los sentidos con nuestros hijos por medio de diferentes juegos. Muchas de las personas con autismo presentan un déficit para procesar la información sensorial, que se manifiesta con reacciones exageradas a los estímulos del ambiente. Por ejemplo, se tapan los oídos ante determinados ruidos, no quieren entrar en el supermercado por los olores que despide la carnicería, rechazan ciertas prendas de ropa o las luces de neón les irritan. Por el contrario, pueden presentar una fascinación especial hacia determinados ruidos, sienten predilección por un color concreto o comen cosas con la misma textura. Las combinaciones son infinitas.

Cada sentido (tacto, gusto, olfato, oído, vista) nos provee información sobre el medio ambiente que nos rodea. El cerebro reorganiza toda esa información que entra por los sentidos y da significado a lo que nos rodea con respuestas adecuadas. Por eso es importante enseñarles a nuestros hijos estrategias para que puedan acoplarse de manera más adaptativa en el ambiente. Habrá que conocer muy bien cuáles son sus problemas sensoriales para trabajarlos o para modificar el ambiente de forma que no les moleste sobremanera hasta que puedan superarlo.

Ya en el capítulo cuatro vimos muchos ejercicios para trabajar el tacto y el contacto coporal, ahora vamos a avanzar con nuevos juegos, sobre todo en el oído, el olfato y el gusto.

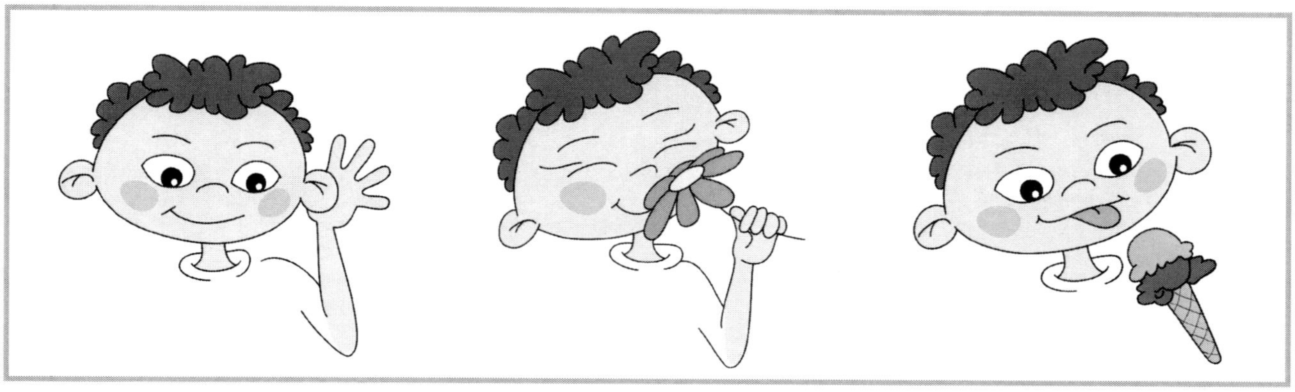

12. 1 Juegos de estimulación auditiva

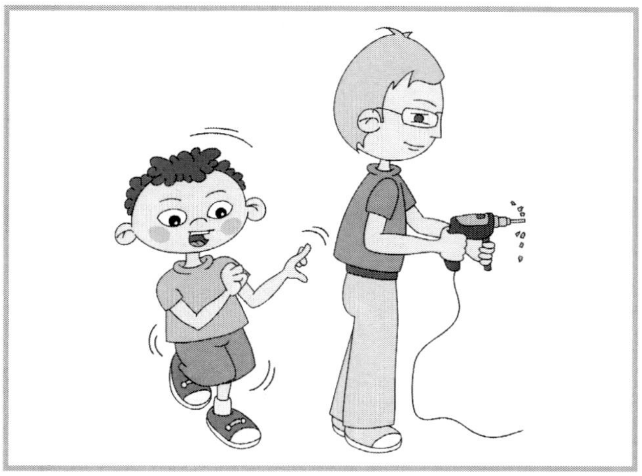

Erik tiene una sensibilidad muy especial hacia determinados sonidos: lo alteran, lo excitan, lo *"emborrachan"* o le dan miedo. Han ido por rachas, además. Tan pronto las campanas de la iglesia le volvian loco de alegría, como no quería pasar por la calle de la iglesia porque sabía que estaban las campanas.

Durante mucho tiempo no podía aguantar el llanto de un niño pequeño. O bien se tapaba los oídos o se acercaba hasta el bebé embalado al grito de guerra *"bebé contento, CONTENTOOOO"*. De pequeño le asustaba la aspiradora, el cortacésped, la batidora, el secador... y ya no hay problemas con esos objetos. Aunque los llantos de un bebé siguen sin gustarle, su reacción ya es calmada.

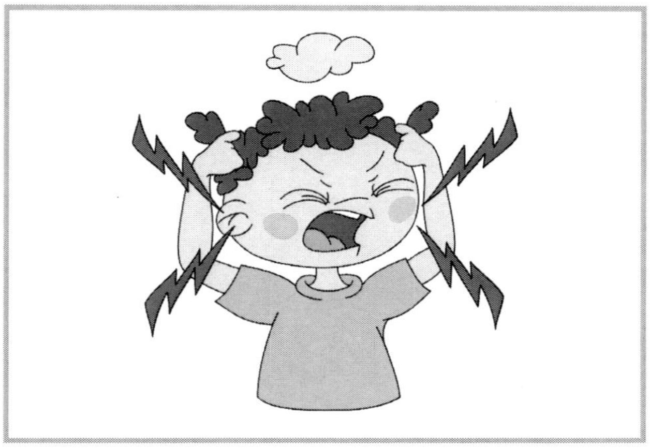

Durante un tiempo no podía soportar el sonido de los secamanos de los lavabos públicos. Y su relación con los aparatos de música era de amor / odio. La caldera de la calefacción le fascina, al igual que el sonido del compresor de un frigorífico. También con las canciones hay que tener un cuidado especial: unas le encantan, y otros no quiere escucharlas.

Hemos trabajado mucho, tanto de manera sistemática como en el día a día, la hipersensibilidad acústica de Erik. Comento ahora los diferentes ejercicios que hemos ido haciendo. Erik ha mejorado mucho en este sentido, pero aún nos queda trabajo por delante.

TENDREMOS EN CUENTA:

- Lo más importante es que Erik ha aprendido a decir qué ruidos le molestan y cuáles le gustan mucho.

Ejercicio 1. Aprender a oír ruidos y sonidos espontáneos

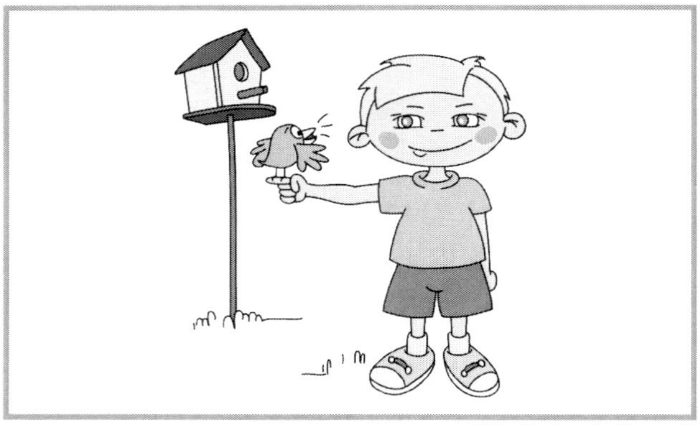

Le pedimos al niño que esté un momento callado (si puede, con los ojos cerrado) y escuche. Nos llegarán sonidos como: un coche que circula afuera, el ladrido de un perro, el sonido del viento, la lavadora que funciona, una puerta que se abre, etc. Le iremos pidiendo al niño que los identifique.

Nosotros practicamos estos ejercicios tanto dentro de la casa como en el exterior. Podemos hacerlo sentados o recorriendo la casa o saliendo a la calle (con los ojos abiertos, claro).

También le podemos pedir al niño que identifique sonidos dentro de él: el latido del corazón, la expulsión del aire por la boca, un gruñido de las tripas, etc.

Este ejercicio nos servirá también para identificar aquellos sonidos con los que el niño tiene problemas (y que trabajaremos después de forma sistemática). La orden será: *"(nombre del niño), ¿qué escuchas?"*.

Ejercicio 2. Aprender a oír sonidos y ruidos provocados.

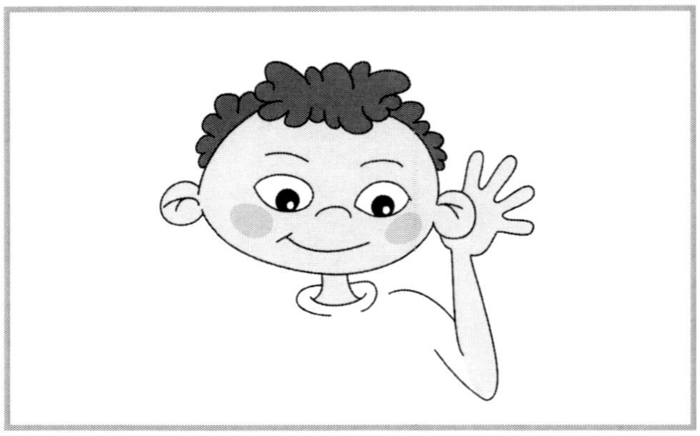

Este ejercicio lo realizamos sentados en mesa. Erik tenía la carita cubierta con una máscara que no le dejaba ver. Hacíamos un sonido, y él lo tenía que identificar tras la pregunta: *"¿qué escuchas?"* Dejo una lista con ideas:

- Cortar papel con la tijera.
- Golpear la mesa con los nudillos.
- Arañar una superficie con las uñas.
- Hacer rodar una pelota.
- Golpear con un martillo.
- Sacarle punta a un lápiz.
- Arrugar papel.
- Doblar papel.

TENDREMOS EN CUENTA:

– Así nos dimos cuenta, por ejemplo, que a Erik le molestaba mucho su sonido de tragar al beber, porque se golpeba con la mano la cabeza. Reconducimos esa conducta enseñándole a golpear despacito la mesa.

– Saltar sobre el suelo.
– Dar palmas.
– Chasquear los dedos.
– Chasquear la lengua.
– Silbar.
– Dejar caer un objeto al suelo.
– Frotarse las manos.
– Echar líquido en un vaso.
– Dar vueltas con una cucharilla en una taza.
– Cerrar una cremallera.
– Escribir con tiza sobre la pizarra.
– Escribir sobre un papel.
– Romper papel.
– Dejar una taza sobre el platillo.
– Dar un mordisco a una manzana.
– Cortar con un cuchillo.
– Comer algo crujiente.
– Sonarse la nariz.
– Tirar un manojo de llaves al suelo.
– Intrumentos: flauta, castañuela, xilófono, pito, etc.
– Sonidos onomatopéyicos de animales.

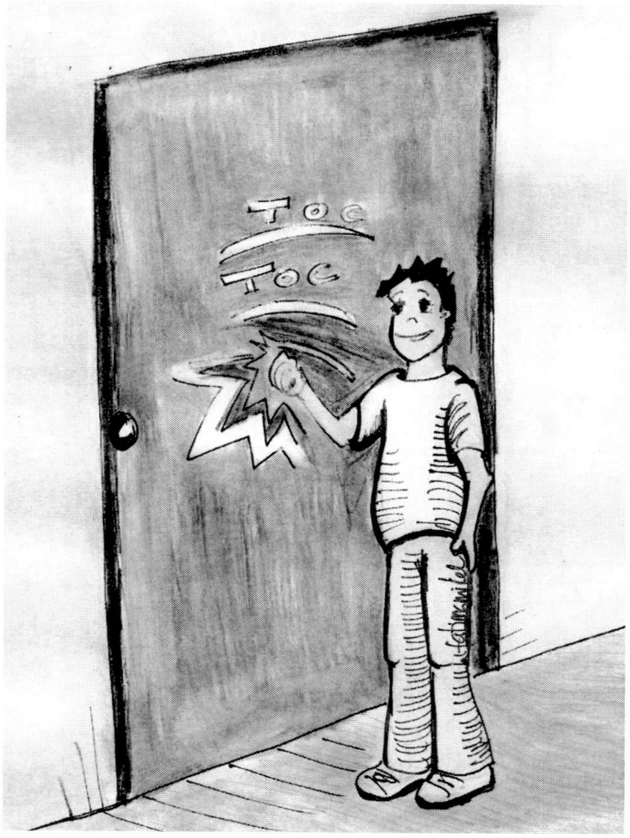

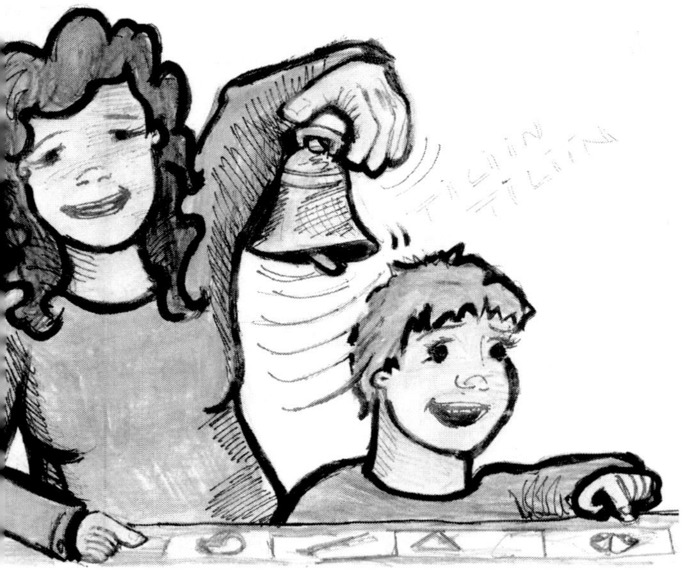

Con el tiempo, cuando Erik había superado su miedo a secadores, batidoras, etc, también utilizábamos pequeños electrodomésticos.

Más ideas:

- El niño provoca él mismo los sonidos tanto con objetos como con su propio cuerpo.

- Coleccionar objetos sonoros: oír el sonido que producen al caer, al chocar uno con otro, al soplar, al arrastrarlos, al arrugarlos... (se pueden hacer clasificaciones siguiendo algún criterio válido) Los que hacen ruido al caer, los que lo producen al soplar, etc.

VÍDEO DE UNA SESIÓN NUESTRA DE TRABAJO:

http://elsonidodelahierbaelcrecer.blogspot.de/2009/03/hipersensibilidad-sonidos-ejercicios-1.html

TENDREMOS EN CUENTA:

– Si el niño aún no tiene lenguaje, puedes producir el sonido y que lo señala sobre un pictograma.

Ejercicio 3: "memory" de sonidos.

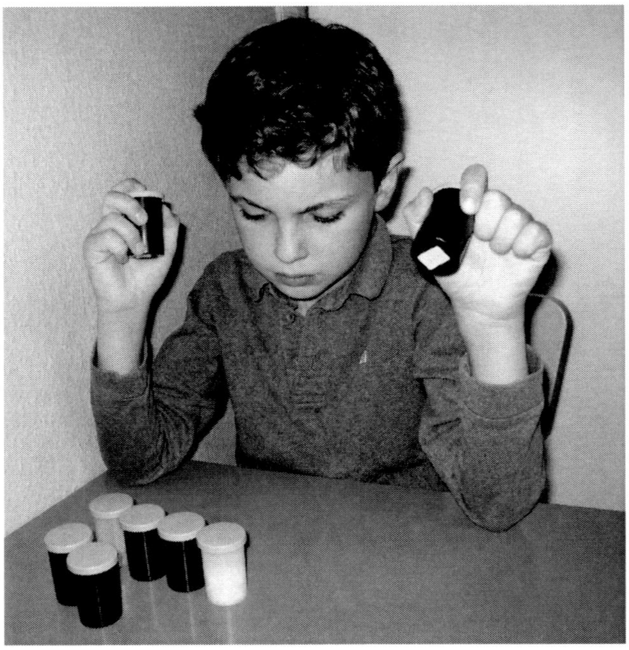

Para realizar este ejercicio, preparamos el material de trabajo utilizando los cartuchos vacíos de los carretes de fotos y pequeños objetos para meter en su interior: arroz, harina, granos de café, arena, trozos de porcelana, pepitas de manzana, maíz, trocitos de espaguetti, grapas, bolitas de metal, etc. Escribe debajo el contenido en una etiqueta pegada.

Había dos carretes con arroz, dos con pepitas de manzana, etc. En un principio trabajábamos con series de tres (es decir, seis carretes). Erik levantaba un carrete, lo hacía sonar. Después levantaba otro, etc. hasta identificar el par. Poco a poco fuimos subiendo el número de pares.

Impresionante su precisión, incluso para distinguir harina, de arena, de azúcar o de sal.

Ejercicio 4. La lotería auditiva:

Para este juego tienes que grabar varios ruidos, por ejemplo un coche cuando arranca, una puerta que chirria al cerrar, la batidora, la cisterna, una cerilla que se enciende etc. Para cada sonido grabado, buscas una

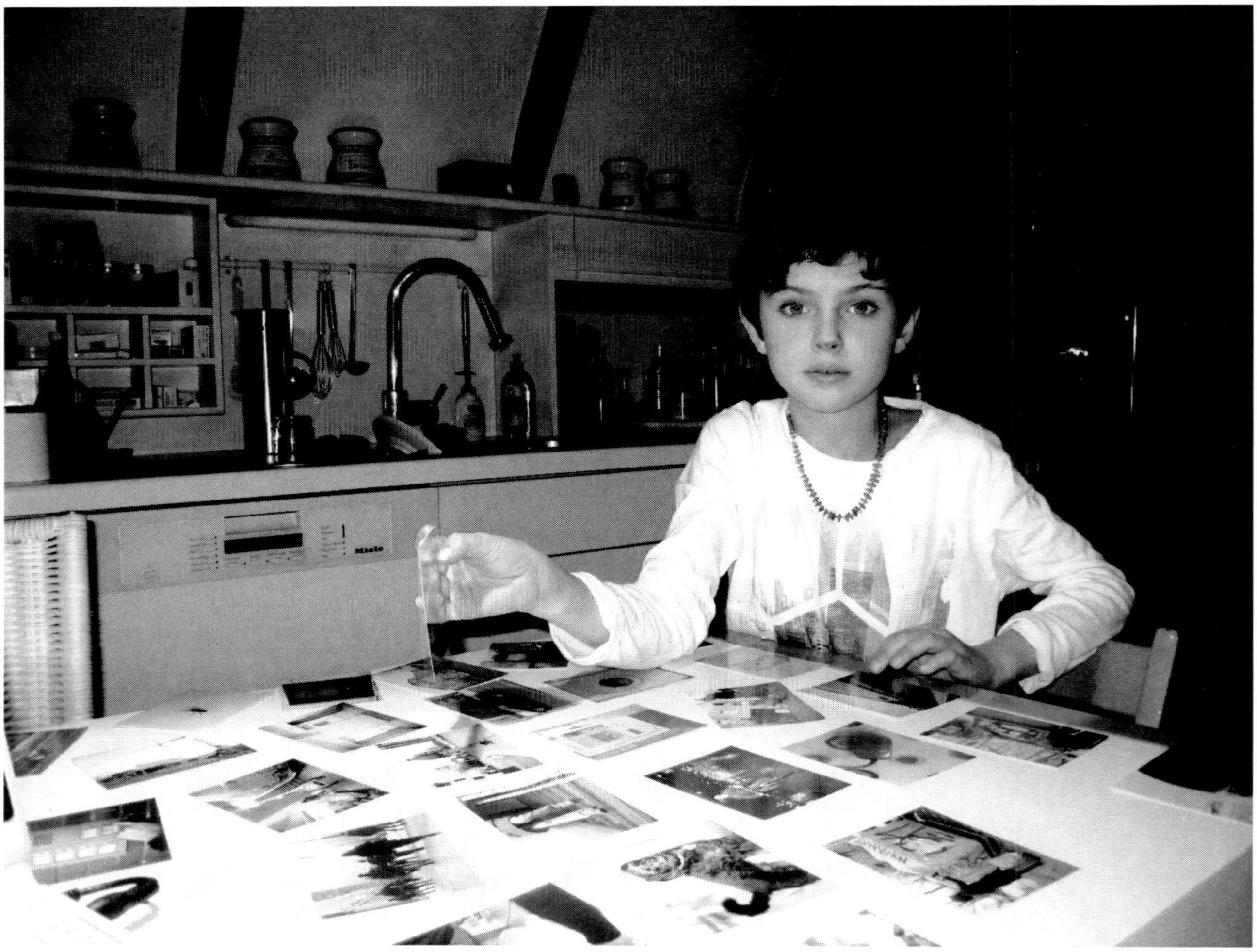

imagen en revistas, las recortas y pegas encima de unas tarjetas blancas. Pones la cinta con los sonidos grabados. El juego consiste en señalar la tarjeta que corresponde al sonido que se escucha en cada momento. El que primero la identifica correctamente, se queda con la tarjeta. El ganador es el que más tarjetas tiene al final. En este juego, los niños comprenden las relaciones y aprenden a memorizar.

Ejercicio 5. Desensibilización sistemática con sonidos que asustan

La desensibilización sistemática consiste en exponer a la persona al estímulo que le provoca la reacción de ansiedad a una intensidad tan baja que esta reacción no se produzca. A medida que vaya tolerando ese estímulo se puede ir incrementando muy gradualmente la intensidad del mismo, tomando la precaución de no provocar una respuesta emocional. Lo que buscamos es que poco a poco se vaya habituando.

Trabajar con los objetos problemáticos:

En nuestro caso, antes de empezar a trabajar de forma sistemática con sonidos grabados, se nos ocurrió

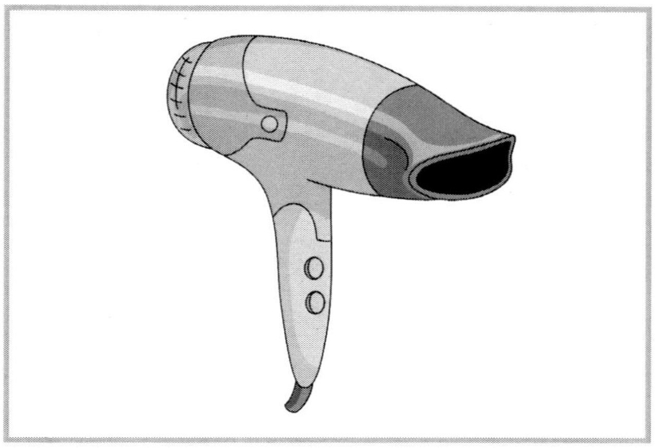

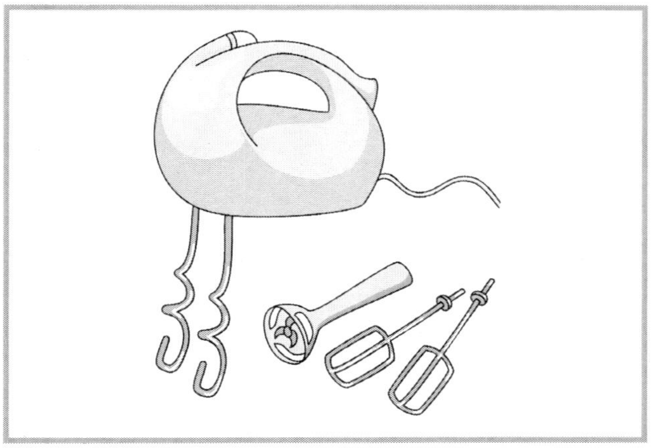

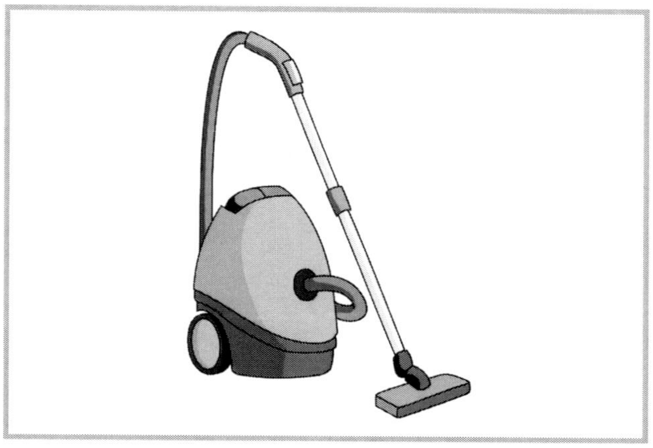

trabajar con los objetos en sí que podíamos tener a mano: secador, batidora y aspiradora, por ejemplo.

Ejemplo con el secador:

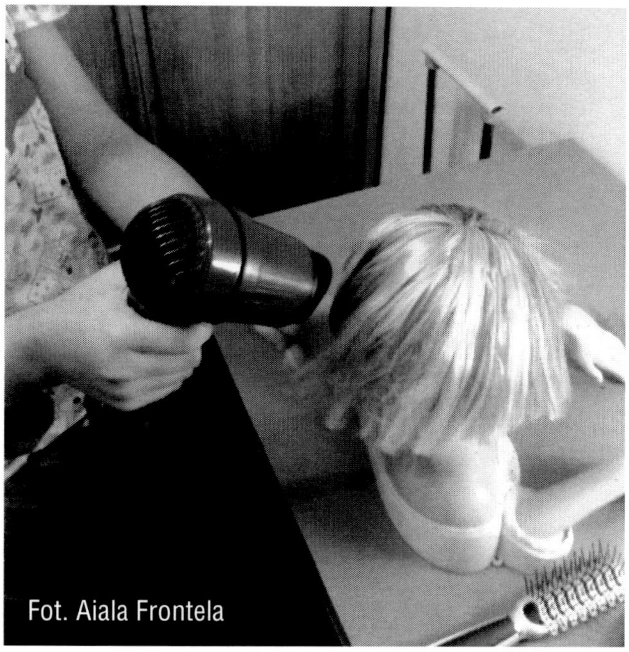

Fot. Aiala Frontela

- Utilizamos primero un secador de juguete y jugamos a lavar el pelo de una muñeca y secarlo después. Poco a poco fuimos imitando el sonido onomatopéyico del secador: *"uhhhhhhhhhhhhhhh"*.

- Hicimos dibujos de una nena con el pelo mojado y después secándoselo con el secador. Imitando el sonido.

- Recortamos después esos dibujos y trabajamos el que Erik armara la secuencia lavar el pelo – secarlo. También con el sonido.

Posteriormente preparé una secuencia para que aprendiera a decir que el secador le molesta:

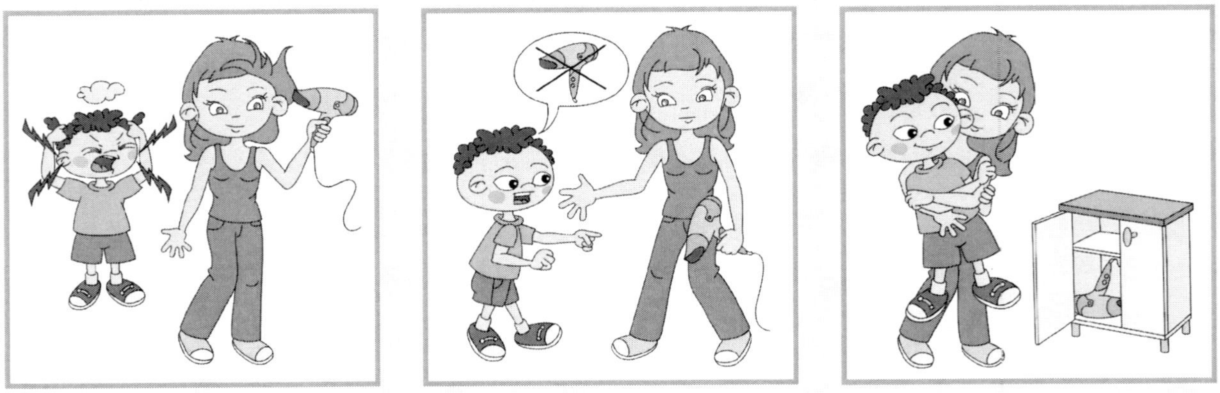

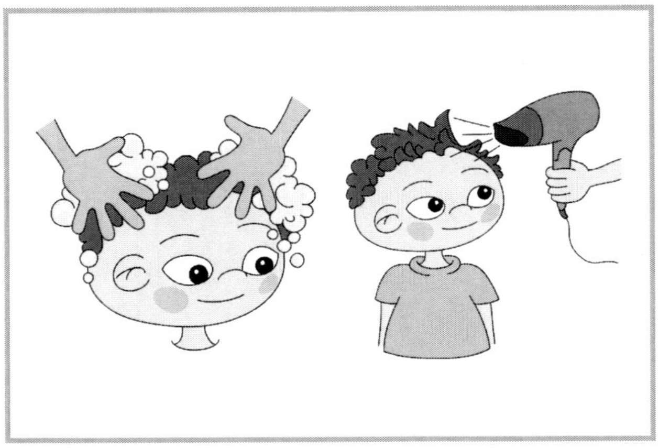

- Le dimos un secador de verdad Erik desconectado, para que lo viera bien. Le explicamos las diferentes partes, los interruptores, el aire caliente y frío, etc. Jugamos a secarnos el pelo con el secador desconectado.

- Pusimos en marcha el secador con un nivel suavecito, y dejamos que Erik lo apagara de inmediato. Fue cogiendo confianza y lo encendía y lo apagaba él.

- Si me secaba el pelo, procuraba que Erik estuviera conmigo en el cuarto de baño. Hasta que un día se decidió a *"secarme"* él el pelo a mí.

- Y ya logramos secarle el pelo a él. Actualmente no hay ya ningún problema en usar el secador.

Este mismo sistema lo usamos con otros objetos.

Grabar sonidos

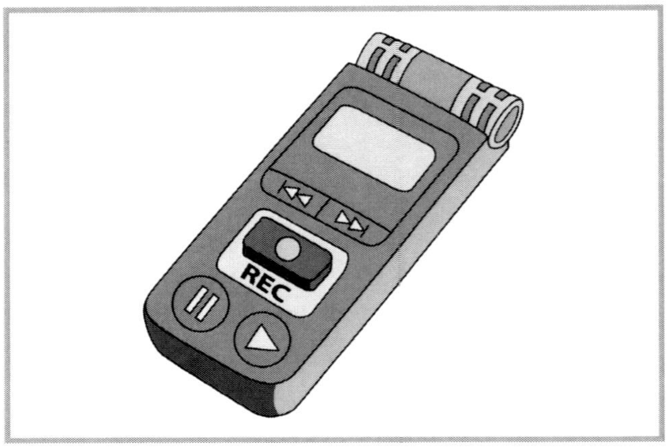

Ana Cortijo, la mamá de Unai, me comentó cómo trabajaba con su pequeño los sonidos que le asustaban: *"yo grabo los sonidos que más le asustan, luego le dejo que juegue con la grabadora, primero pongo el sonido bajito y voy subiendolo poco a poco, él da al play y sale de estampida pero ahora se ríe (mientras sale de estampida)".*

TENDREMOS EN CUENTA:

– Para reforzarlo, trabajamos también un programa de causalidad. Es decir, causa-efecto: ¿Por qué llora el bebé? - porque tiene hambre, porque tiene sueño, porque no puede hablar, porque tiene caca, porque quiere que la mamá le coja... Haciendo hincapié también en que el bebé estaba contento aunque llorara, pues llorar se debía a las razones antes explicada y los bebés no pueden hablar.

Esta idea la pusimos en práctica con Erik, por ejemplo, grabando llantos de bebés. O gritos de niños. Establecimos unas sesiones en las que una vez relajado y previo aviso, le expusimos a esos sonidos pero con un volumen mínimo. A medida que los iba tolerando se fue aumentando el volumen muy poco a poco. Además se le dio a él el control del volumen para que lo aumentase cuando pudiese soportarlo. Al final era capaz de escuchar los sonidos a un volumen alto e incluso sin previo aviso.

Cuando él se dio cuenta de que podía nivelar el volumen del sonido, ya no se alteraba tanto al escucharlo.

Ejercicio 6. Diferenciar las voces:

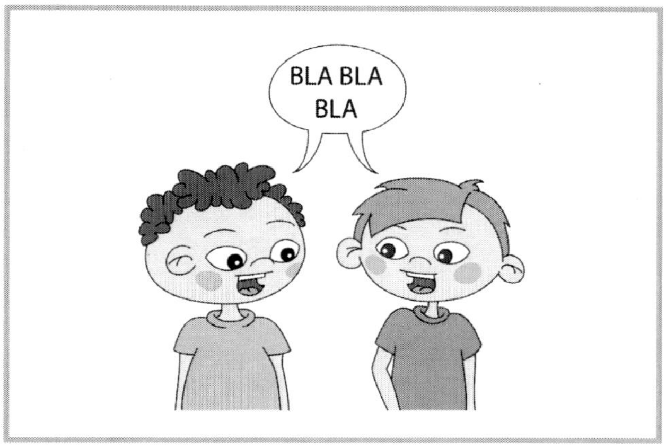

También es importante comprobar si nuestros hijos diferencian las distintas voces y las reconocen. Puedes hacer el siguiente juego, y para ello necesitas la ayuda de una o más personas.

Os sentáis en el suelo, con vuestras espaldas vueltas a la espalda del niño. Uno de los adultos dice algo, por ejemplo, *"¿Hola, nonbre del niño, quién soy?"*. Y el niño debe decir quién es. En el caso de que no haya lenguaje verbal, ten preparadas las fotos de las personas que forman parte del juego. El niño deberá mostrar la foto de la persona qe haya hablado.

Puedes practicar este juego también pero en vez de hablando, imitando el sonido de un animal. El niño deberá decir qué persona lo ha hecho.

Ejercicio 7. Apreciar las distancias sonoras:

Con este juego, el niño reforzará los conceptos cerca-lejos.

Materiales: pelota, maracas, matasuegras, etc.

Botas la pelota junto al niño (o haces sonar la maraca o el matasuegras) y le dices: *"estoy cerca"*. Luego te separas a cierta distancia, vuelves a botar y decies: *"estoy lejos"*. Conforme el niño se haya familiarizado, harás la acción y preguntarás: *"¿estoy cerca o estoy lejos de ti?"*.

Más adelante realizarás este ejercicio tras haberle vendado los ojos al niño, para que no te vea y se guíe por el oído.

Ejercicio 8. Intensidad y volumen:

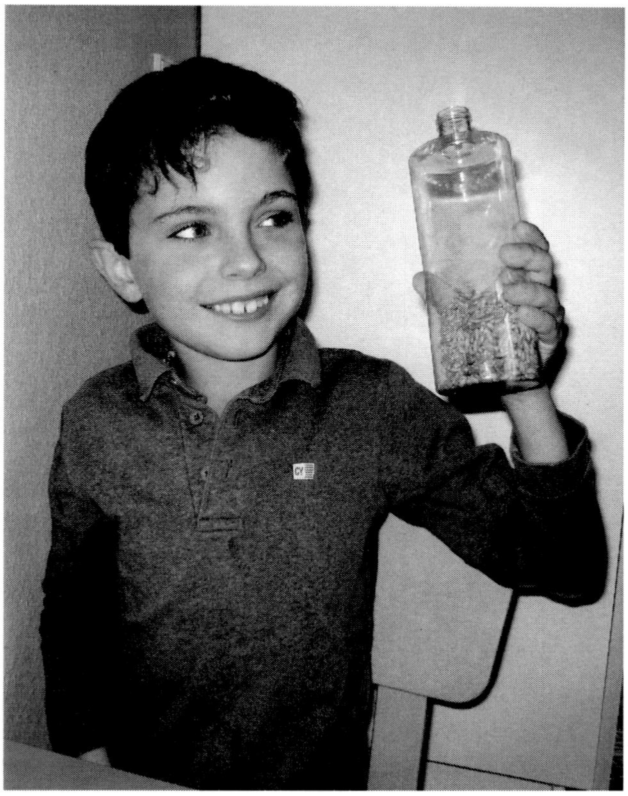

El objetivo es no sólo que el niño distinga sonidos altos o bajos (fuertes o suaves), sino también que vaya aprendiendo a regular su tono de voz:

Primero lo haces tú, mientras comentas si lo has hecho alto o bajo, luego lo harás y perguntarás al niño: *"¿Ha sonado alto o bajo?"*. Más adelante le pedirás que lo haga él, *"toca alto"*, *"habla bajo"*, etc.

- Tocar el xylófono, suavemente o con fuerza. Lo mismo con un tambor u otros instrumentos.
- Hablar alto, hablar bajito.
- Regular el sonido de un aparato de música.

Puedes rellenar también botellas de plástico vacías (o latas) con diferentes materiales: serrín, piedrecitas, arroz, canicas.... Lo agitas delante del niño, y él dirá si el sonido es alto o bajo.

Para regular el volumen de voz preparé unas fichas de trabajo que te puedes descargar (enlace 1).

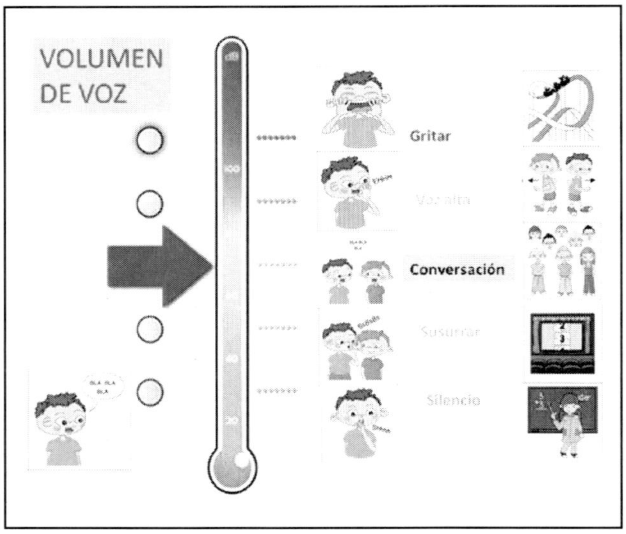

Ejercicio 9. Memoria auditiva:

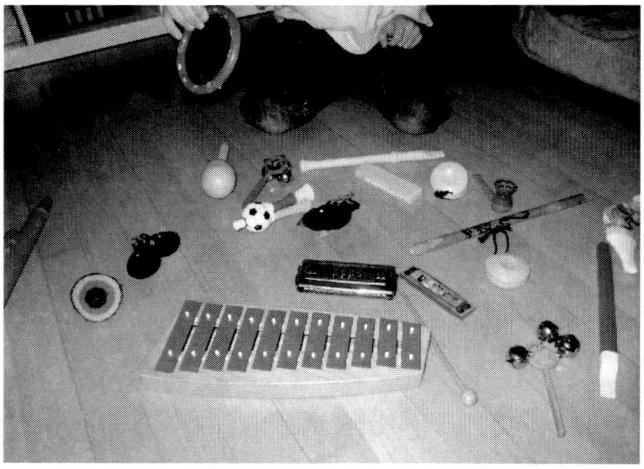

Necesitas diferentes objetos que suenen: tambor, flauta, pito, matasuegras, maracas... Además de que puedes hacer también sonidos con tu cuerpo: golpear el suelo, hacer una pedorreta, dar palmas...

Colocas los objetos en el suelo. Y empieza la acción por turnos:

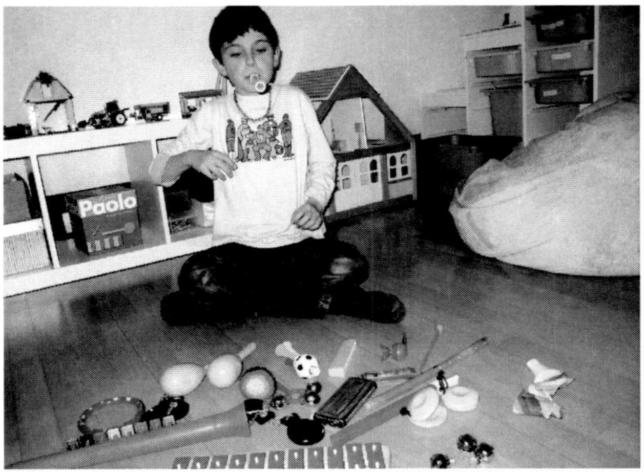

- Coges la maraca, por ejemplo, y la haces sonar.
- El niño coge la maraca, la hace sonar, y coge la flauta y la hace sonar.
- Tú coges la maraca, la haces sonar, coges la flauta, la haces sonar, y das palmas.

Y así hasta terminar con todos los objetos, o hasta donde lleguéis.

Ejercicio 10. Reconocer palabras y hacer los sonidos:

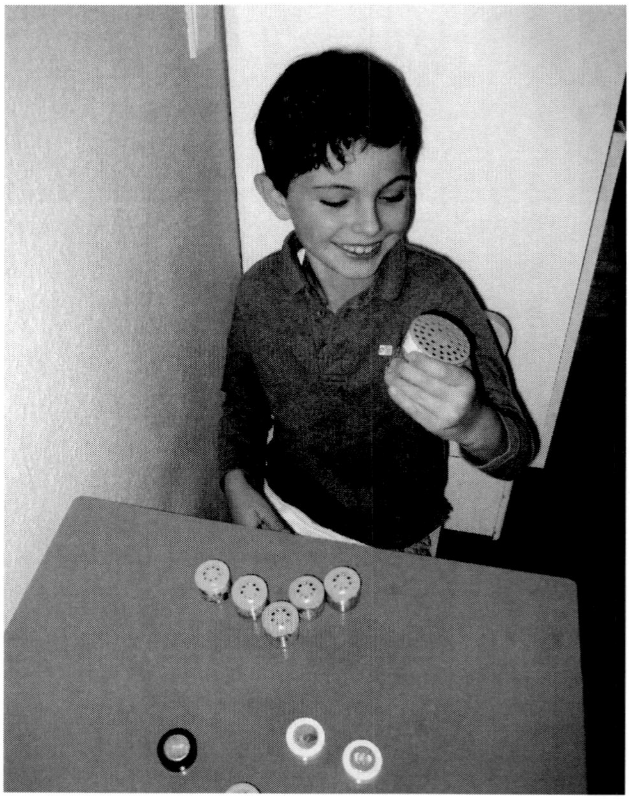

1. Fichas de trabajo

http://elsonidodelahierbaelcrecer.blogspot.de/2012/06/como-trabajar-el-volumen-de-voz.html

Este sigue siendo uno de los juegos favoritos de Erik. Me invento una historia en la que aparecen animales. Sobre la mesa, Erik tiene unas cajitas que al apretarlas o agitarlas emiten los sonidos de un animal.

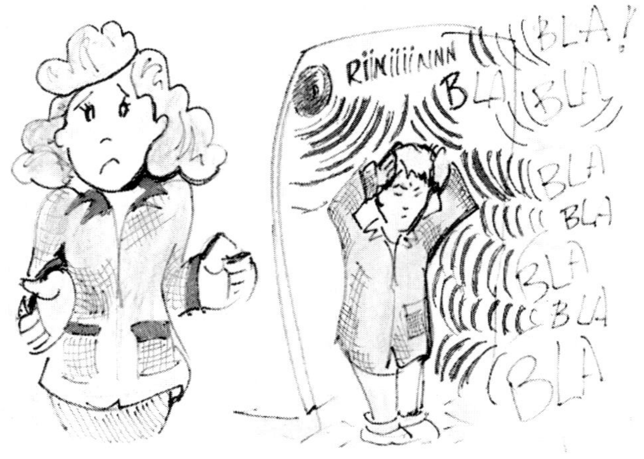

Cuento la historia y cada vez que nombro al animal (vaca, por ejemplo), Erik aprieta la cajita con el sonido de la vaca (mu).

Puedes variarlo con instrumentos musicales, tarjetas con imágenes, como quieras para que resulte lo más divertido.

Ejercicio 10. Fichas de trabajo - Catálogo de ruiditos

La fascinación por los sonidos sigue estando ahí. Hace unos meses comenzó a dibujar sonidos y a ponerles nombre, digamos que los hizo sus amigos. Y esta iniciativa de Erik me dio la idea para preparar un **catálogo de ruiditos que explico en general a continuación, y que os podéis descargar desde mi blog:**

Catálogo de ruiditos

http://elsonidodelahierbaelcrecer.blogspot.de/2012/01/catalogo-de-ruiditos.html

Historia social de los ruidos

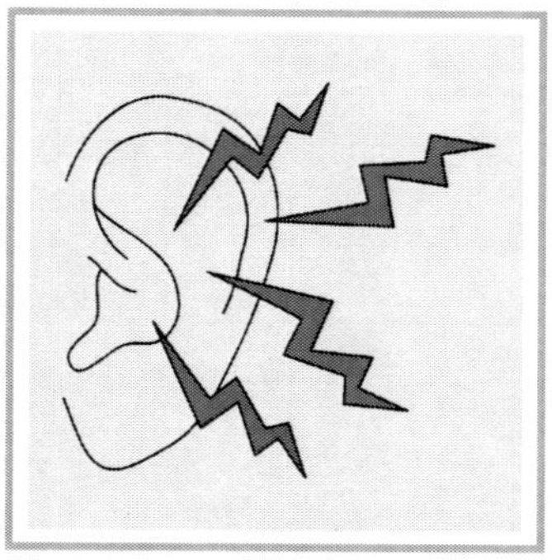

Hay ruidos y sonidos que

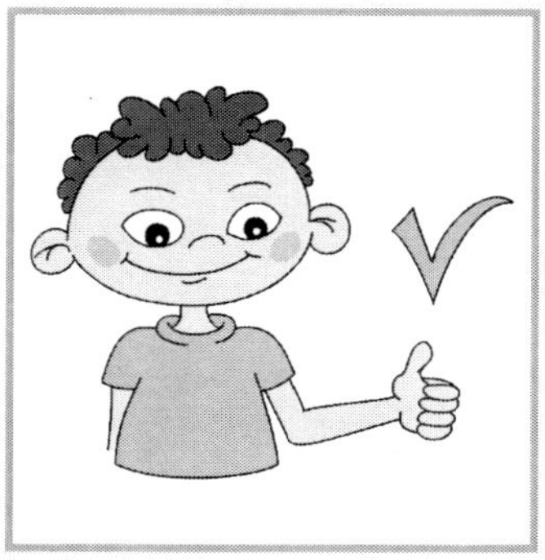

Gustan

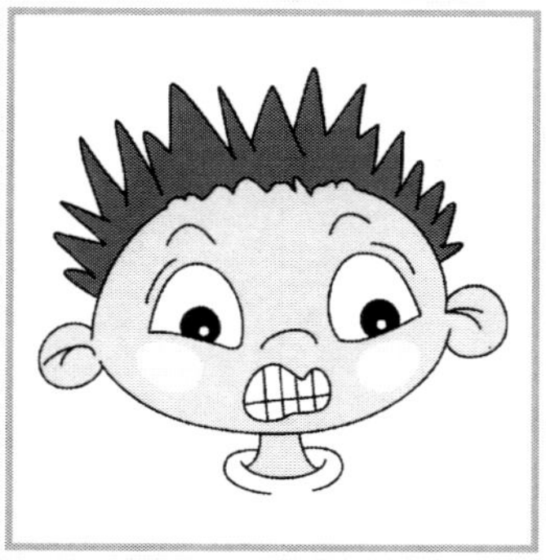

Asustan

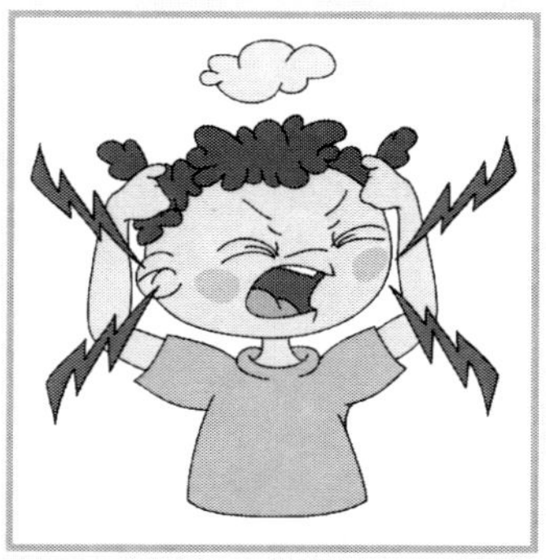

Molestan

En ese material se trabajan cuatro aspectos:

1. Cosas, personas y animales que hacen ruido – situaciones sonoras. Identificar y señalar. Puedes practicar también señalar las situaciones sonoras en una imagen con muchas situaciones o trabajar en una imagen las cosas que hacen ruido y las que no hacen ruido. Lo mismo con situaciones reales, donde puede ir introduciendo las diferentes onomatopeyas de los ruidos.

2. Los ruiditos tienen nombre: Onomatopeya.

3. Fichas de trabajo: me gusta, me asusta, me molesta.

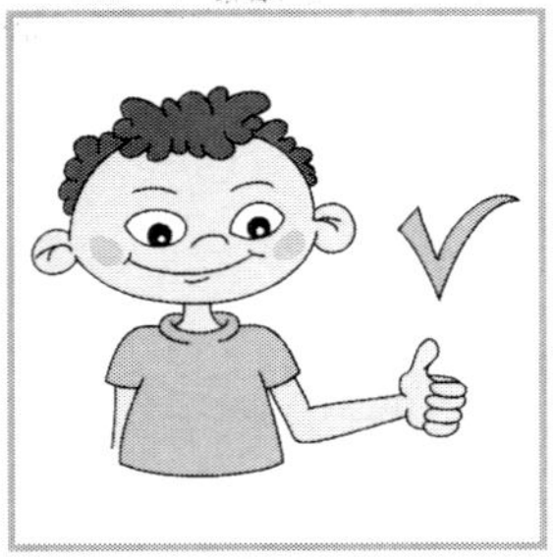
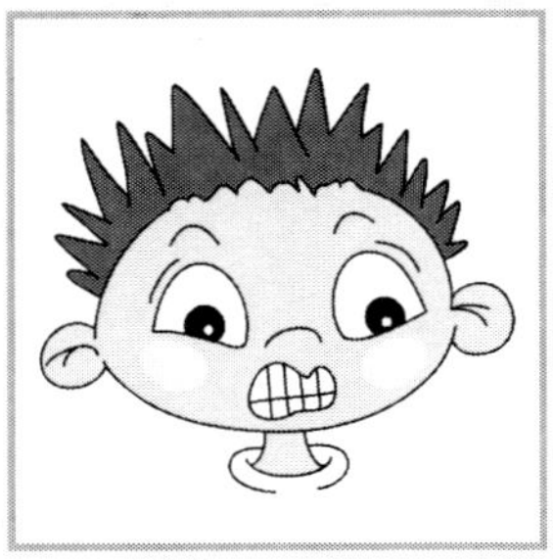
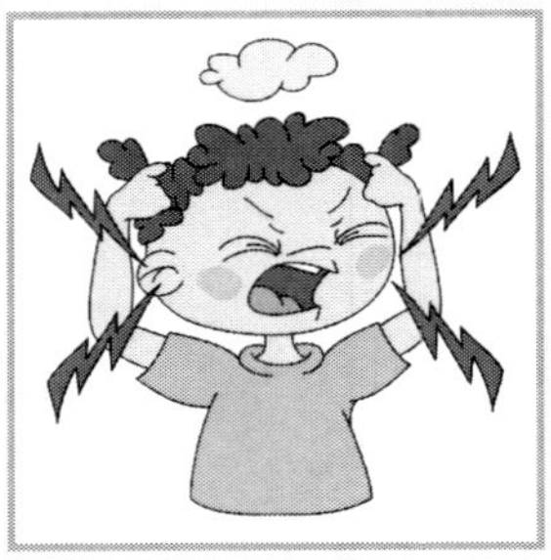

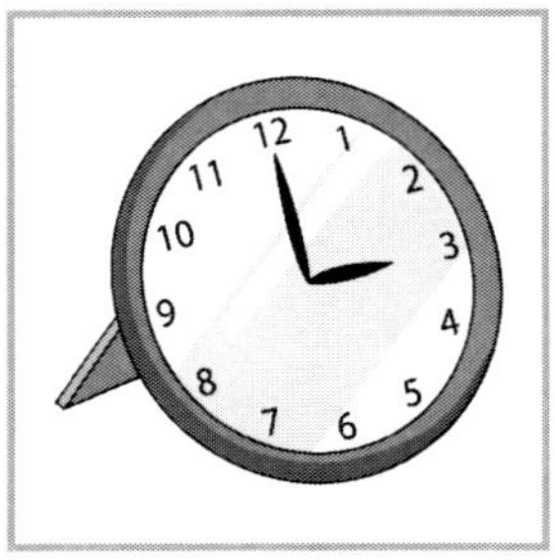

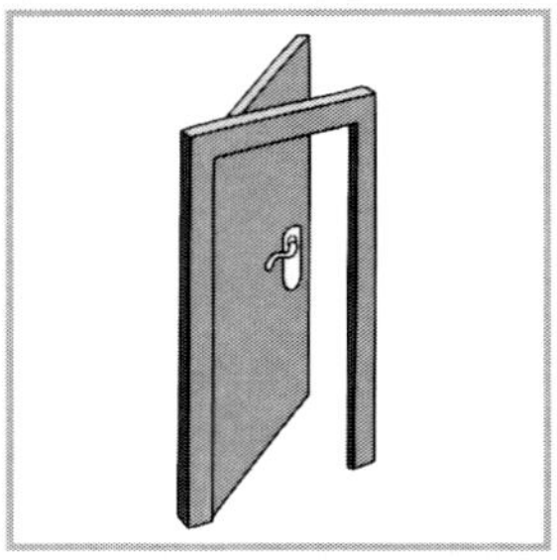

4. Dibujar y poner nombre a los ruiditos

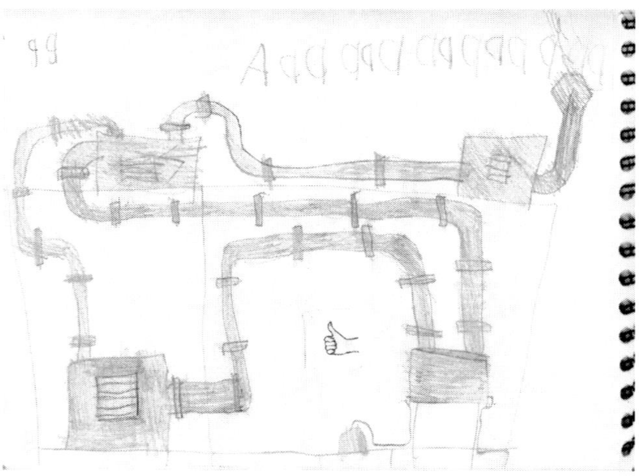
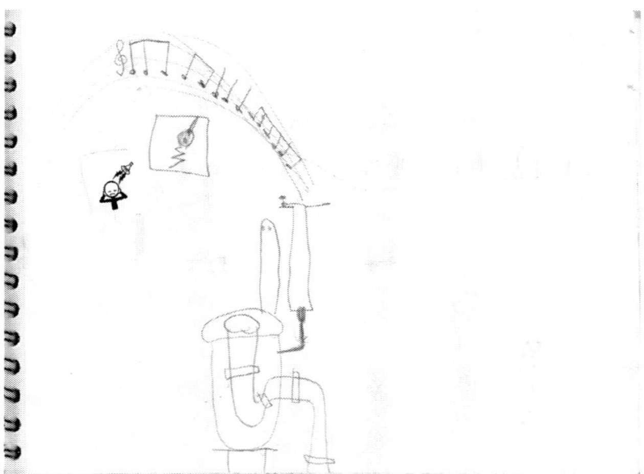

12.2 El olfato

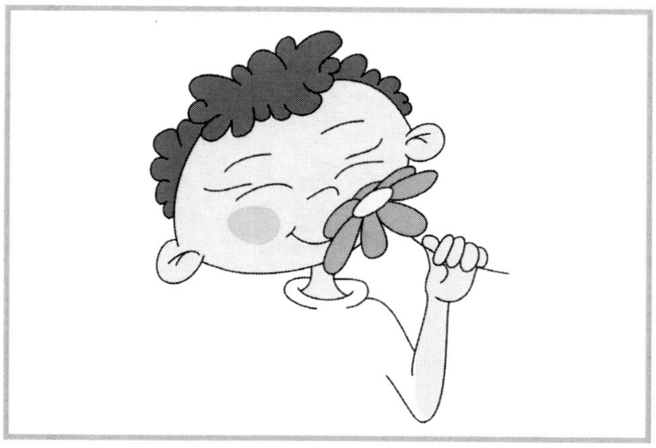

Érase una vez un niño a una nariz pegada. Así podría comenzar este apartado dado el interés de Erik por los olores. Si vamos a un restaurante, lo primero que hace es aguzar la nariz y dirigir sus pasos hacia la cocina. Tiene que dar su visto bueno. Si toma comida india, pregunta por las especias del plato, y él solito se las apaña para pedir el pan con comino. Le encanta recorrer el jardín, descubrir las plantas aromáticas, nombrarlas y comer un trocito. Y es muy especial con los olores corporales: tenemos que estar todos muy limpios.

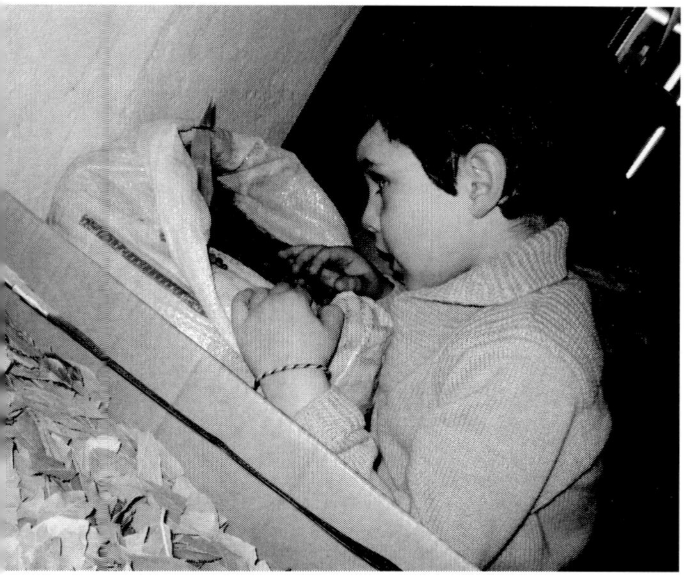

Recuerdo el gran placer de Erik cuando visitamos el Museo de las Especias en Hamburgo. Menudo atracón de olores y cómo metía sus manitas en las sacas para palpar y sentir las diferentes texturas mientras arrugaba la naricilla feliz.

Aunque los olores hoy en día siguen demasiado presentes, atrás han quedado los tiempos en que se acercaba todo a la nariz u olía a las personas. Haber trabajado la discriminación olfativa ha sido de gran ayuda para él. Oler sigue oliendo, pero no de esa forma tan descarada y sistemática. No sólo reconoce muy bien gran cantidad de olores, sino que también dice *"qué le huele bien o mal"* y sabe controlar mucho mejor su fascinación o rechazo.

Experimentar olores:

Nuestra vida cotidiana está impregnada de olores. Muchas veces nos pasan desapercibidos, otras nos resultan inaguantables. Hay olores que tranquilizan y calman, otros excitan o ponen nervioso. Con los ejercicios que se proponen a continuación vamos a empezar a descubrir el mundo de los olores con nuestros hijos. Serán los primeros pasos para que aprenda a discrimar cuáles le gustan o no, a aceptar que el olor forma parte de nuestra vida y a controlar en un futuro el rechazo.

Ejercicio 1: presentar "objetos" cotidianos y darlos a oler.

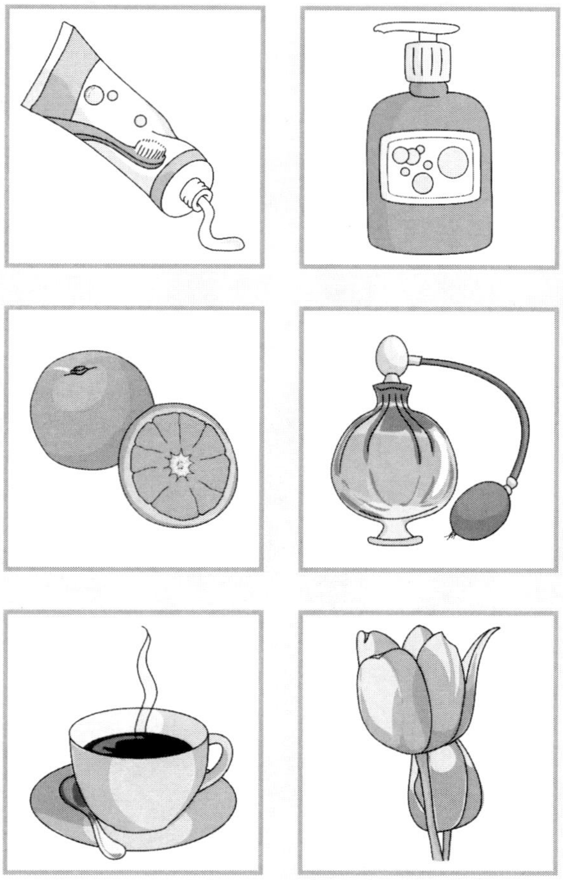

Cuando el niño lo huele, se nombra qué está oliendo. *"Esto es el desodorante"*, *"Esto es la pasta de dientes"*. Más adelante se puede matizar el tipo de olor: *"Esto es la pasta de dientes y huele a menta"*. Por último trabajaremos "¿te gusta el olor?" y anotaremos sí o no en una tabla.

- Productos de aseo: colonia, el desodorante, lociones, pasta de dientes, laca, crema o loción para después del afeitado, etc.
- Especias y hierbas aromáticas: canela, menta, chocolate, ajo, orégano, tila, tomillo, romero, comino, lavanda, etc.
- Frutas y verduras: limón, naranja, apio, manzana, plátano, guisants, cebollas, coliflor, fresas, remolacha, pepinillo, piña, etc.
- Aromas de flores: rosas, peonias, claveles, lilas, etc.
- En la cocina: asados, vinagre, pan recién hecho, mostaza, bacon, salsas, repostería, aliños, etc.
- La ropa de la lavadora: antes y después de lavar.
- Aceites esenciales.
- Utilizar distintos geles de baño: caléndula, lavanda, rosas, magnolia… o incorporar al agua aceites esenciales. También sales de baño.
- Velas olorosas, etc.

Ejercicio 2: masajes de olor

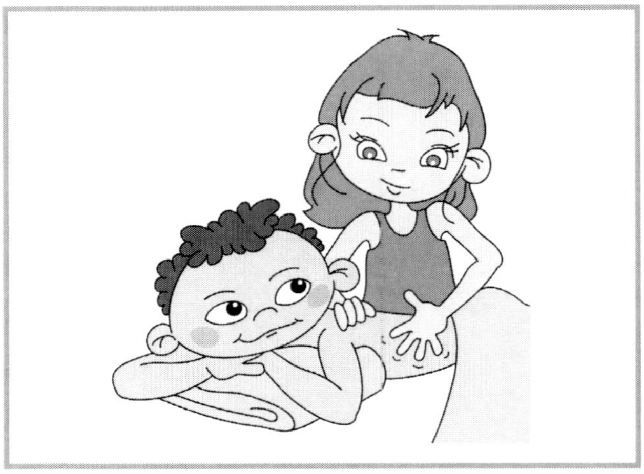

Existen muchos aceites esenciales con los que se puede masajear a un niño (nosotros usamos lavanda, caléndula y almendra amarga sobre todo).

Ejercicio 3: recorridos olorosos, donde haremos referencia a los distintos olores.

La panadería, un jardín, un bosque, la gasolinera, la granja, pescadería, etc.

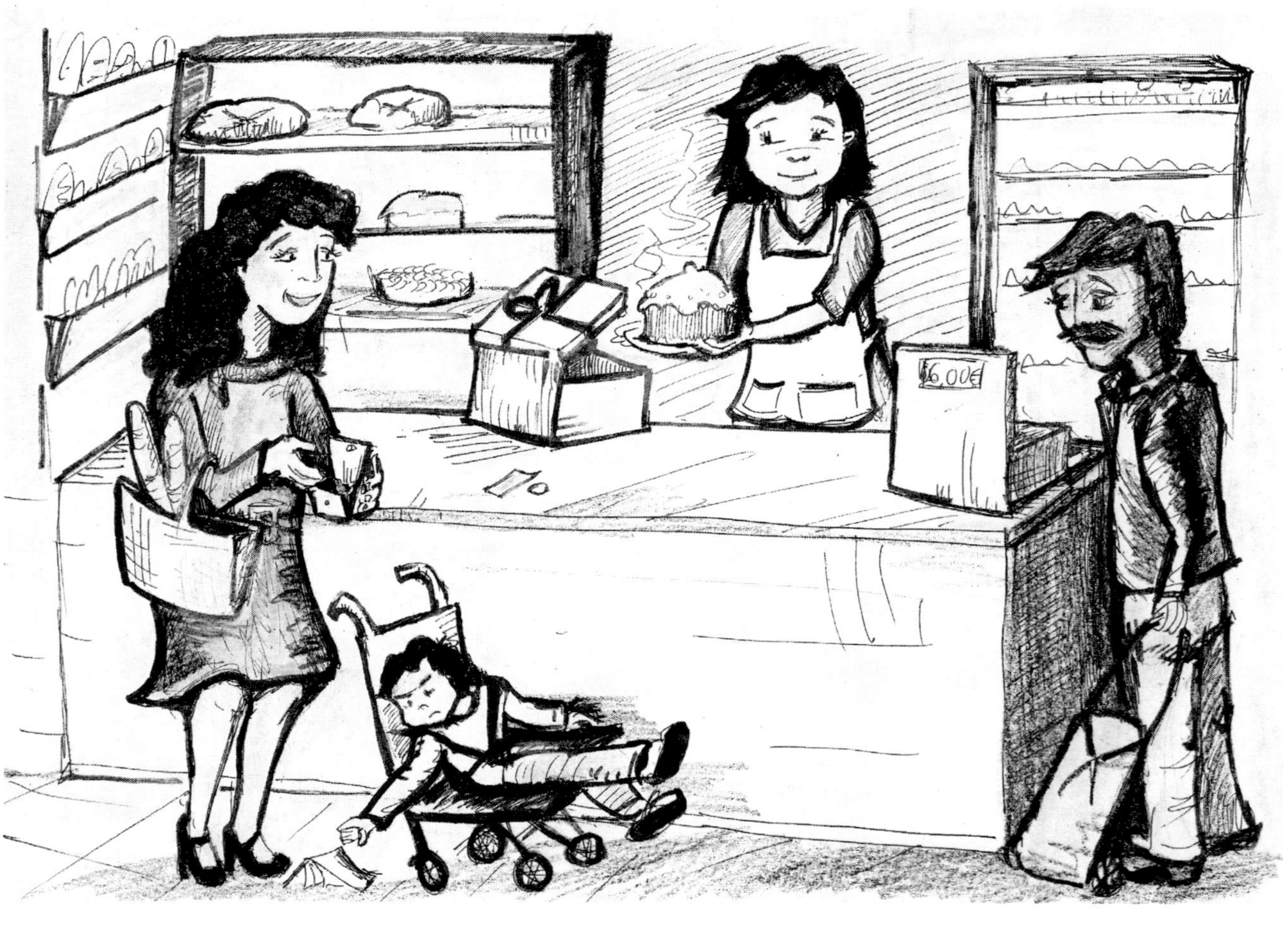

Ejercicio 4: la magia de la cocina

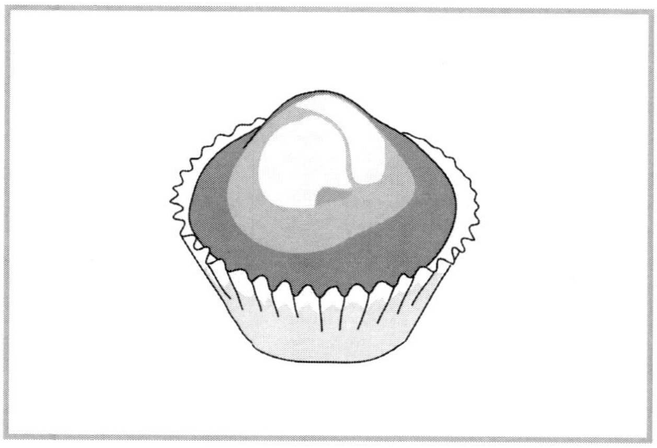

Erik es hoy en día un pinche de cocina fabuloso: le encanta limpiar las ensaladas, preparar aliños, amasar, armar las pizzas, etc. Preparar salsas y aliños junto con el niño es una manera muy divertida de estimular su olfato, además de que irá descubriendo diferentes ingredientes y tendrá mayor toma de contacto con los alimentos. Nosotros comenzamos con aliños sencillos: aceite, vinagre, sal y una especia, y poco a poco fuimos sumando ingredientes. No todos los aliños han sido comestibles...

Con las masas de panecillos, se puede incorporar: pasas, clavo, canela, vainilla, comino, jengibre, semilla de amapola, pipas o frutos secos, etc. Las salsas ofrecen también muchas posibilidades, y se pueden trabajar los colores: mojo picó verde, mojo picó rojo, mayonesa, tártara, chimichurri, etc. Y lo mismo con frutas y verduras: brochetas o combinados multicolores.

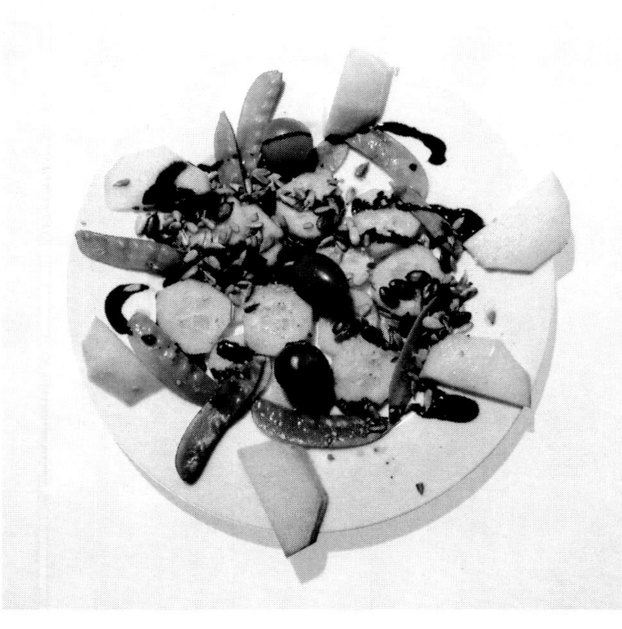

Ejercicio 5: mis plantas:

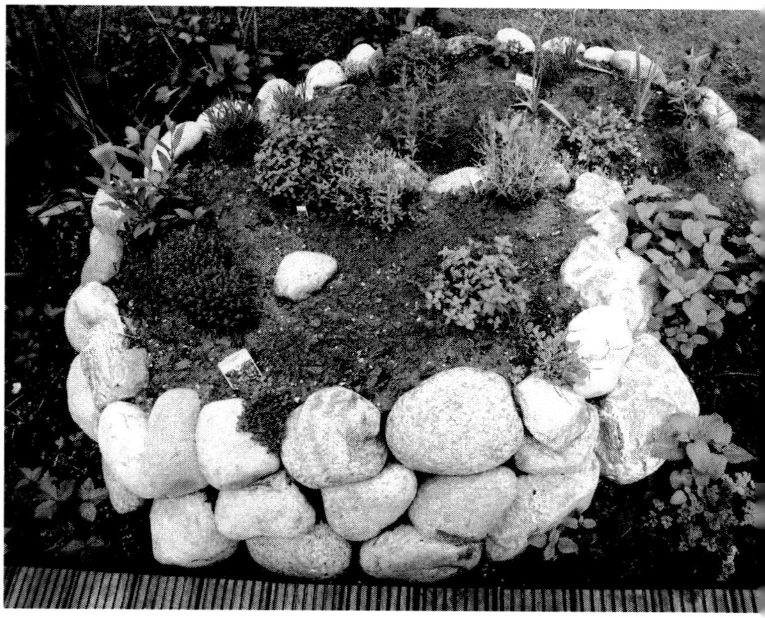

Trabajar con la tierra y con las plantas es también muy divertido. El niño puede tener sus pequeños tiestos –de plástico mejor- con hierbas aromáticas, además se le puede enseñar a cuidar las plantas, a regarlas, etc.

Manualidades con plantas

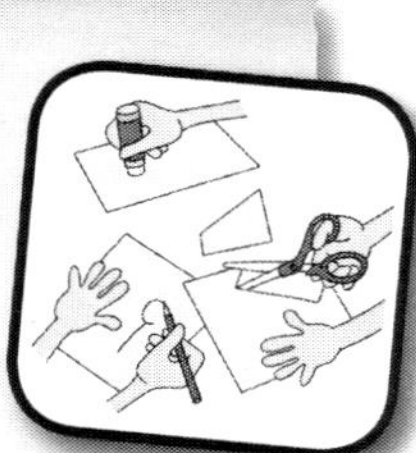

- Realizar composiciones donde el niño pegue granos de café, palomitas, hierbas aromáticas, canela, vainilla, clavo, etc.

- Crear popurris con flores secas o hierbas aromáticas en bolsitas que luego colocaremos en armarios y cajones.

Discriminar olores:

Después de haber trabajado la estimulación olfativa de forma genérica, daremos un paso más en el reconocimiento y discriminación de diferentes olores por medio de juegos sencillos.

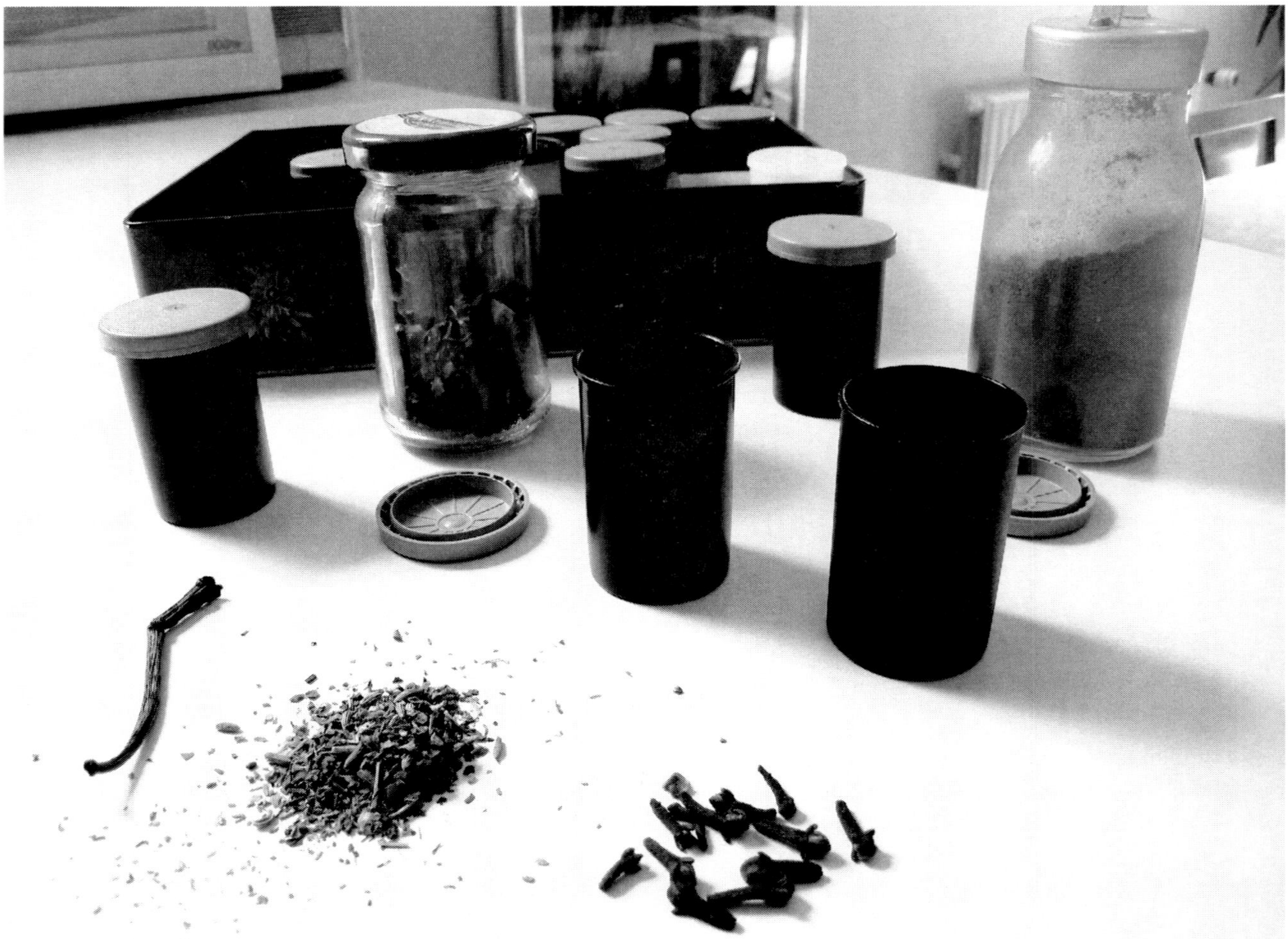

Ejercicio 1: lotería de olores – emparejar:

Nosotros utilizamos los contenedores de carretes de fotos. Así, llenamos dos cajitas con orégano, dos con clavo, dos con tomillo, dos con café, dos con romero, dos con lavanda, dos con... Cuantas más tengamos, mejor. En un principio disponemos sobre la mesa seis cajitas en dos filas de a tres. El niño abre el recipiente, y lo huele. Así sucesivamente hasta que encuentra su pareja. Poco a poco iremos subiendo el número de recipientes.

Ejercicio 2: lotería de olores – reconocer y emparejar:

Como el ejercicio anterior, pero el niño dirá también qué ha olido: *"es orégano". "Muy bien, busca el otro orégano"*. Si el niño no reconoce el nombre de un olor, le ayudaremos.

Ejercicio 3: lotería de olores – reconocer, emparejar y valorar:

Como los ejercicios anteriores, pero daremos un paso más al preguntarle al niño si le gusta o no el olor –nosotros descubrimos que a Erik no le gustaba nada el olor a romero, por ejemplo. Así que dejé de utilizar el romero para cocinar –hoy ya no hay problema.

Ejercicio 4: ¿qué hueles tú? - ¿qué huelo yo?:

Trabajar los sentidos es un paso previo también para ir practicando la teoría de la mente. Con este sencillo ejercicio, iremos viendo que una persona huele una cosa, y otra persona huele otra cosa distinta. Es decir, que no siempre todos percibimos el mismo olor por nuestro sentidos. Colocamos sobre la mesa siferentes objetos que huelen: especias, lociones, pasta de dientes, hierbas armática, calcetines sucios, agua de fregar, etc. En un principio, colocamos tres de esos objetos delante del niño, y tres delante del adulto. Poco a poco iremos subiendo el número.

- Le damos un objeto al niño para que lo huela. *"(nombre del niño) - ¿qué hueles tú?" - "(yo) huelo la manzana" – "muy bien, tú hueles la manzana".*

- Cogemos un objeto y lo olemos. *"(nombre del niño), ¿qué huelo yo" – tú hueles la pasta de dientes – muy bien, yo huelo la pasta de dientes.*

Ejercicio 5: ¿qué hueles tú? - ¿qué huelo yo? – me gusta, no me gusta.

Como el ejercicio anterior, pero valoraremos también el olor:

- *(nombre del niño), ¿qué hueles tú? – yo huelo el desodorante – Muy bien, tú hueles el desodorante. ¿Te gusta cómo huele? – Sí o no.*
- *(nombre del niño), ¿qué huelo yo? – tú hueles el calcetín – Sí, yo huelo el calcetín* (aquí provocaremos que el niño nos pregunte si nos gusta: “pregúntame si me gusta”) - *¿Te gusta cómo huele? – No, no me gusta cómo huele el calcetín; el calcetín está sucio.*

12.3 Con mucho gusto

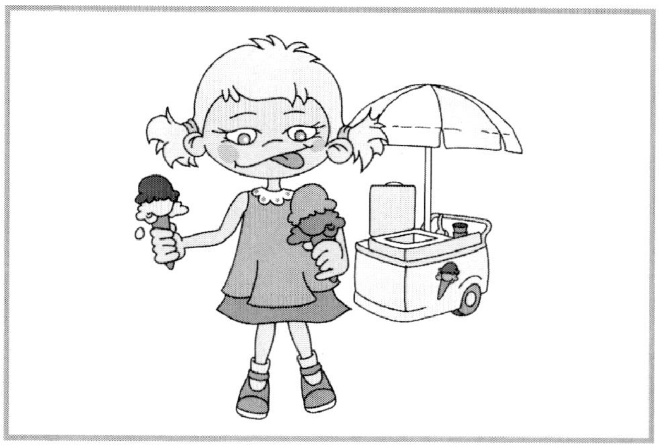

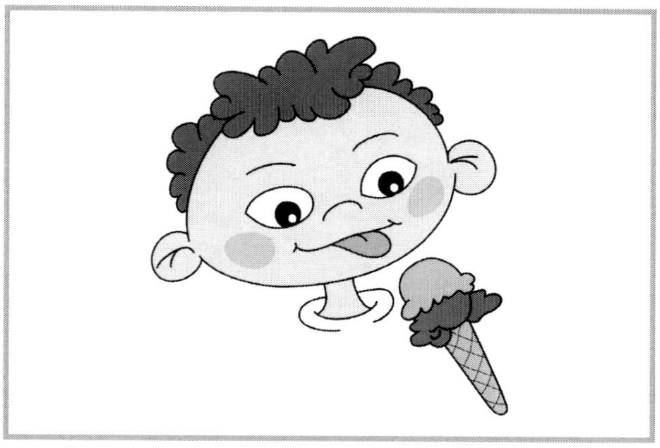

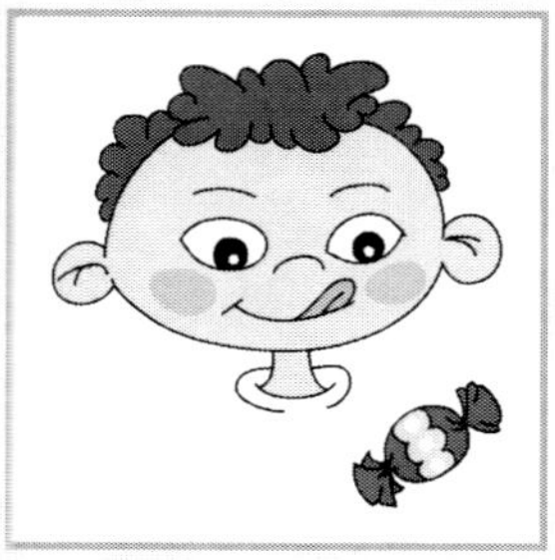

DULCE

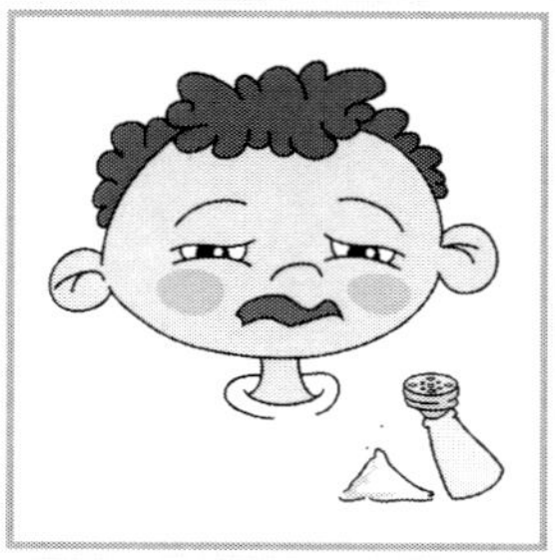

SALADO

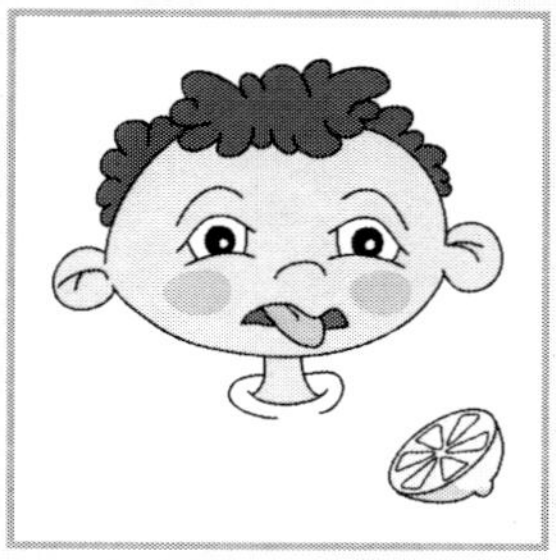

ÁCIDO

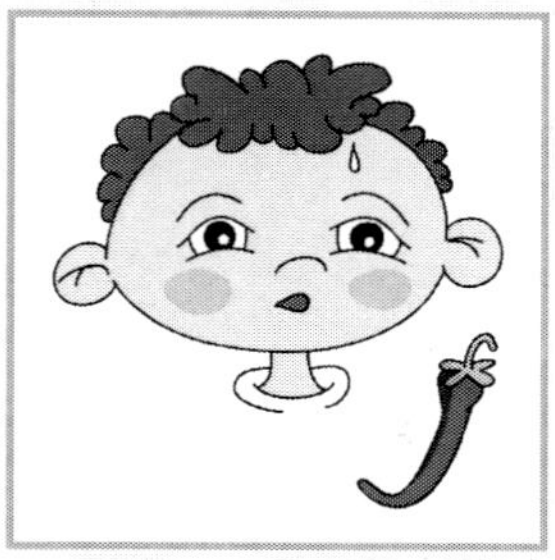

PICANTE

Preparas cuatro recipientes grandes. En cada recipiente colocas uno de los pictogramas de dulce, salado, ácido y picante.

En cada uno de los recipientes colocas alimentos que sepan de esa manera:

1. Dulce: caramelo, magdalena, chupachús, gominola, manzana, zanahoria, etc.

2. Salado: patata frita, snaks saladitos, sal, etc.

3. Picante: guindilla, chile, cayena, pimienta, etc.

4. Ácido: limón, pepinillo en vinagre, vinagre, etc.

Y comienza el juego, sin olvidarte de confirmar y completar las frases que diga el niño: 1. Le pides al niño que tome un alimento *“dulce”* y lo coma, y preguntas:

- *(nombre del niño), ¿qué comes tú? – Como una gominola - ¿Y cómo sabe la gominola? – La gominola sabe dulce – Muy bien, la gominola sabe dulce.*

TENDREMOS EN CUENTA:

– Puedes luego repetir el ejercicio mientras el niño tiene los ojos vendados.

12.4 Otros juegos sensoriales

Espaguetis de colores

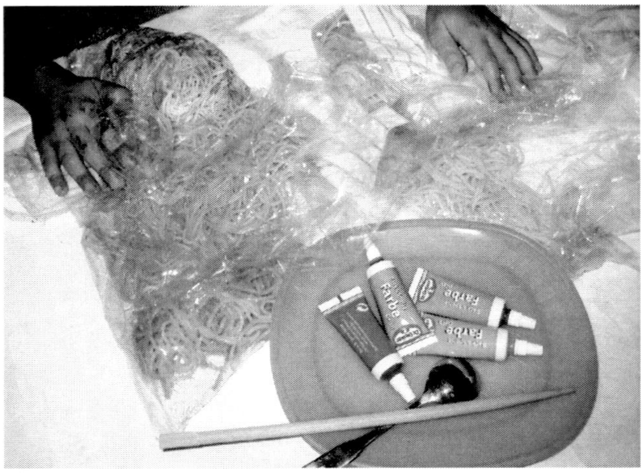

Necesitamos: espaguetis, colorante de comidas, aceite, bolsas de plástico y muchas ganas de pasarlo bien.

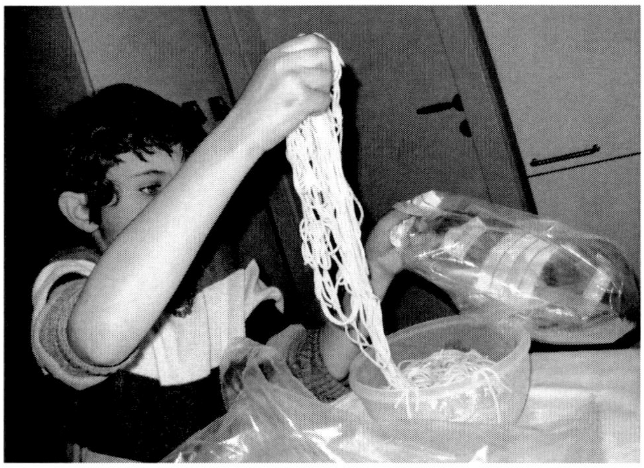

Erik tenía que distribuir los espaguetis del tupper en cuatro bolsas de plástico. Luego echar unas gotitas de colorante de comida en cada bolsa, casa una de un color.

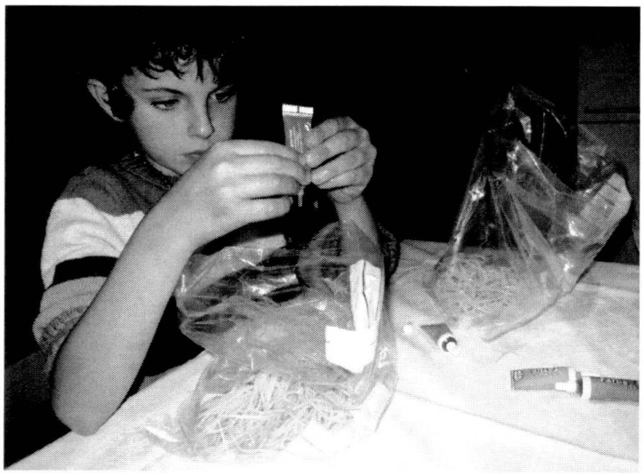

Y.. amasar, palpar, tocar, sentir y gozarlo.

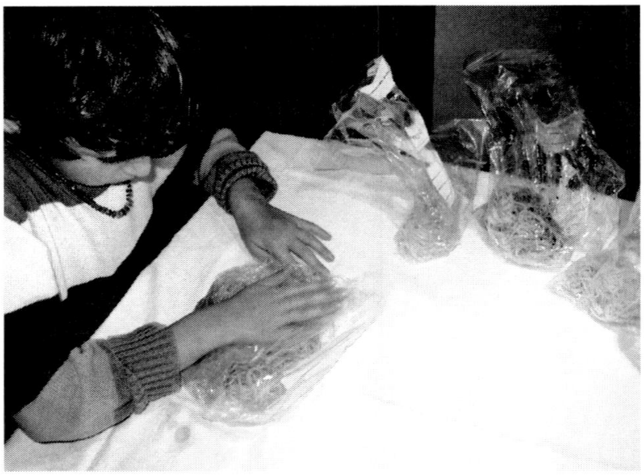

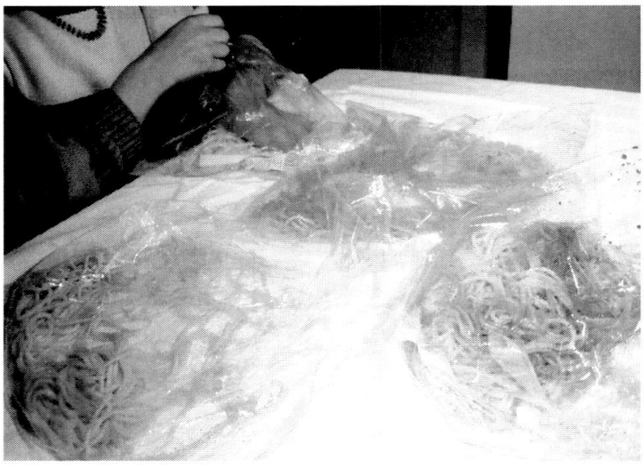

Pintar con canicas

Pintando con canicas trabajamos aspectos sensoriales y motrices.

Necesitas la base de una caja de cartón, pinturas de colores y ¡canicas!.

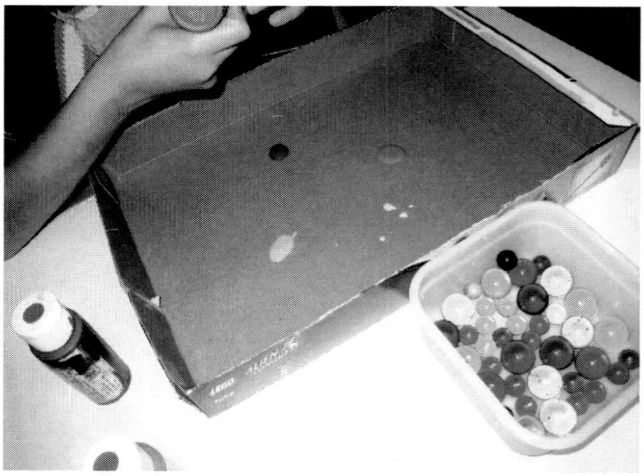

Y acuí los resultados:

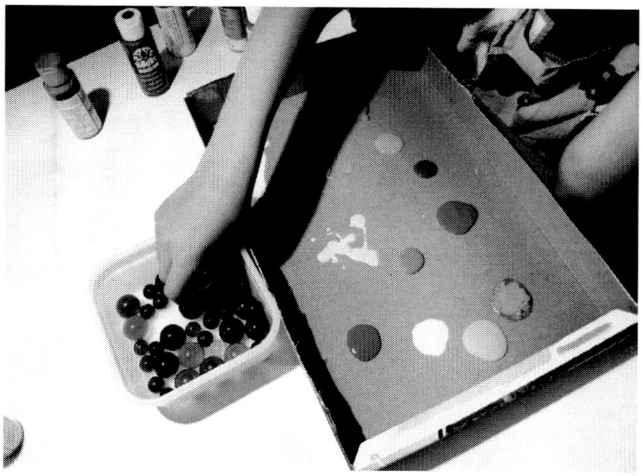

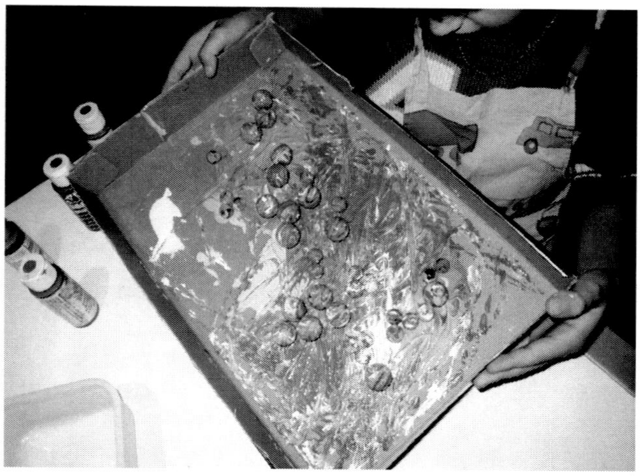

Capítulo 13

Juegos de psicomotricidad

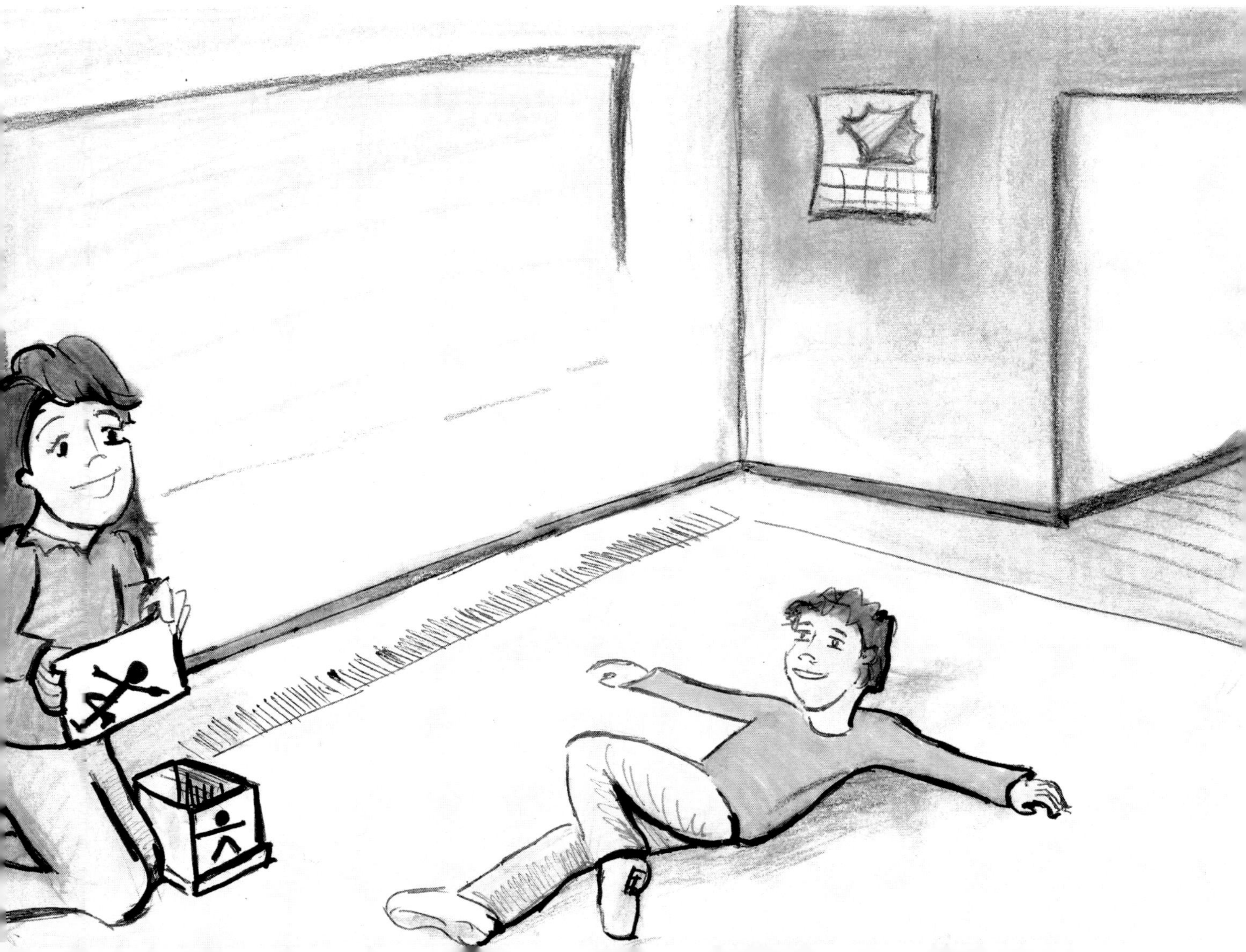

13.1 Circuitos de actividades

Ejercicio 1: Sorteando obstáculos

Material

- Cuñas u objetos de obstáculo: un taburete o un banquito o cojines grandotes, por ejemplo.
- Juguete preferido del niño.

Instrucciones:

Coloca uno de los juguetes preferidos del niño al otro lado del obstáculo. Muéstraselo. Después, le ayudas a que gateando sobre el obstáculo alcance el juguete. Cuando el niño ya lo vaya haciendo solito, puedes incluir más obstáculos.

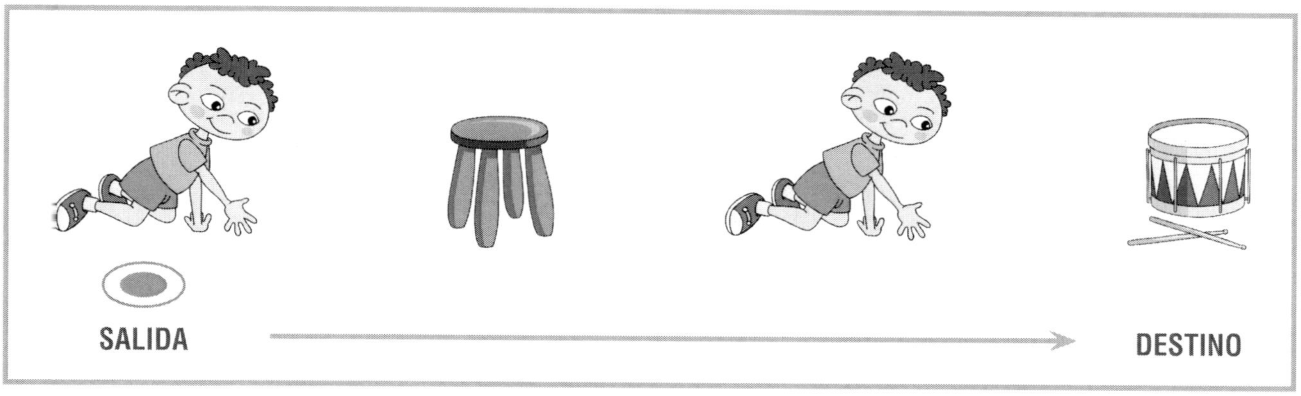

Ejercicio 2: Cruzando el túnel - el gusanito

Material:

- Túnel de gateo. Y un juguete o algo de comer que le guste mucho al niño.

Instrucciones:

El niño debe cruzar el túnel gateando; oriéntale al principio sobre cómo hacerlo. Al final tiene como recompensa el juguete que le encanta o algo de comer que le guste mucho.

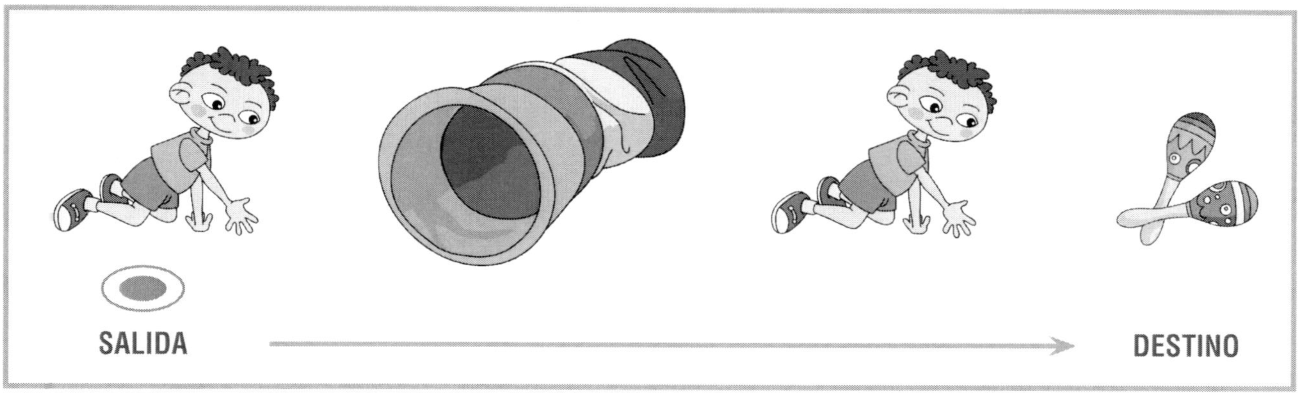

Ejercicio 3: circuitos con diferentes obstáculos:

Poco a poco puedes ir complicando los circuitos con más actividades, siempre de forma divertida, orientando y marcando inicio y destino.

Materiales: El túnel de gateo, unir sillas para que gatee por debajo, poner taburete para subir y luego saltar, cojines grandes, pintar un círculo en el suelo (o colocar un aro) donde tiene que meterse, etc.

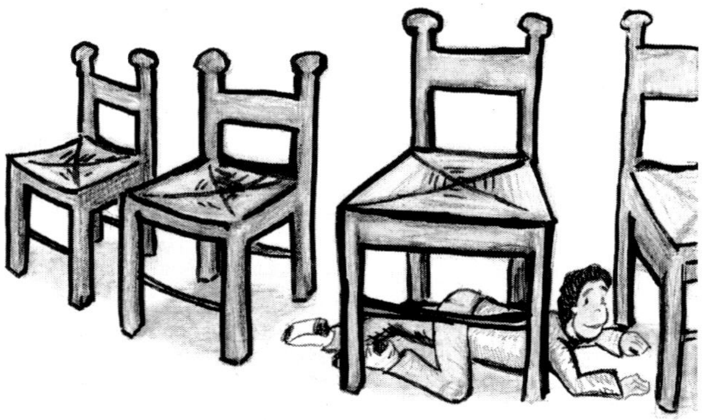

Ejercicio 4: Distintos tipos de saltos.

El objetivo es que el niño vaya dominando distintos tipos de saltos, con lo que mejorará su motricidad y equilibrio. Si ves que no puede hacerlo solito, le ayudas. Y nunca le fuerces si ves que no lo puede lograr, ya llegará el momento. Pueds hacerlo tú primero para que vea cómo es, y también con él de la mano.Ten siempre marcado el origen y el destino. Que tenga muy claro desde dónde hasta dónde debe saltar.

A la pata coja, hacia adelante y hacia atrás – salto del flamenco.

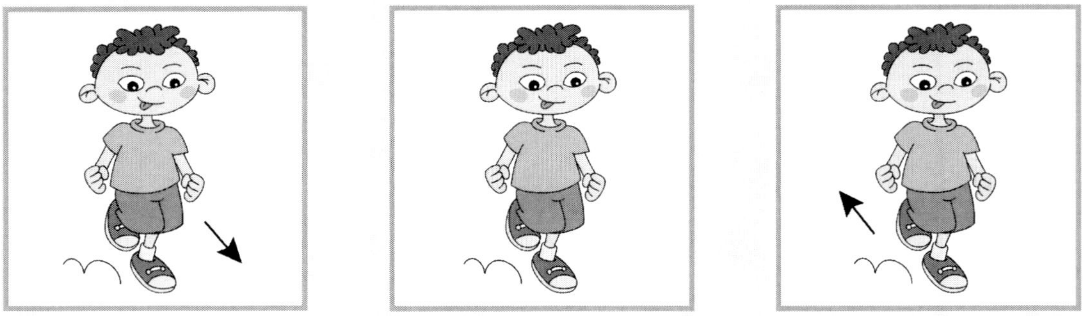

Con los pies juntos, hacia adelante y hacia atrás – salto del canguro.

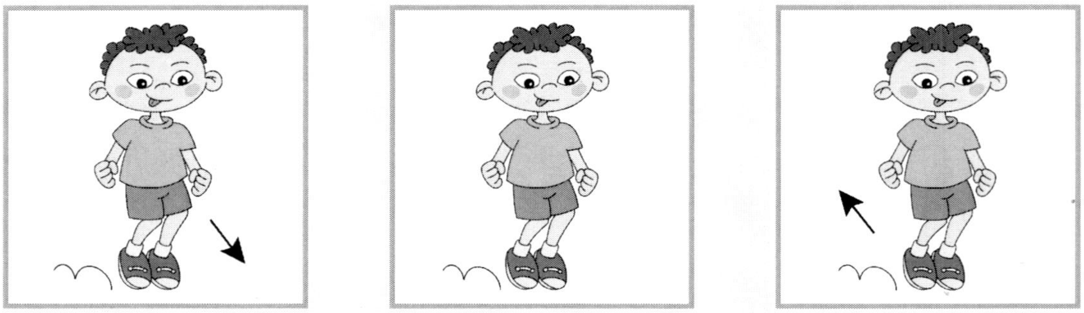

Andar agachado (hacia adelante, hacia atrás) – el salto de la ranita.

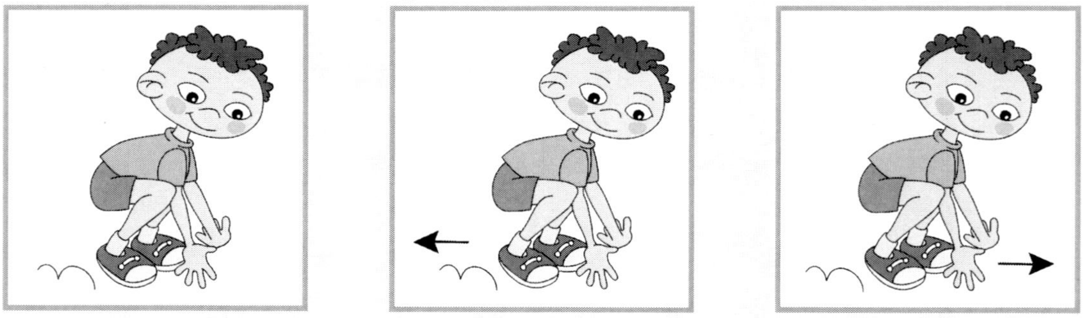

TENDREMOS EN CUENTA:

– Nosotros combinamos estos ejercicios con un juego de dado. Necesitas confeccionar un dado grande, donde está cada lado marcado con un número. Preparas también un panel en una hoja DINA2 en la que marcas lo siguiente:

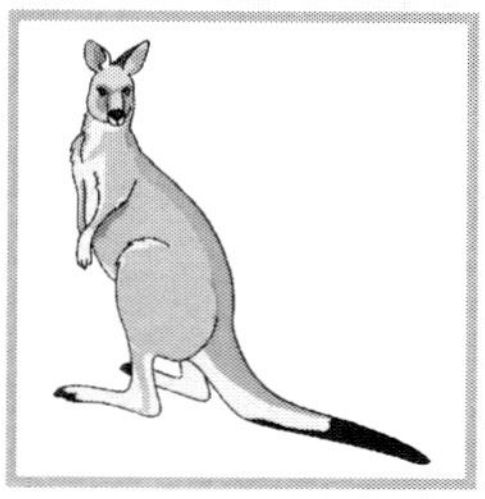
1

Saltar con pies juntos

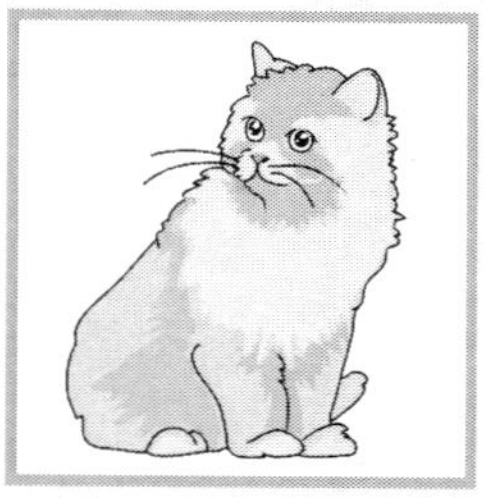
2

Gatear

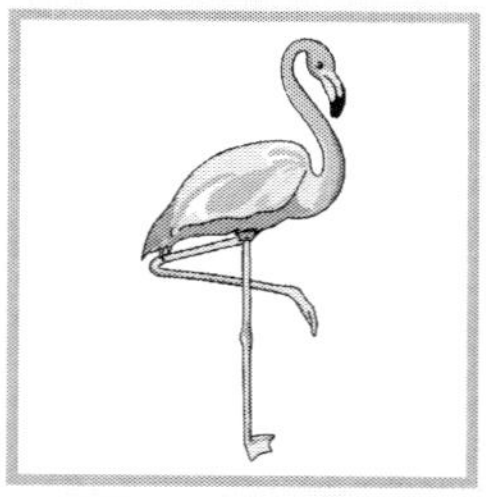
3

A la pata coja

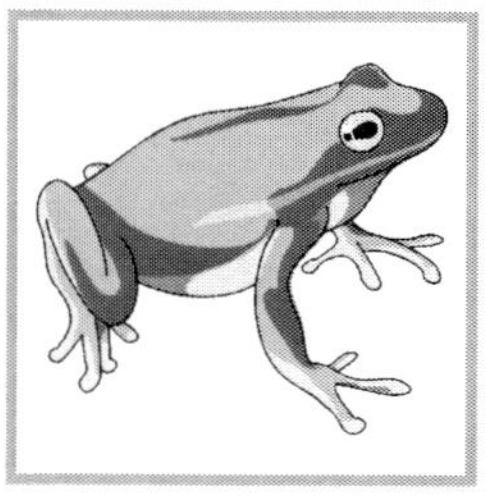
4

Saltar agachado

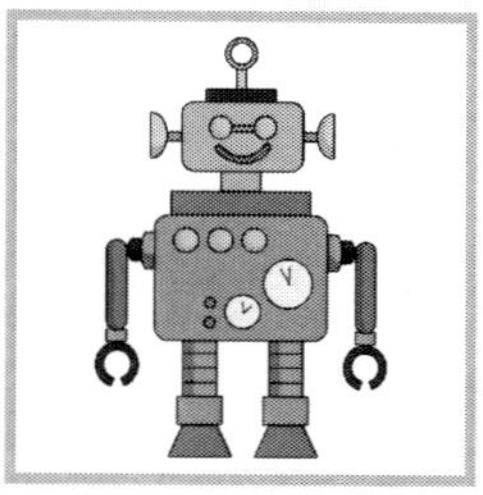
5

Movimiento de robot

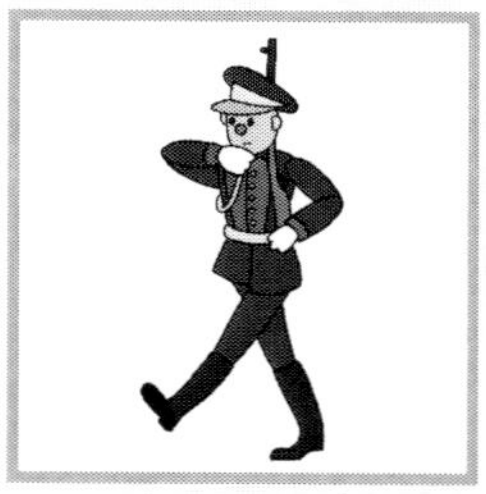
6

Andando como un soldado

El niño tira el dado, sale un número y comprueba qué tiene qué hacer. Puedes establecer un sistema de turnos, una vez el niño, una vez tú. O jugarlo con otro niño a la vez.

Ejercicio 5: Recorrer circuitos dibujados en el suelo

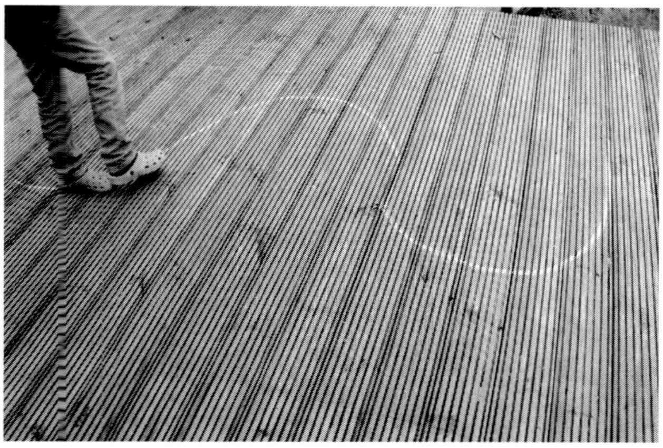

Ejercicio 6. Saltar dentro de aros

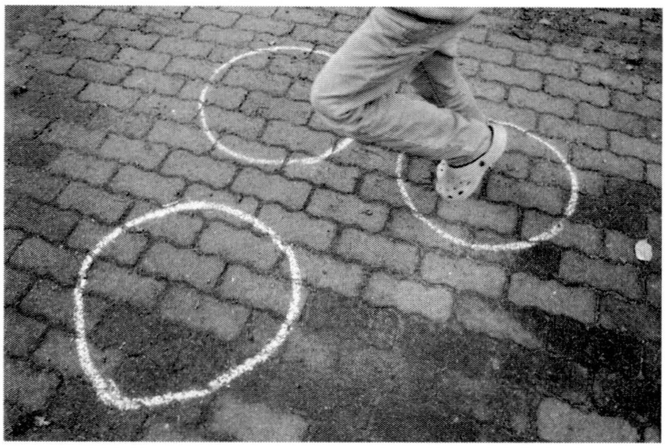

Con los pies juntos, a la pata coja, hacia adelante, hacia atrás.

Ejercicio 7. La rayuela

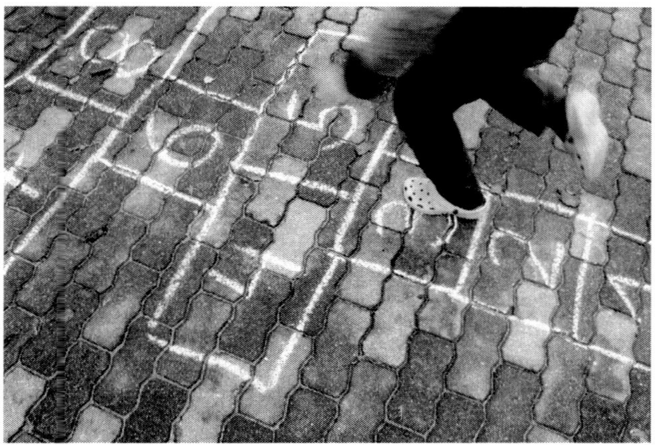

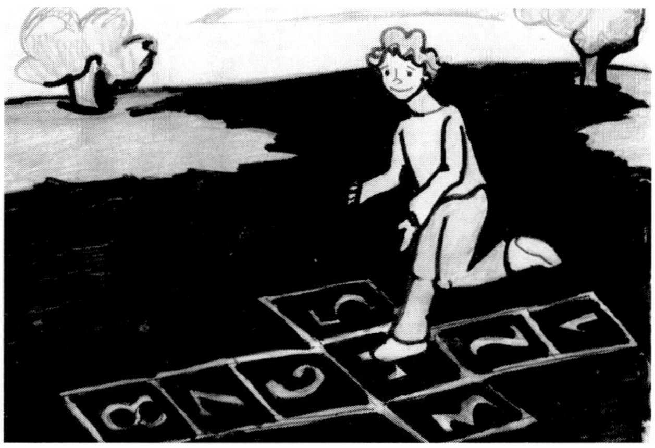

Ejercicio 8. El Twister

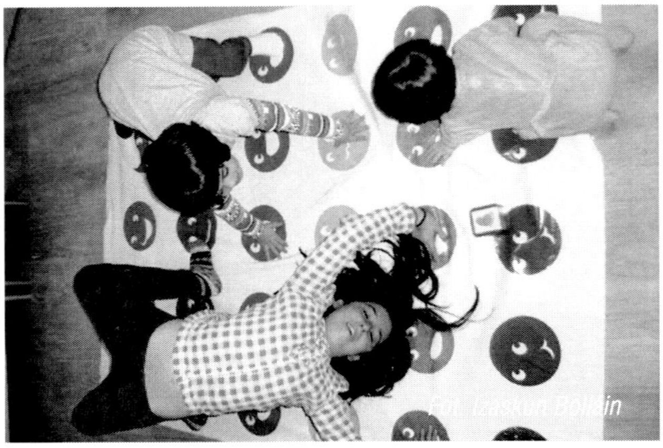

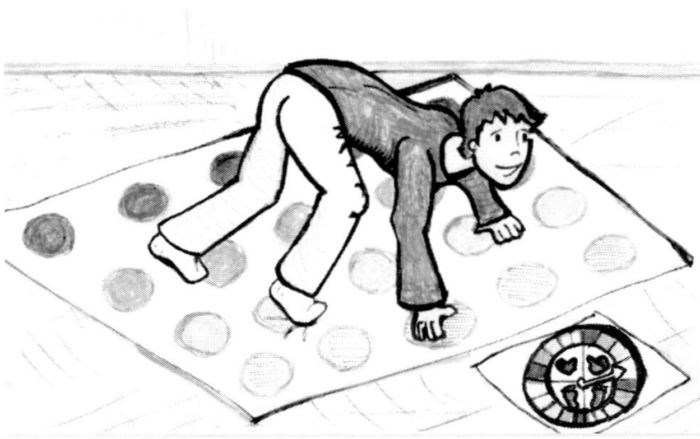

13. 2 Entrar y salir de diferentes elementos

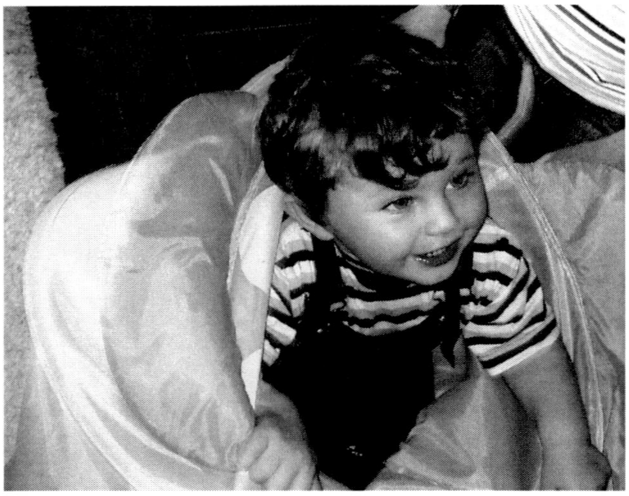

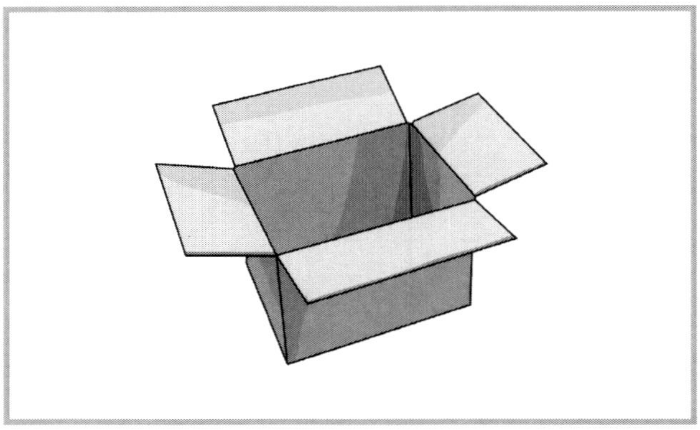

Una caja grande cartón es también una idea con muchas posibilidades. La podéis decorar como si fuera una casa.

13.3 Rodar y mejorar la lateralidad

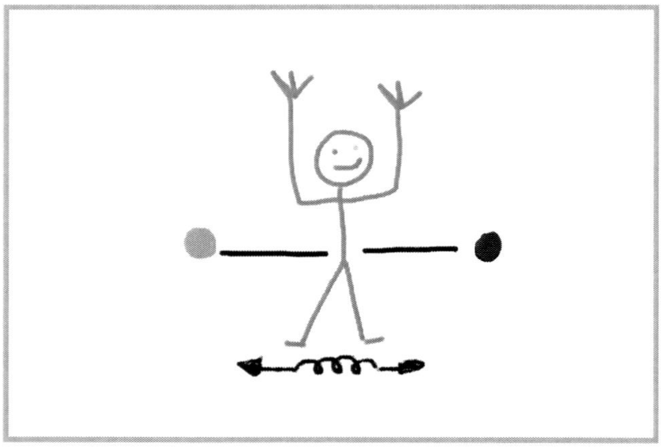

Rodar tumbados en el suelo, bien en una dirección, bien en otra. Hay un truco si los niños aún dominan los conceptos izquierda y derecha: marcar cada lado con un color, rojo y verde por ejemplo. Así, rodar hacia el rojo sería rodar hacia la izquierda, y rodar hacia el verde sería rodar hacia la derecha.

A cada ejercicio le hemos puesto nombres divertidos: el tubito, el molino eólico, el flamenco para que a Erik le sea luego más fácil de identificar. Primero lo hago yo, para que pueda imitarme, después los dos juntos, al final él solito bajo orden. De esta forma trabajamos muchos aspectos: interacción, imitación, seguimiento de órdenes, lateralidad, esquema corporal, motricidad y coordinación.

Conforme el niño va dominando, podrá hacer los ejercicios con ojos abiertos, con ojos cerrados, e incluso mientras se le van haciendo preguntas sencillas: díme nombres de colores, de animales así interioriza y automatiza.

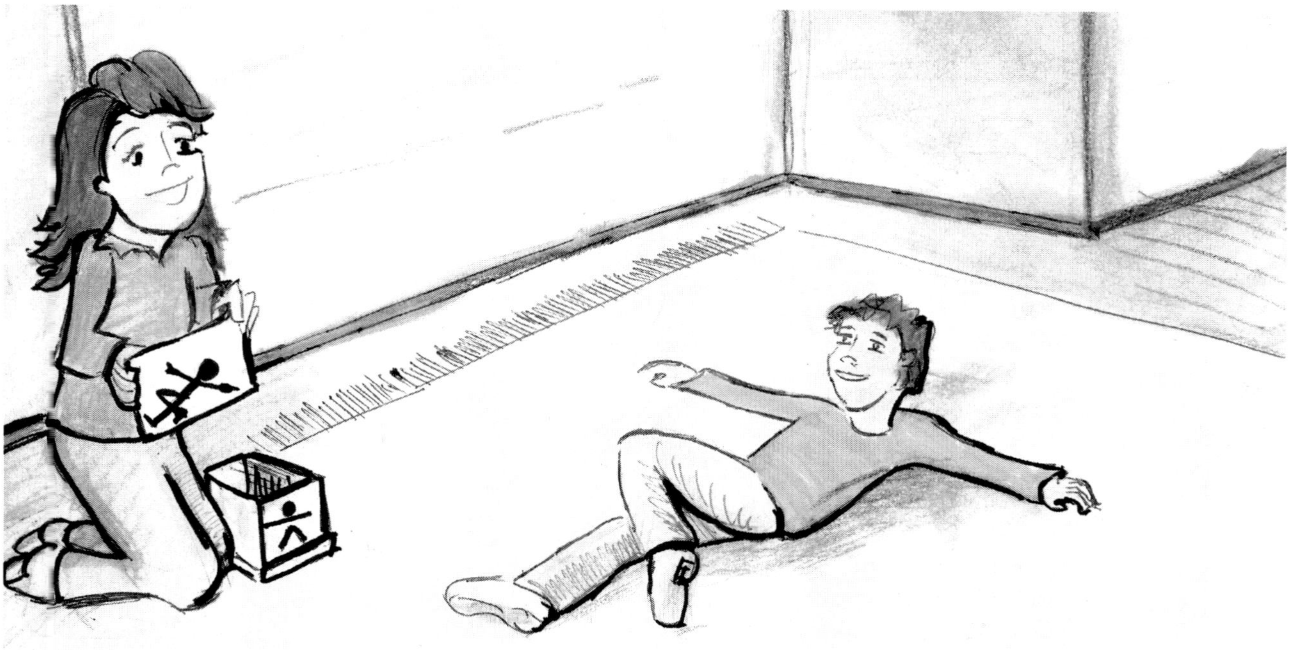

Ejercicio 1. El tubito

El niño está tumbado en el suelo con las piernas extendidas y los brazos extendidos hacia arriba. Desde esta posición deberá girar y hacer un recorrido volteándose hacia el objetivo rojo -primero- con la orden gira a la derecha (gira hacia el rojo). Ayúdale si ves que se desvía mucho en sus movimientos. Descanso en posición de firme (inicial). Después girará hacia el otro lado.

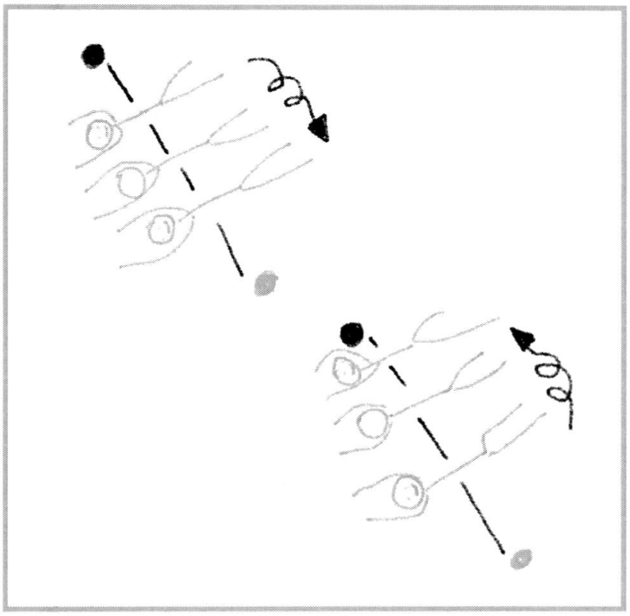

Ejercicio 2. El molino eólico

El cuerpo está bocabajo. El niño debe girar sobre el eje del ombligo sin despegar la tripa del suelo y ayudándose de brazos y piernas, primero hacia un lado, después hacia el otro (con posición intermedia de firmes o inicial).

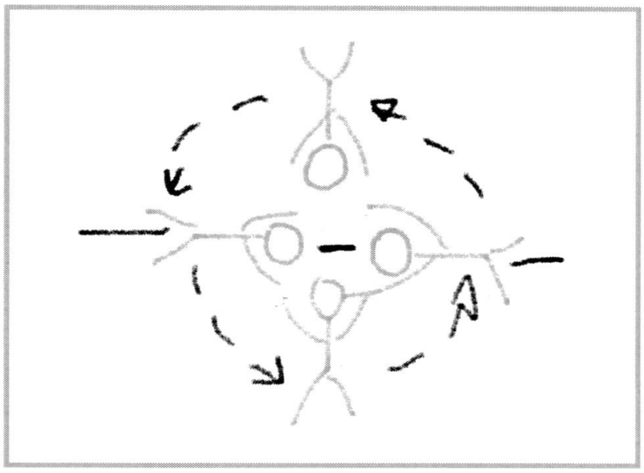

Ejercicio 3. El flameco bocarriba

En posición estática, el niño debe flexionar el brazo y pierna del mismo lado mirando a la mano que flexiona. Después pasar por firmes antes de flexionar hacia el otro lado.

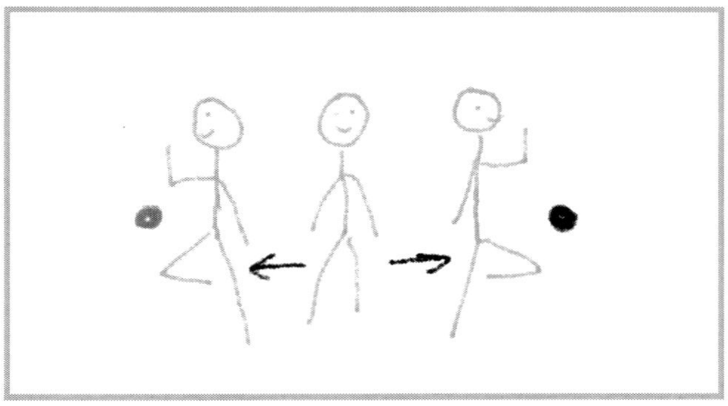

Ejercicio 4. El flamenco bocabajo

Igual que el anterior, pero el niño está tumbado bocabajo.

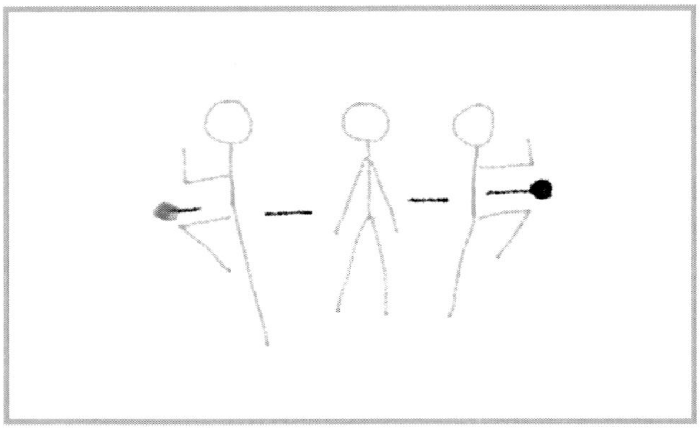

Ejercicio 5: El caballo balancín

Cuerpo en el suelo en extensión total. Brazos estirados hacia adelante. Elevar la cabeza centrando la mirada en un punto, luego levantar las piernas. Finalmente, balancearse.

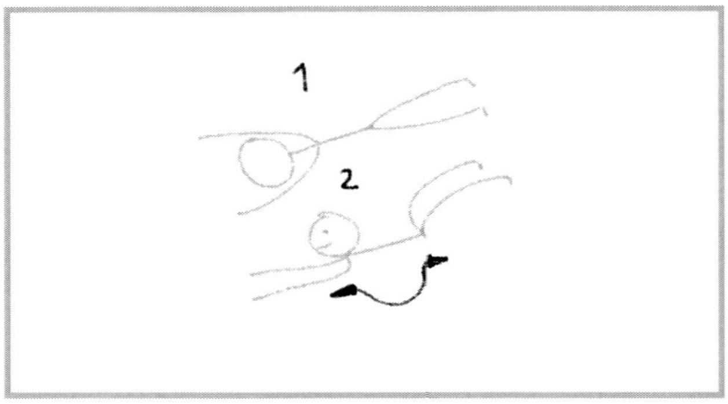

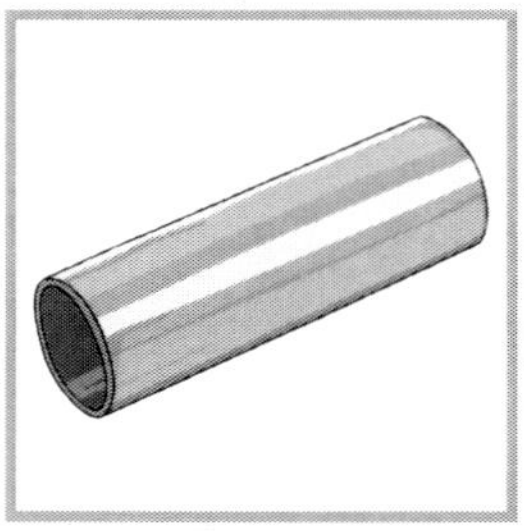

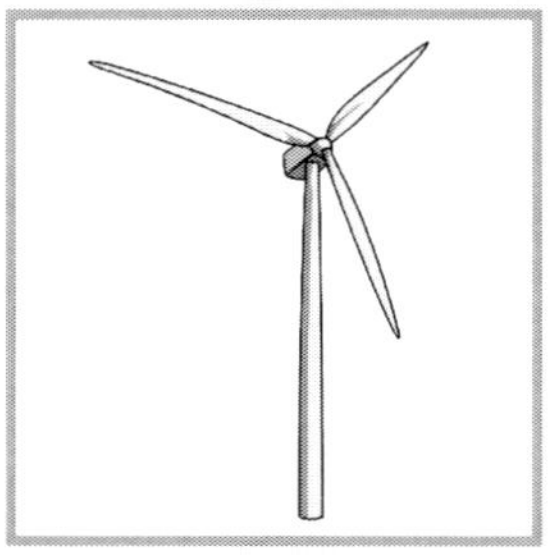

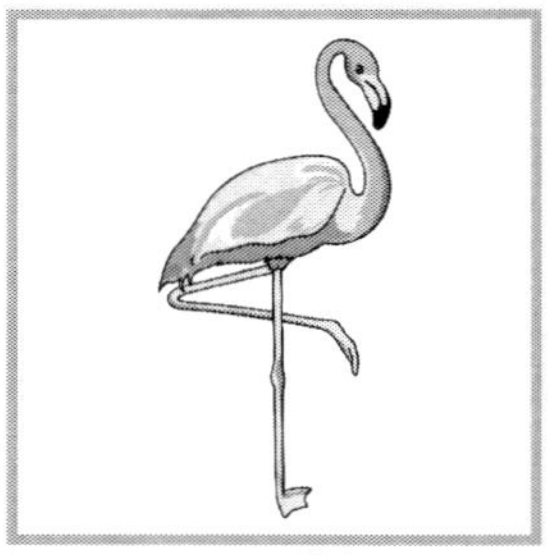

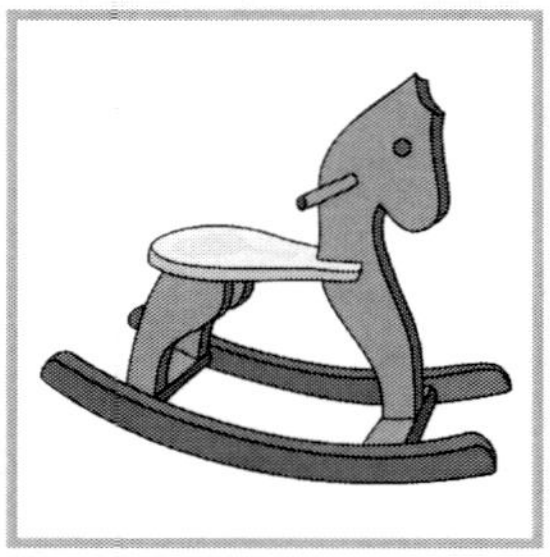

13.4 Gateos y arrastres

Gateos

Practicar los gateos también mejora la motricidad. Marca como siempre el principio y el fin. Podéis realizar:

- Gateo que se inicia con mano y pierna derecha, y sigue mano y pierna izquierda.
- Gateo que se inicia con mano derecha y pierna izquierda, después mano izquierda y pierna derecha.

Repetir hacia adelante y hacia atrás.

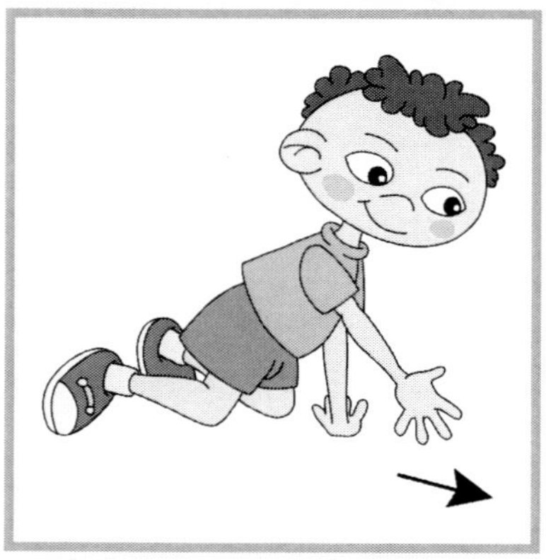

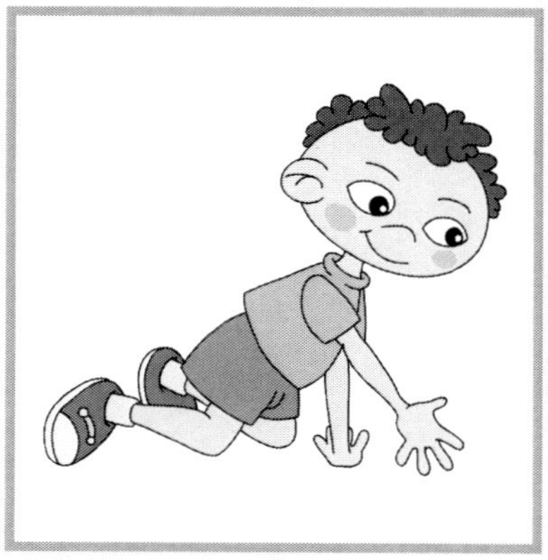

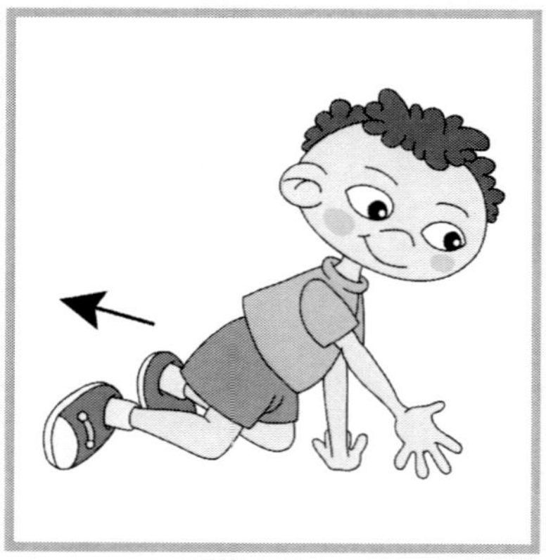

Arrastres

Arrastrado "cocodrilo": El movimiento debe ser impulsado por el apoyo del pie, rodilla, codo y palma de la mano de brazo y pierna que se mueven en cada momento.

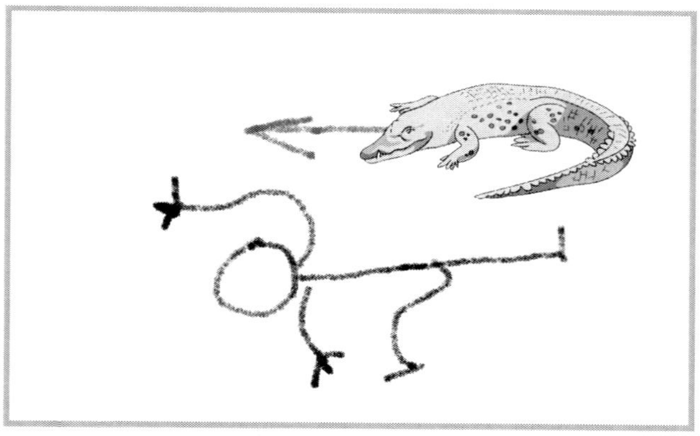

Arrastrado "serpiente": dos brazos avanzan a la vez, utilizando las puntas de los pies par aapoyarse y favorecer el avance. El cuerpo debe estar pegado al suelo.

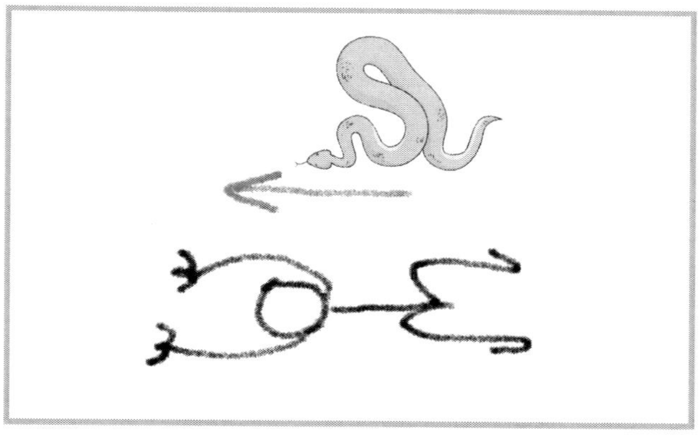

13.5 Cama elástica

Y ya que estamos con saltos, las camas elásticas son muy buenas para la motricidad. Súbete tú primero con el niño, agárrale las manitas y salta con él para que vaya teniendo seguridad. Ya verás qué pronto le coge gusto y saltará él solito.

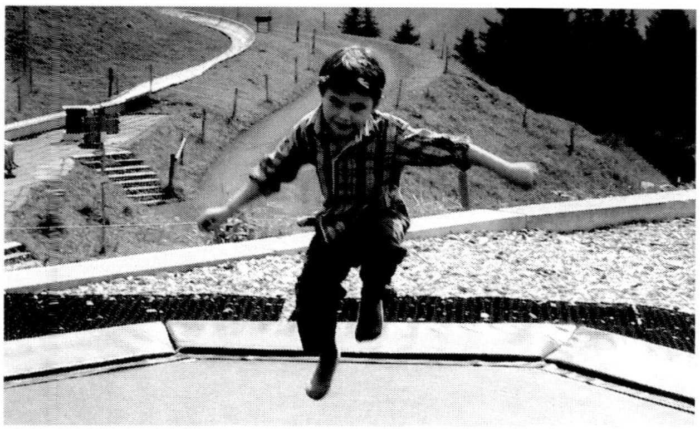

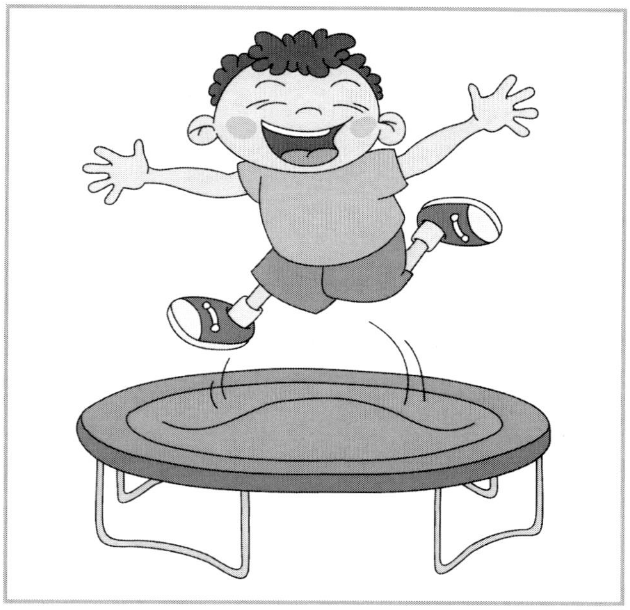

13.6 Pelota

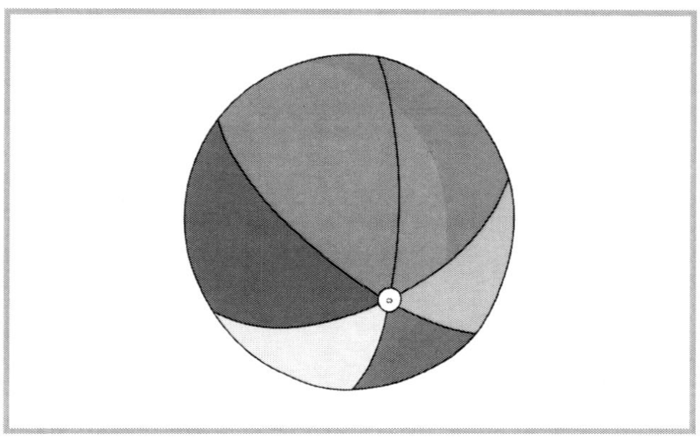

Con algo tan sencillo como una pelota se pueden realizar innumerables actividades: hacerla rodar, lanzarla, darle patadas…

Erik no presentaba problemas para hacerla rodar o lanzarla, pero darle una patada, ay, tuvimos que practicarlo bastante.

Ejercicio 1:

Sentados en el suelo, uno frente al otro a muy poquita distancia primero, con las piernas abiertas, haz rodar una pelota hacia él. Cuando la tenga, le dices que ahora te la tire a ti, señalándote también con el dedo para que lo comprenda mejor. Puede que al principio le cueste un poco, así que deberás tener paciencia e incluso, al principio, darle la pelota en la mano, prácticamente.

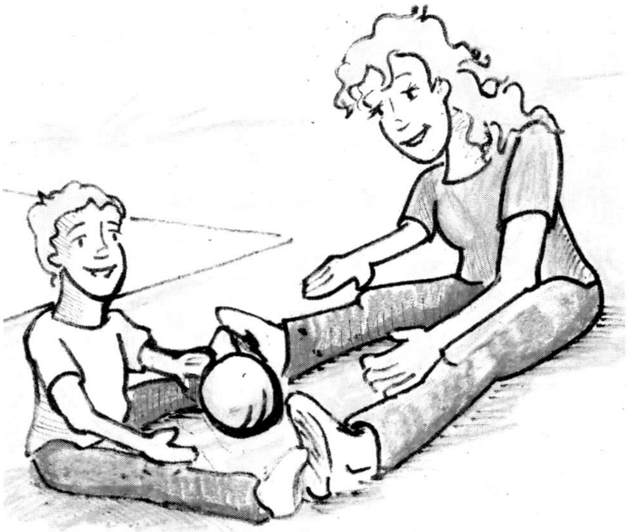

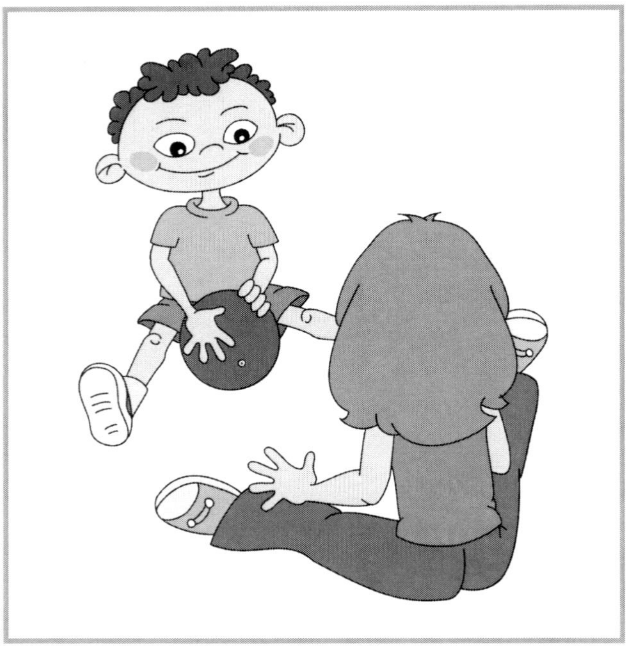

Cuando lo tenga dominado, podréis jugar con otra persona más, pero siempre señalando con el dedo a quien tenga que recibir el balón: *"Para ti, para papá, para mamá".*

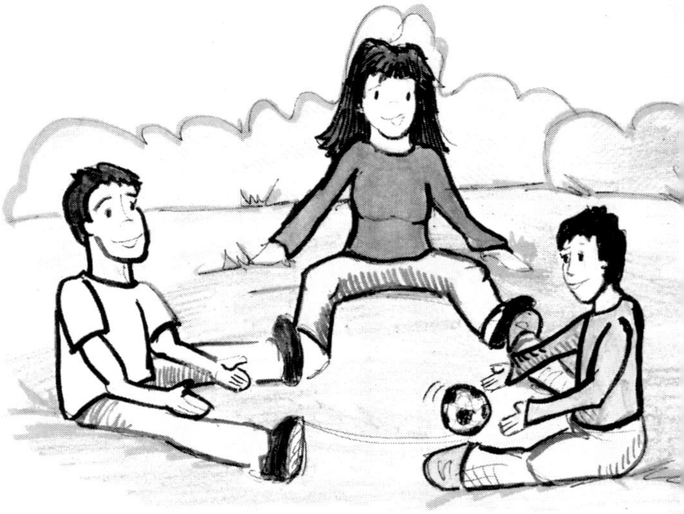

Hay niños a los que les resulta más sencillo hacerlo con un globo poco hinchado, como es el caso de Mikel. Con Erik, en general, los globos los evitamos, porque le da miedo el ruido que hacen al explotarse.

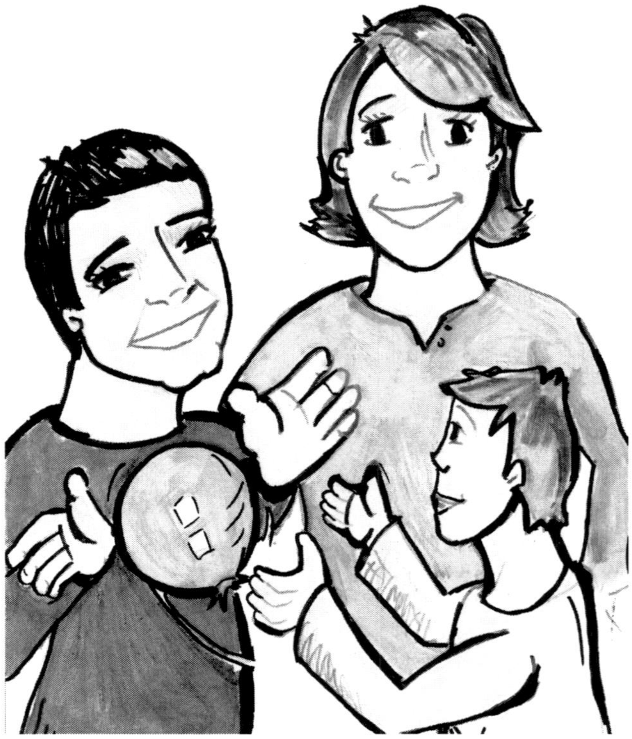

Ejercicio 2: Rodar la pelota por un circuito marcado

Tienes que delimitar primero por dónde tendrá que rodar la pelota. Elige una superficie de suelo por donde la pelota ruede bien (nada de hierba o arena). Mejor que la pelota sea ligera y no muy grande. Practica primero con el niño sentado en el suelo, luego ya se podrá poner de pie.

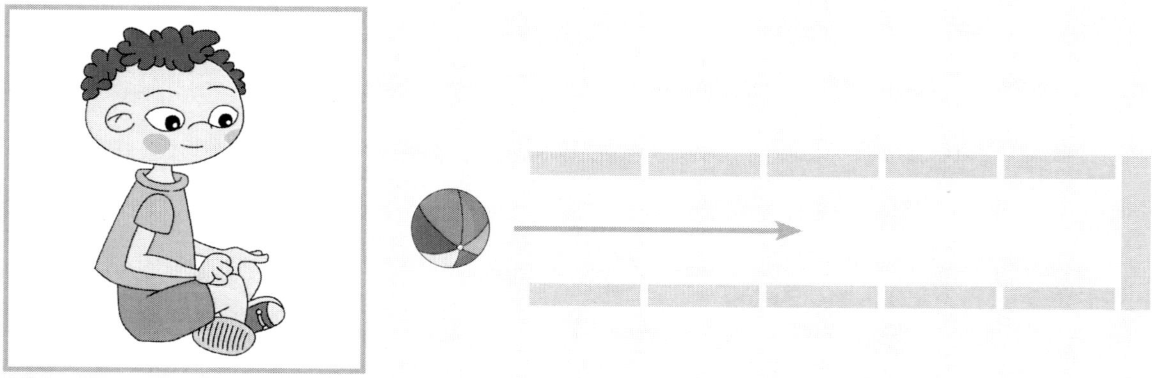

Puedes marcar el circuito con cojines, con tablas de madera, con botellas de plástico llenas de agua, con pilas de libros, etc. Cierra el final del circuito también para que la pelota no se escape.

Ejercicio 3: Lanzamientos al aire

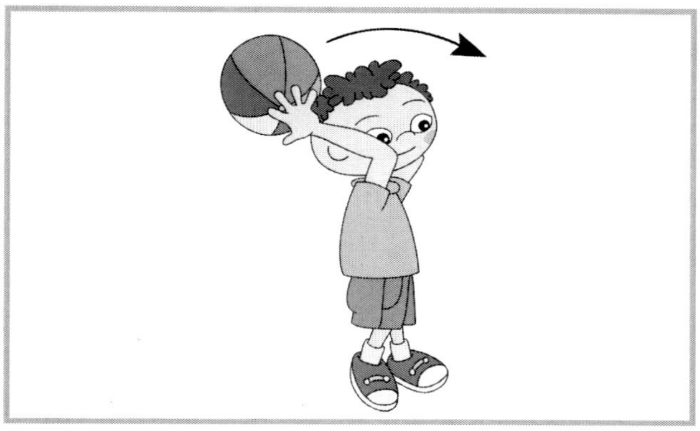

Pon la pelota en el suelo (o mejor dentro de una caja o cesta para que no ruede), cógela y lánzala, para que el niño vea qué tiene que hacer después. Luego, coloca la pelota en la cesta a los pies del niño y pídele al niño que la coja. Después, que la lance. Si ves que no puede hacerlo solito, te colocas detrás de él para guiarle en todos los movimiento hasta que sea capaz de hacerlo él.

Ejercicio 4: Lanzar a la pared

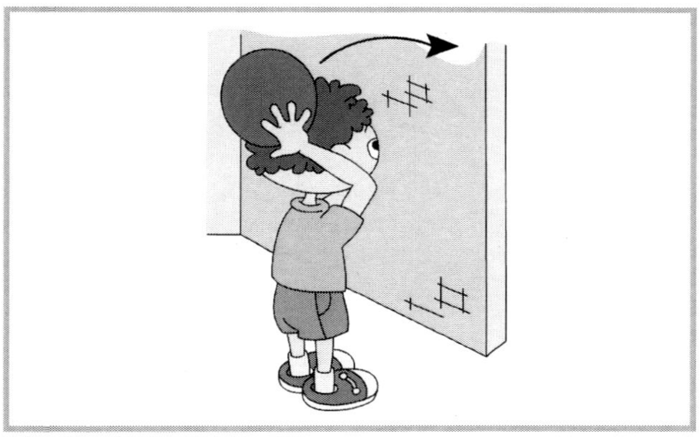

El niño se coloca a cierta distancia cara a la pared. Lanza la pelota a la pared. Conforme domine, puede recoger la pelota también cuando vuelva y bote.

Ejercicio 5: Os lanzáis la pelota

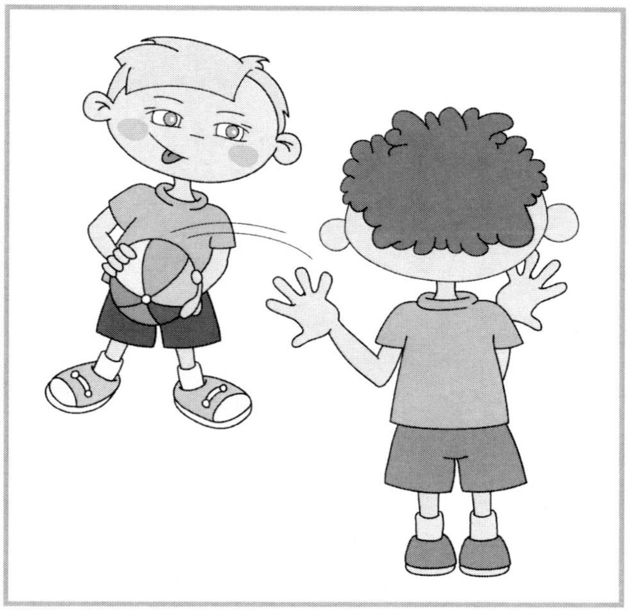

Según las habilidades del niño con la pelota, ya podréis jugar a lanzárosla y cogerla. Utiliza una pelota grande y poneos a muy poca distancia. Si el niño no tiene dificultades, podréis incorporar a otras personas y ampliar las distancias, pero siempre con cuidado de que no se frustre.

Más adelante podéis jugar así: Os colocáis dos adultos (o dos niños) en fila frente al niño que tiene la pelota y os la lanza. Con el tiempo podéis cambiar las posiciones.

Ejercicio 6: Patadas al balón

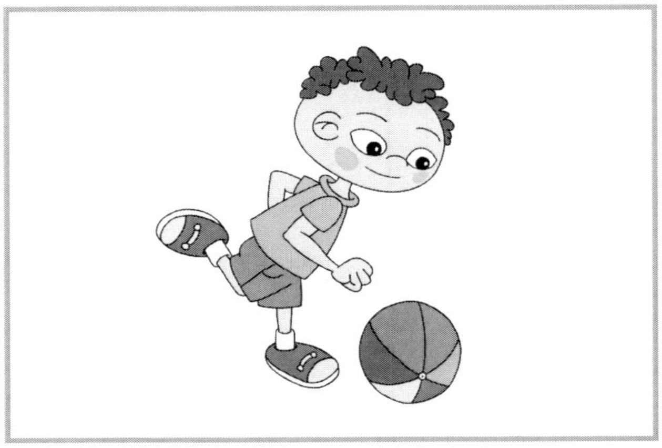

No sé muy bien si debido a problemas de coordinación o de control de la pierna, a Erik le costó bastante controlar el movimiento de darle una patada a una pelota. Hoy en día no tiene problemas, e incluso hace sus pinitos de fútbol. Ten preparadas varias pelotas. Primero te las colocas tú, y vas dando patadas para lanzarlas. Luego las colocas a los pies del niño, y le toca a él. Si ves que tiene dificultades, hacedlo dos adultos con él.

13.7 Lanzamientos

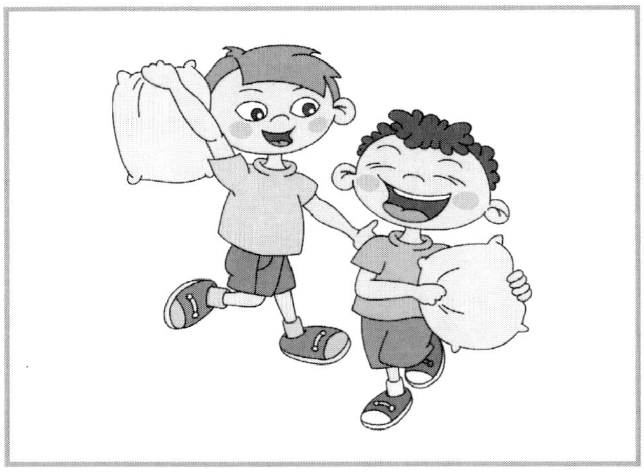

El movimiento de lanzar mejora la coordinación y la motricidad. Además, resulta muy divertido pues tiene muchísimas posibilidades. Comenzaremos con lanzamiento de objetos (que no sean pesados ni peligrosos), y más adelante con *"encestar"*.

Ejercicio 1: Cojines

Una buena batalla con cojines nos hizo disfrutar momentos divertidisimos con Erik; todavía hoy en día lo practicamos. Comienza con cojines pequeños, pero poco a poco intenta que el niño *"lance"* cojines de mayor tamaño.

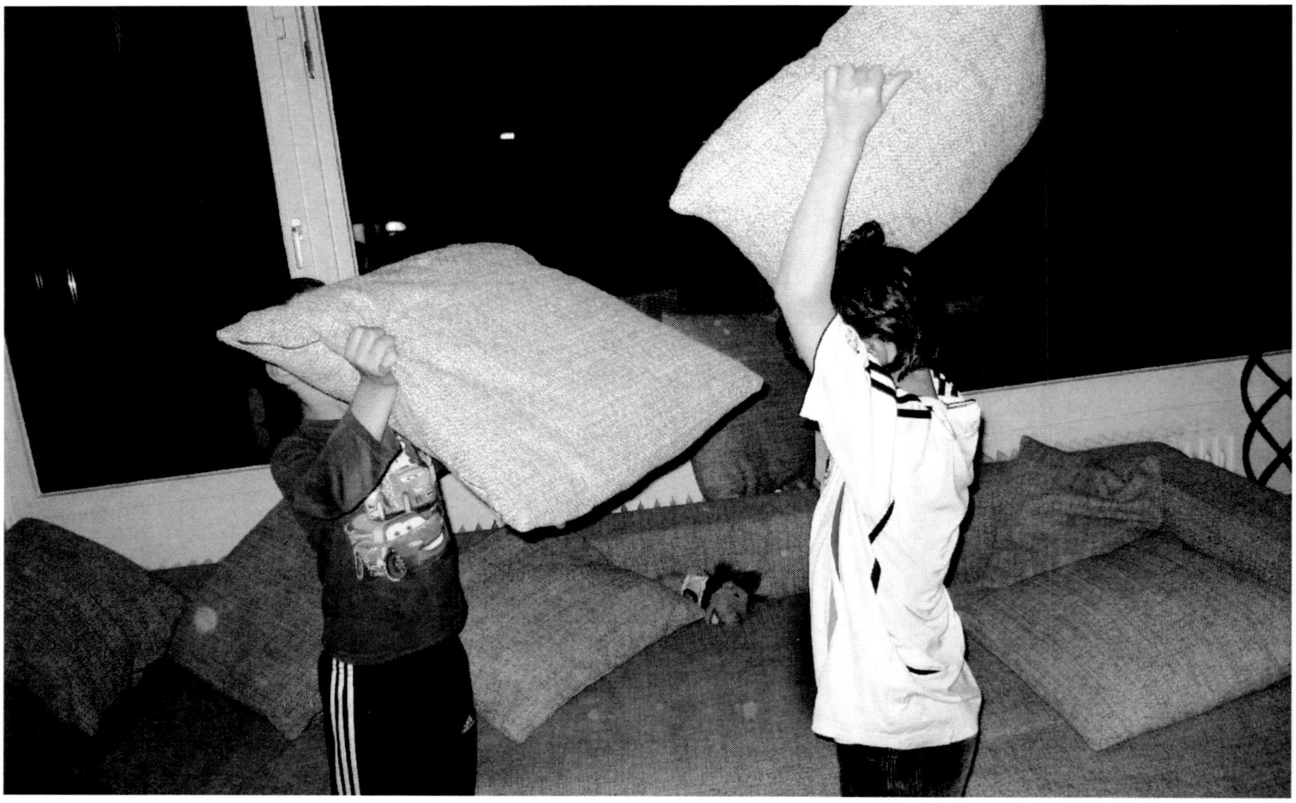

Ejercicio 2: Pelotas

Lo hemos visto en el apartado anterior.

Ejercicio 3: Lanzar piedritas al agua

Por favor, realizad este ejercicio siempre que consideréis que no va a ser peligroso para el niño. Se puede poner un cubo lleno de agua y el niño lanza. Conforme domina, ir alejando el cubo. Marcad siempre el punto de lanzamiento. Y con esto enlazamos al punto siguiente.

Ejercicio 4: Lanzar objetos para encestar

Como *"recipientes"* puedes usar cajas grandes de cartón, cazuelas, cestas… las colocas en línea frente al niño El niño se coloca a una distancia corta, y márcale el sitio desde el que tiene que lanzar. Nosotros practicamos primero con Erik sentado, luego ya de pie. Para lanzar puedes usar pelotas, papel de aluminio en forma de bola, corchos, tapones de botellas… lo que se te ocurra.

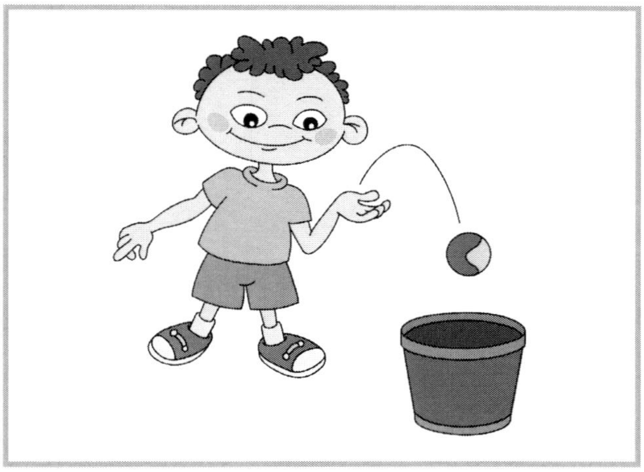

Tragalotodo

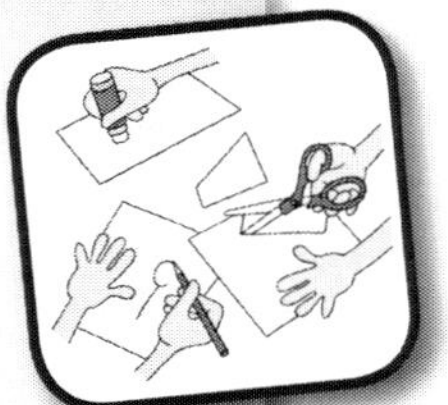

Con Erik ya más mayorcito, nos hicimos en casa un "Tragalotodo". Usamos un tambor de detergente vacío y lo decoramos con ojos, sonrisa y el picto de Arasaac de lanzar.

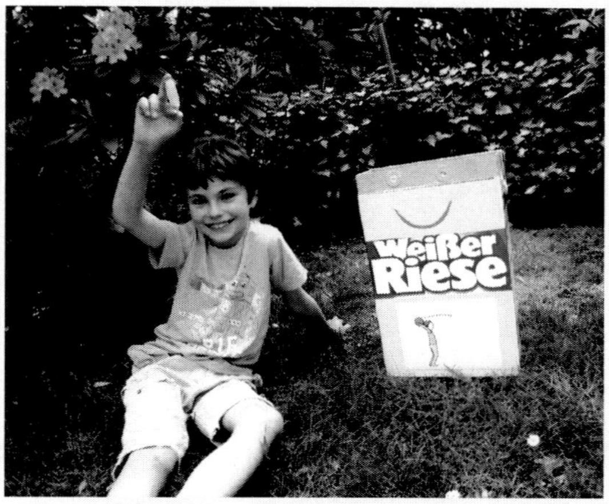

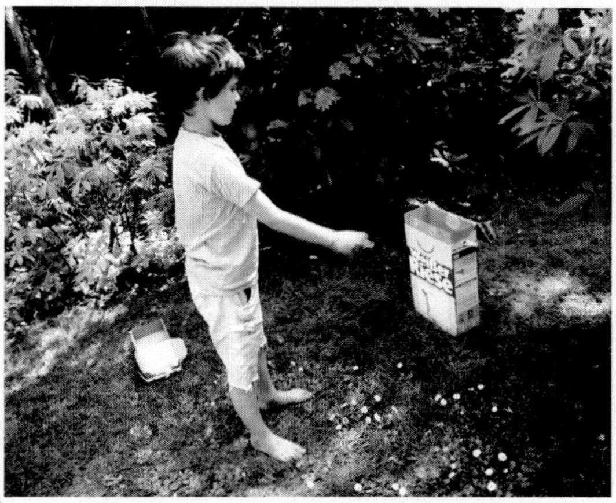

Ejercicio 5 : Bolos caseros

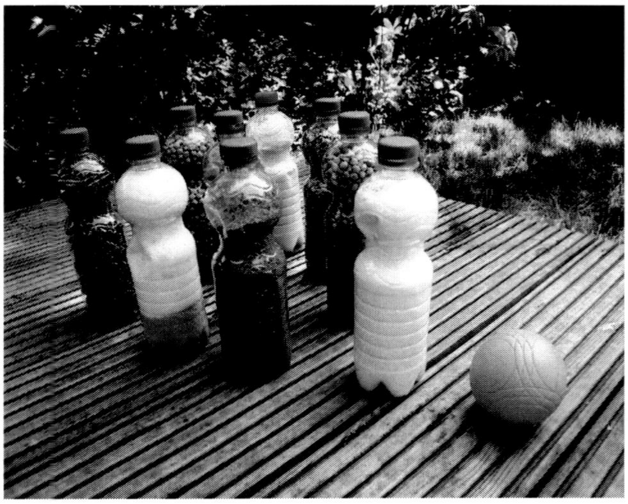

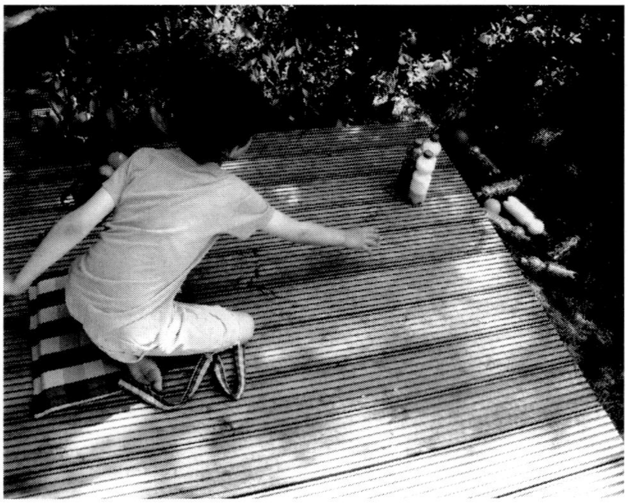

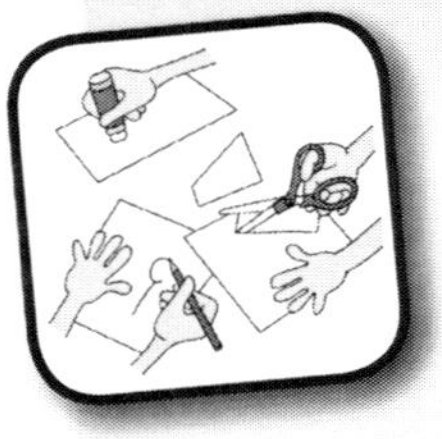

Bolos caseros

Materiales: - 9 botellas de plástico de medio litro vacías.- para los rellenos: arena, piedras, arroz, garbanzos, sal, harina, clavos despuntados o tuercas, lentejas, tierra de macetas, etc. - Una pelota.

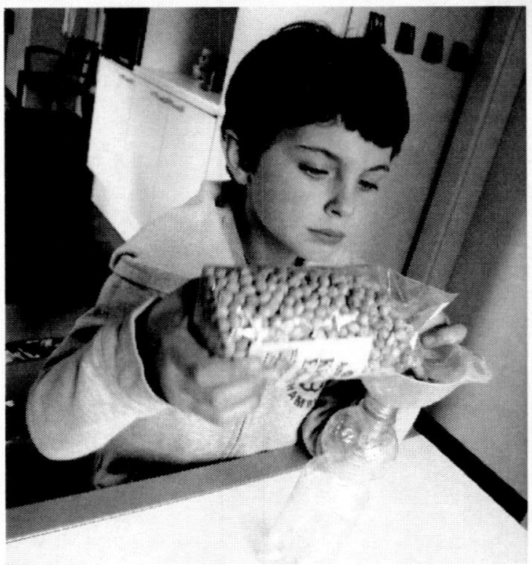

A Erik le encantaba rellenar las botellas, así que en días sucesivos (para que no se cansara con lo mismo) las fue rellenando. Utiliza la ayuda de un embudo.

Ya podéis jugar. Es importante marcar el punto de lanzamiento, y lo practicamos con Erik sentado.

Ejercicio 6: Lanzamiento de anillas:

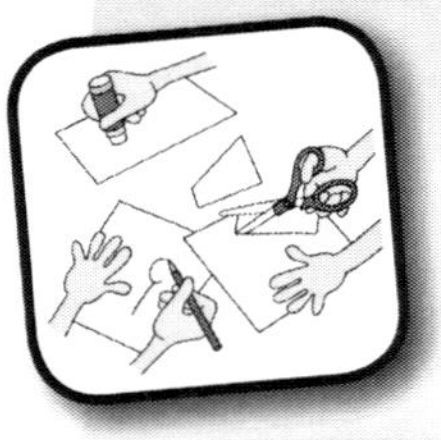

Juego de anillas

De nuevo vamos a confeccionar el juego nosotros, para pasar también un buen rato de interacción previo.

Materiales:

- Platos de cartón.
- Un rollo de papel de cocina como eje.
- Pinturas, pinceles, tijeras.
- Pegatinas para decorar el eje.

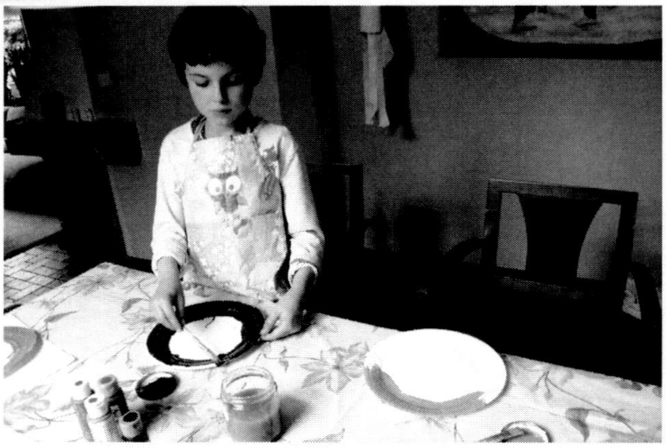

1 Pintar los platos sólo en los bordes.

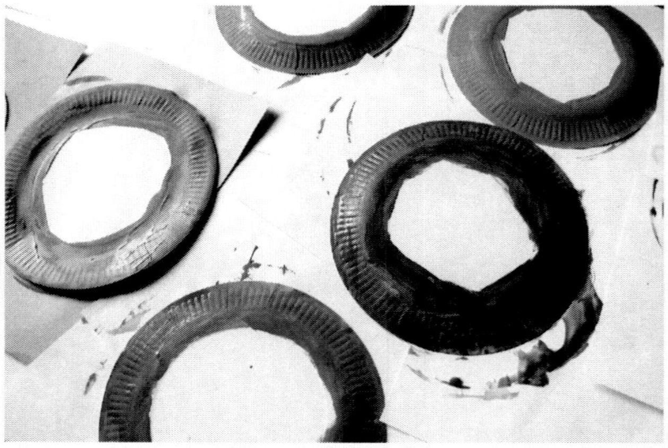

2 Cortaremos los centros de los platos.

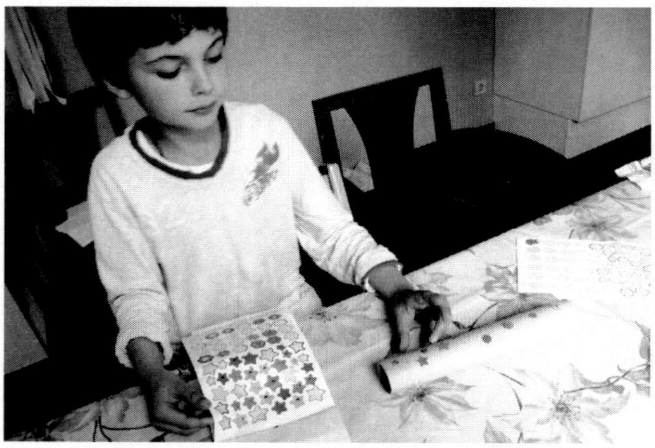

3 Decorar el eje (nosotros lo hicimos con pegatinas).

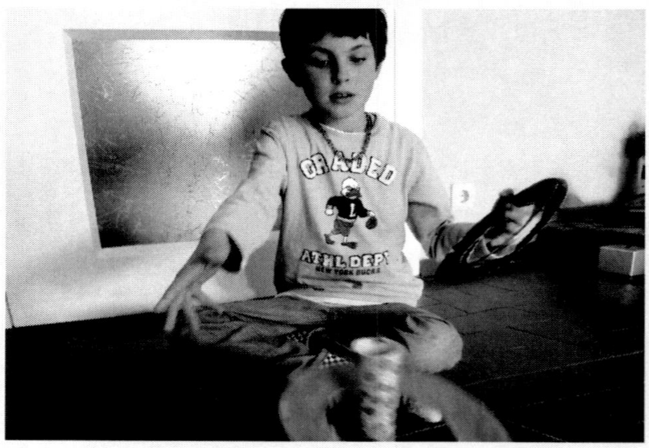

4 A jugar (mejor sentados y cerquita para evitar frustraciones).

Ejercicio 7: A tirar latas

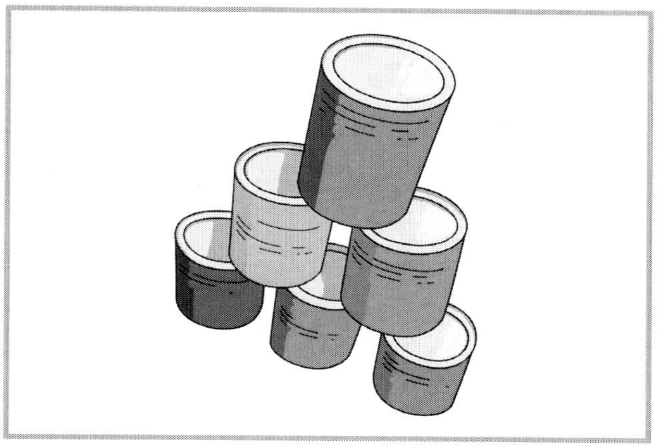

Es uno de los juegos que a Erik le encantan, y puedes hacerlo en casa si lo deseas. Necesitas latas de conserva del mismo tamaño, limar bien los bordes para que no haya peligro y pintarlas.

Cuando juguéis, marca siempre el lugar desde el que tiene que lanzar el niño, siempre a poca distancia para que tenga más éxito.

Ejercicio 8: La Petanca

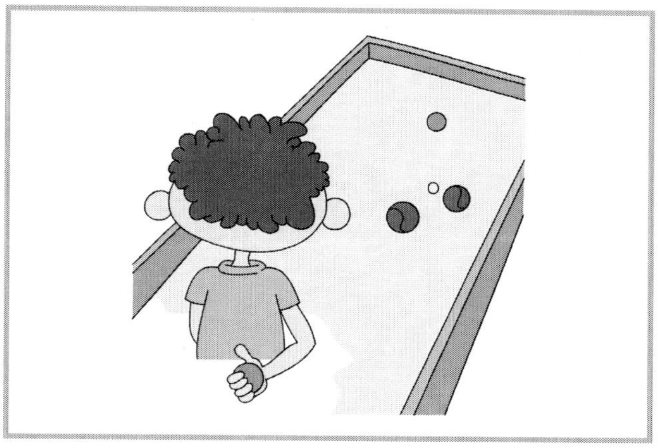

En casa tenemos un juego de petanca para niños. Erik juega ahora batante bien. Cuando era más pequeño, nos servimos de este juego para practicar los conceptos cerca y lejos; entonces era yo quien lanzaba, y le explicaba si la bola grande estaba cerca o lejos de la pelota chiquitita.

13.8 Reforzando pectorales y espalda

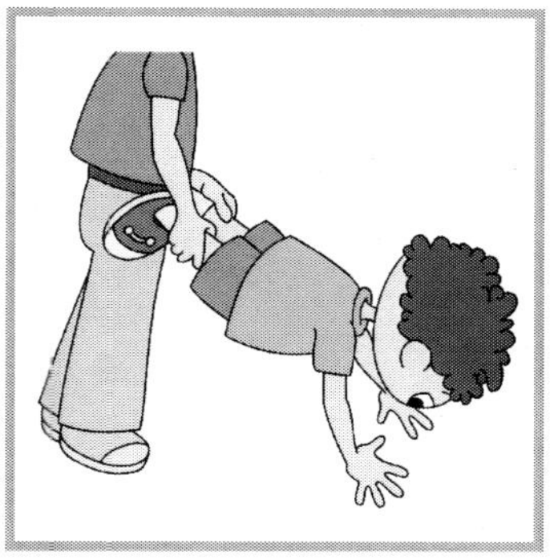

Carretilla

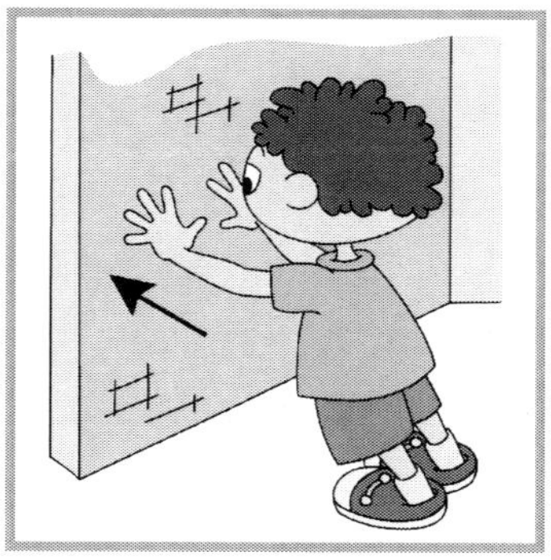

Estiramientos empujando una pared

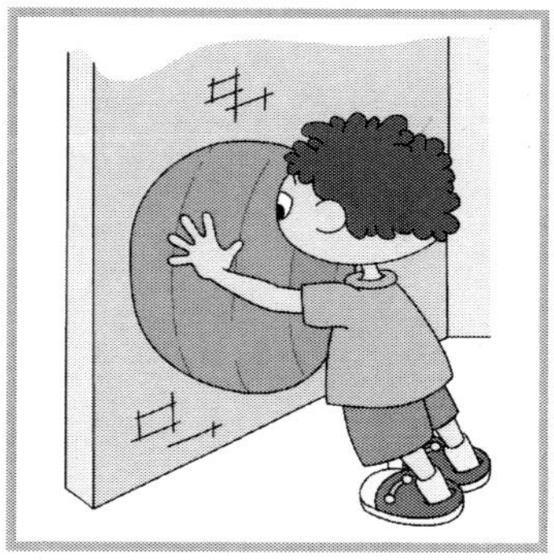

Elevar y rodar el balón Bobath por la pared

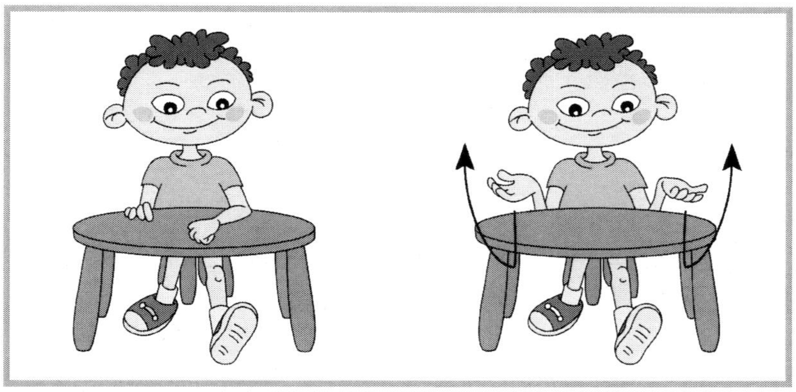

Sentarse a una mesa no muy pesada. Colocar los dos puños bajo su superficie y levantarla del suelo.

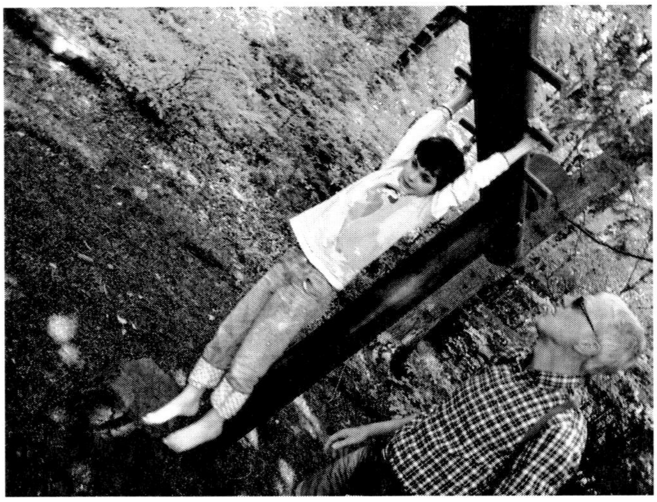

Mantenerse colgado y avanzar colgado si se puede.

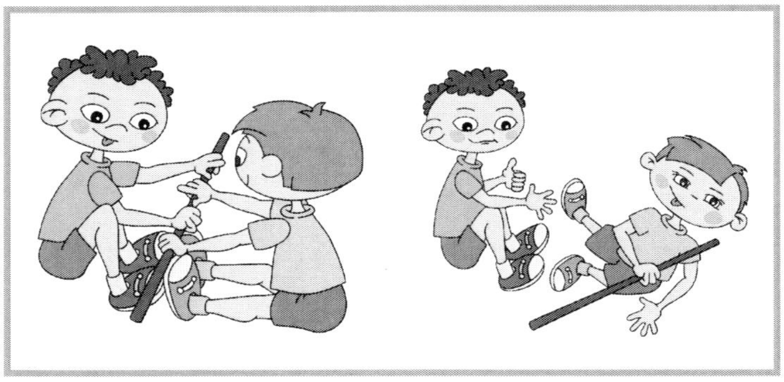

Estirar cada uno por un lado de una barra o palo.

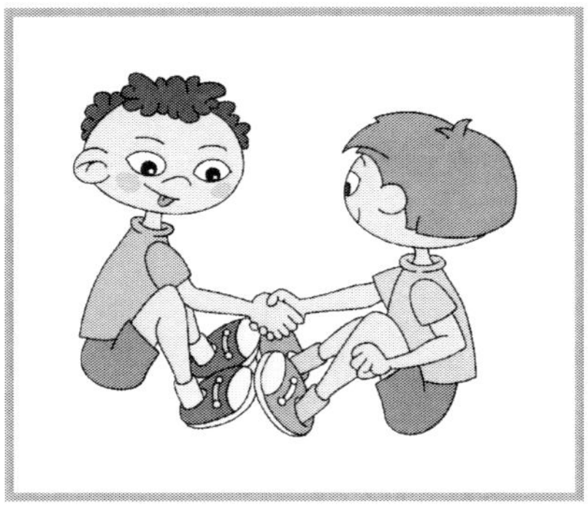

Cada uno toma la mano del otro, y cada uno estira hacia su lado.

13.9 Los parques infantiles.

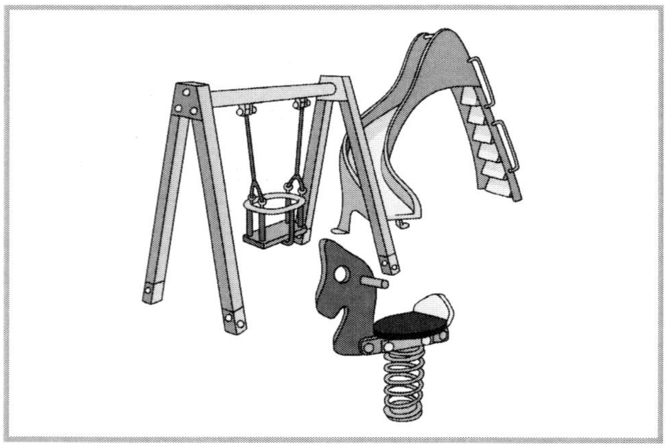

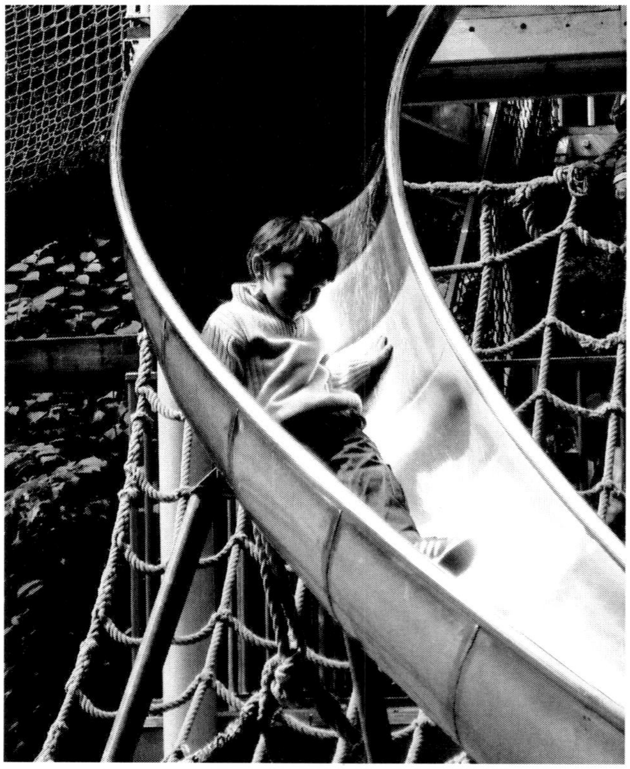

Cuando Erik era pequeño, era muy difícil acudir con él a un parque infantil, sobre todo si había muchos niños y el ambiente era ruidoso. Bien acudíamos cuando sabíamos que no había nadie o casi nadie, o elegíamos pequeños parques de un bosque, muy tranquilos siempre. Hoy en día no tenemos ningún problema. Todas las actividades que se presentan en los parques son geniales para la psicomotricidad.

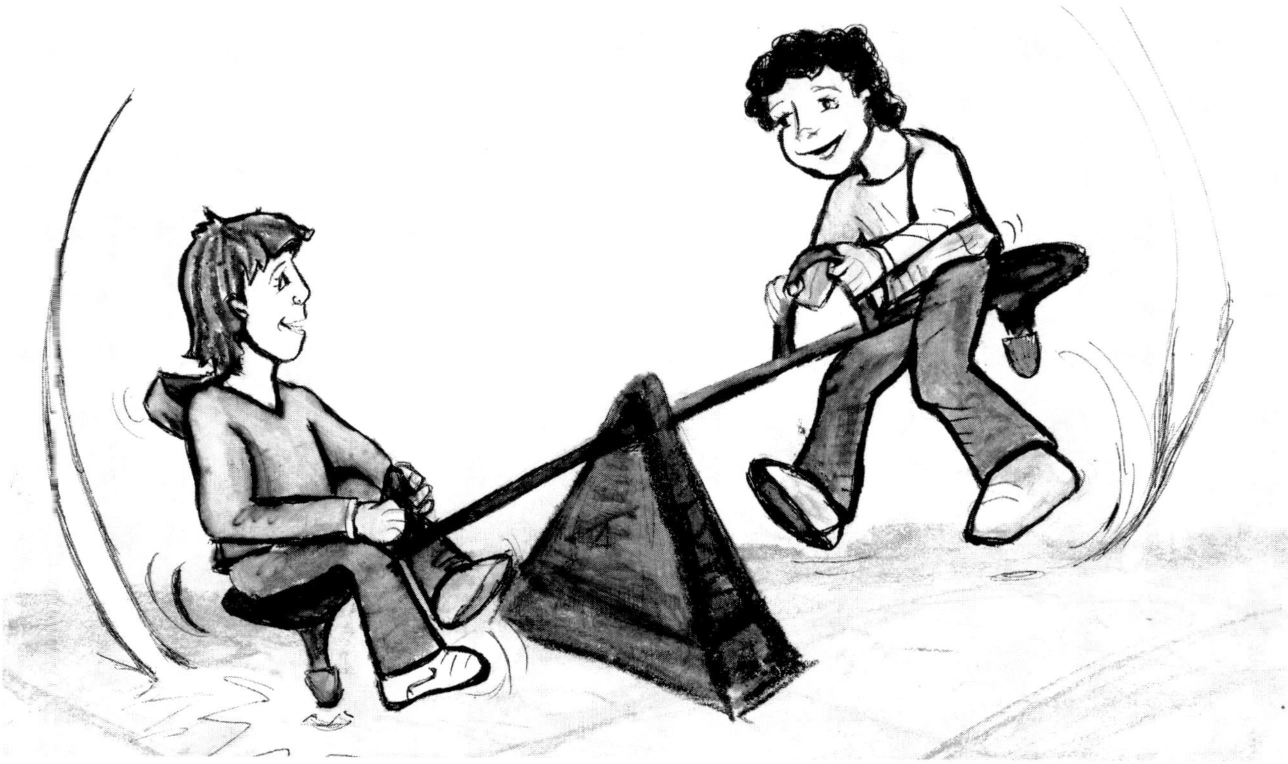

Además de toboganes, columpios, balancines hay también otras instalaciones que permiten a los niños trepar y mejorar su equilibrio. Particia y disfruta con él, ayúdale siempre con cuidado y poco a poco a alcanzar nuevas metas.

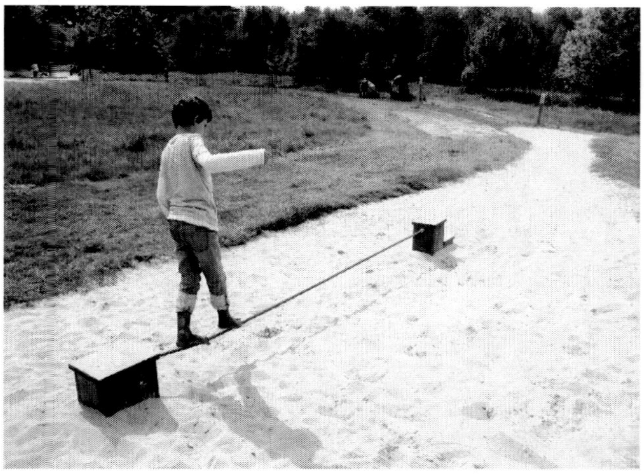

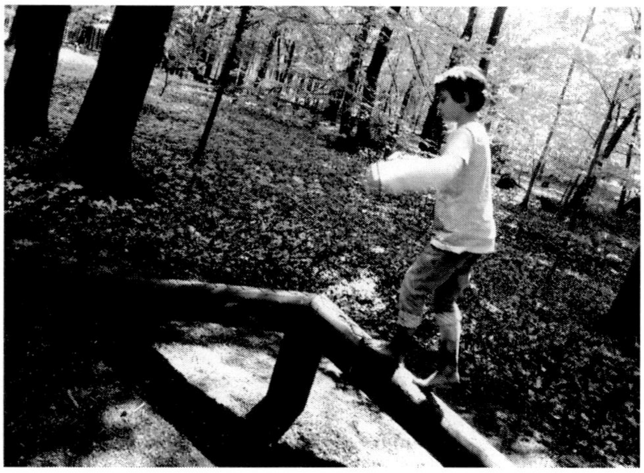

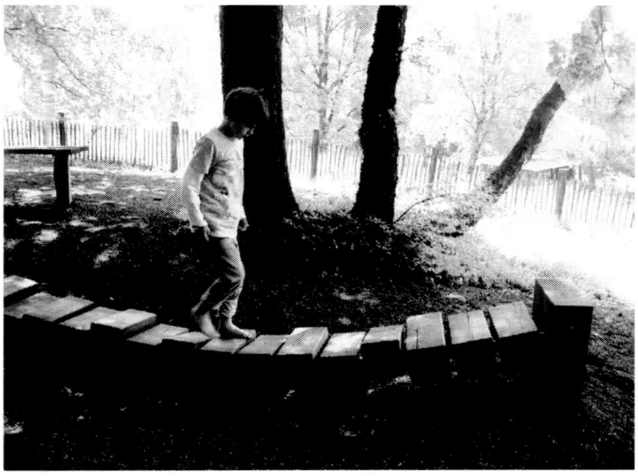

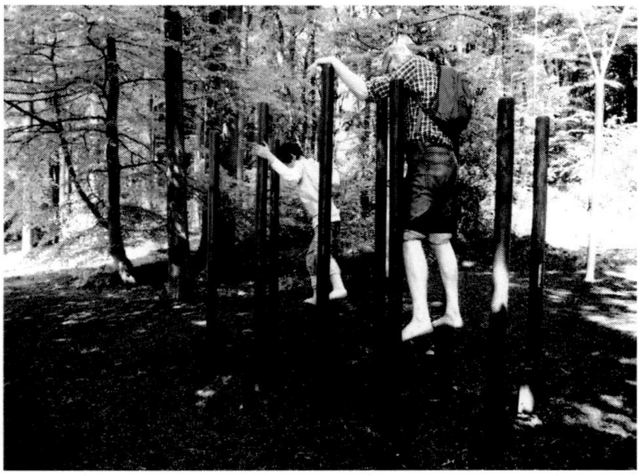

Capítulo 14

El juego con otros niños

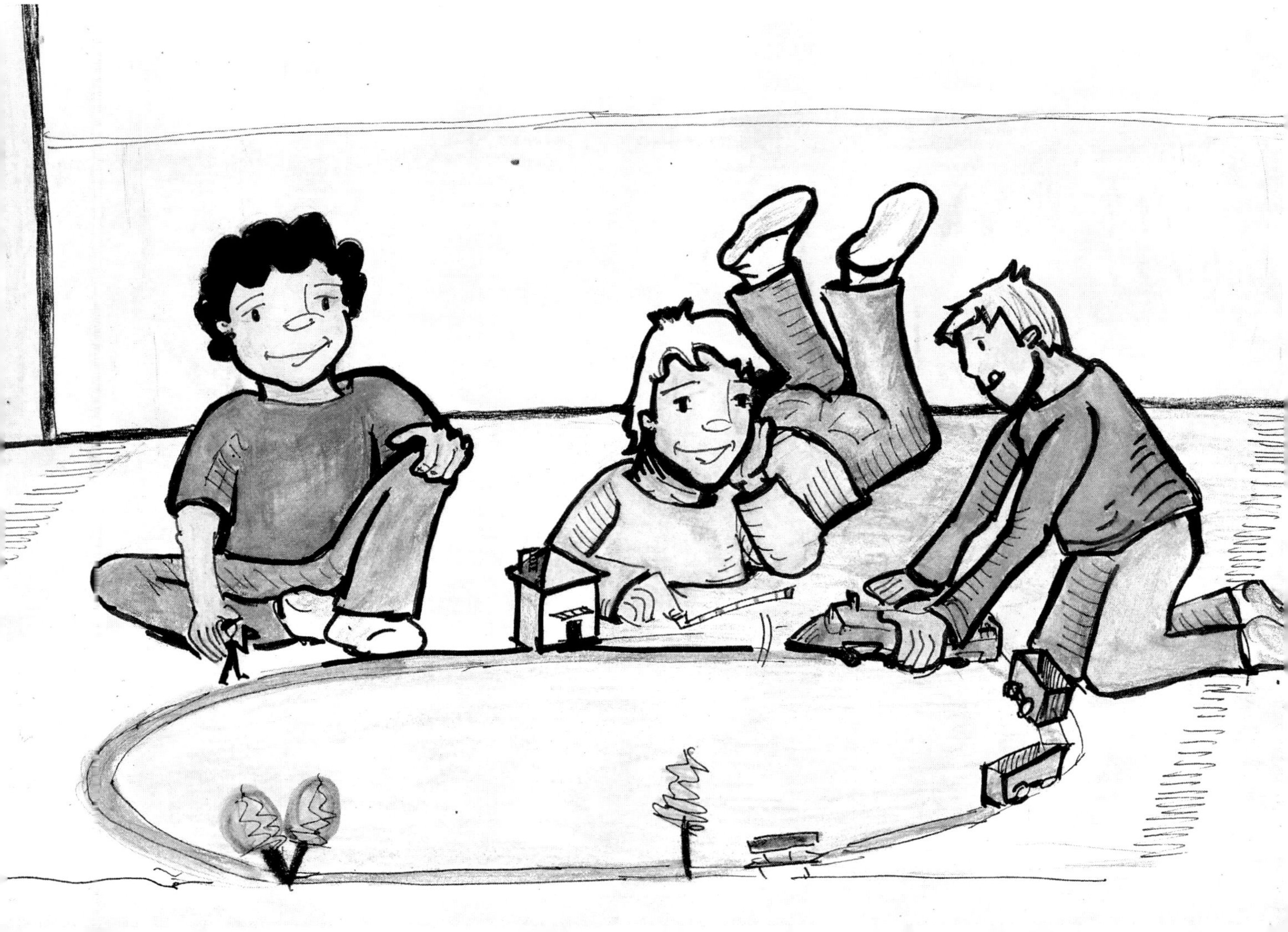

14.1 El juego en parejas

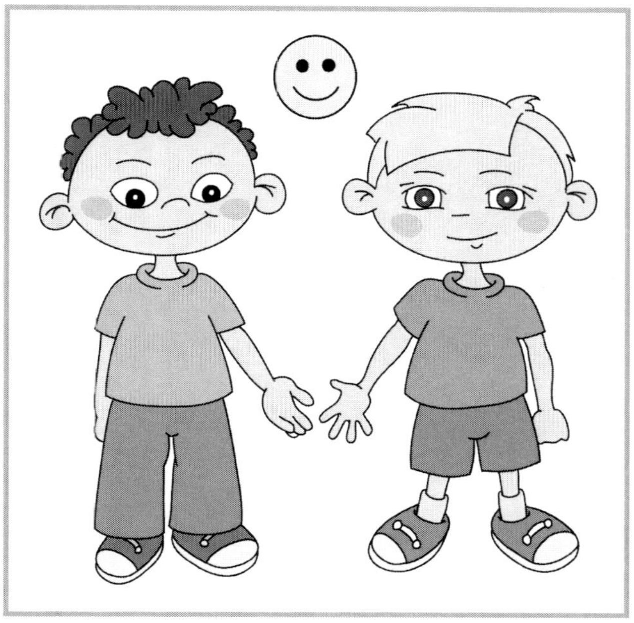

Una vez que Erik ya iba dominando el juego con nosotros, dimos un nuevo paso muy importante: el juego con otro niño en ambiente estructurado dirigido por un adulto. Es conveniente que el niño que juegue con nuestro hijo sea un poquito mayor y esté también muy motivado.

El sistema de trabajo será como siempre gradual, poco a poco y con pequeños objetivos. Nosotros fuimos repitiendo muchos de los ejercicios que he ido comentando hasta ahora. Primero lo hicimos en la habitación que tenemos preparada para la terapia, y después fuimos realizándolos en ambientes naturales: otras habitaciones de la casa, en el parque infantil o en la casa del otro niño, además de en la guardería, donde se irían sumando poco a poco más niños.

En líneas generales, estos son los pasos que seguimos:

1) Invitar a un niño a casa y que juegen con los mismos materiales dobles preparados de antemano, con juegos tranquilos y sin ruidos o elementos distrayentes. No importa que todavía no interactúen ni hagan cosas juntos. Nosotros utilizamos los Lego, la plastilina, la pintura de dedos, la espuma de afeitar para embadurnar la mesa, ensartar *"perlas"* en cordeles, el mosaico, etc. Y afuera, los juegos en la caja de arena: cubo, pala, rastrillo, etc. El objetivo es que juegen en proximidad uno y el otro.

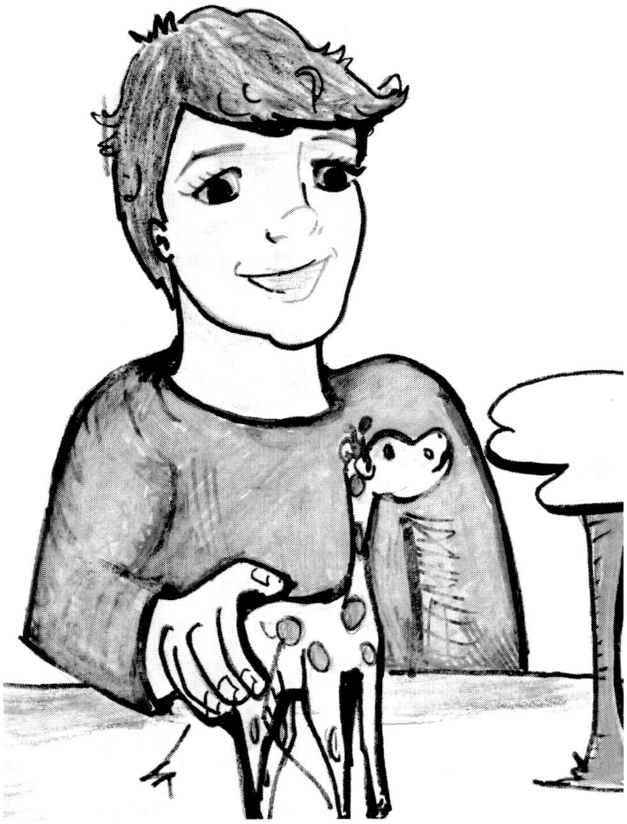

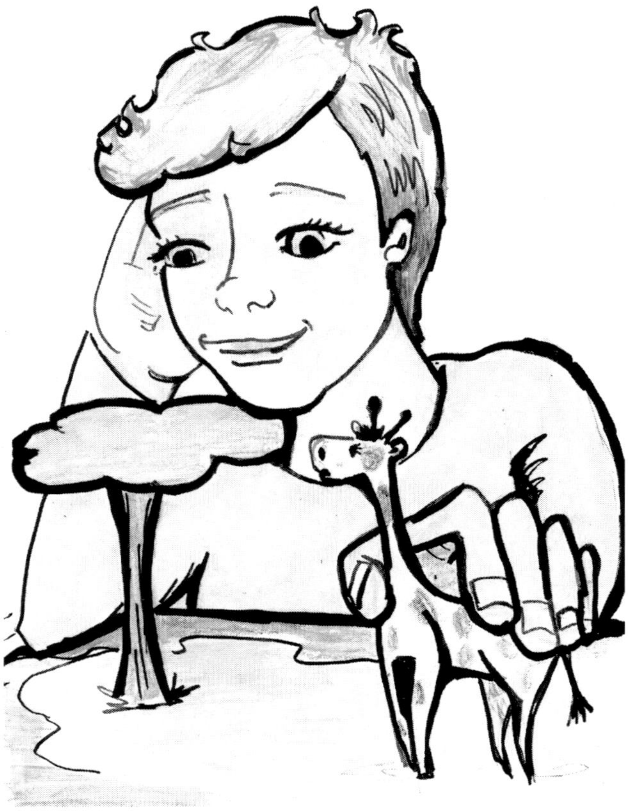

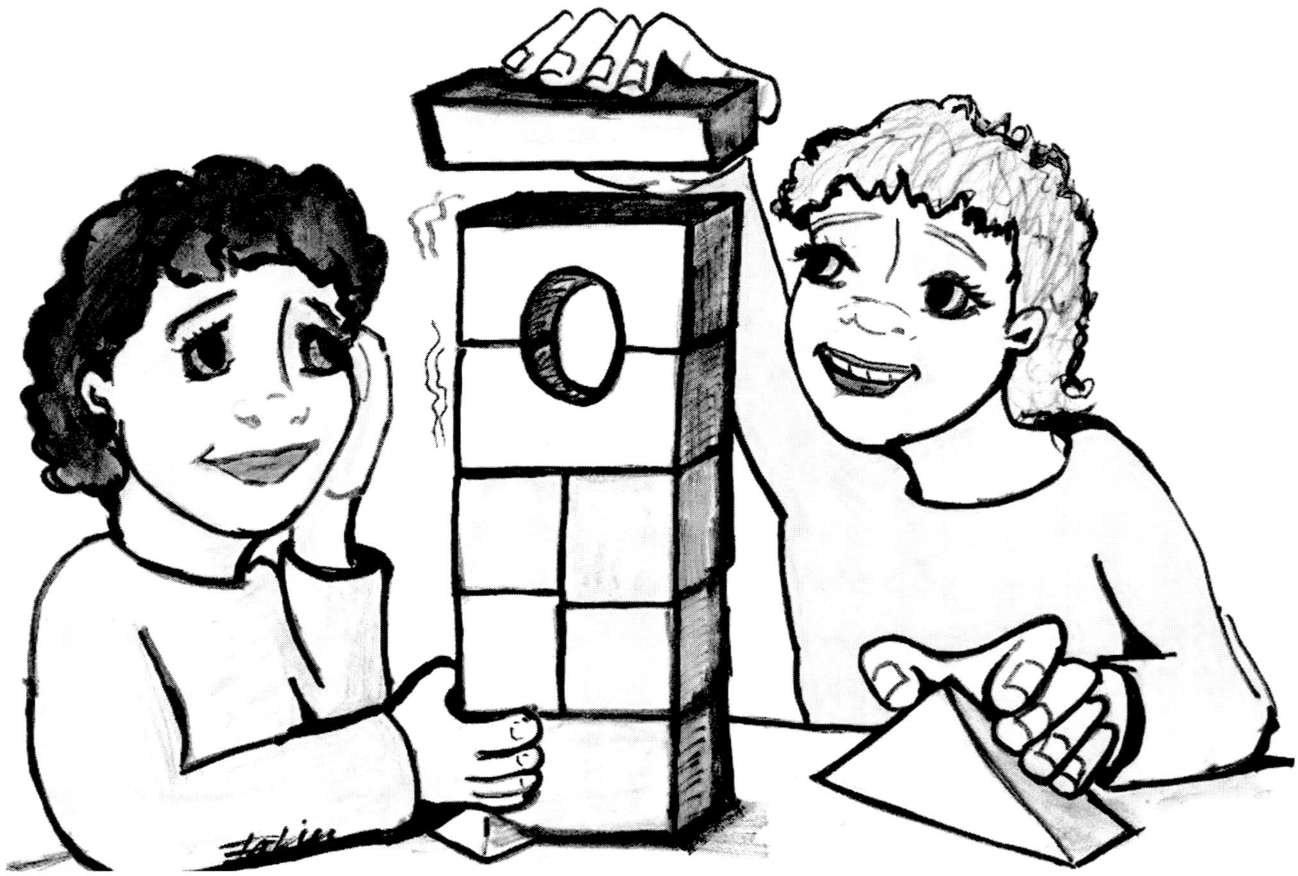

2) **Los niños utilizarán el mismo material cara a cara a la vez dirigidos por un adulto.** A nosotros nos sirvió de gran ayuda los Lego. Erik y el otro niño debían construir algo juntos. Primero algo sencillo como una torre: una pieza Erik, una pieza el otro niño, y poco a poco fuimos complicando las construcciones. También utilizamos un modelo previamente hecho que los niños copiaban.

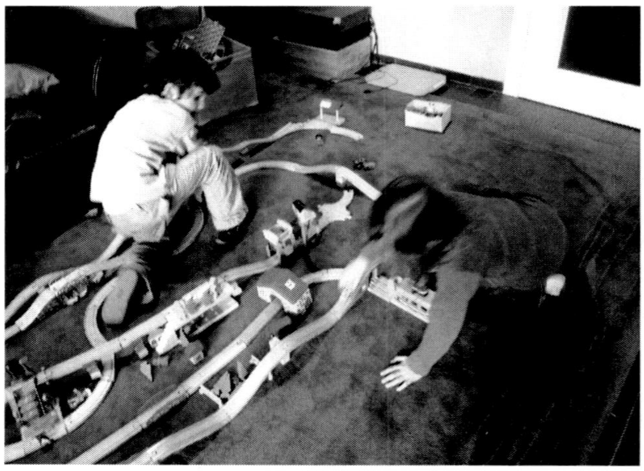

3) **Una vez que los niños pueden compartir materiales**, estarán preparados ya para jugar juntos. Teniendo en cuenta el interés de Erik por los Lego y por los circuitos de tren, dejábamos a los dos niños jugar de forma menos estructurada y con más libertad para que fueran construyendo juntos actividades que proponíamos: vamos a hacer una casa, vamos a hacer una carretera, vamos a hacer un circuito para el tren, etc. Conforme aumenta la interacción y el interés por el juego, se pueden introducir nuevos elementos: coches, figuritas de lego, animales, etc; poco a poco siempre.

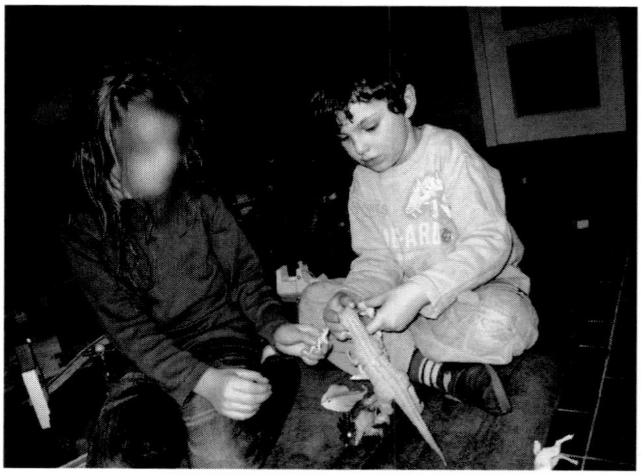

4) **Otros juegos con "guiones" sencillos previos** (de la misma forma que fuimos trabajando antes con el niño en solitario): coches que circulan por la carrete-

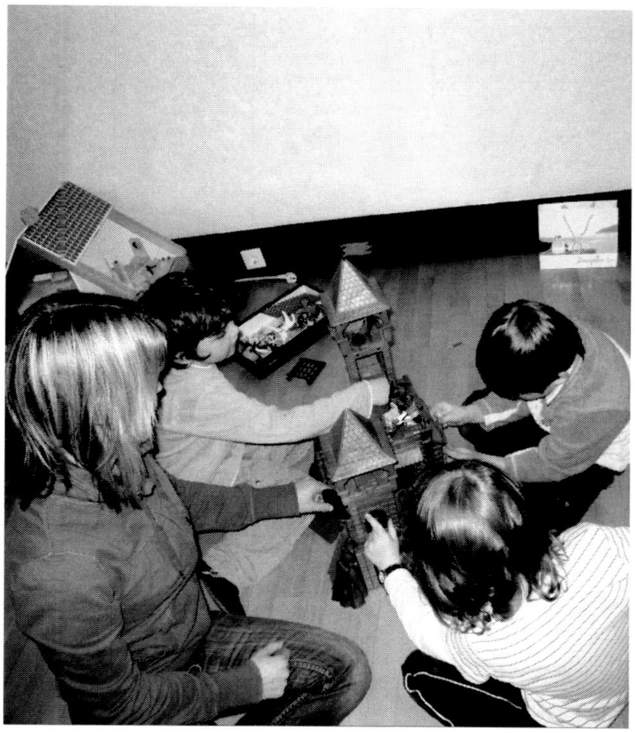

ra, se les echa gasolina y luego aparcan. O animalitos hambrientos en la granja que esperan su comida. O una muñeca muy sucia que hay que bañar, etc. Nos basamos en lo que ya habíamos trabajado con Erik a solas, pues él ya *"dominaba"* esos guiones.

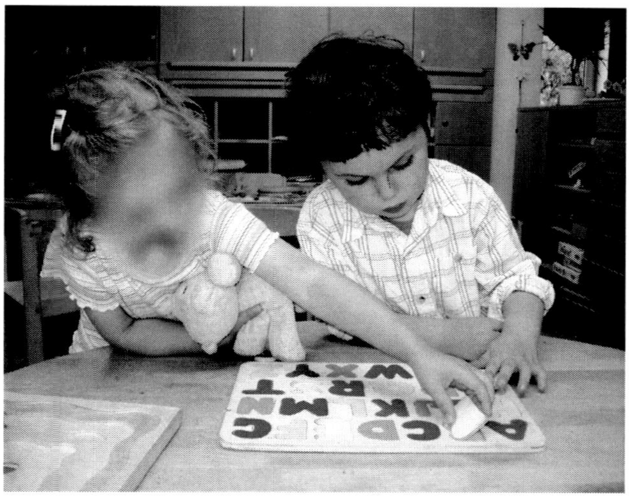

5) Juegos de reglas sencillas: emparejamientos por colores o por formas o por cantidades; loterías u otros juegos de mesa adecuados al nivel cognitivo de nuestro hijo. Es importante que nuestro hijo aprenda a respetar los turnos y a irse familiarizando con los dados, avanzar por las casillas, etc.

6) Juegos de imitación y motrices en pareja. Primero los hicimos sólo con Erik, después ya introducimos a un niño. Veamos ejemplos:

Stop Dance

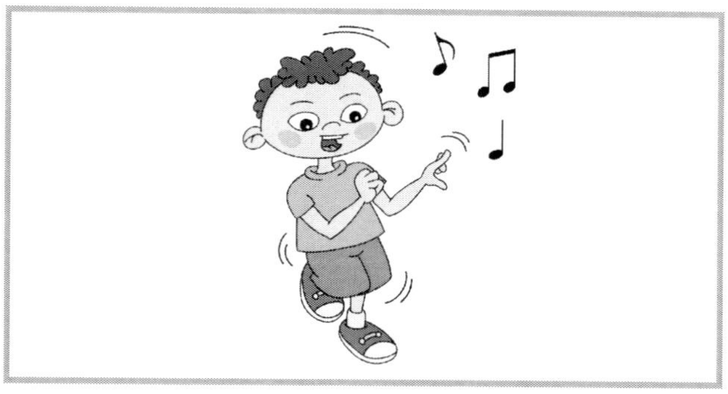

Cuando suena la música, el niño baila o se mueve.

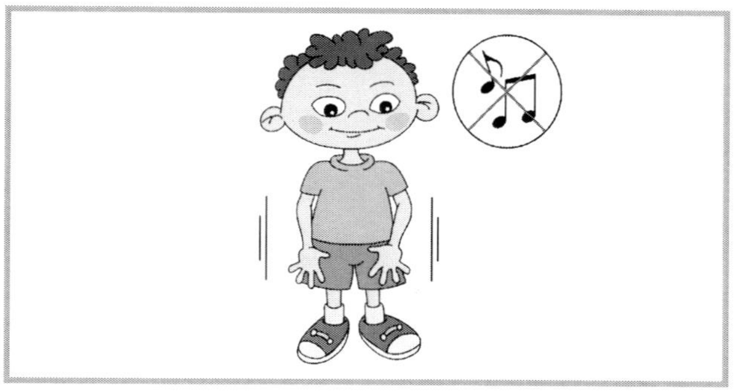

Cuando se para la música, el niño se queda quieto.

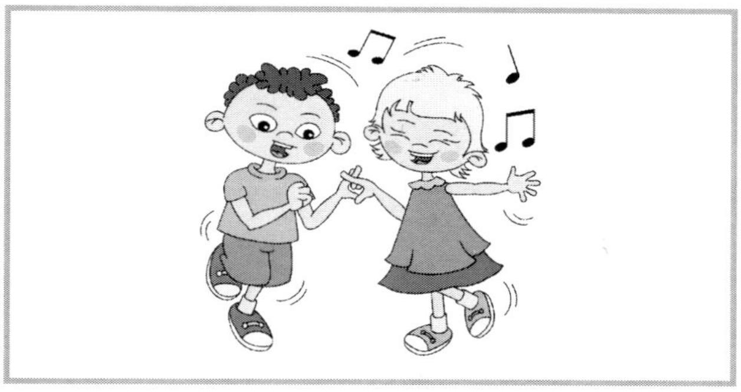

Y en cuanto vuelve a sonar, pues a bailar de nuevo.

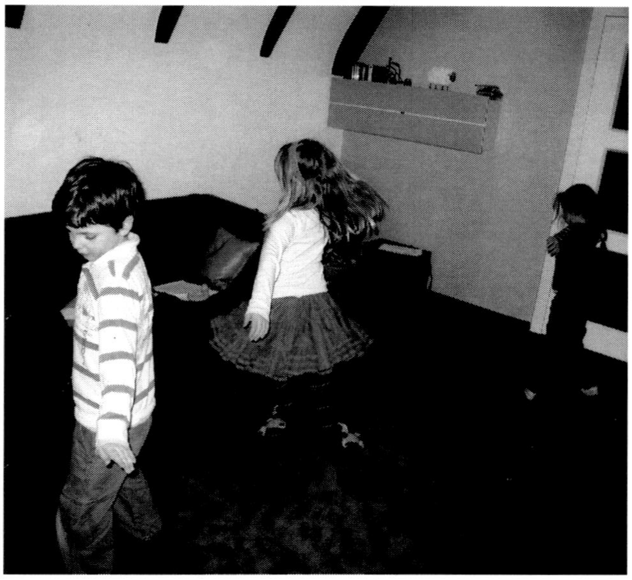

El espejo

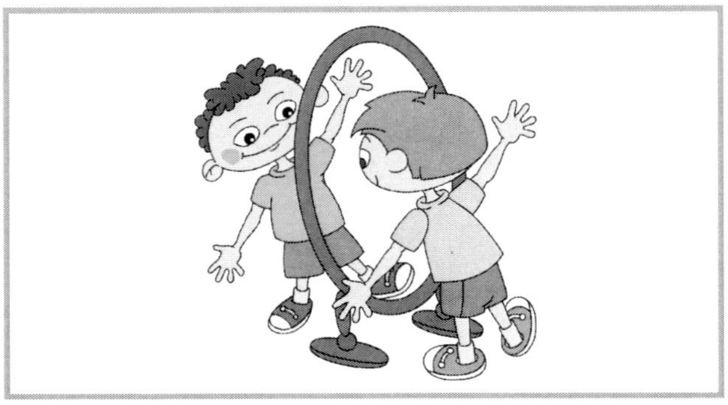

Colocados frente a frente, haces un movimiento y luego le pides al niño que te imite. Procura hacer cosas divertidas para estimular su atención. Poco a poco combina movimientos con desplazamientos. Luego cambiáis los papeles.

La cesta de la ropa

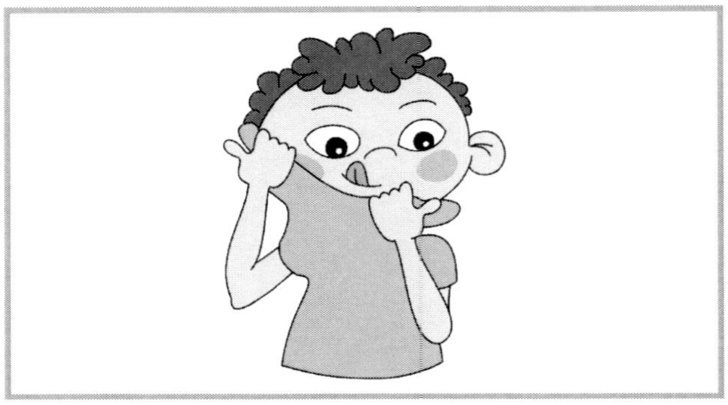

Prepara una cesta con ropas grandes (utiliza las del papá, por ejemplo) y complementos. Mientras suena la música, el niño y tú os vais vistiendo. Cuando para, miráis las ropas que os habéis puesto, y a disfrutar la mezcla.

Esculturas

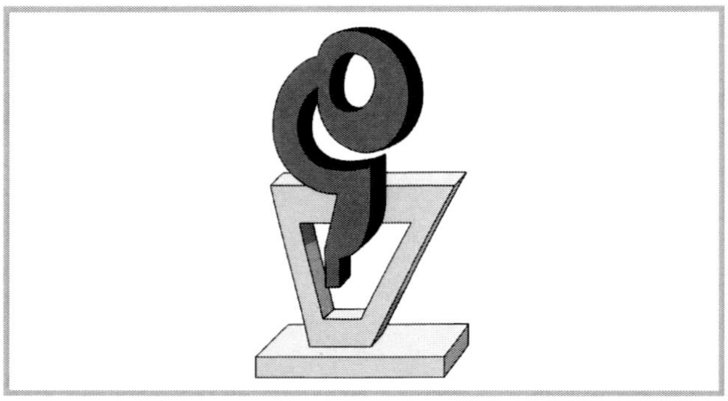

Formas una figura con brazos, piernas, tronco (un flamenco, por ejemplo) mientras el niño tiene los ojos cerrados. Le pides que recorra tu cuerpo con sus manitas para que, mediante el tacto, identifique tus posiciones. Luego él ejecuta tu posición. Cuando abre los ojos, comprueba si es igual. Luego cambiáis los papeles.

El muñeco de nieve

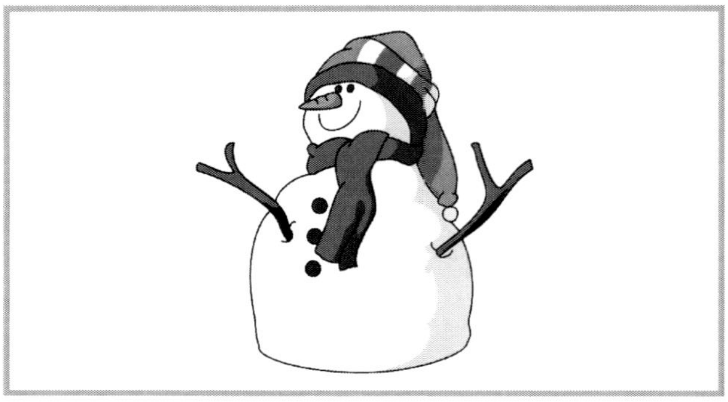

El niño y tu os imagináis que sois muñecos de nieve. Os vais moviendo por el espacio. De pronto dice que hace mucho sol, y que os vais derritiendo. Los movimientos serán más lentos, poco a poco, hasta quedar *"derretidos"* en el suelo.

Escribir en la espalda

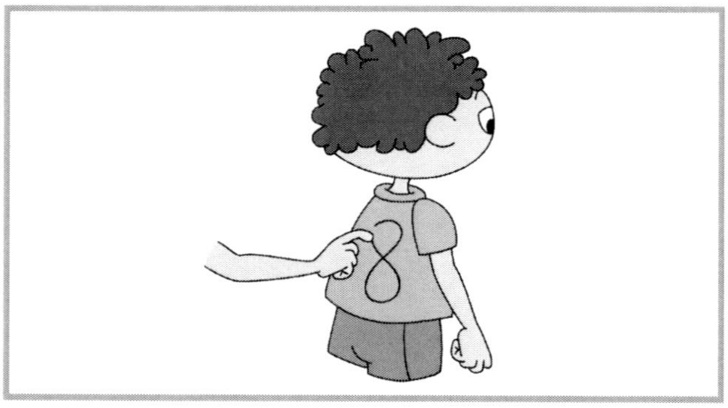

Escribes una letra o un número con tu dedo en la espalda del niño. Él tiene que adivinar qué has escrito. Luego cambiáis los papeles.

Lanzamientos de pelota

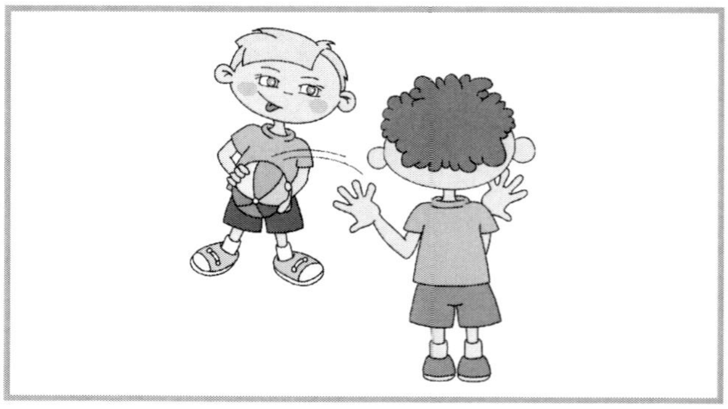

Es mejor hacerlo sentados al principio.

Juego de adivinar los números

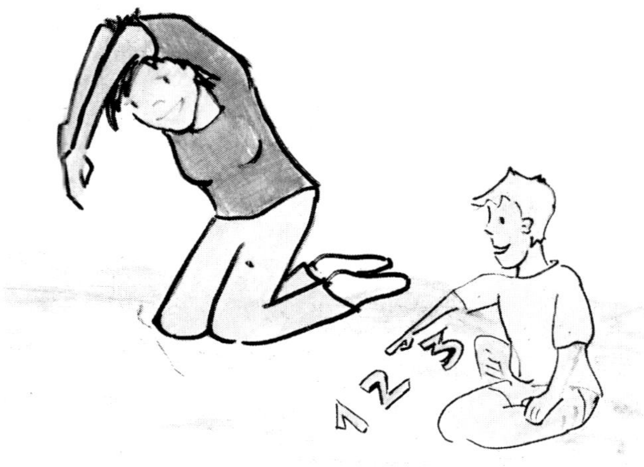

Representas con tu cuerpo un número, y el niño debe adivinar cuál es.

7) Juegos motrices que implican reglas sencillas

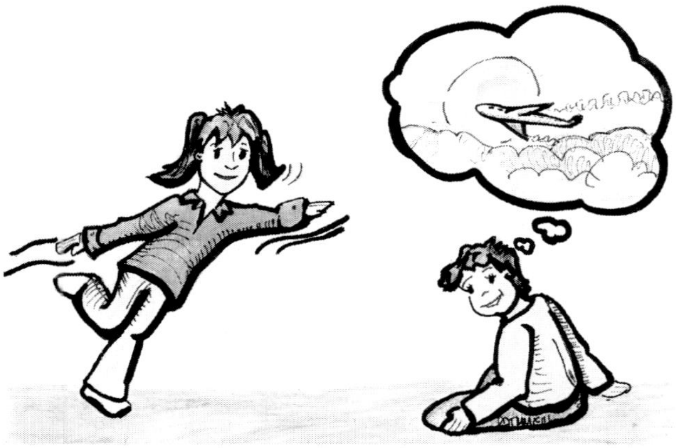

Juegos de mímica: por turnos, un niño representa lo mostrado en una tarjeta y los demás adivinan qué o quién es.

Jugamos a pillar

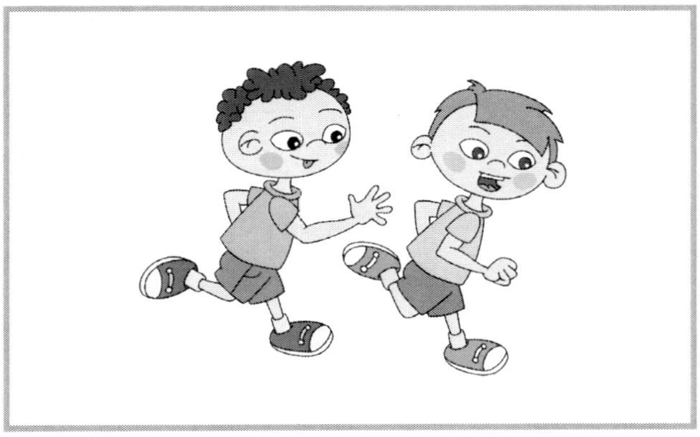

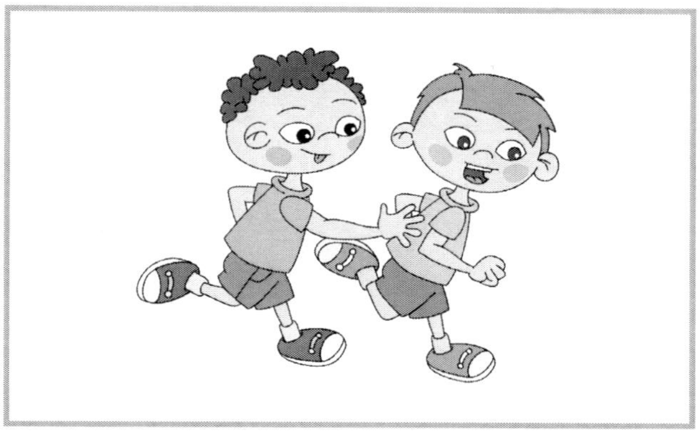

Para realizar el juego de *"pillar"* tienen que quedar muy claro al principio el rol de cada uno. Quién corre y quién pilla.

Para ello, un truco que nos sirvió fue pegar a cada persona (primero solo dos personas) que jugaba una tarjeta.

Una persona tiene que pillar a los otros. La reconoces por esta tarjeta:

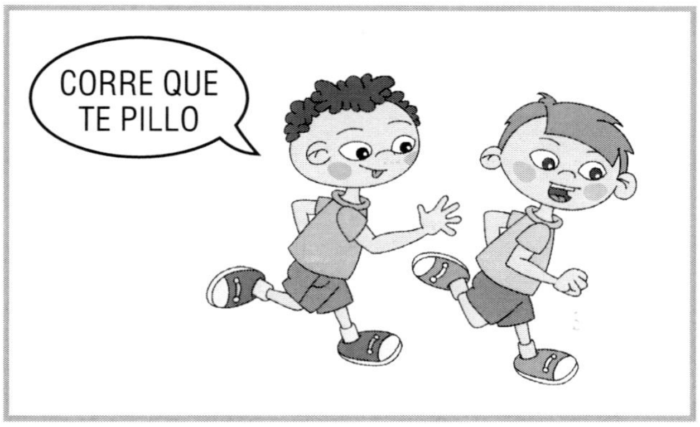

Los demás corremos, y llevamos esta tarjeta. Decimos *"Píllame"*.

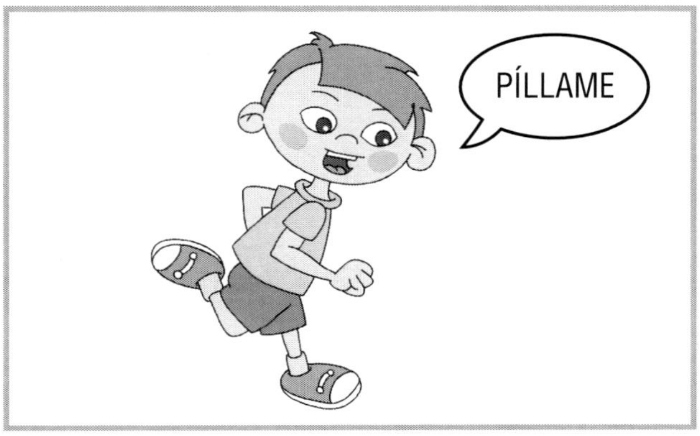

Y también preparé este apoyo visual, teniendo en cuenta el interés de Erik por los gatos y los ratones (le encantan Tom y Jerry).

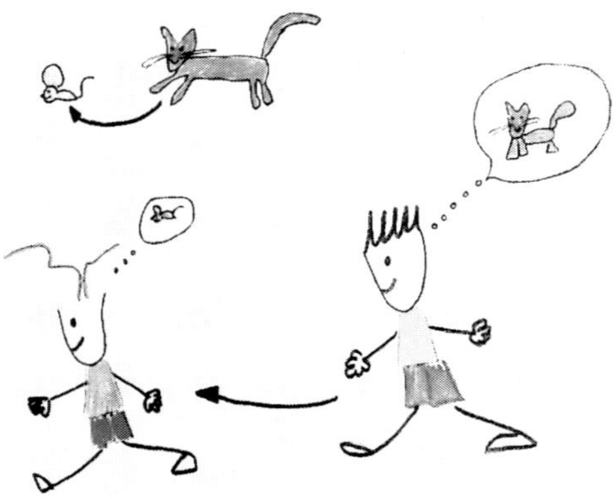

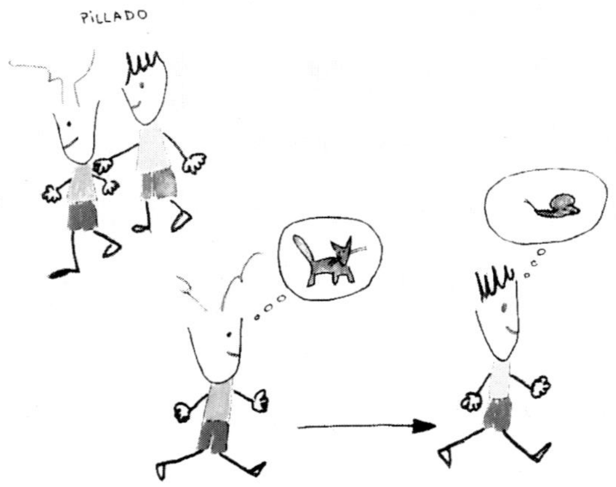

Practicamos que se situara cara a una pared, contara hasta diez y que luego nos buscara. Le encantaba, claro. Al cambiar los papeles, ya se complicaba, bien por lo que ya he comentado, o bien más tarde porque –al buscarlo- siempre nos decía *"estoy aquí"*.

Para lograr un juego del escondite tal como es, utilizamos dos trucos:

- Esconder objetos, y que Erik los buscara con *"frío", "templado", "caliente", "que te quemas"*, e invertir luego los papeles. Los objetos no hablan ni dicen *"estoy aquí"*, y ello le sirvió muy bien a Erik como referencia.

- Jugar al escondite *"entre varios"*; es decir, siempre había alguien que sabía donde se había esondido el otro, y facilitaba pistas con *"frío", "templado"*, etc.

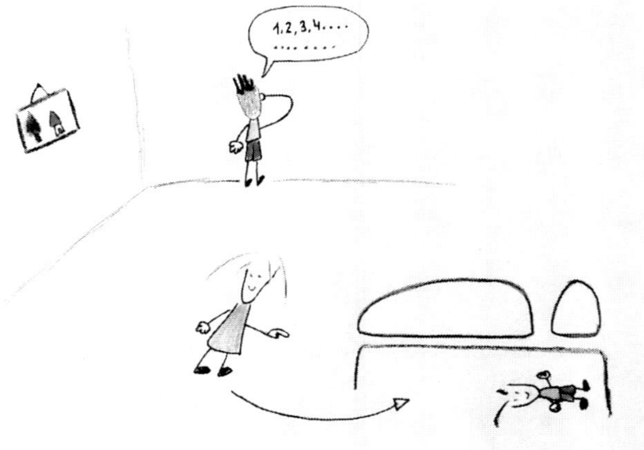

El escondite

Cuando empezamos, Erik se daba por *"escondido"* cerrando los ojos, tapándose la cara con las manos o cubriéndose de forma parcial la cabeza con algo. El hecho de *"no verse"* ya le parecía estar escondido.

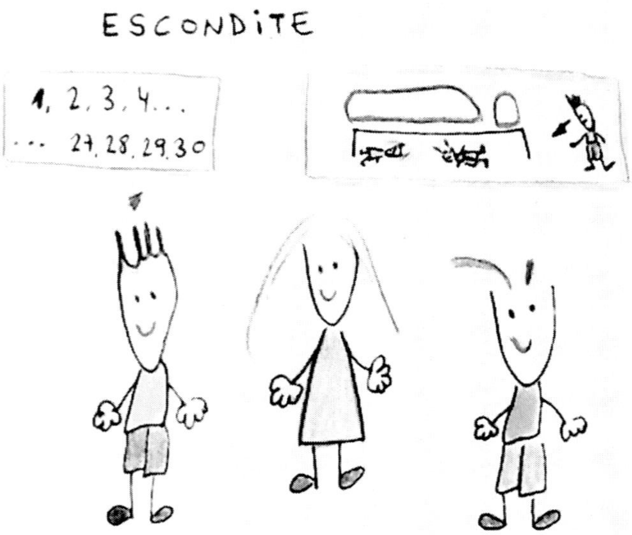

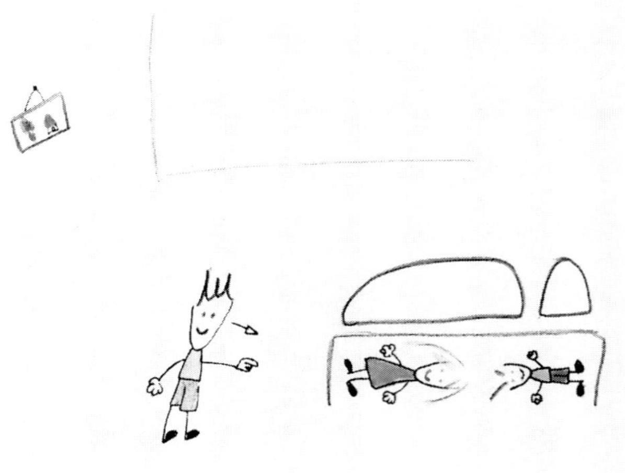

Aunque todas las actividades propuestas se llevarán a cabo al principio con la dirección y supervisión de un adulto, poco a poco se podrá ir dejando a los niños jugar solos, sin que el adulto participe.

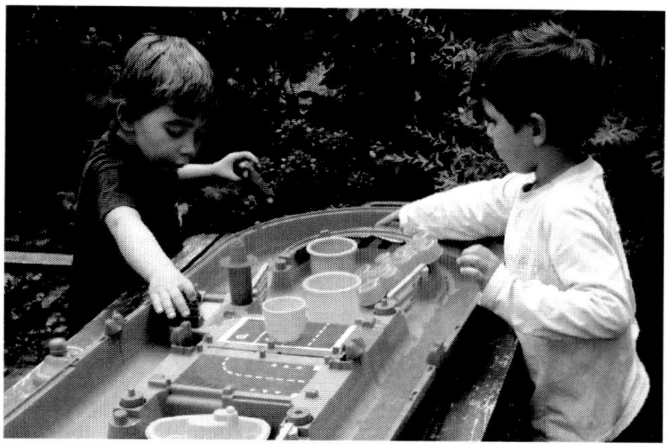
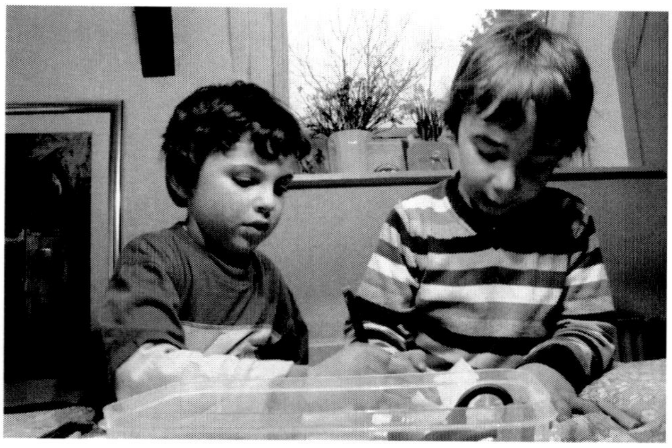
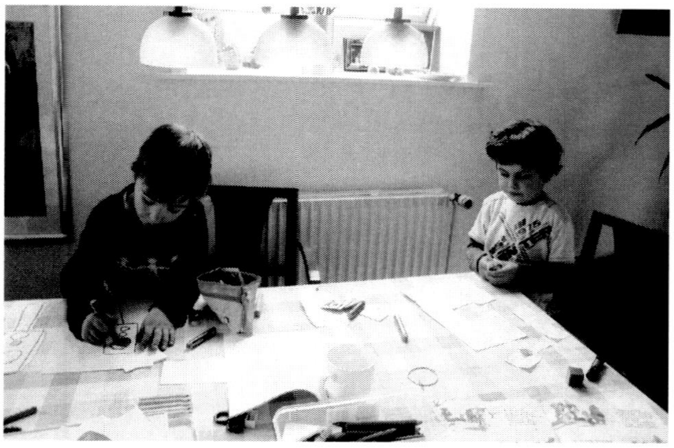
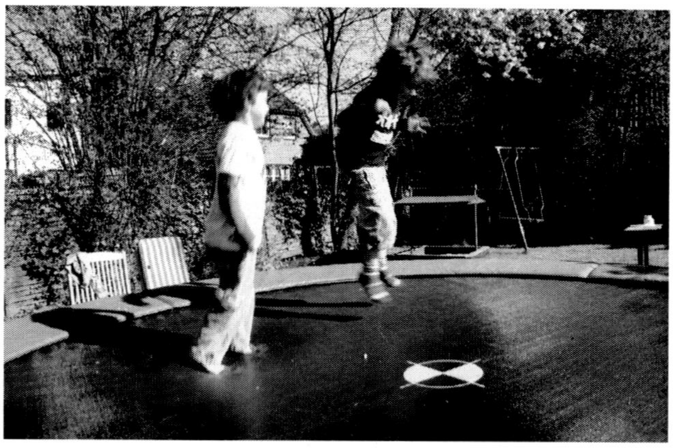

Momentos inolvidables junto a Niklas, su hermanita Miliena y Ana, la mamá.

14.2 Klaus, o la importancia de tener amigos

En paralelo, preparé un cuento para Erik en el que se reflejaba la importancia de tener amigos para jugar. Fruto de ello nació Klaus, el ratoncito, que encontrarás en el CD.

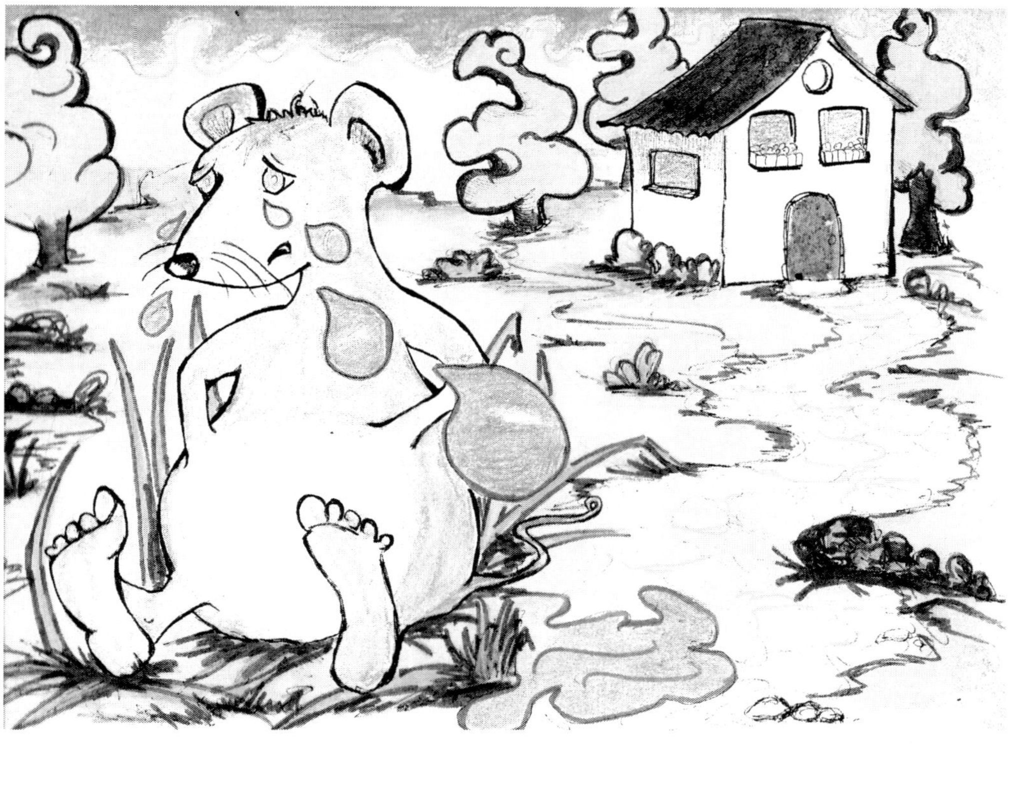

14.3 Estrategias de juego en la guardería

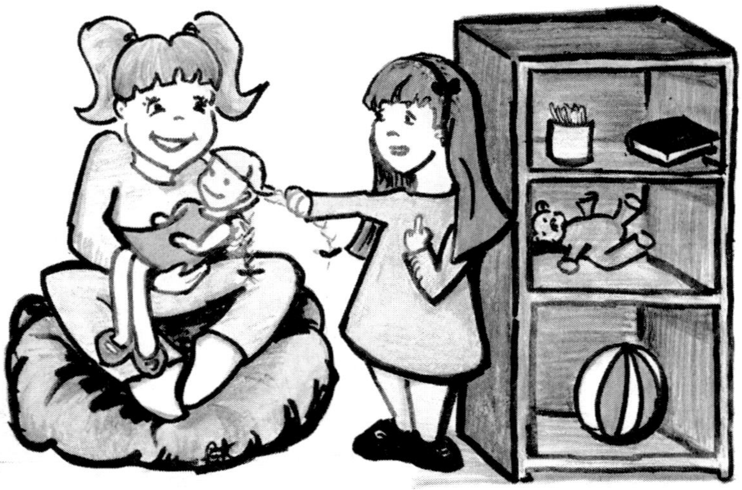

Durante casi dos años, dediqué dos horas semanales (los miércoles) en la guardería para mejorar la interacción, la socialización y la conducta de juego de Erik. Trabajaba la primera hora de forma estructurada con Erik y dos o tres niños más, y la otra con mucha libertad en el juego, dejando a los niños y a Erik tomar la iniciativa.

Erik comenzó la guardería en agosto de 2007, días después de haber cumplido tres años. El sistema alemán es diferente al español. Aquí los niños empiezan el cole con seis años o siete años, dependiendo del mes de nacimiento. Erik lo ha empezado con siete.

Las primeras semanas en la guardería fueron bastante complicadas. Para Erik era muy difícil aceptar el contacto con los otros niños. Le molestaban los ruidos, las luces, el ver a los niños siempre en movimiento. Al llegar deseaba meterse siempre en una zona bajo una plataforma protegida con cortinas. Erik lo llamaba *"el agujero"*, y de ahí no quería salir. Así que me metía con él e intentaba tranquilizarlo con juegos con los lego, puzzles o ensartar perlas en cuerdas. Poco a poco fue aceptando a su educadora y que algún niño entrara también en *"el agujero"*.

Las primeras semanas Erik tan sólo permanecía una hora en la guardería. Lentamente fuimos subiendo el tiempo, y ya no me tenía que quedar siempre ahí. Para lograr que Erik saliera del *"agujero"* colocábamos al borde de la cortina juguetes que le llamaran mucho la atención, usamos pompas de jabón y procurábamos que en la sala central no hubiera demasiados niños. Después acercamos una mesa al borde de su escondite, también con juegos atractivos para él: plastilina, espuma de afeitar, puzzles, etc. Hasta que un día salió. Poco después, ya estaba jugando con otros niños. Nos costó más de un mes que Erik perdiera sus *"miedos"*. Después, estaba encantadísimo y feliz de ir a la guardería para *"jugar con los nenes"*. En paralelo fuimos trabajando en casa también la conducta de juego, con grandes resultados.

Durante un año y medio, Erik ha permanecido unas cuatro horas diarias. Hay que tener en cuenta que teníamos sesiones de terapia en casa por la mañana y por la tarde. El resto de sus años de guardería, estaba unas seis horas, pues ya hacíamos estimulación estructurada sólo por las tardes.

ESTRATEGIAS GENERALES PARA EL JUEGO DEL NIÑO CON OTROS NIÑOS EN LA GUARDERÍA

(Fuente: Shirley Bachar, Terapeuta consultora del juego y del comportamiento y profesora de apoyo escolar. Entrenada en los métodos de Lovaas y de Greenspan)

Es importante animar a nuestro hijo a jugar con los otros niños, pero sin forzarlos. Por eso, procuraremos crear situaciones atractivas y estimulantes para que el niño se vaya integrando de forma natural.

1. Tú (o los educadores) juegas con el niño. Intenta que el juego sea muy atractivo tanto para tu hijo como para los otros niños del grupo. Nosotros tuvimos dos grandes aliados: las pompas de jabón en situaciones de pie, y la espuma de afeitar para embadurnar las mesas en situaciones sentados. Después ya utilizaríamos otros juegos: lego, plastilina, puzzles de encajar, lotos, pinturas de dedos, tirarnos la pelota sentados, etc.

   Cuando los otros niños vean cómo tú (o el educador) te estás divirtiendo con tu hijo, lo más seguro es que se sientan atraídos y comiencen a participar. Cuando los niños están *"jugando"* juntos, te puedes ir retirando para dejar que interactúen: que exploten juntos las pompas de jabón, que extiendan la espuma de afeitar sobre la mesa, etc. Las

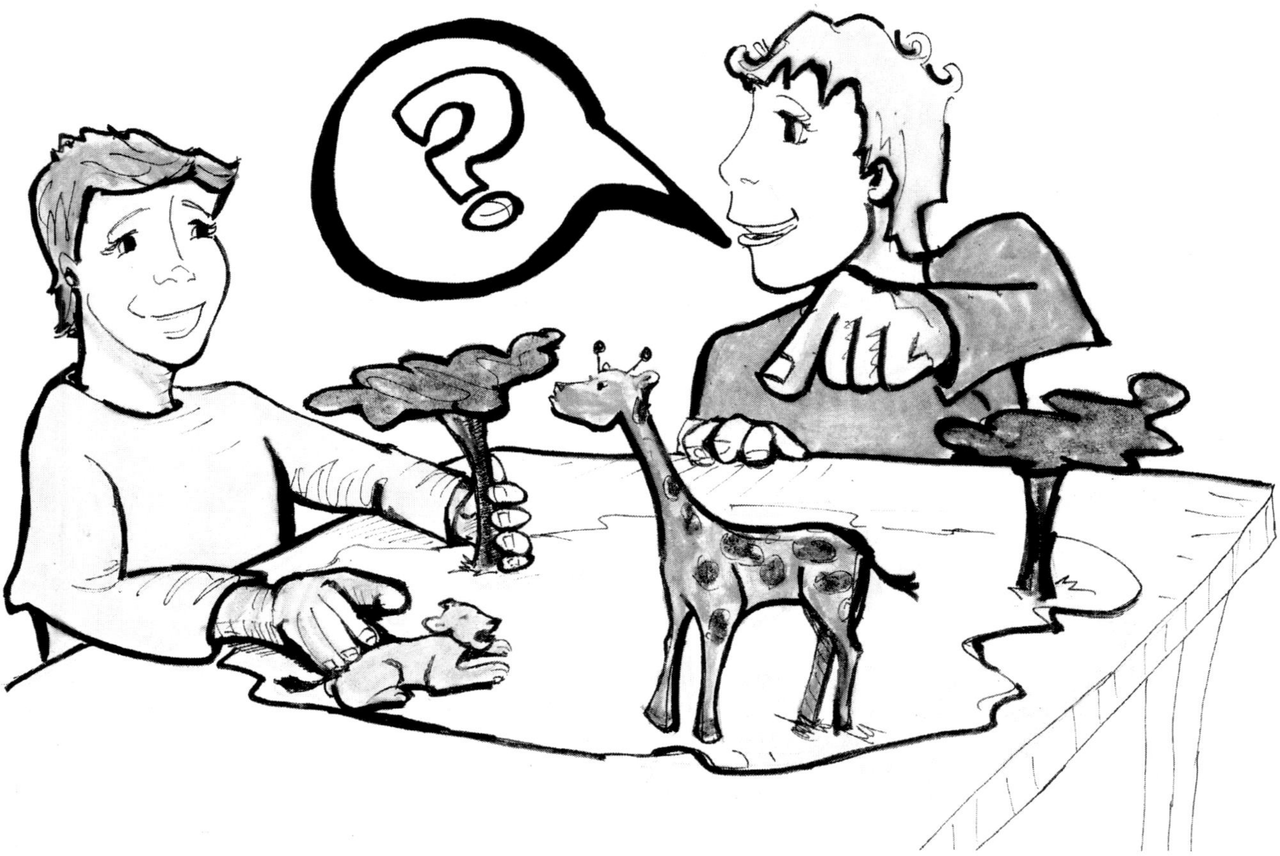

palabras de apoyo del tipo: *"muy bien, qué divertido", "qué bien lo haces"*, etc. le darán seguridad a nuestro pequeño. Cuanto más reducido sea al principio el grupo de niños, mejor.

2. También puedes provocar la interacción al acercarlo a un grupo de niños pequeño que estén jugando a algo que a nuestro hijo le guste mucho. Con Erik nos funcionaron siempre los legos y otros juegos de construcción, que le encantan. A veces provocamos nosotros la situación: es decir, teníamos a dos niños jugando con los Lego y Erik y yo nos acercábamos a ellos para jugar. Es conveniente preguntarles: *"¿podemos jugar con vosotros?, va ser más divertido"*, de esta forma prepararemos el terreno para la siguiente estrategia.

3. El siguiente paso sería promover que los otros niños se acerquen a nuestro hijo (por ejemplo con unas piezas de lego o con unos coches) y le pregunten si quiere jugar con ellos. Cuando esto ocurra, motiva a tu hijo de forma muy positiva para que se una: *"ala, qué divertido, vas a jugar a los Lego con xx y xx", "vamos a construir un zoo con los nenes, qué bien"*, etc.

TENDREMOS EN CUENTA:

- Todos los niños, con o sin autismo, disfrutan interactuando con otros niños. Si no juegan o no interaccionan es, generalmente, porque no saben cómo empezar y están esperando que alguien lo haga por ellos. Necesitan mucha más orientación.

Por eso hay que ser muy creativo, proporcionar juegos atractivos, estimular y alabar a nuestro peque. La meta es que el niño participe activamente e interactúe con los demás niños. En paralelo se irán trabajando también aspectos concretos o problemas que surjan de forma muy estructurada (veremos después las diferentes fichas de trabajo que preparé para mejorar la conducta de juego: jugar juntos sin pelear, sin romper, en armonía, etc.)

Algunos ejemplos de JUEGOS CONCRETOS REALIZADOS DE FORMA ESTRUCTURADA

Estos juegos han funcionado muy bien para la interacción, respetar turnos, aceptación de contacto corporal, conversación, socialización y que no fuera tan *"brutote"* en el contacto con otros niños (no tirarse encima de ellos, abrazarlos sin estrujar, etc.). Además sirvió de gran ayuda para que Erik se integrara después en los juegos de círculo –asambleas- que se hacen a diario. Empecé trabajando con Erik y dos niños más. Poco a poco subí el número de niños. Veamos algunos ejemplos:

Ejercicio 1. "Pelotitas"

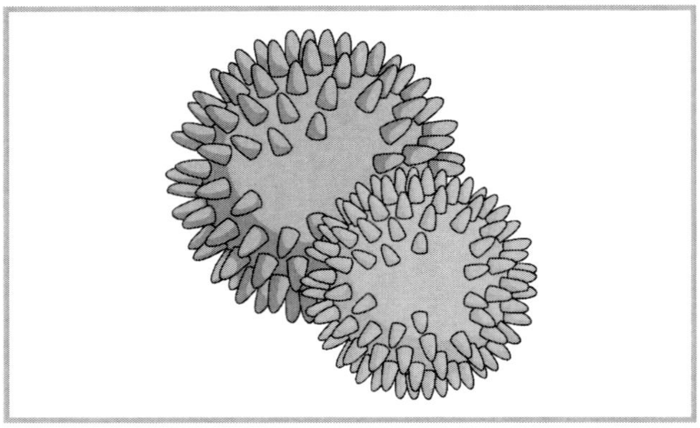

Material de trabajo: Pelotas blandas, duras, con *"pinchitos"* (pero que no pinchan) de distintos colores y tamaños.

Os lo cuento en primera persona:

No sentamos en el suelo en círculo. Dejo las pelotas en medio y comento que vamos a trabajar por una galletita salada (más adelante doy más opciones con la pregunta: ¿Trabajamos por una galletita salada o por un lacasito? O variando la pregunta: ¿quién quiere trabajar por una galletita salada?, de este forma se estimula que el niño diga *"yo"*.

Cada uno cogemos una pelota. En esta acción he ido incluyendo diferentes opciones:

- (Nombre del niño), coge la pelota roja – así se fomenta aceptación de órdenes y comprensión.

- O coger la pelota con la frase: *"yo cojo la pelota roja"* – así se potencia la forma *"yo"*.

- Lanzar una pelota a un niño, y entonces puede coger otra de las pelotas del centro. Después, lanzará la pelota a otro niño, y así sucesivamente – mejora sistema de turnos.

Cuando todos tenemos una pelota en la mano, les pido que la *"sientan"*: que la acaricien, la estrujen, la palpen, etc. En nivel más avanzado les pregunto: *"(nombre del niño), ¿cómo es tu pelota?"* – y se potencian así las descripciones con frase completa: *"mi pelota es roja y blanda"*.

Y empieza el juego que consiste en ir subiendo la pelota por el brazo, hasta el hombro y llegar a la cabeza. Conforme la pelota va subiendo vamos nombrando las partes del cuerpo: sobre el brazo, sobre el codo, sobre el hombro... Para hacerlo más divertido, nos inventamos el *"poin poin"*, que consiste en dar dos golpecitos con la pelota sobre una parte del cuerpo: *"en el codo hacemos un poin poin"*. En los movimientos ascendentes de la pelota, decimos también *"hacia arriba"*. Y cuando a partir de la cabeza descendemos por el otro brazo, decimos *"hacia abajo"*.

Una vez terminada esta primera ronda, viene el elogio: *"Muy bien, lo habéis hecho fenomenal", ¿quién quiere un lacasito? – "yoooooooooooooo"*. Cada niño coge un lacasito, pero no se lo come hasta que todos lo tienen.

Cuando los niños tienen el lacasito en la boca, les pido que lo *"sientan"*, que lo chupen, mientras hacemos mímica de lo rico que está. Ahí podemos aprovechar también para hacer ejercicios de praxias: abrir mucho la boca, sacar la lengua, etc.

Como los lacasitos son de colores, pregunto a cada niño de qué color era. *"Amarillo", "sí, muy bien, tu smarty era amarillo. ¿Quién puede decir cosas de color amarillo?"*.

Otra variante que hacemos es *"fantasear"* con el sabor del lacasito. *"Oh, mi lacasito sabe a aire, ¿y el tuyo?", "el mío sabe a hierba", etc.*

Iniciamos una segunda ronda (los niños cogen una pelota distinta). Subimos por el brazo hasta la cabeza. Sobre la cabeza hacemos un *"poin poin"* y les pido a los niños que hagan un *"poin poin"* sobre la cabeza de otro niño, de forma muy suave. Cuando terminan, bajamos la pelota por la cara, nombrando ojos, nariz, boca, etc. Y la sujetamos entre la barbilla y el cuello. Les pido que cuenten hasta *"cinco"* antes de soltarla (luego subiremos hasta diez y hasta quince). Cuando sueltan la pelota, decimos *"rueda", "la pelota rueda"*.

Otra variante que introduje es que cuando los niños tienen la pelota sobre la nariz, simulamos ser un clown. Y nos reímos mucho, con fuertes carcajadas. A veces decía, mientras me colocaba la pelota rápido sobre la cabeza: *"no soy un clown ya, ahora soy una mujer con sombrero, ¿y tú?"*, y los niños respondían. De nuevo elogios y recompensa.

La tercera ronda la iniciamos con un masaje con la pelota en el pie (todos estamos descalzos y sin calcetines. Los niños se los han quitado ellos solitos y los han colocado todos en una esquina). Aquí se puede empezar a trabajar los conceptos: *"pie izquierdo"* y *"pie derecho"*. Y también pedir que masajen el pie de otro niño.

Este juego con el pie permite también jugar a decir: *"¿cuántos pies tienes tú?", "oh, yo tengo seis pies, ja,ja, mira, soy un insecto"*, etc, para fomentar la fantasía.

Luego iniciamos el ascenso por la pierna, *"poin poin"* en la rodilla, muslo, barriga, pecho, cara y cabeza, con nuevo *"poin poin"*. Volveremos a sujetar la pelota entre la barbilla y el cuello y contaremos hasta x antes de soltar. O está la posibilidad de hacer sólo la ronda de las piernas. Elogios y recompensa.

TENDREMOS EN CUENTA:

– **Truco:** Utiliza una pelotita también para establecer los turnos de preguntas. Lanzas esa pelotita y el niño que la recoge es el que debe contestar a las preguntas. Luego, él lanza la pelotita a otro niño, quien responderá. Y así hasta terminar la ronda.

VÍDEO CON SITUACIÓN DE TRABAJO:

http://elsonidodelahierbaelcrecer.blogspot.de/2012/03/video-mejorando-el-tacto-y-el-contacto.html

Ejercicio 2: "Darse crema"

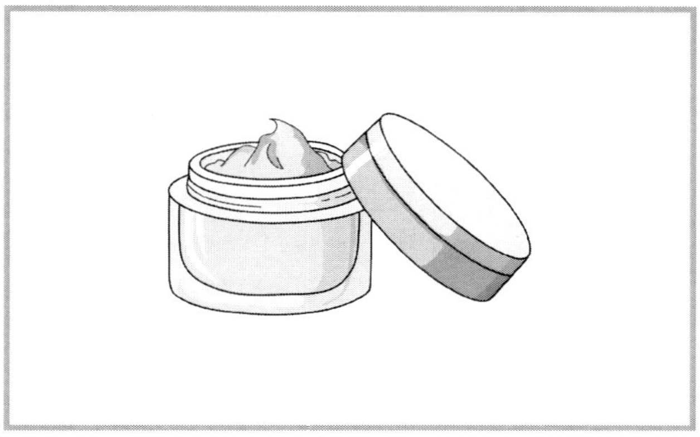

Material de trabajo: cremas con distintos olores (así se trabaja también discriminación olfativa).

Dejas los tarros en el centro del círculo. Coge un bote y pide a los niños que lo huelan: *"huele a lavanda", "huele a caléndula", "huele a rosas"*... Cada niño coge un tarro.

Las órdenes son: *"date crema en el brazo"* (podemos decir *"brazo izquierdo", "brazo derecho"*).

Ten también preparado un espejo. Pide a los niños que se pongan crema en la cara, sobre la nariz, sobre las mejillas, sobre la frente..... A mirarse en el espejo y los unos a los otros. *"Mira, (nombre del niño) parece un indio"* y otro niño puede decir: *"no, no, es un payaso"*. Después toca extenderse la crema.

Un paso posterior es que cada niño le dé crema al otro: en la pierna (derecha / izquierda), etc.

Ejercicio 3: "Escondemos la pelotita"

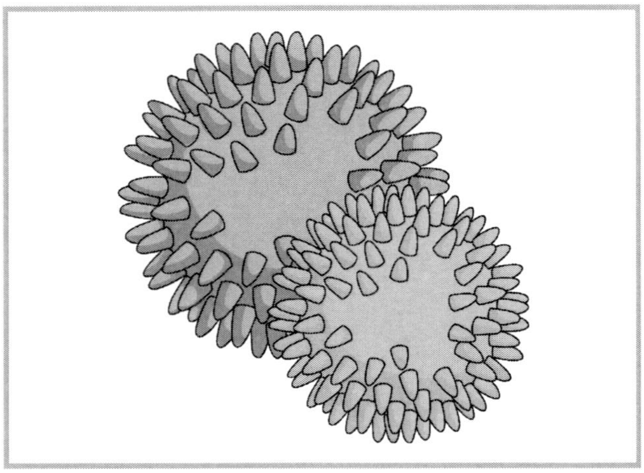

Este juego da muchas posibilidades.

Pide a los niños que se escondan la pelota entre el jersey y la barriga. Por ejemplo, podéis iniciar un movimiento ascendente de la pelota por un brazo y, al llegar al cuello, la metéis hasta que cae a la barriga (o empezar el movimiento por una pierna y meterla por la parte de abajo del jersey).

Comenta: *"uf, mira qué barriga tan grande". "Hoy he desayunado / comido mucho".* Y empieza una serie de preguntas:

- *(Nombre del niño), ¿qué has desayunado hoy?* – todos los niños irán contestando.

- *A mí me gustan las tostadas, ¿y a ti?*

- *He comido con mi papá – mamá – en la guardería, etc. ¿y tú?.* Etc.

Y como ideas para estimular la fantasía:

- *¿Quién ha desayunado hoy un elefante?*

- *Yo me he comido dos rayos de sol*, etc.

Otro juego es que los niños cierran los ojos. Un niño esconde la pelota en una parte de su cuerpo y los niños deben buscarla. Más adelante practicamos que un niño esconda la pelota en un sitio y los demás la busquen con *"frío, frío", "caliente, caliente".*

En el capítulo de juego simbólico veremos también otros juegos que puse en práctica en la guardería.

LA ASAMBLEA

(Fuente: Shirly Bachar, Terapeuta consultora del juego y del comportamiento y profesora de apoyo escolar. Entrenada en los métodos de Lovaas y de Greenspan)

Uno de los momentos en la guardería que también puede ser problemático para nuestros pequeños es cuando se sientan todos en círculo sobre las sillas y realizan juegos o actividades como el calendario, preguntas, etc. En alemán es el *"Morgenkreis"*; nosotros lo llamaremos la asamblea.

La asamblea es una parte importante del día, en la cual los niños están aprendiendo a prestar atención, compartir ideas y sentarse juntos formando parte de un grupo.

Pasos:

1. El primer objetivo será lograr que el niño se mantenga sentado durante la asamblea. Al principio problablemente te tendrás que sentar con él y sostenerlo en tu regazo. Si al rato está muy intranquilo, te levantas con él y os vais a un sitio relajado para jugar a algo juntos. Poco a poco, el niño irá permaneciendo más tiempo. Ya no lo sentarás en tu regazo, sino que te colocarás detrás de su silla, le puedes colocar la manita encima del hombro o de la cabeza, acariciarle o decirle alguna palabra tranquilizadora. Más adelante te podrá sentar al lado del niño; le puedes coger la manita, y al final ya no habrá ayuda física.

2. El siguiente objetivo será que el niño participe en las actividades de la asamblea. Si, por ejemplo, se canta una canción y los niños dan palmas, se le ayudará el pequeño a que dé palmas también. Si seguir la canción da problemas, se puede practicar también en casa: primero le cantarás la canción completa; después comienzas la canción y haces una pausa antes de decir la siguiente palabra para ver la reacción del niño. Si no dice la palabra, sigues cantando la canción. Llegará un momento en el que el niño irá completando las palabras que no digas tras la pausa, y poco a poco irá cantando contigo también esa canción.

   Si la la actividad de la asamblea es una sesión de preguntas y respuestas, ayudarás y animarás al

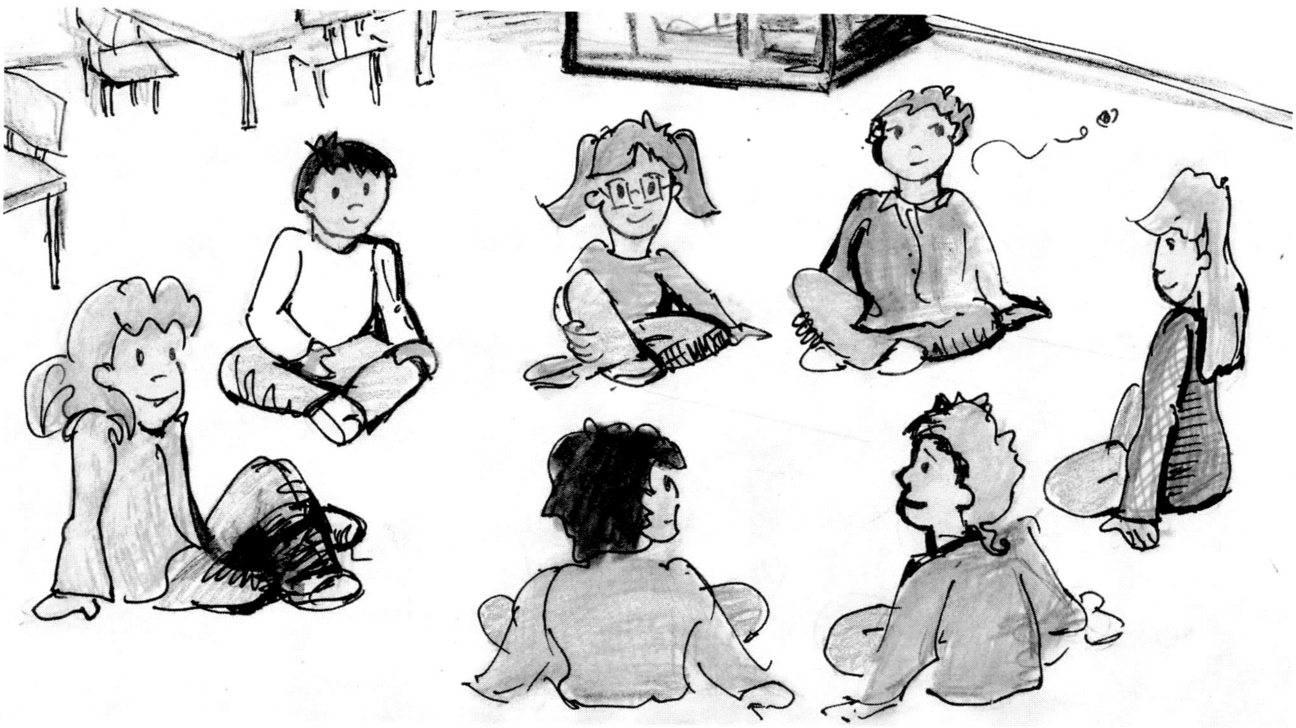

niño a que participe y conteste a las preguntas. Por ejemplo, si el educador pregunta *"¿Qué día es hoy?"* y ves que el niño necesita cierta ayuda para entender la pregunta, le puedes susurrar al niño una frase hecha, como por ejemplo *"Hoy es..."*. (Nosotros hicimos un calendario para casa y para la guardería, de forma que Erik conocía perfectamente cómo funcionaba pues previamente lo habíamos practicado).

3. Es importante conocer de antemano los juegos o canciones para practicarlos con el niño en casa.

14.4 El grupo de juego

Con el fin de mejorar las habilidades sociales y las competencias socioemocionales de Erik, creé también dos grupos de juego que venían a casa.Cada grupo estaba integrado por dos niños de la guardería más Erik.

Una semana venía a casa el Grupo A y a la siguiente el Grupo B. Una de nuestras coterapeutas y yo dirigimos el grupo y las actividades; estamos dos horas en cada sesión, más la merienda.

Antes de empezar con los grupos, preparé doce sesiones de trabajo: actividades y material. Confeccioné una carpeta con todo para cada familia y escribí una carta de presentación, que firmó Erik. Es imposible incluir en este libro todas las actividades que hemos realizado en las diferentes sesiones de los grupos de juego, pero sí comentar que combinábamos: rutina de comienzo y fin, juego de imitación, conciencia de sí mismo, juego funcional y simbólico, motricidad y trabajo en mesa.

Las habilidades sociales y el grupo de juego 1

http://elsonidodelahierbaelcrecer.blogspot.com/2010/04/habilidades-sociales-y-grupo-de-juego-1.html

Las habilidades sociales y el grupo de juego 2

http://elsonidodelahierbaelcrecer.blogspot.com/2010/05/habilidades-sociales-y-grupo-de-juego-2.html

Capítulo 15

Claves para seguir jugando

CLAVES GENERALES:

- Juegos que permitan establecer turnos. De esta forma irá mejorando la flexibilidad.
- Juegos que fomenten la intepretación de roles. De esta forma mejorará fantasía.
- Juegos que incorporan lenguaje para continuar con su desarrollo comunicativo.
- Juegos que le permitan mejorar su autonomía personal.
- Juegos que les hagan avanzar en aspectos cognitivos.
- Explica las reglas de los juegos con anterioridad y deja muy claras las normas (puedes negociarlas si al niño ciertas reglas le producen frustración).
- Deja que el niño lleve la "dirección" del juego, para que se sienta protagonista y responsable. Equívocate, para que te explique, dí que no entiendes una regla... Déjale tomar iniciativas e incorpora sus ideas.
- Varía la frecuencia de triunfos y derrotas para que mejore su frustración al perder. De paso, enséñale diferentes formas de reacción: "perder es normal", "unas veces se gana otras se pierde", "si te enfadas al perder se estropea el juego", "la próxima vez puedes ganar tú", etc.
- Incorpora diferentes personas a los juegos, tanto niños como adultos.
- Diviértete siempre mucho jugando con el niño.
- Aprovecha sus intereses.
- Sigue fomentando actividades sensoriales y motrices.

Y éstos son algunos ejemplos de juegos que han sido indispensables para nosotros:

15.1 Juegos de rol con historias interactivas: mejorando la fantasía

Son juegos que hacemos con frecuencia con Erik. Se trata de que vaya contando una historia de forma interactiva, moviendo los personajes y haciéndolos actuar.

Necesitas una hoja de papel muy grande para dibujar. Bien haces el dibujo tú o con la ayuda del niño. Y después hay que dibujar y recortar también a los personajes y los accesorios:

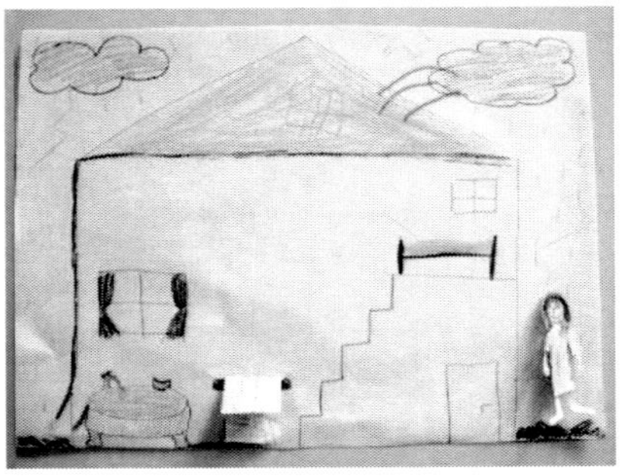
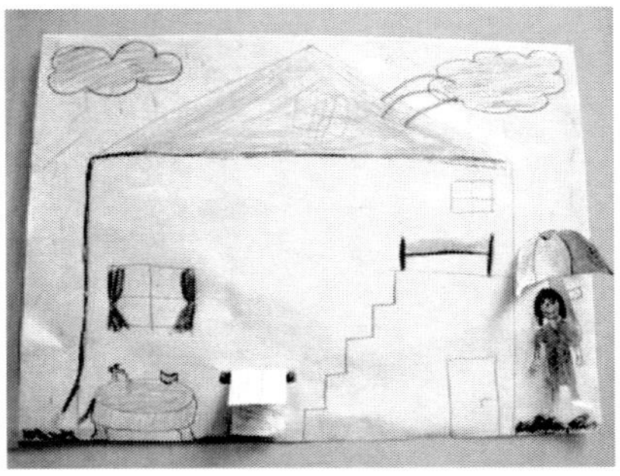
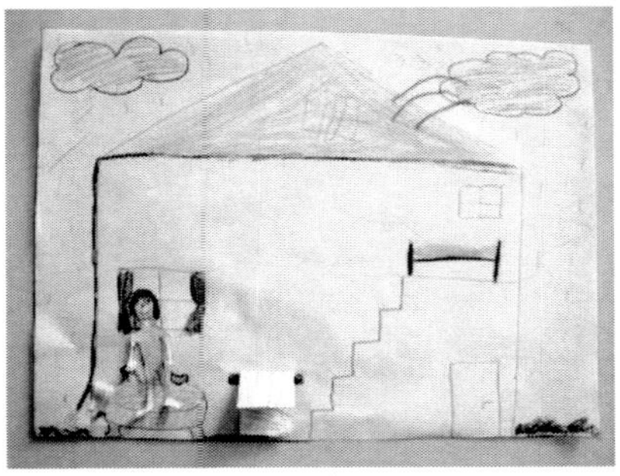
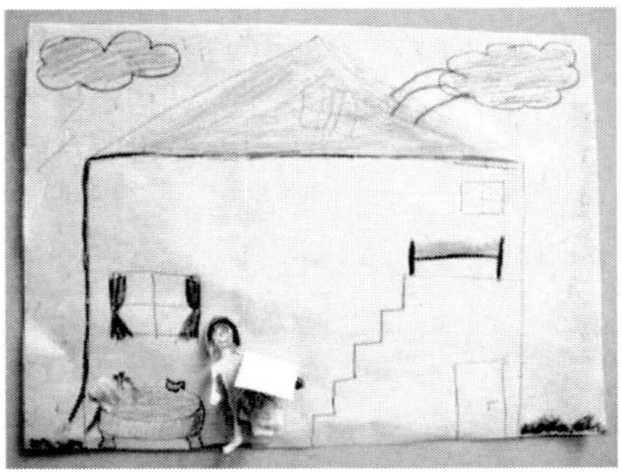
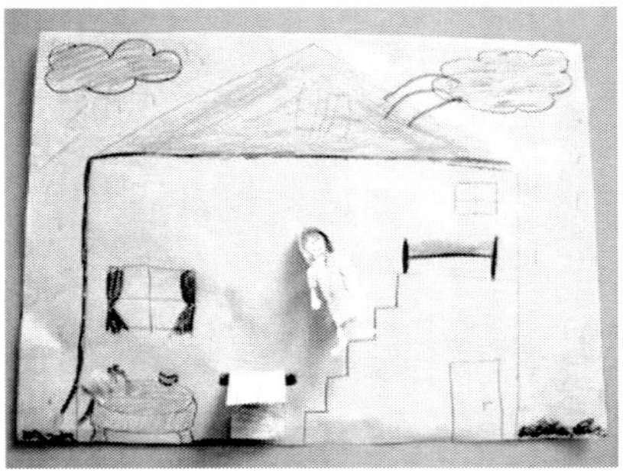
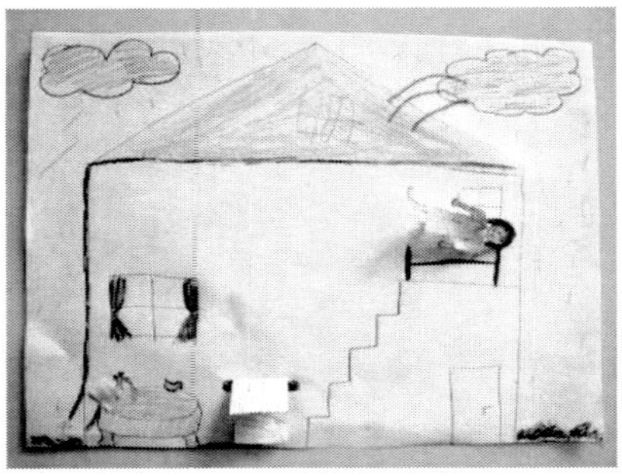

En el primer ejemplo, contamos la historia de una niña que sale a la calle cuando llueve. No tiene paraguas, se moja, se ensucia en el barro. Después, entra en casa. Se desnuda, se mete en la bañera, se seca, se viste, sube las escaleras y se va a la camita.

Cuando volvimos a jugar al día siguiente, Erik pidió dibujar un paraguas para la niña, pues así se mojaría menos.

En el segundo ejemplo, está dibujada una casa, en la que viven un papá, una mamá y dos nenes. Los otros edificios representan la oficina, las tiendas y la escuela. Hay montones de posibilidades de contar e interpretar la historia.

Os recomiendo muchísimo estos juegos, pues desarrollas:

- Motricidad fina al dibujar y recortar, además de la movilidad de los personajes y accesorios.
- Fantasía y creatividad.
- Narración e interpretación de historias.
- Flexibilidad, al estar abierto a muchas posibilidades.
- Mejora de la comprensión y de la comunicación.
- Posibilidad de hacer preguntas y obtener respuestas.
- Posibilidad de pequeños diálogos.
- Interacción, motivación, atención y concentración.

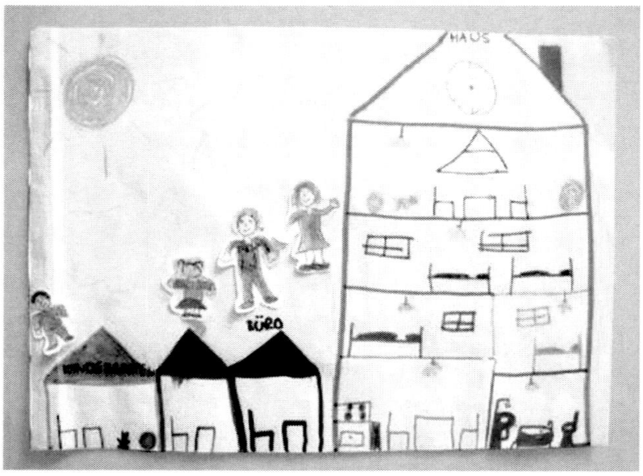

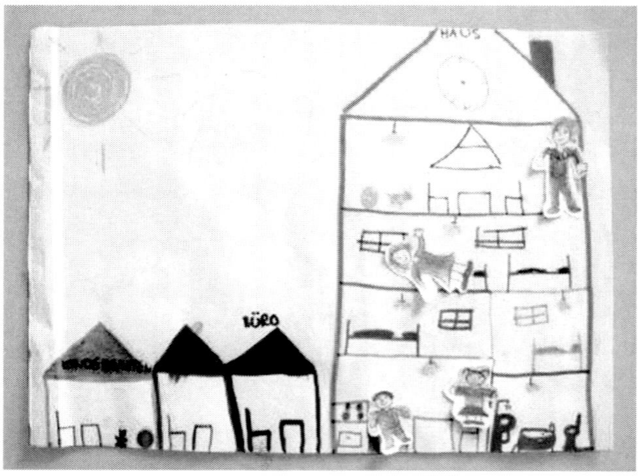

15.2 Un juego completísimo aprovechando sus intereses, en este caso bomberos y extintores:

Explico un juego que le gusta muchísimo a Erik, y que ofrece montones de posibilidades de interacción, comprensión, estimulación de lenguaje, atención o concentración. Nos vamos a servir de alguno de los intereses de nuestros pequeños para preparar el material de trabajo. Como a Erik por entonces le fascinaba el apasionante mundo de los extintores, preparamos tarjetas con imágenes y objetos relacionados con los bomberos (vosotros podéis elegir el tema que queráis).

Material de trabajo:

- Tarjetas con imágenes de: manguera, extintor, botiquín, camilla, escalera, mascarilla de respiración, hacha, situación de fuego, de rescate, etc.

- Coches: de bomberos, policía, ambulancia, etc. (podéis utilizar bloques de colores que los simulen)

- Figuritas de Lego: bombero, niño, gatito, árbol, teléfono, etc.

- Juguetes que emiten sonidos: alarma, maullido de gato, campanilla, etc.

Sistema de trabajo: Os sentáis frente a frente en una mesa donde están colocadas las tarjetas y los diferentes objetos. Antes de comenzar cualquiera de los juegos, repasáis el vocabulario. Se toma una tarjeta o un objeto, se muestra al niño y se pregunta: *"¿qué es?"* - *"Esto es la manguera"* - *"Muy bien, esto es la manguera"*, etc.

Juego 1: Reconocimiento de palabras

Debes tener preparada una historia que leeréis despacito al niño. En esta historia estarán muchas palabras que están representadas por las imágenes y por los objetos. Cada vez que el niño escuche una de estas palabras (díla en tono más alto, recalcándola), señalará (o levantará) la tarjeta o el objeto.

Ejemplo . "El **teléfono** suena en la estación de bomberos. Hay **fuego** en una **casa**. Los bomberos tienen que salir a apagar el fuego con su **coche de bomberos**. Se escucha la **sirena** mientras llegan a la casa. El **fuego** está en el segundo piso. En la **ventana** piden ayuda un **niño** y su **papá**. Un **bombero** coloca la **escalera** para acceder al piso. Un bombero sube, otro le sigue con la **manguera**, y otro más con el **extintor**. Todos llevan **mascarilla** de respiración. Rescatan al niño y a su papá. Después apagan el **fuego**".

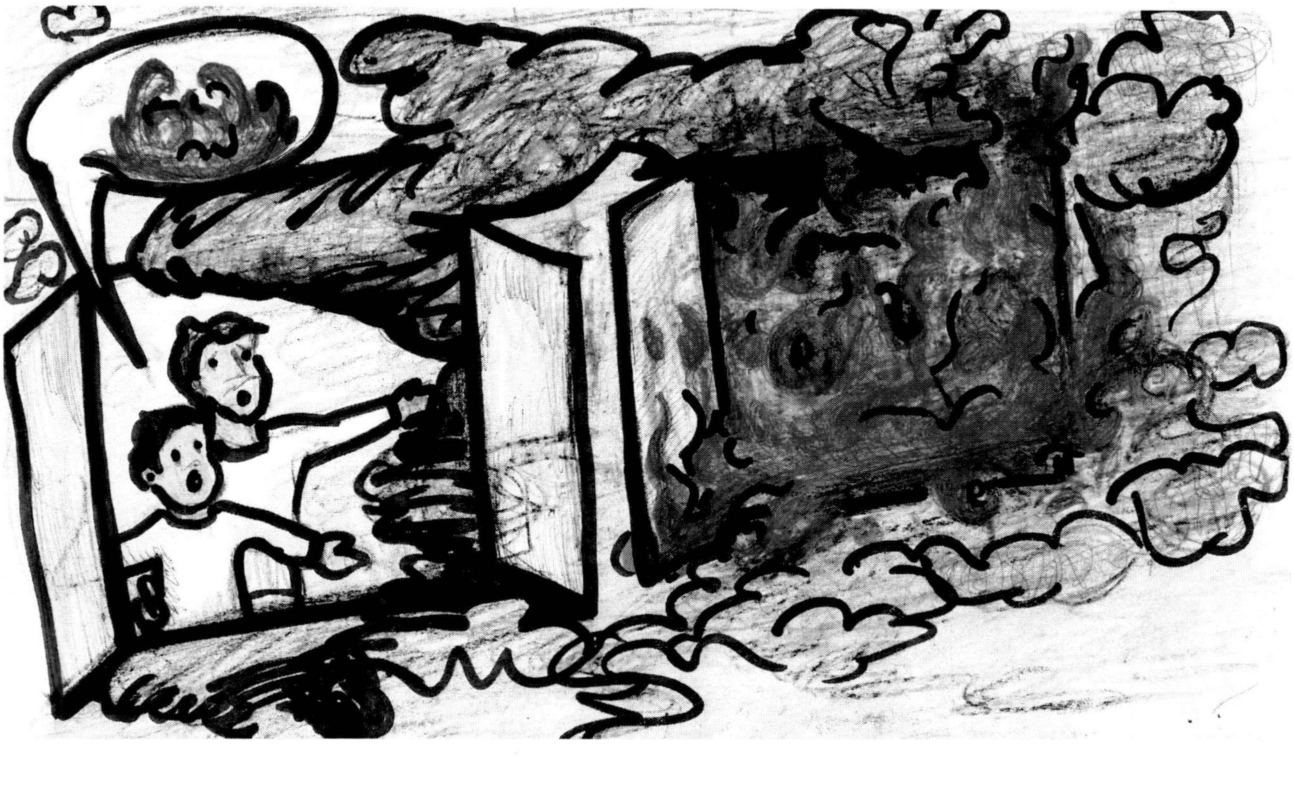

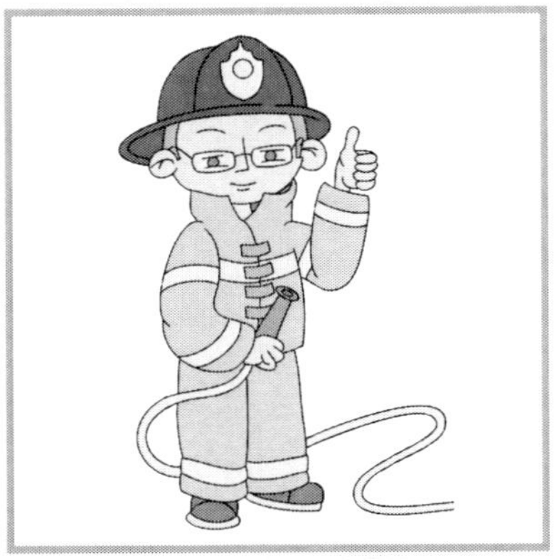
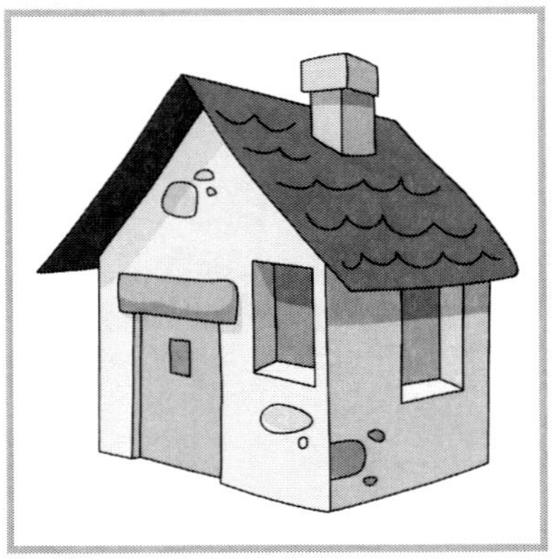
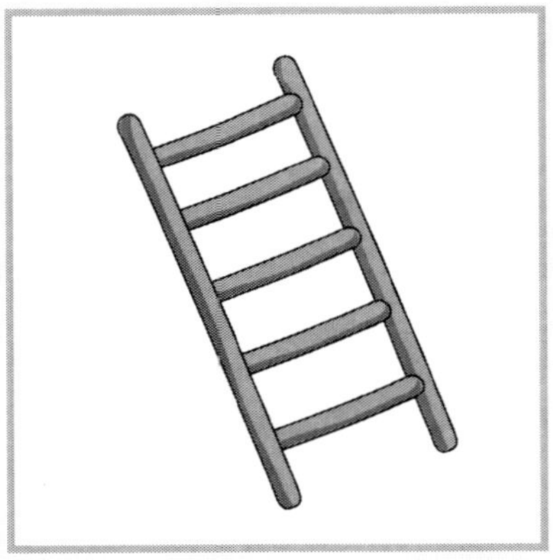

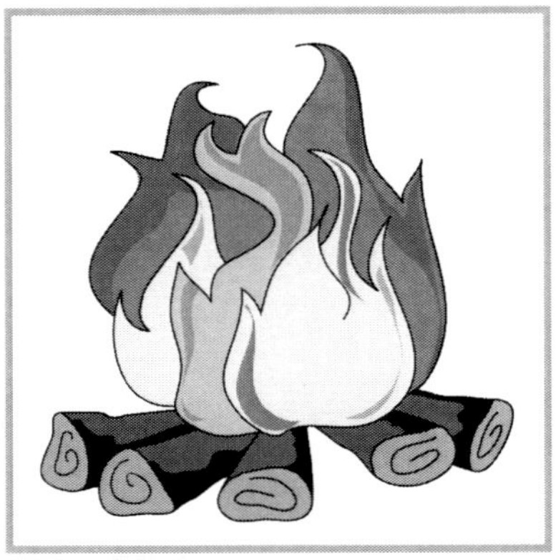
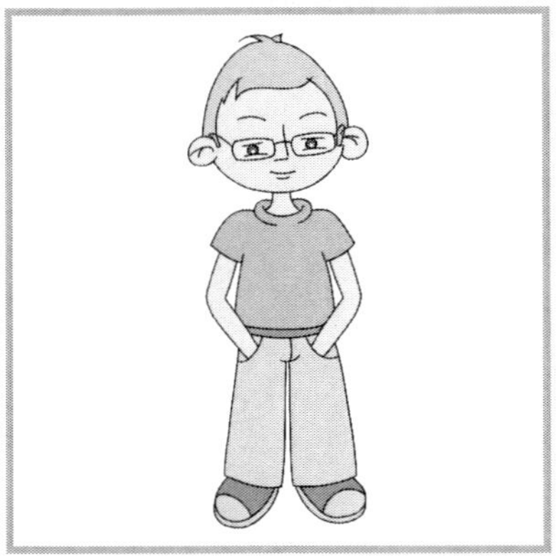
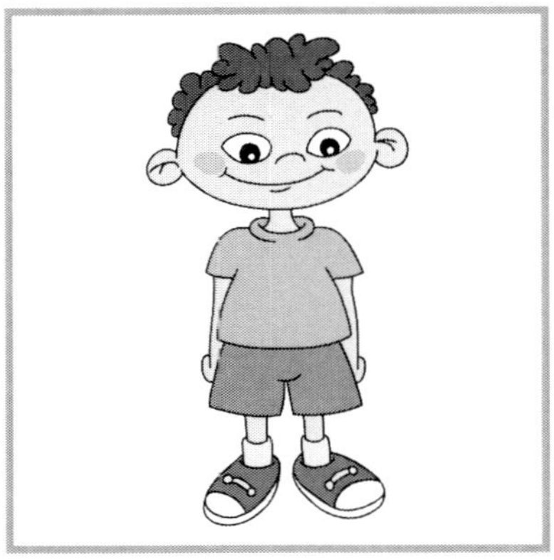

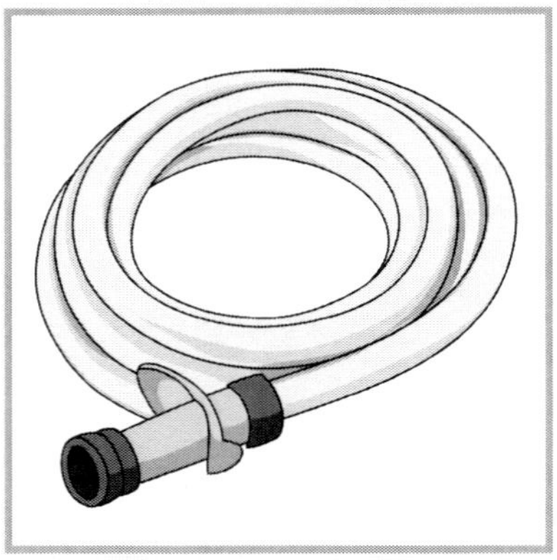
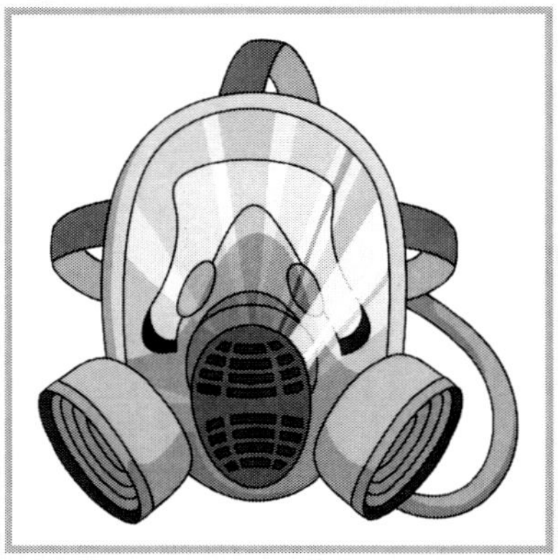
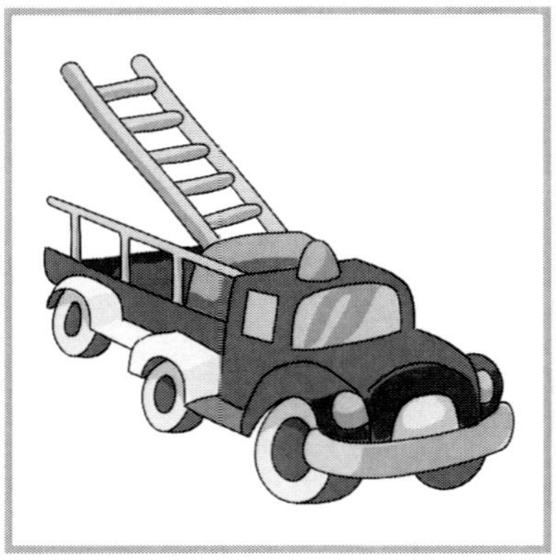

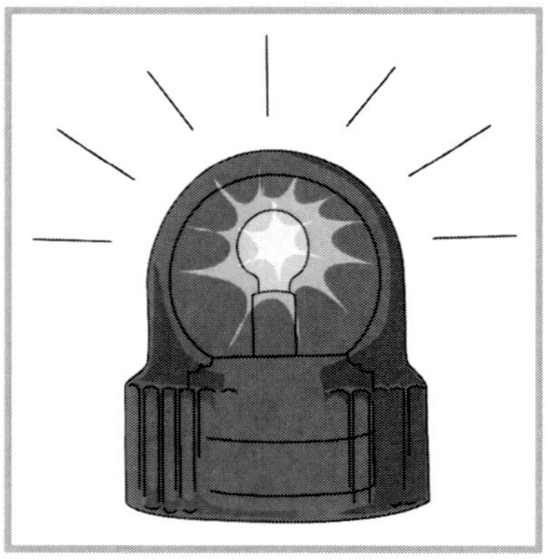
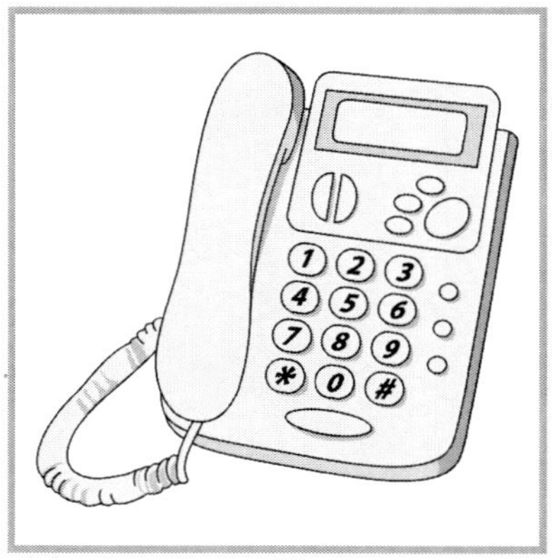
1 2 3
4 5 6
7 8 9
* 0 #
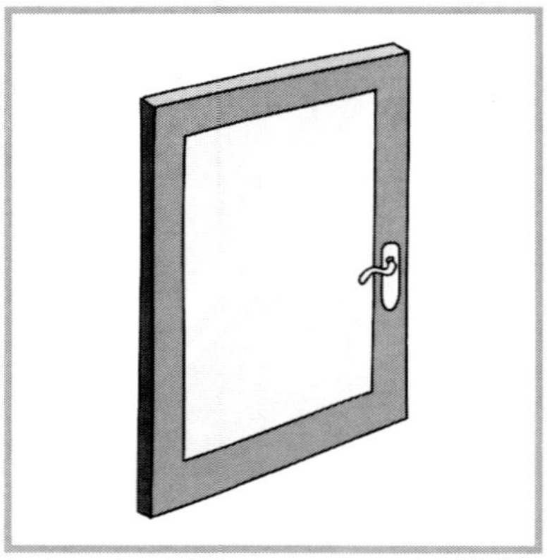

Juego 2: Adivinar el objeto por su descripción

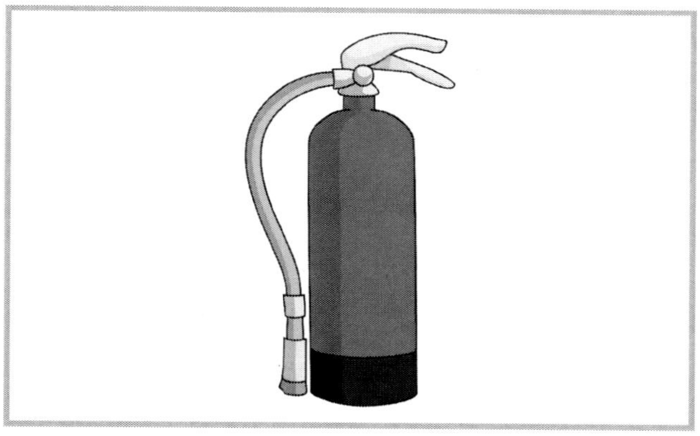

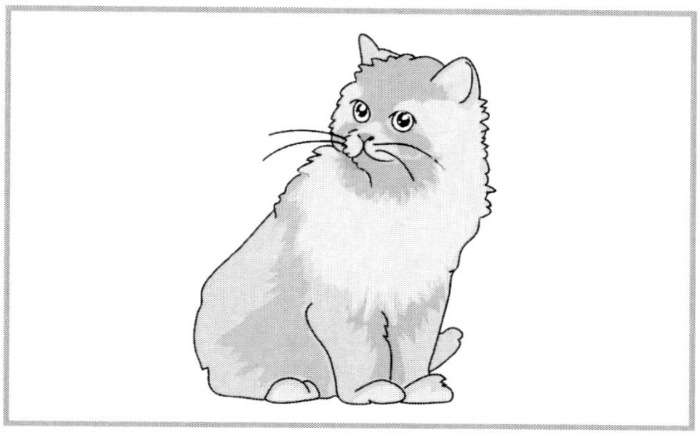

Tienes colocados las tarjetas y los objetos sobre la mesa. En este caso, debes describir un objeto y el niño tiene que adivinar de qué se trata y tomará la tarjeta –u objeto- adecuado:

- Es rojo, tiene forma de botella y apaga el fuego con espuma. El niño dice: *"es el extintor"*, y toma la tarjeta.

- Sirve para poder respirar cuando hay mucho humo = mascarilla de respiración.

- El bombero la utiliza para poder subir a los pisos = escalera. Etc.

Juego 3: Rimas

De nuevo estarán las tarjetas y los objetos encima de la mesa.

Para cada objeto deberéis tener preparada una rima; es decir, comenzáis una frase y la última palabra será uno de los objetos, que rimará. El niño tendrá que decir esa palabra y tomar la tarjeta o el objeto:

- Pobrecito, no puede bajar, está alto,
  ¿lo ves en el árbol?, es un ..... GATO.

- Apaga el fuego con esmero.
  Es mi héroe, es el .... BOMBERO.

- Con espuma se apaga mejor,
  ¿qué tiene el bombero?, el ..... EXTINTOR.

- Fuera fuego, fuera, fuera,
  ¿qué tiene el bombero?... LA MANGUERA.
  ¿por dónde sube? Por la.... ESCALERA.

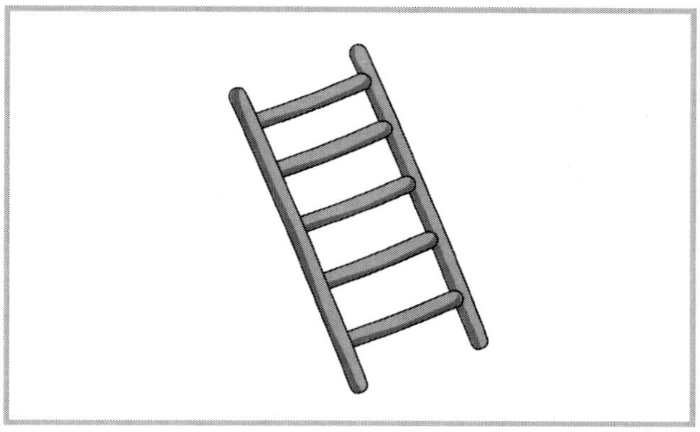

15.3 Juegos para mejorar autonomía: el juego de las prendas del revés

También hemos ideado juegos que ayudan a Erik a mejorar su autonomía. Veamos un ejemplo:

Erik ya hace mucho tiempo que se desviste y se viste solito. Incluso le gusta elegir la ropa que se quiere poner. Sin embargo, a veces se pone las prendas del revés. Bien la parte de atrás hacia adelante, o bien con las prendas dadas la vuelta. No le damos mayor importancia, simplemente le pedimos que vuelva a quitársela y ponérsela bien. Y ahí a veces surge el problemilla de la protesta o la frustración. Digamos que se enfada un poquito por no haberlo hecho bien.

Nuestro objetivo es que cada día sea más autosuficiente. Así que, en vez de colocarle siempre las prendas *"listas para poner"*, he ideado un juego que pusimos en marcha en el grupo de juego. Ha sido muy divertido hacerlo con tres niños, y la verdad es que nos ha funcionado.

Necesitas una cesta grande y dentro colocas muchas prendas: calcetines, camisetas, jerseys, pantalones (mejor al principio que no sean vaqueros, pues son más duros de manipular), etc. Algunas de las prendas están de la cara, y la mayoría del revés. Ten también preparados otros dos cestos (o cajas de cartón) que nos servirán luego para en uno colocar las prendas de la cara, en el otro las del revés (puedes identificar esas cestas con un picgtograma o con un dibujo que reflejan *"bien"* o *"mal"*):

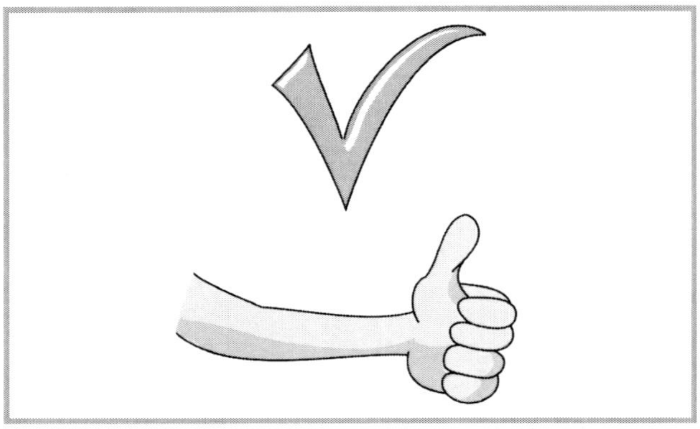

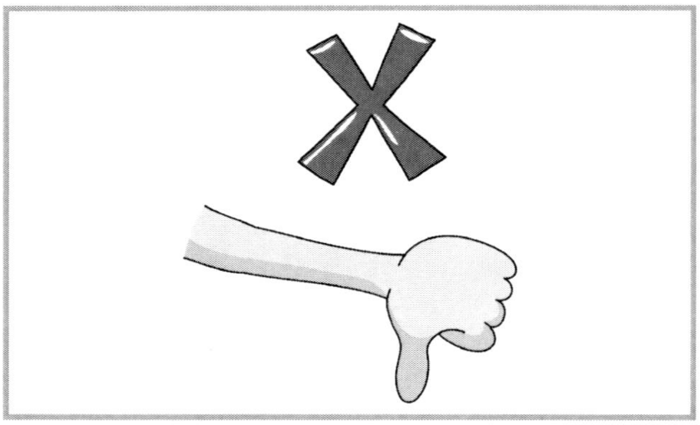

Colocas la cesta en medio de los niños, que se sientan alrededor a una distancia prudente. Y más allá las otras dos cestas con "bien" o "mal". Cada vez le toca el turno a un niño. El primer objetivo es "identificar". Va a la cesta y toma una prenda, entonces le preguntas:

- *¿Está de la cara o está del revés? – El niño contesta "de la cara" – Genial (refuerzas) esta prenda está de la cara. Ponla ahora en la cesta de las prendas de la cara.*

Después el siguiente niño:

- *¿Está de la cara o está del revés? – El niño contesta "del revés" – Genial (refuerzas), esta prenda está del revés. Ponla ahora en la cesta de las prendas del revés.*

El siguiente paso, cuando todas las prendas están clasificadas, será trabajar las prendas del revés. También por turnos: un niño saca de la cesta *"del revés"* una prenda y le da la vuelta para ponerla bien. Si él no puede solito, le ayudas en lo que necesite y le vas orientando: primero una manga, luego la otra, etc.

En siguientes sesiones daremos un paso más, y se le pedirá al niño que se ponga la prenda a la que le ha dado la vuelta. Nosotros aprovechamos para jugar a los disfraces, y para ello usé prendas de mi marido y mías que los peques se podían superponer.

Además de este juego, hemos trabajado con Erik el *"no importa que la prenda que llevas esté al revés: te la quitas y le das la vuelta sin enfadarte".*

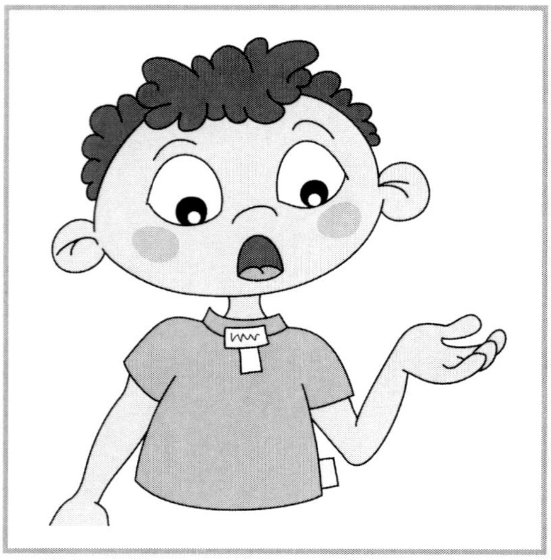

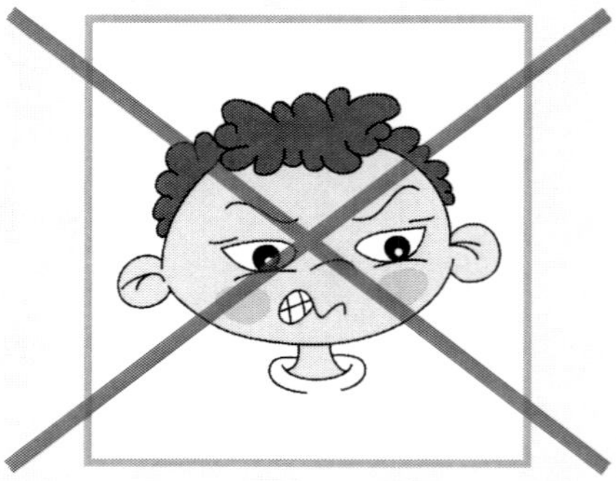

"Me he puesto la prenda del revés y no me enfado"

15.4 Juegos con rimas. Desarrollando el lenguaje

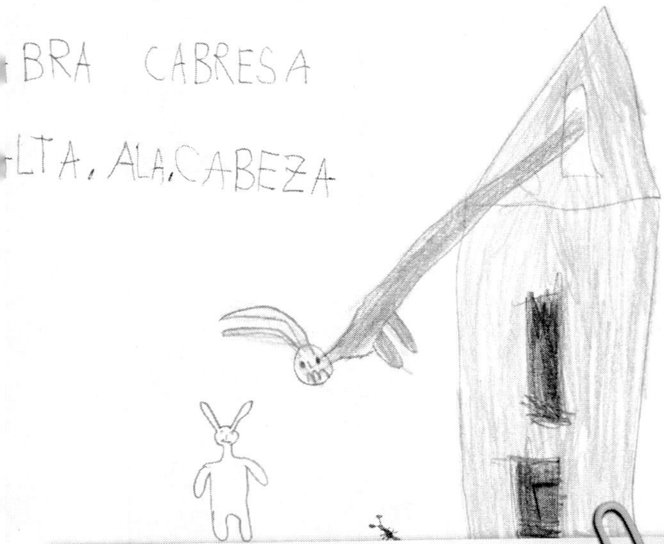

Soy la cabra cabresa que salta a la cabeza.
Dibujo de Erik.

Tendría Erik como dos añitos cuando unos amigos gallegos que vinieron a Hamburgo le regalaron los cuentos **"La ratita presumida"** y **"El conejo blanco"**, elaborados por el equipo de BATA y la editorial Kalandraka. No teníamos diagnóstico de autismo por entonces, y mis amigos habían pensado en esos cuentos con pictogramas porque les gustaban a su vez a sus hijos.

Ha pasado el tiempo. Ahora Erik habla cada día más español, así que leemos libros juntos en ese idioma para seguir avanzando. La ratita presumida le gustó mucho, y ahora le tiene encantado El conejo blanco... bueno, más bien la **cabra cabresa**, porque *"salta a la cabeza"* o la **hormiga**, que *"pica en la barriga"*.

Como siempre, aprovechamos los intereses para sacarles partido. El conejo y la cabra cabresa nos han servido no sólo para mejorar español y lectura, sino también para:

Trabajar las rimas, con varias que nos hemos inventado:

– Soy la oveja que te bala en la oreja.
– Soy la foca que te besa en la boca.
– Soy la lombriz que sube por la nariz.
– Soy el gato que le gusta el zapato.
– Soy el camello que te llega al cuello.
– Soy la abeja que zumba en tu ceja.
– Soy el piojo que le gusta tu ojo.
– Soy la ardilla que te roza la rodilla.

Hacer dibujos sobre las rimas

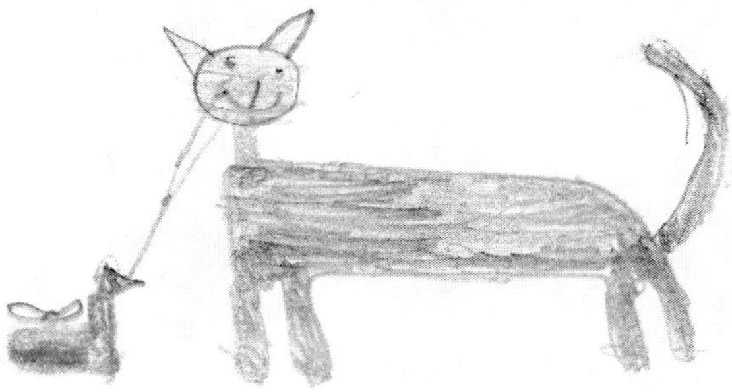

Gato – zapato

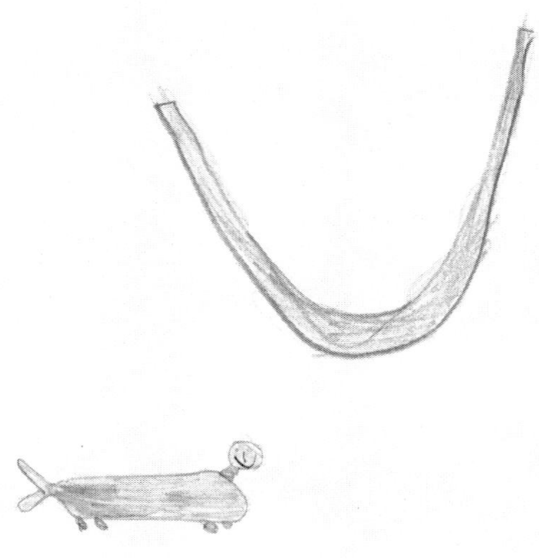

Foca - boca

Interactuar y pasarlo pipa con los nuevos *"personajes"*: nos balamos, nos besamos, nos picamos... con la ayuda de nuestros deditos o con peluches de esos animales.

Mejorar la atención: Un paso más con el que Erik se parte de risa es decir, por ejemplo: *"Viene la hormiga que te pica la oreja –él mira, se troncha y dice "no, no, así no"- , ohhhhhhhh, así no era... que te pica en la barriga" y a picarle.*

15.5 Juegos con dados: estableciendo turnos

Necesitas:

Un dado grande y numerado en cada cara. Podemos empezar con el clásico dado de seis caras. En nuestro caso, dado el interés de Erik por las figuras geométricas, enseguida pasamos a hacer poliedros de 8, 12 y 20 caras. Ya el hecho de realizar estos dados con nuestro hijo es un juego en sí. En Internet hay varios enlaces de descarga. Nosotros los imprimimos, los pegamos en una cartulina, los recortamos y los pegamos con cello, en vez de pegamento.

Un panel en el que se reflejan diferentes actividades numeradas y representadas por pictogramas o por fotografías (y escribiremos el nombre en mayúsculas). Por ejemplo:

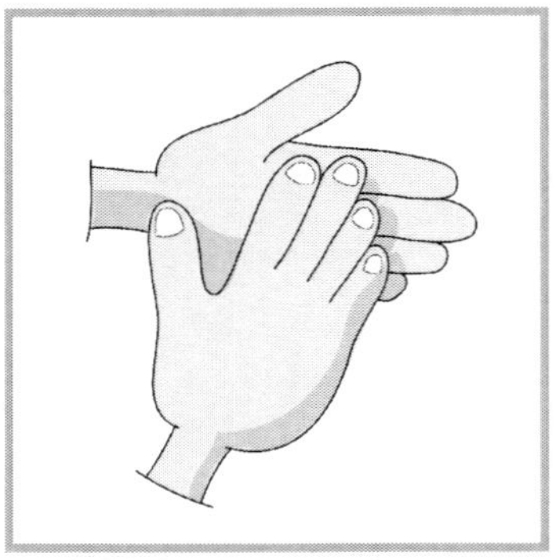

1 APLAUDIR

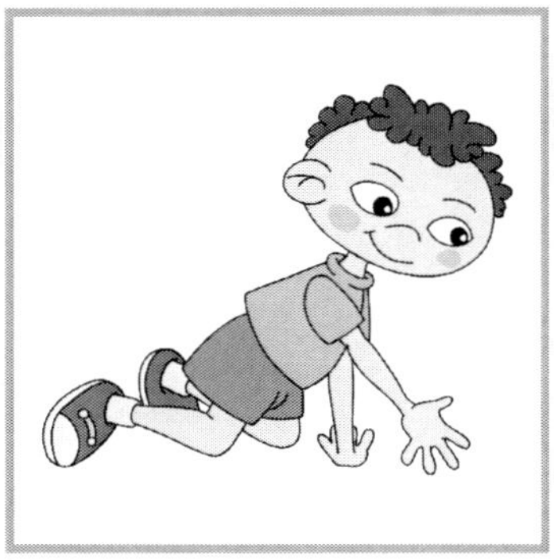

2 GATEAR

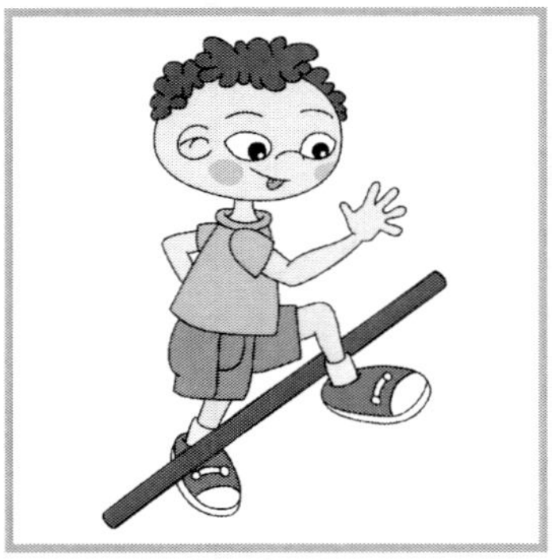

3 SALTAR

Espacio para que los niños puedan hacer las actividades, incluso se puede marcar un pequeño circuito.

Cómo jugar:

Muy sencillo: cada vez –por turnos establecidos previamente- tira el dado un niño. Según el número que salga, todos los niños realizarán esa actividad.

Con este juego mejoras:

- Interacción.
- Aceptación de reglas.
- Comprensión.
- Imitación.
- Motricidad.
- Sensorial.
- Emociones.

La lista de actividades que los niños pueden realizar es enorme, y además se pueden ir siempre variando para que el juego no resulte monótono.

Erik se inventa un juego de dados y hace los materiales él solito: iniciativa

A los juegos con dados les hemos sacado muchísimo partido. A Erik le gustan tanto, que incluso él solito se inventó uno. Tomó una hoja de papel tamaño DINA3. Sobre ella dibujó 20 actividades de lo más variadas:

1. Jugar con el camión de bomberos: apagar un incendio, además de rescatar a las personas en peligro.

2. Pensar un país en el globo del mundo y pedir a los otros que lo adivinen con preguntas: ¿en qué continente?, ¿norte o sur?, etc.

3. Buscar en el catálogo de Lego una creación. Y pedirle a él que nos diga a partir de qué edad y el precio (se lo sabe todo de memoria).

4. Cantar una canción.

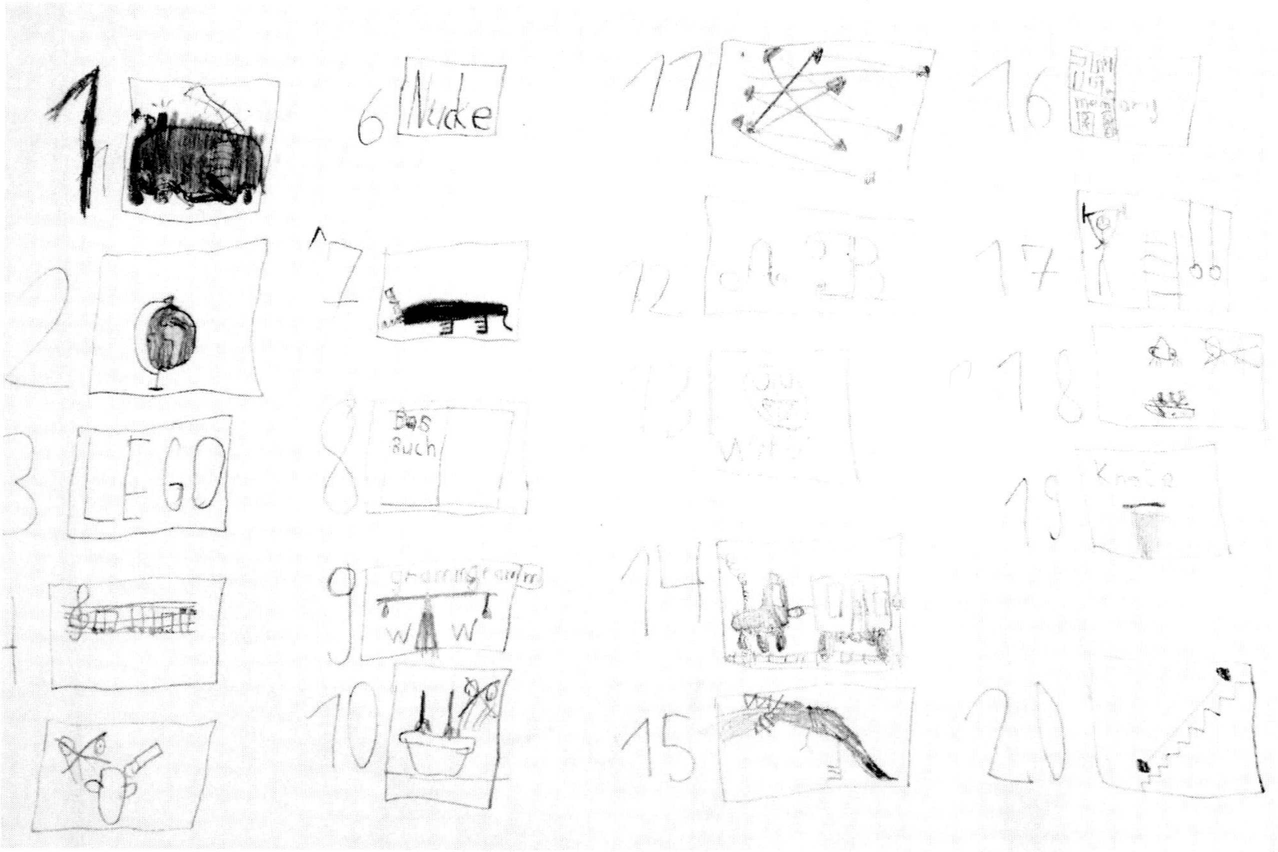

Panel dibujado por Erik tras inventarse él solito las actividades que debemos hacer en un juego con dado

5. Con los ojos vendados, adivinar un sonido que produce otra persona.

6. Representar la historia de Frau Nucke, que él se inventó hace un año: vamos paseando de la mano, y nos encontramos con Frau Nucke, quien dice *"oh, oh,oh"* y nos quiere pillar.

7. Jugar al cocodrilo: uno hace de cocodrilo y persigue a los demás. Al final hay que meterle un cojín al cocodrilo en la *"boca"* (se representa con los brazos haciendo un movimiento de abrir y cerrar, acompañado del sonido frasch frasch).

8. Leer un fragmento cortito de un libro.

9. Estimar el peso en gramos de algo que hemos colocado en una báscula de cocina.

10. Con los ojos vendados, adivinar por el tacto un objeto.

11. Bailar una canción poniendo la música.

12. Escribir letras o palabras en caligrafía artística o con letras chinas (está entusiasmado con el alfabeto chino, y se está aprendiendo palabras).

13. Contar un chiste.

14. Hacer el juego del tren: recorrer la casa haciendo un tren, con paradas, túneles y destino.

15. Hacer el sonido de un animal.

16. Pantomima: adivinar lo que representa otra persona con gestos.

17. Hacer deporte.

18. Con los ojos vendados, adivinar algo por el olor.

19. Jugar con la plastilina – como está seca, lo ha sustituido por el Tangram.

20. Subir o bajar la escalera. Él se pone al final como barrera, y la *"abre"* a la orden de *"ábrete, sésamo"*.

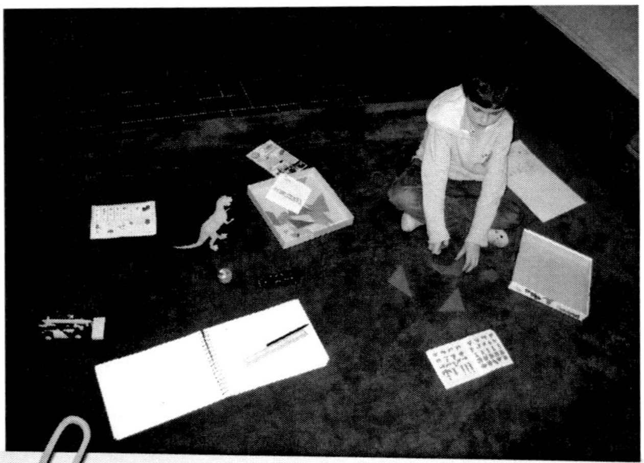

Erik preparando los materiales para comenzar después el juego con el dado

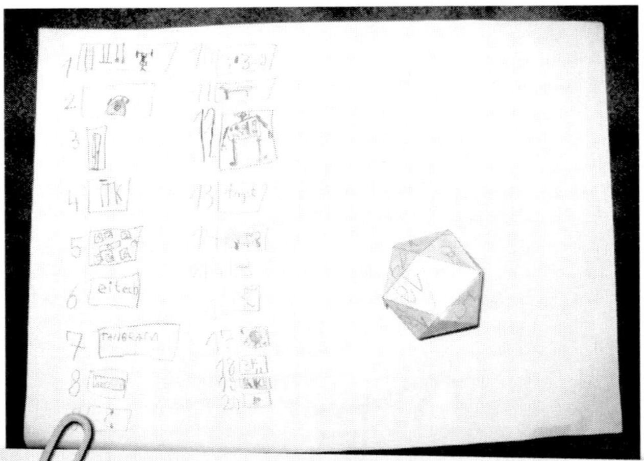

Otro panel que también se ha dibujado para que no "siempre juguemos a lo mismo"

15.6 Creación de historias con dados: Fantasía y lenguaje

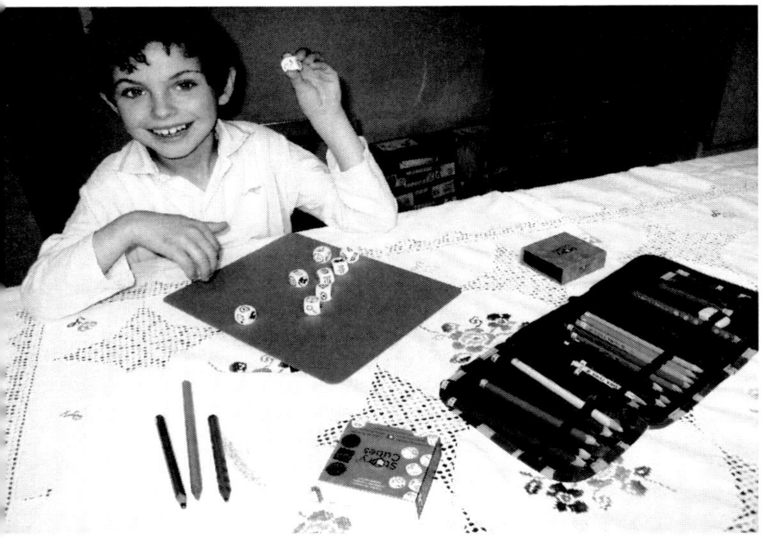

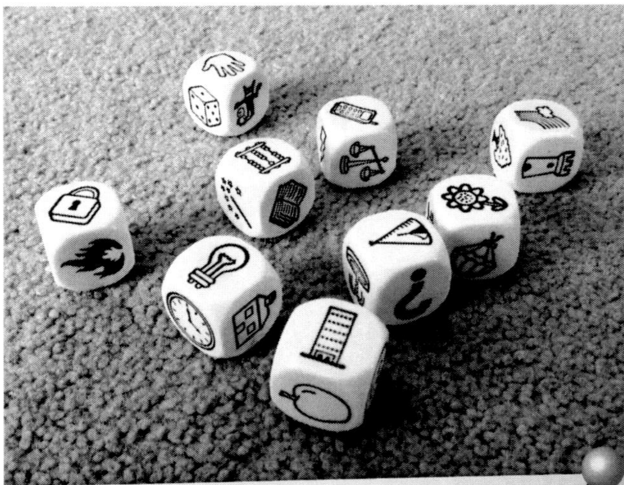

***TRUCO:** Podemos hacer un cuadernito con las 54 imágenes y escibir a su lado qué es. A nosotros no nos hizo falta ponerlas todas, sólo las que Erik tenía dudas.*

Nosotros utilizamos un juego de dados que se llama las historias de Rory. Son nueve dados. Así que tenemos 54 posibilidades de imágenes detonadoras de mil y una historias. actualmente jugamos con los nueve dados a la vez, pero voy a contar paso a paso cómo llegamos hasta aquí.

1. Reconocimiento de todas las imágenes de los dados

Tomamos uno de los dados, y el niño tiene que nombrar las imágenes de cada una de las seis caras. Así, poco a poco, con todos los dados. Algunas imágenes dan lugar a varias posibilidades, así que decidiremos juntos qué es. Por ejemplo, la imagen de un OJO la podemos definir con *"ojo"* o como *"ver"*.

Para repasar, jugamos a tirar un dado y nombrar la imagen que sale. Puedes establecer un sistema de turnos: una imagen tú, otra imagen el niño.

2. Contar una historia

Iremos progresivamente. Para ello, nosotros empezamos con sólo cuatro dados. Tirar los dados. Nombrar las imágenes. Ordenar las imágenes de los dados y... Contar la historia: Dependiendo de la creatividad del niño, podemos ayudarle con preguntas cuando se atasque con la historia. Nosotros, por ejemplo, comenzamos con un sistema de turnos: Erik decía una frase correspondiente a la primera imagen, yo la siguiente. Y así de forma sucesiva.

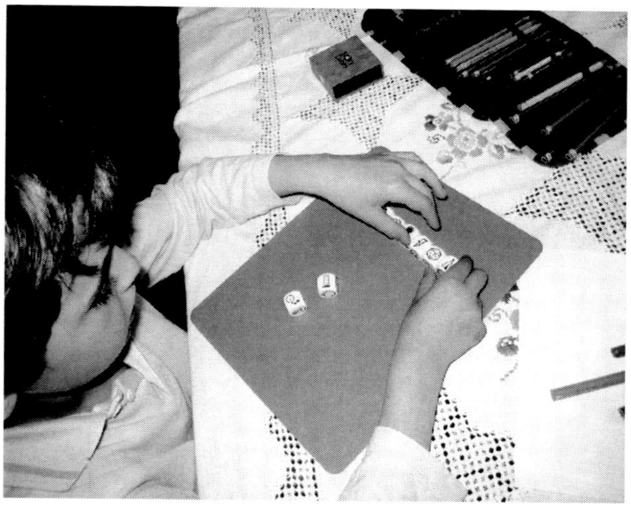

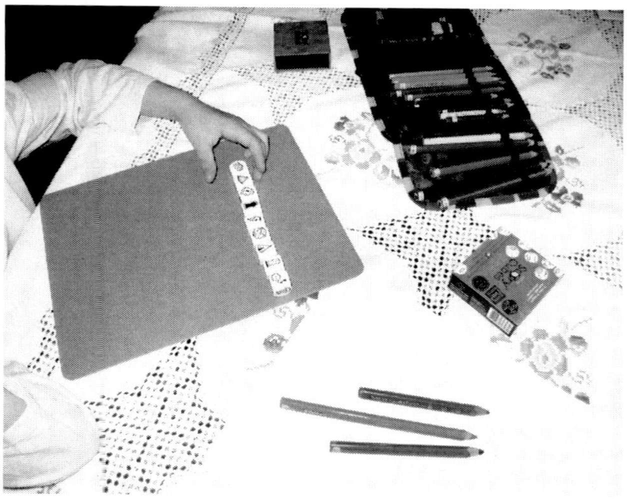

Conforme el niño vaya dominando, se subirá el número de dados.

3. Dibujar la historia

A Erik le encanta dibujar, así que otro de los partidos que le hemos sacado a este juego es dibujar las historias que vamos creando.

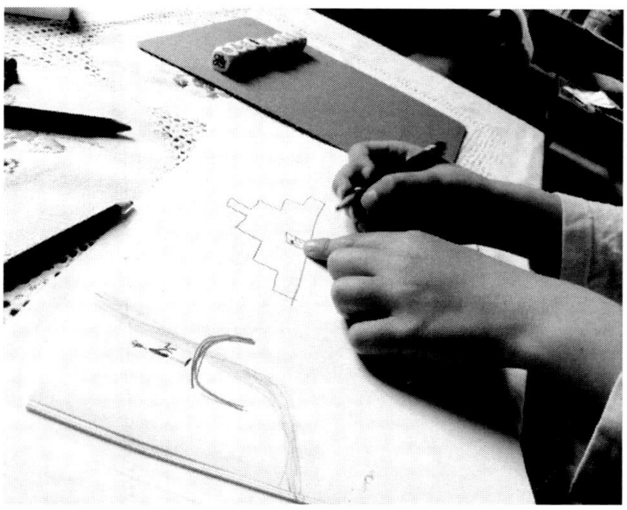

4. Escribir la historia

Otra de las posibilidades de este juego es también escribir las historias que se van creando.

Al principio era yo quien escribía, pero ahora Erik lo está haciendo también.

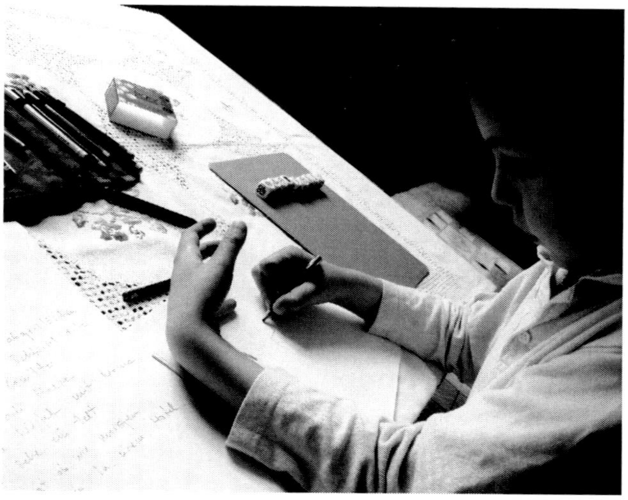

5. Representar la historia

El niño representa la historia que ha creado, para ello se sirve de gestos y de mímica. En ocasiones me uno a la representación, jaja, porque lo pasamos muy bien.

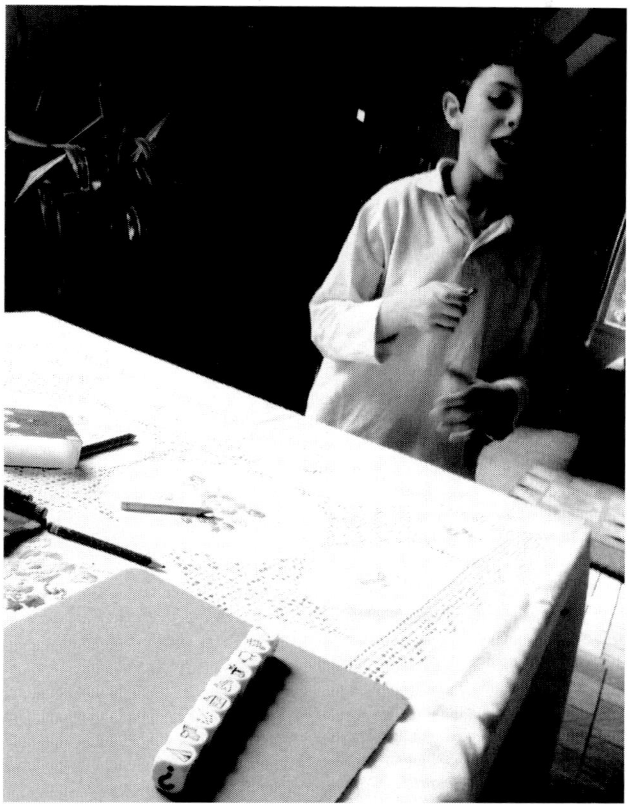

15.7 Los Lego y todas sus posibilidades. Aprovechando intereses y desarrollando cognición

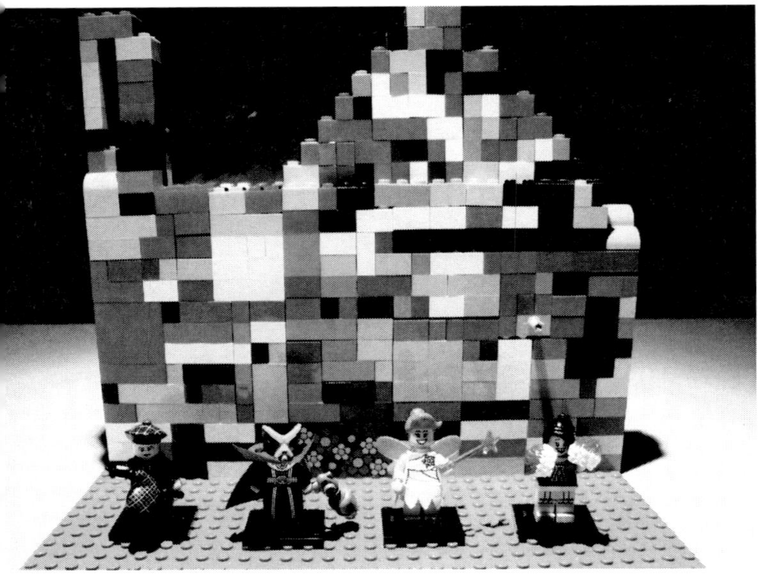

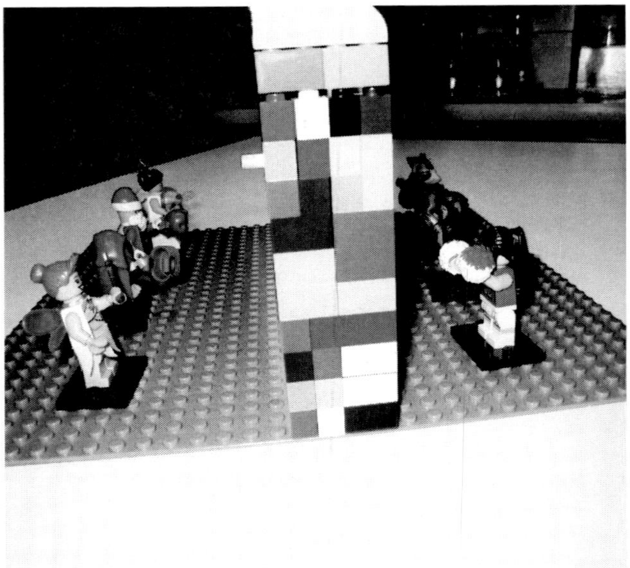

A Erik le apasionan los Lego. Construir, crear, inventar historias... de todo hemos hecho. Y ahora les hemos sacado todavía más partido con un juego muy divertido de preguntar y adivinar la figurita que se esconde al otro lado del muro.

Primero construimos el muro. Después, cada uno de nosotros -y sin que el otro lo vea-, colocamos figuritas de Lego a cada lado del muro:

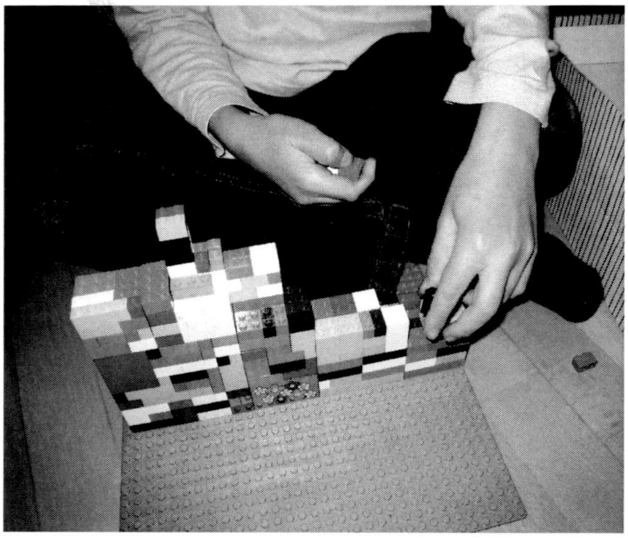

Empieza uno a hacer preguntas, del tipo ¿es un hombre?, ¿lleva ropa de deporte?, ¿es personaje real o de fantasía?, etc. Es decir, preguntas con respuesta sí o no. Y con todas esas preguntas tiene que adivinar la figurita que es. Luego le toca el turno a la otra persona.

Con los Lego, además, podéis trabajar números y cantidades: hacer una torre con las piezas que indique una tarjeta con un número. Podéis hacer serires de lógica: verde-rojo-amarillo- verde-rojo- ¿??.

O asociar palabras con imágenes, como en el siguiente ejemplo que pusimos en práctica para mejorar vocabulario en inglés:

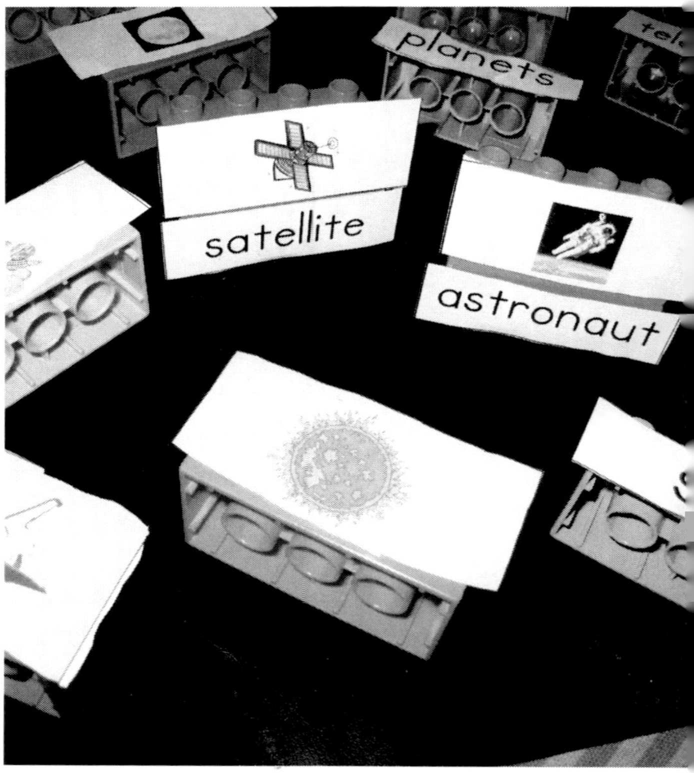

15.8 Paseo por Venus

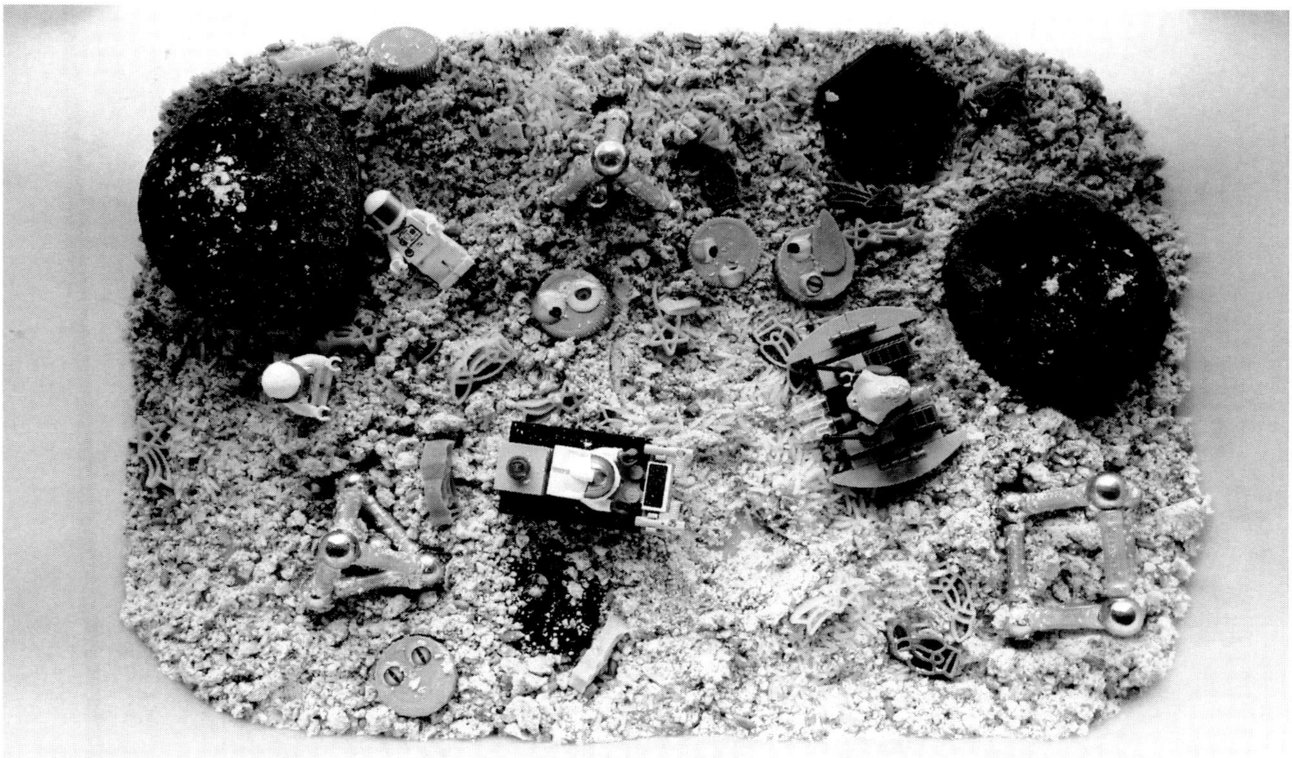

Hoy en día Erik tiene un nuevo tema de interés: el universo. De nuevo lo aprovechamos para idear nuevos juegos y actividades. En esta ocasión combinamos aspectos sensoriales con la imaginación y juego de rol.

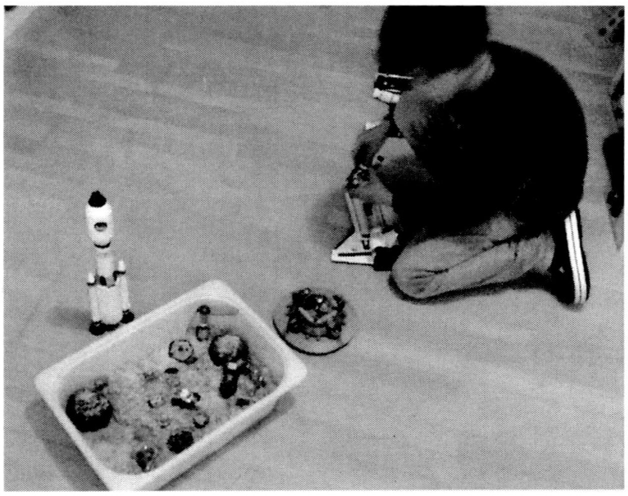

Primero hay que hacer una caja sensorial que simula el suelo de Venus. Usamos un recipiente de plástico y necesitas.

- Arena casera (7 tazas de harina mezcladas con una taza de aceite vegetal, a la que añadimos unas gotas de aceite esencial de lavanda y colorante alimentario).
- Arroz.
- Pasta en sémola.
- Granos (nosotros usamos dinkel).
- Piedras (nosotros usamos unas vólcánicas que nos trajimos de Lanzarote).
- Bolitas de metal.

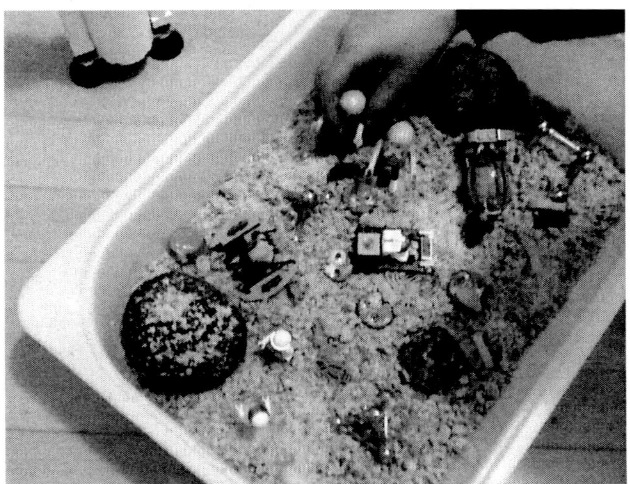

Y también nos hicimos a los venusinos con tapas de los tetabrik de la leche, que pintamos y les pusimos ojos.

Primero Erik experimentó lo sensorial tocando y dsifrutando del suelo de Venus. Y después comenzó la aventura, aprovechando que de Lego tenemos naves espaciales, cohetes, satélites y alienígenas... Todos ellos despegaron y se encontraron en Venus. El encuentro da lugar a muchas posibilidades de juego y desarrollo de la imaginación.